U0123442

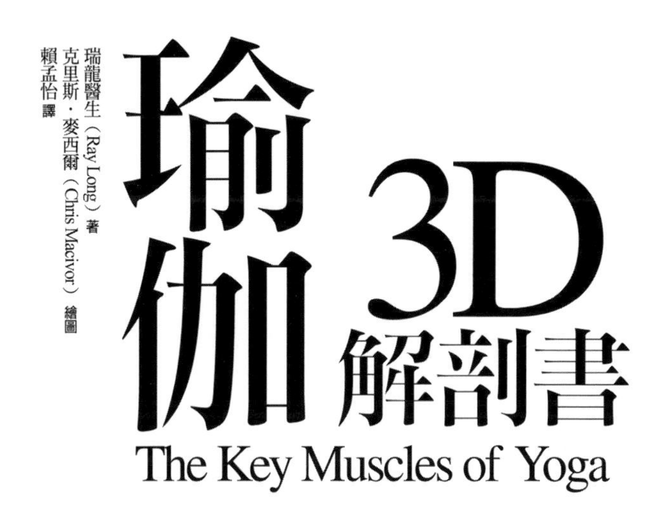
瑜伽3D解剖書
The Key Muscles of Yoga
瑞龍醫生（Ray Long）著
克里斯・麥西爾（Chris Macivor）繪圖
賴孟怡 譯

目錄

如何使用本書　5

緒論：做瑜伽之前的必要認識　6

◎人體的相對位置　7
◎骨骼　8
◎關節　20
◎韌帶　24
◎肌肉　33
◎動作　41

Part 1　骨盆和大腿　45

第1章　髂腰肌　53
第2章　臀大肌　60
第3章　臀中肌　65
第4章　闊筋膜張肌　70
第5章　恥骨肌　75
第6章　內收大肌　80
第7章　外旋肌　87
第8章　股四頭肌　92
第9章　縫匠肌　98
第10章　膕旁肌群　99

Part 2　軀幹　109

第11章　腹部肌肉　114
第12章　背部肌肉　124
第13章　背闊肌　130
第14章　斜方肌　134
第15章　胸大肌與胸小肌　139

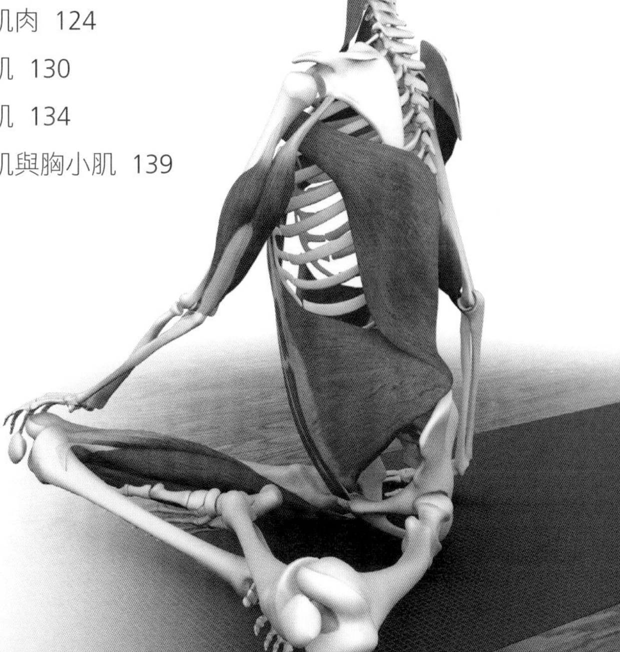

Part 3　肩胛帶與上臂　147

第16章　菱形肌 153
第17章　前鋸肌 158
第18章　三角肌 163
第19章　旋轉肌群 170
第20章　肱二頭肌 181
第21章　肱三頭肌 186
第22章　胸鎖乳突肌 193

Part 4　四肢的其他部位　199

第23章　小腿與足部 200
第24章　前臂與手部 204

附錄

◎筋膜系統 210
◎呼吸連結 212
◎能量收束法：鎖印　220
◎身體的能量中心：脈輪 222
◎肌肉骨骼系統 224
◎瑜伽體位總整理 230

人體解剖學中英名詞對照　236
哈達瑜伽體位名稱中英對照　239

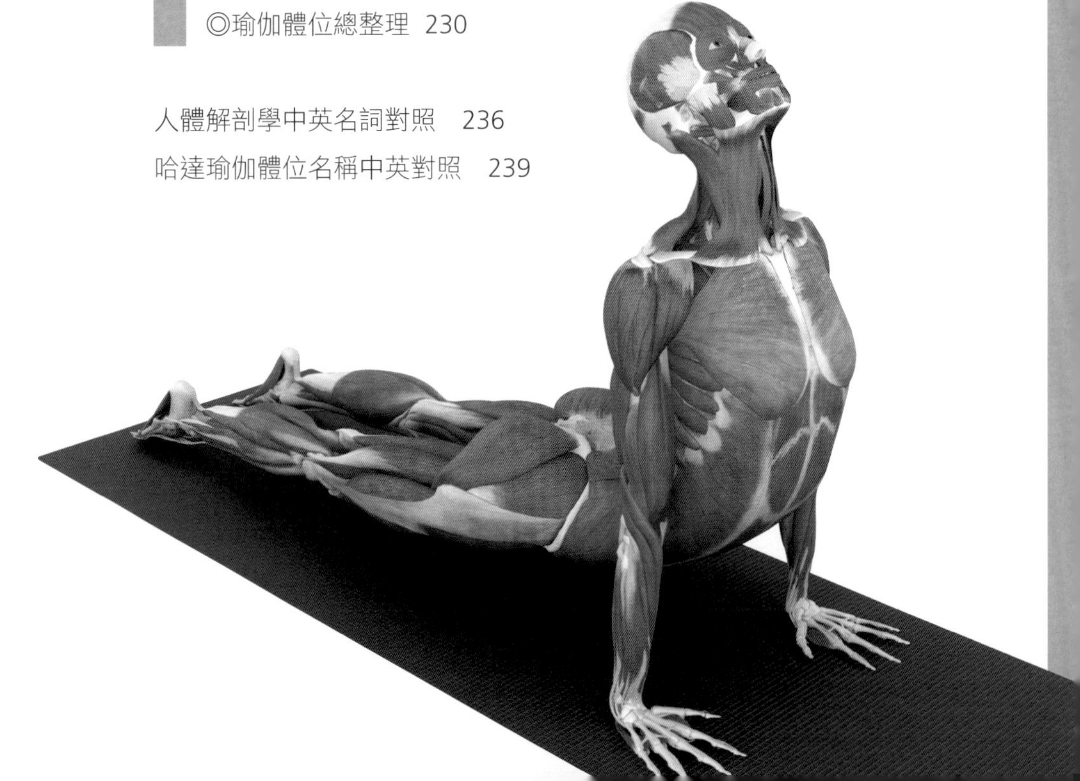

如何使用本書

本書圖像均清楚標出每束肌肉的拮抗肌、協同肌，以及如何增進肌群的作用。透過每束肌肉不同的呈現方式，可以清楚看出彼此的相關性。

放輕鬆學習了解肌肉的作用，一次只要研究一種肌肉群就好。做瑜伽時，可以在腦中想像肌肉群的運作方式，更能把動作做好，又不怕拉傷肌肉。一旦熟悉如何運用意念來收縮或放鬆肌肉時，就能夠鞏固你的瑜伽知識與體位。建議二十四小時後複習一次先前學過的肌肉群，一週後再複習一次。日復一日的溫故知新，對於掌握肌肉的運作及整合瑜伽體位都會有莫大幫助，應用在日常的瑜伽練習上必能更上一層樓。

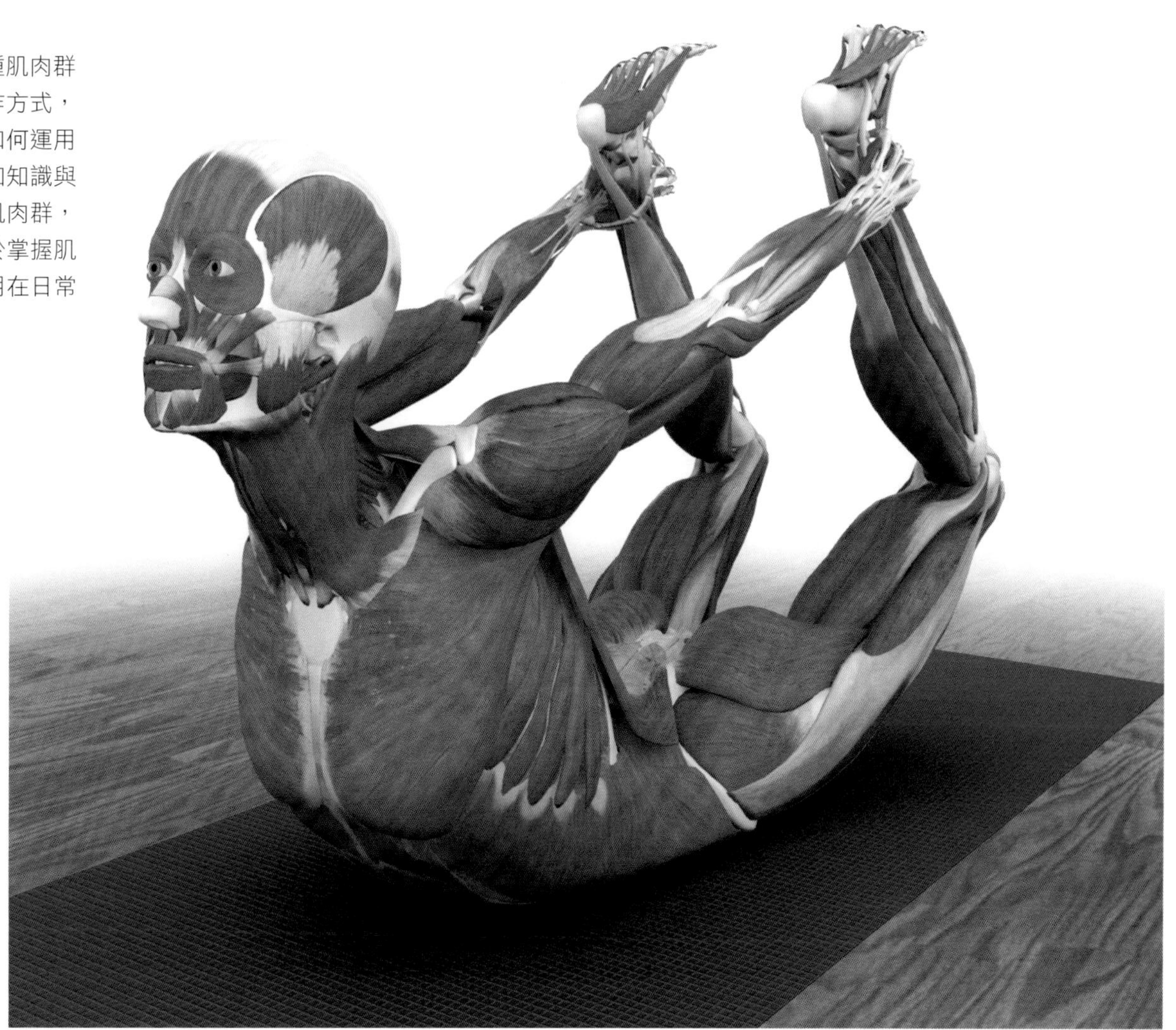

緒論：做瑜伽之前的必要認識

人體解剖學和生理學是一門浩瀚的學問，就如同哈達瑜伽一樣博大精深。將這兩者的知識結合，對學習瑜伽的人來說助益良多。運動員對肌肉和骨骼系統有基本了解後，就能提升表現，減少運動傷害；同樣的，學習瑜伽的人也能利用西方進步的醫學知識來增進瑜伽技能。

要將西方科學的優點應用在瑜伽學習上，並不需要記住幾百種不同的肌肉和骨骼名稱，只要了解幾項主要的解剖學結構，並知道如何運用在哈達（Hatha）瑜伽的體位上就綽綽有餘了。了解這些生理結構後，可以突破練習瓶頸，避免運動傷害，並提升自己的瑜伽層次及技巧。

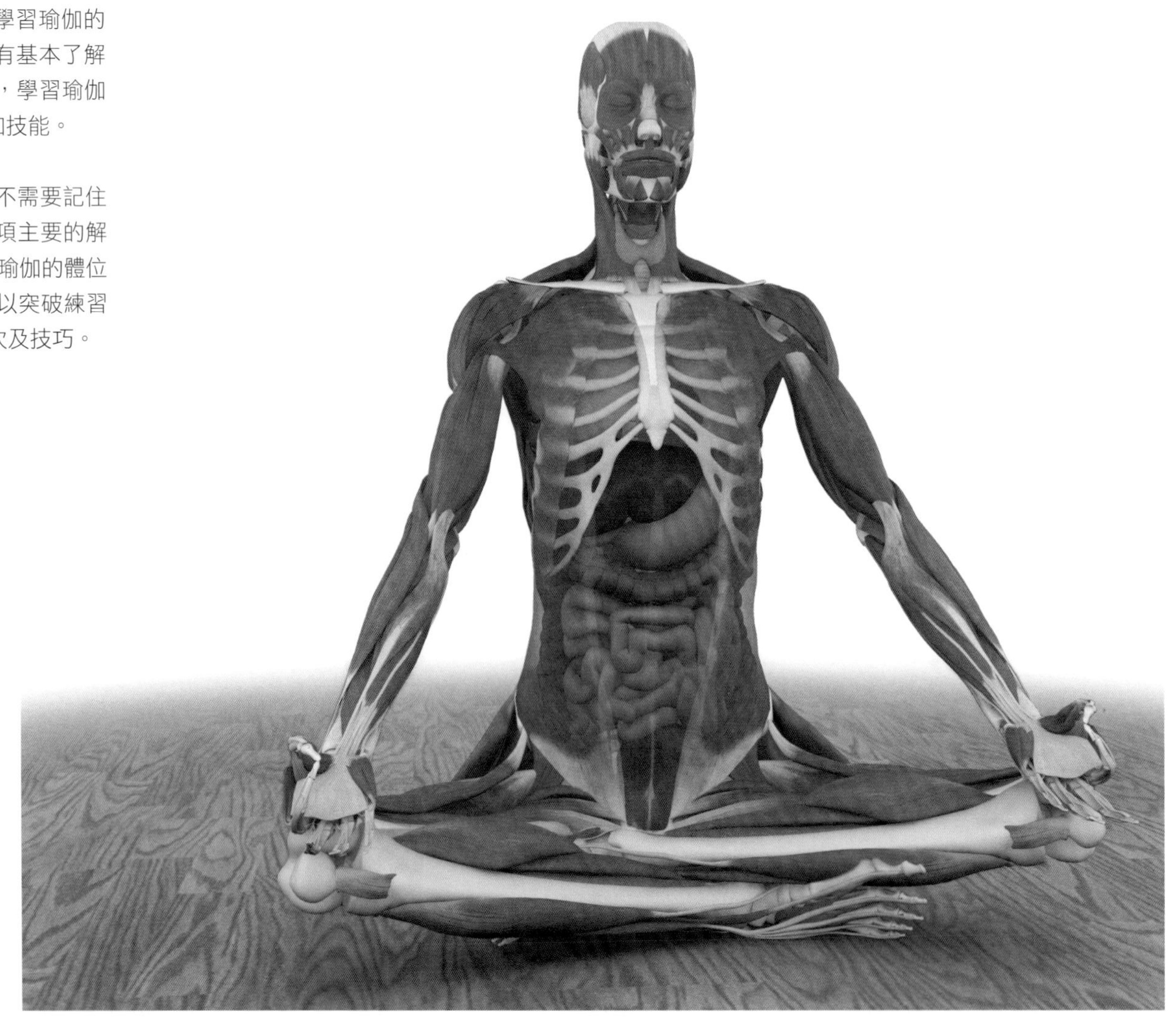

人體的相對位置

右圖的數字所示部位是瑜伽姿勢的身體相對位置，這些慣用的術語有時可以互換使用，比如對「力量式」（Utkatasana）來說，「前側」（anterior）就是指腹側（ventral）。

1　胸骨位於肩膀內側
2　肩膀位於胸骨外側
3　肩膀位於身體近端
4　手部位於身體遠端
5　頭部位於雙腳上側
6　雙腳位於頭部下側
7　胸部在背部前側
8　背部在胸部後側
9　腹部位於身體腹側
10　腰椎位於身體背側
11　腹部肌肉位於淺層
12　腹部器官位於深層

人體解剖學方位術語

前側（Anterior）：靠身體腹面者為前側
深層（Deep）：在身體內部，離表層遠者
遠端（Distal）：遠離軀幹或身體中線的位置
背側（Dorsal）：在身體後面
下側（Inferior）：在頭部下方，或是遠離頭部位置
外側（Lateral）：以身體的中線為準，離中線遠者為外側
內側（Medial）：以身體的中線為準，距中線近者為內側
後側（Posterior）：靠身體背面者為後側
近端（Proximal）：接近軀幹或身體中線
上側（Superior）：高於頭部，或是接近頭部
淺層（Superficial）：靠近體表的部分
腹側（Ventral）：在身體正面

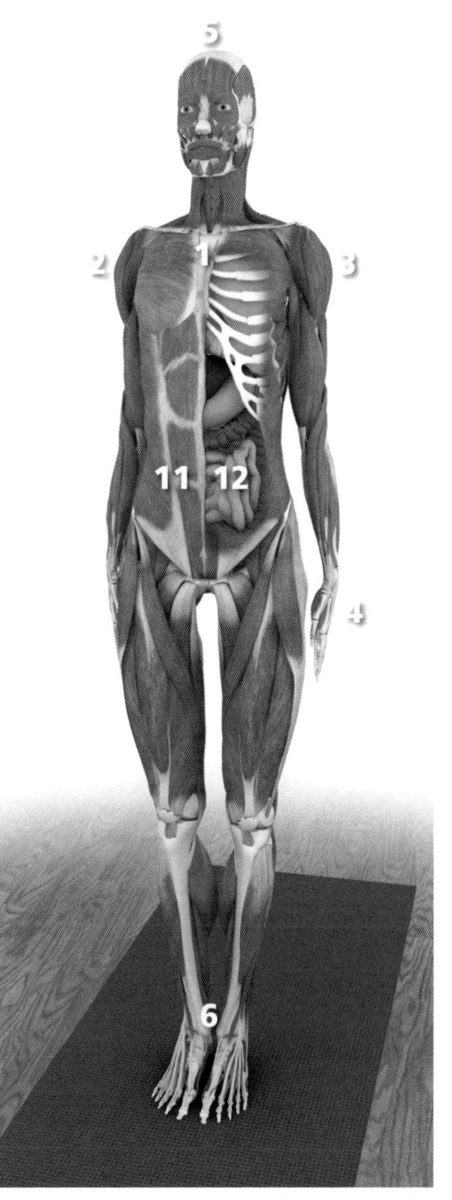

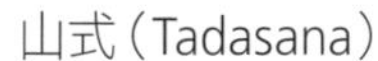
山式（Tadasana）

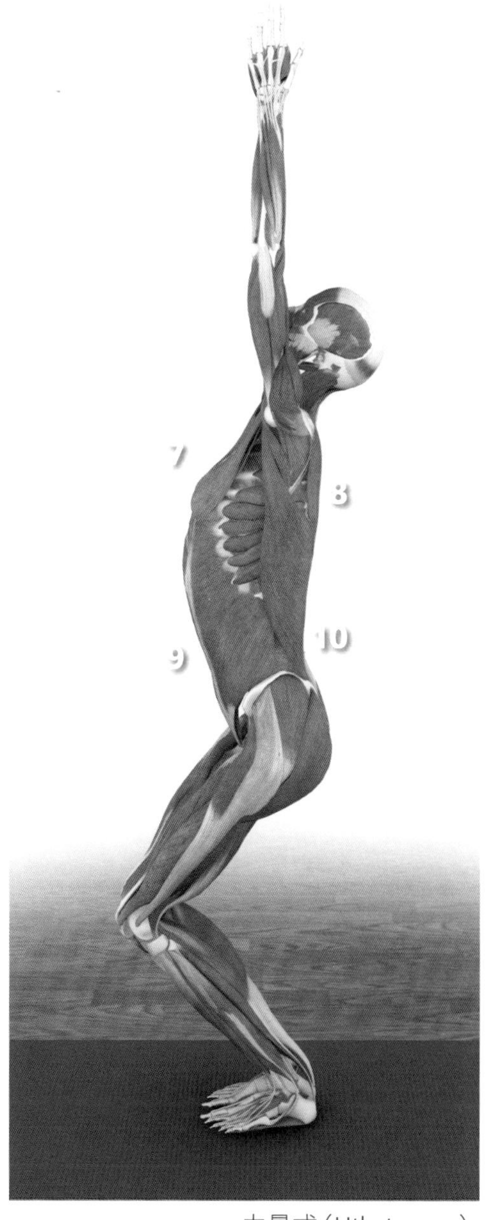

力量式（Utkatasana）

骨骼

骨骼是形成身體架構的活組織，而骨質密度是由有機和無機物質組成，比如鈣鹽和結締組織，以及位於骨基質中的細胞和血管。這樣的組成讓骨骼擁有接近鋼鐵一般的強度，但又維持些許的彈性。練習瑜伽時，只要依照地心引力的方向來調整骨骼的主軸，就能善用這個自然力量。

瑜伽動作可以施加適度的壓力，讓骨頭以不尋常的方向做延展，因此經常練習瑜伽對骨骼很有幫助。骨骼為了適應這樣的壓力，會在骨基質中儲存更多的鈣質來強化骨頭，反而是缺少適度的壓力，會讓骨頭變得脆弱。

骨骼也是身體儲存鈣質的地方，而鈣質對肌肉收縮等多種生理活動都非常重要。骨骼、內分泌和排泄系統會進行複雜的交互作用，控制體內的鈣質濃度。維持血鈣的濃度對身體健康非常重要，副甲狀腺、腎臟、腸子、皮膚、肝臟和骨頭都有穩定血鈣濃度的作用。

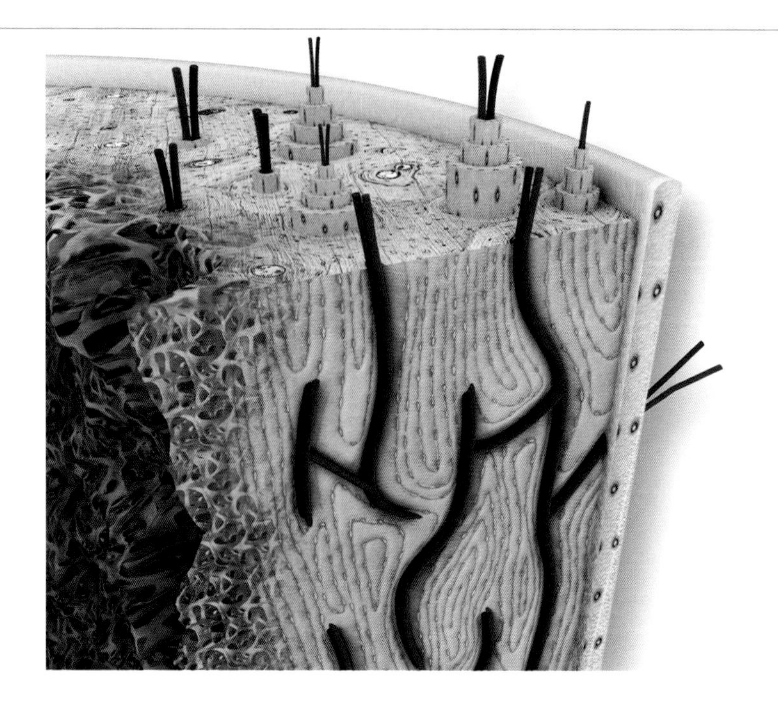

活性骨組織

骨質疏鬆症就是骨質密度不足，尤其是缺少女性荷爾蒙的更年期婦女更為明顯。研究顯示，阻力運動可以維持骨質密度，因此我們可以合理推論，對骨頭施加適度壓力的瑜伽運動可以降低罹患骨質疏鬆症的風險。

人體的骨骼系統是由骨頭及關節所組成，骨塊與骨塊之間由關節連結，讓附在骨頭上的肌肉能夠發揮功用。有意識地收縮及放鬆骨骼上的肌肉，能讓身體做出各種不同的瑜伽動作。

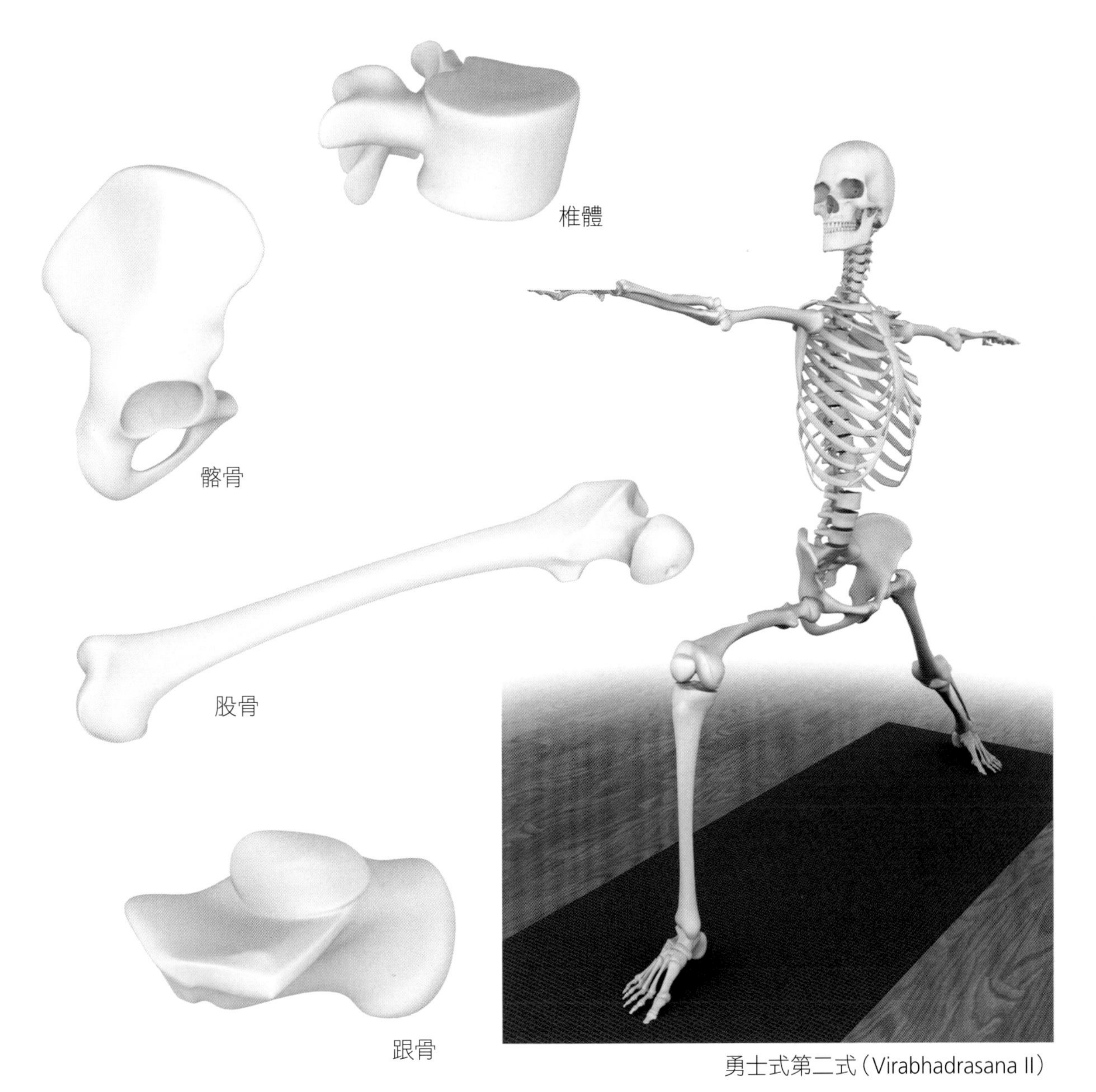

勇士式第二式（Virabhadrasana II）

骨頭形狀

骨頭的功能可以從骨頭形狀得知：一是長管狀的長骨，分布於四肢，在運動中提供槓桿作用；多呈立方形的短骨，分布於手腕及足踝部，能承載身體的重量；扁平骨可提供廣大的面積，以供肌肉附著，比如顱骨、胸骨、肩胛骨；還有不規則骨，如脊椎、蝶骨、篩骨、薦骨、尾骨等。

瑜伽能夠善用每根骨頭特有的潛能，比如應用長骨的槓桿作用，深化瑜伽動作；運用扁平骨及附著其上的肌肉來增加平衡感；運用短椎骨來承載身體重量等。

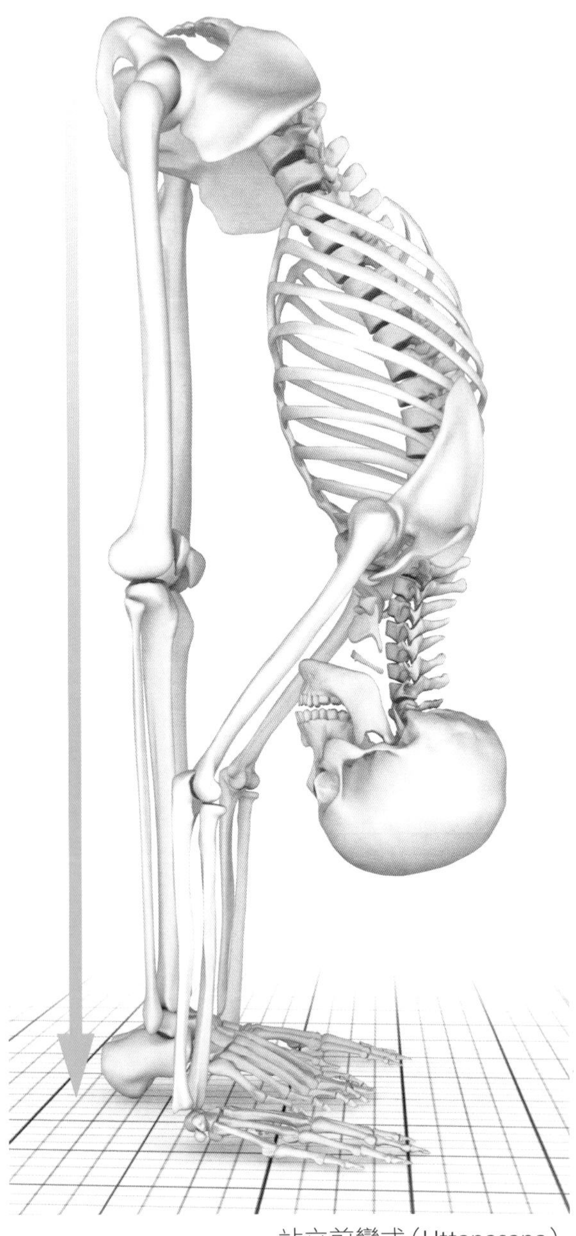

站立前彎式（Uttanasana）

地心引力與骨骼

梵語Asana中譯為瑜伽體位法，其意思是指「在舒適或不費力的動作上維持一段時間」。當骨頭的長軸與地心引力保持在同一個方向時，就能比較不費力地做出瑜伽姿勢，如此就能夠以較少的力量維持住瑜伽體位。

以站立前彎式為例，要將股骨和脛骨的長軸跟地心引力保持在同一個方向；而如果是完美式，則是脊椎的長軸要與地心引力的方向一致。

首先使用肌肉力量來帶動骨頭做出瑜伽姿勢，完成後就不需要或可以大幅減少所需要的肌肉力量。

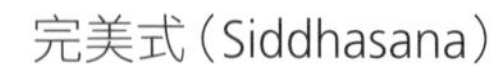

完美式（Siddhasana）

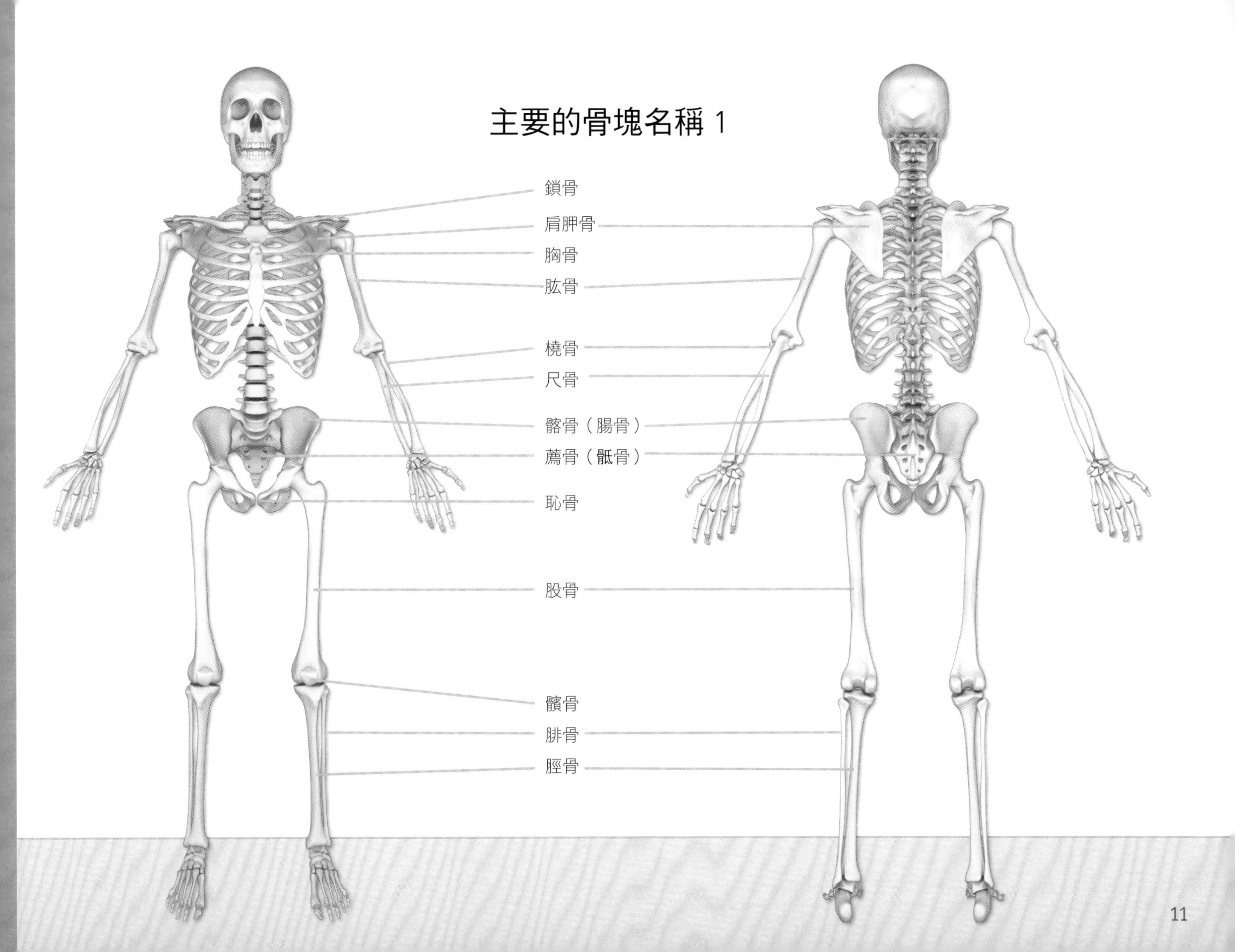
主要的骨塊名稱 1
鎖骨
肩胛骨
胸骨
肱骨
橈骨
尺骨
髂骨（腸骨）
薦骨（骶骨）
恥骨
股骨
髕骨
腓骨
脛骨

主要的骨塊名稱 2

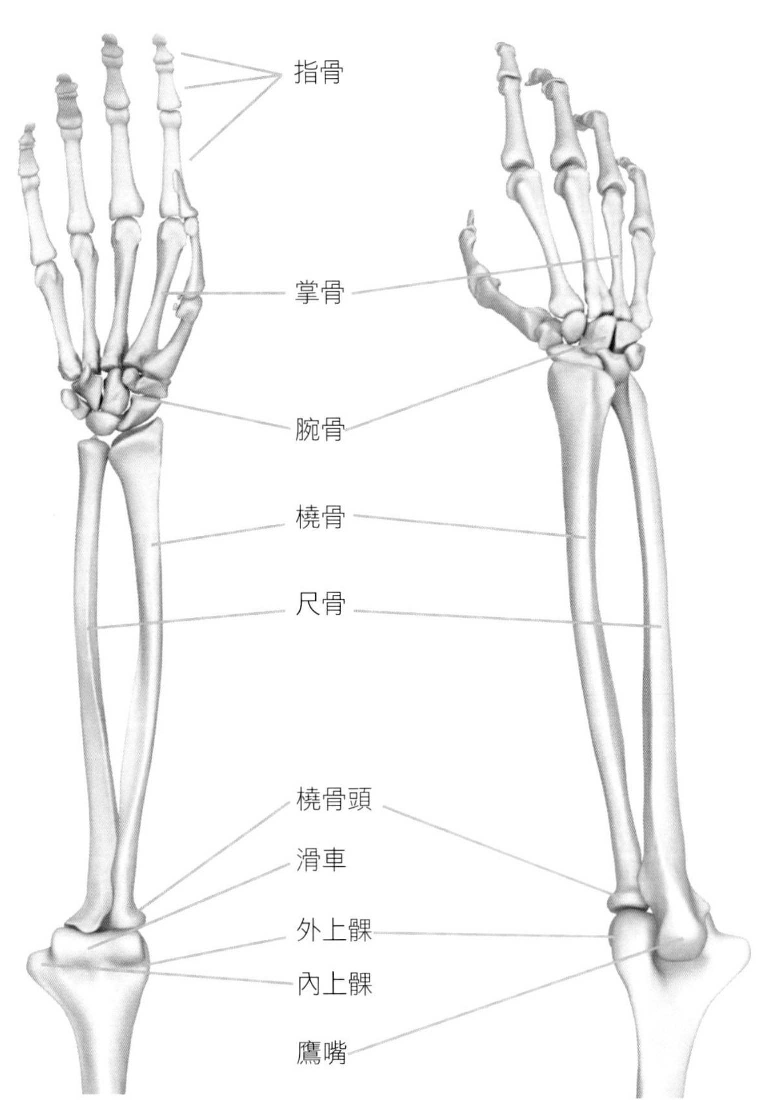
指骨
掌骨
腕骨
橈骨
尺骨
橈骨頭
滑車
外上髁
內上髁
鷹嘴

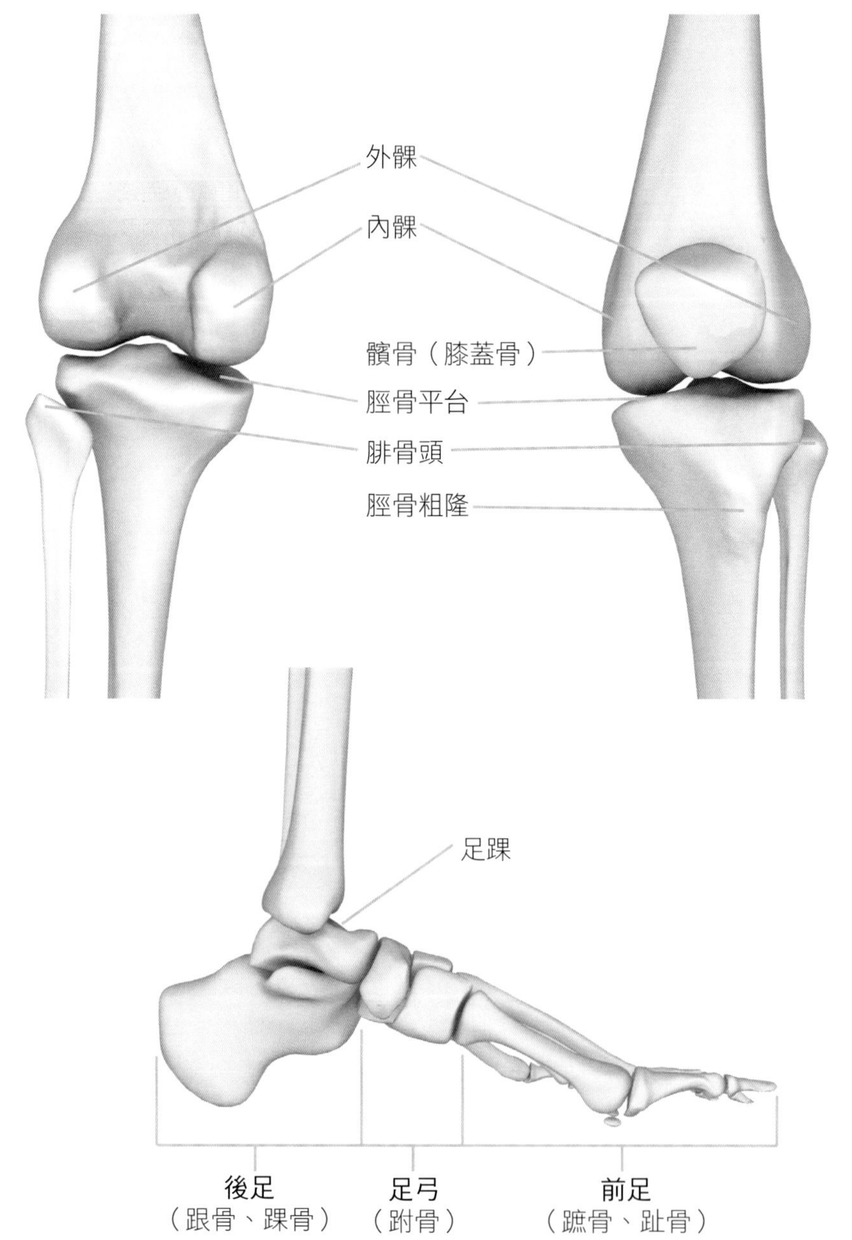
外髁
內髁
髕骨（膝蓋骨）
脛骨平台
腓骨頭
脛骨粗隆
足踝
後足
（跟骨、踝骨）
足弓
（跗骨）
前足
（蹠骨、趾骨）

肩膀與髖部

髖關節與肩關節的構造都屬於球窩關節（或稱杵臼關節），從形狀就可看出它們的功能，臀部上的深凹槽形狀是髖臼，用來支撐身體的重量，而淺凹槽的肩盂（肩臼窩）則可讓手臂自由轉動。藉由擴大髖部的動作範圍及肩膀的穩定性，可以在移動或穩定的瑜伽姿勢中取得平衡。

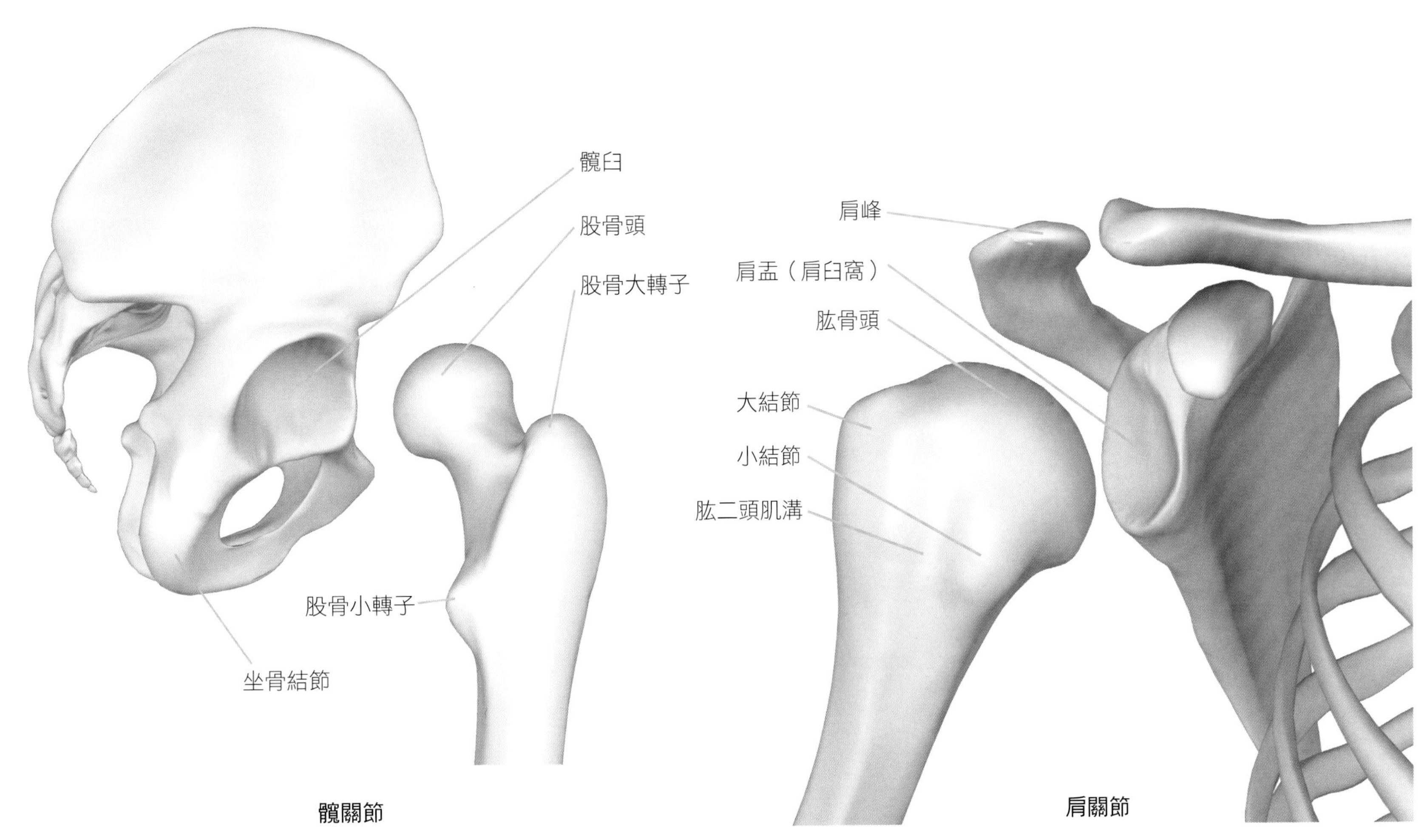

中軸骨骼與四肢骨骼

身體的中軸骨骼包含脊柱、顱骨和胸腔。脊柱安全地包覆著脊髓，脊髓在梵語中稱為中脈（Sushumna Nadi），是身體的中央能源通道，也是瑜伽姿勢的軸心。四肢骨骼讓我們和外在世界連結：下肢連接地面，上肢與感官互相配合，讓人類彼此可以互動。

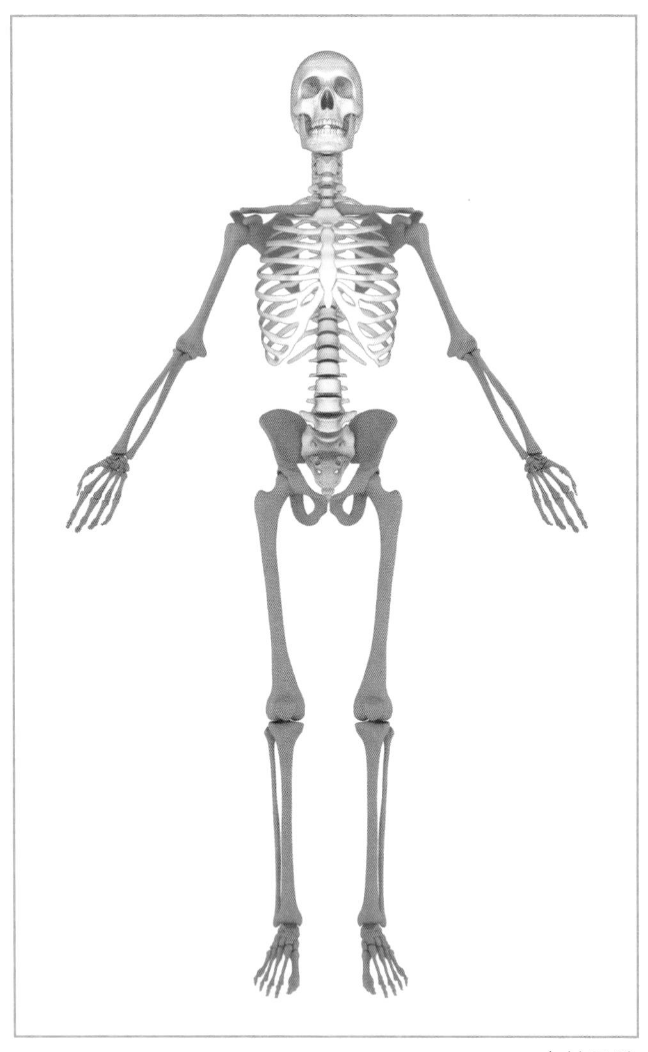

中軸骨骼

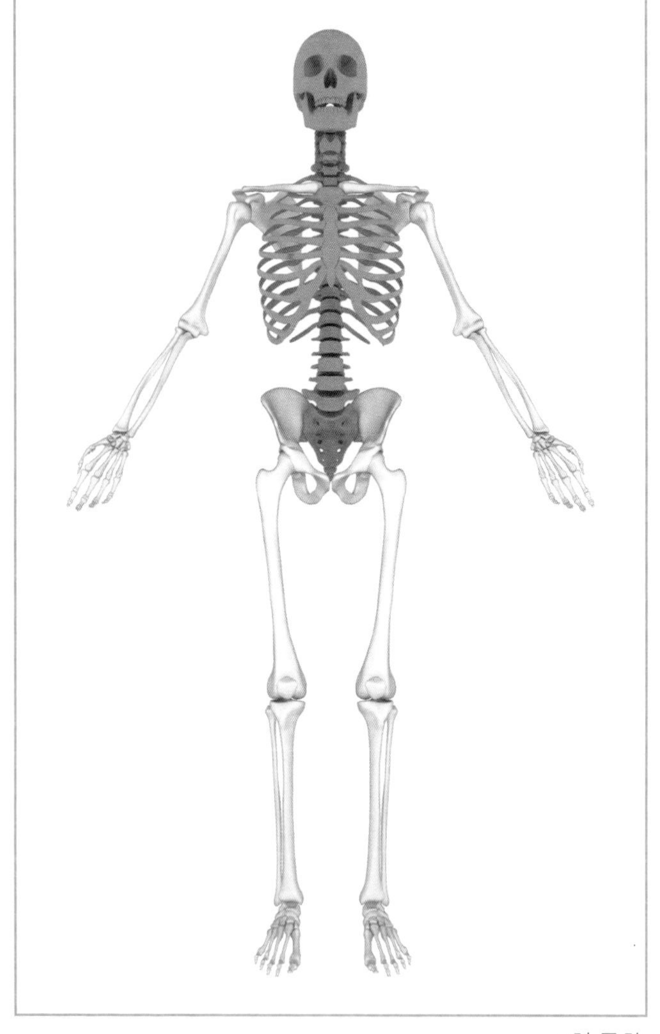

四肢骨骼

肩帶

肩帶由鎖骨和肩胛骨組成，連接上肢和中軸骨骼，是臂叢神經的所在地，聚集著大量連結心臟的神經，並構成第四和第五脈輪的主要部位。肩帶包含下列結構：

- 肩胛骨
- 肩胛胸廓關節
- 鎖骨
- 胸鎖關節和肩峰鎖骨關節
- 肱骨（上臂骨）
- 肩關節（盂肱關節）

骨盆帶

骨盆帶是下肢和中軸骨骼的連接處，有薦神經叢分布，是第一和第二脈輪的主要部位。骨盆帶包含下列結構：

- 髂骨（腸骨）
- 骶髂關節
- 股骨（大腿骨）
- 髖關節

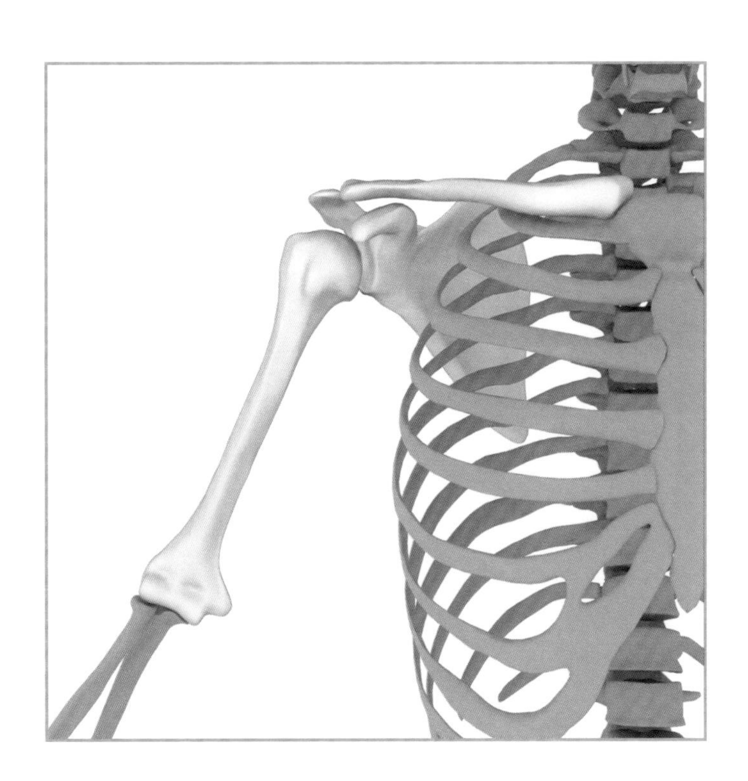

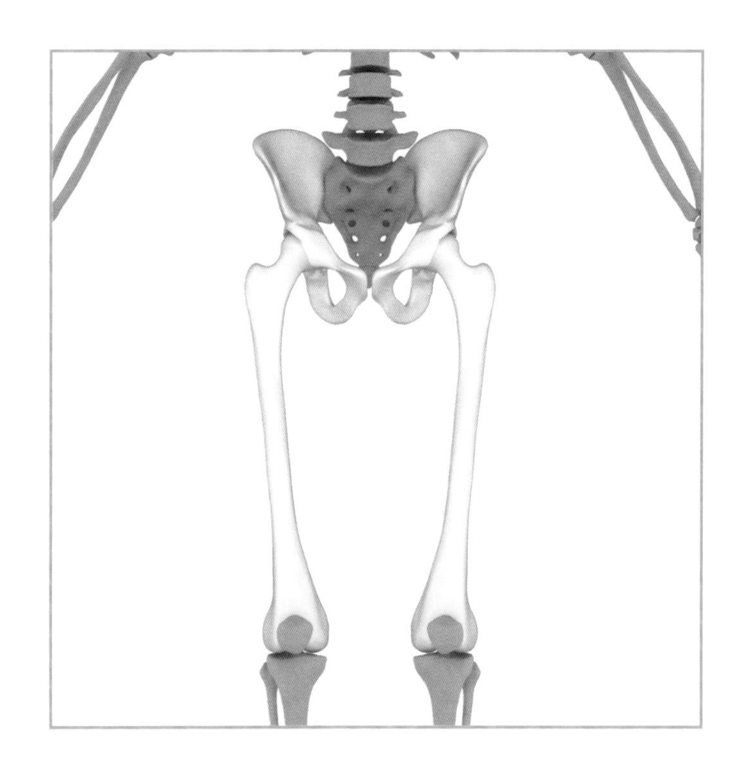

四肢骨骼和中軸骨骼的連結

在此以「單腳橋式」的瑜伽體位，說明如何利用上下肢骨骼的連結，完成一個中軸骨骼的瑜伽動作。請注意看下面這張圖，可以看到身體後彎時會刺激脊髓神經。

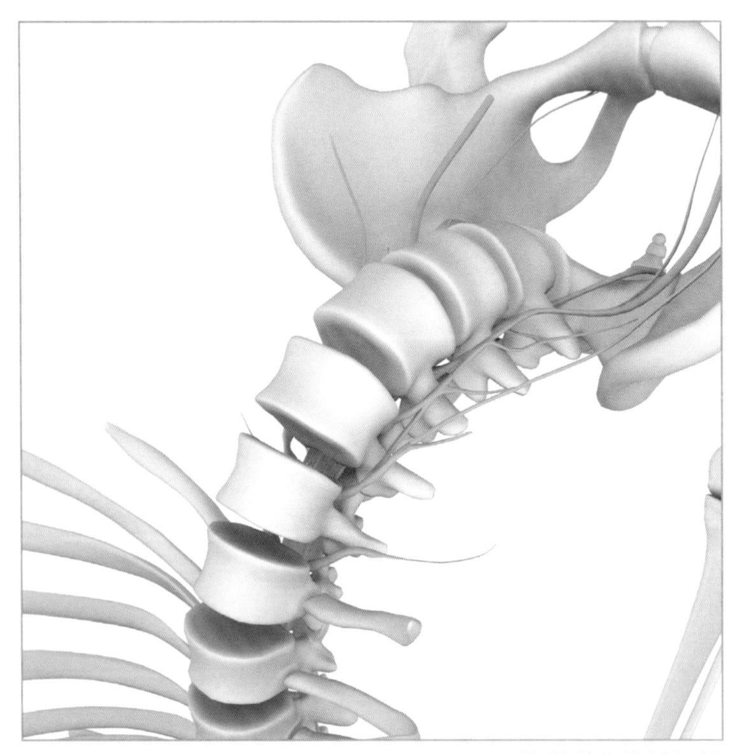
後彎動作的神經根

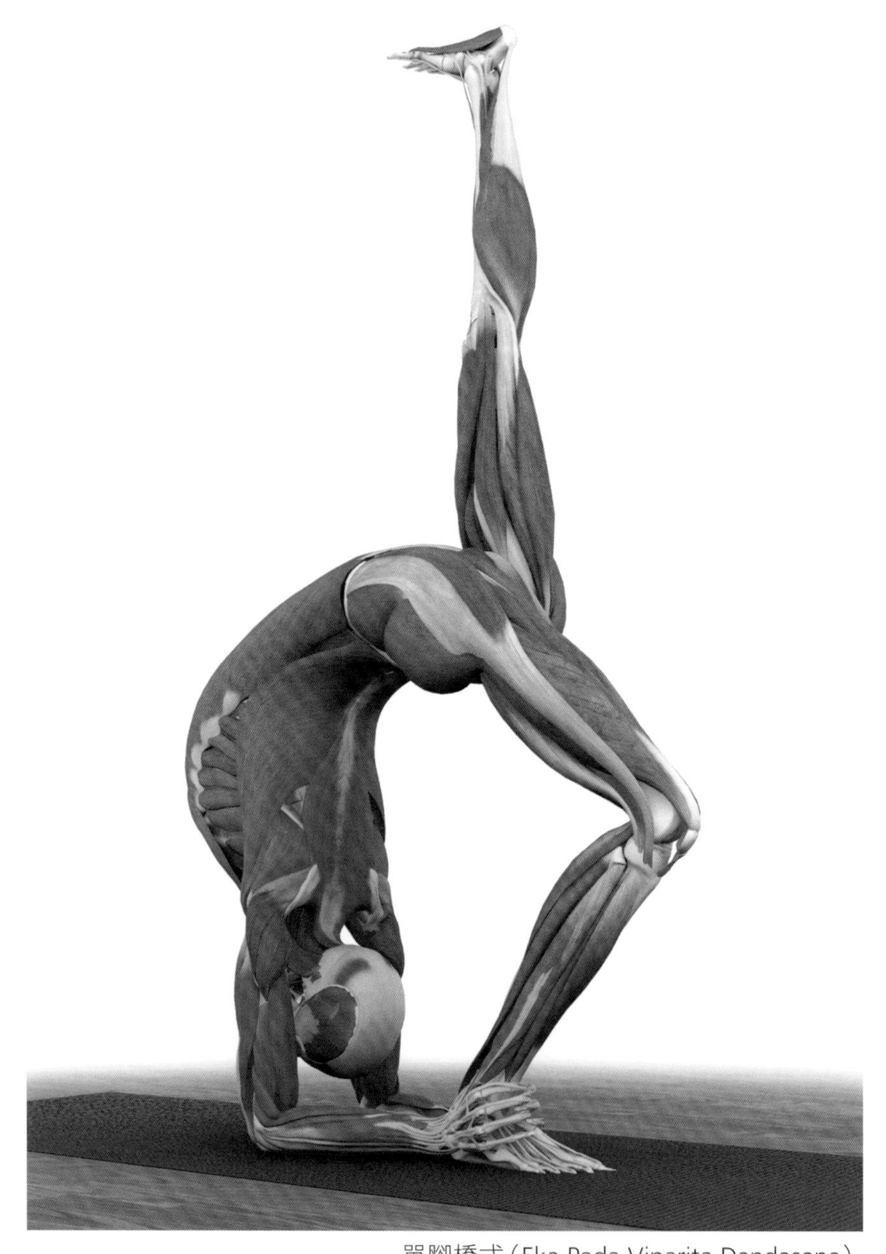
單腳橋式（Eka Pada Viparita Dandasana）

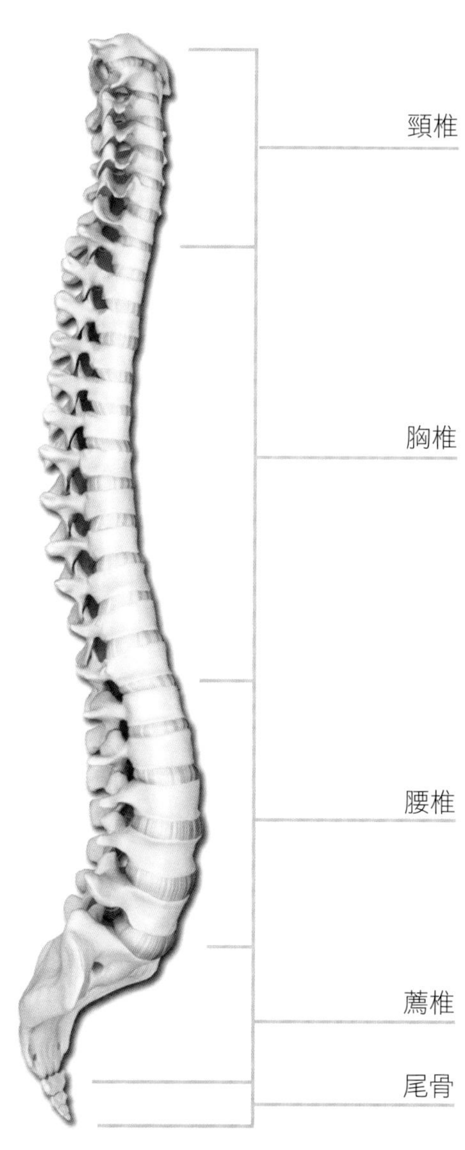

脊柱

脊椎弧度

從側面觀察脊椎的弧度，可以判斷是否有脊柱側彎的問題。如果脊柱凸面彎曲會產生駝背問題，而脊椎的凹面彎曲則會導致脊柱前彎。右圖所示是脊髓的四種正常弧度：

1. 頸椎前凸
2. 胸椎後凸
3. 腰椎前凸
4. 薦椎後凸

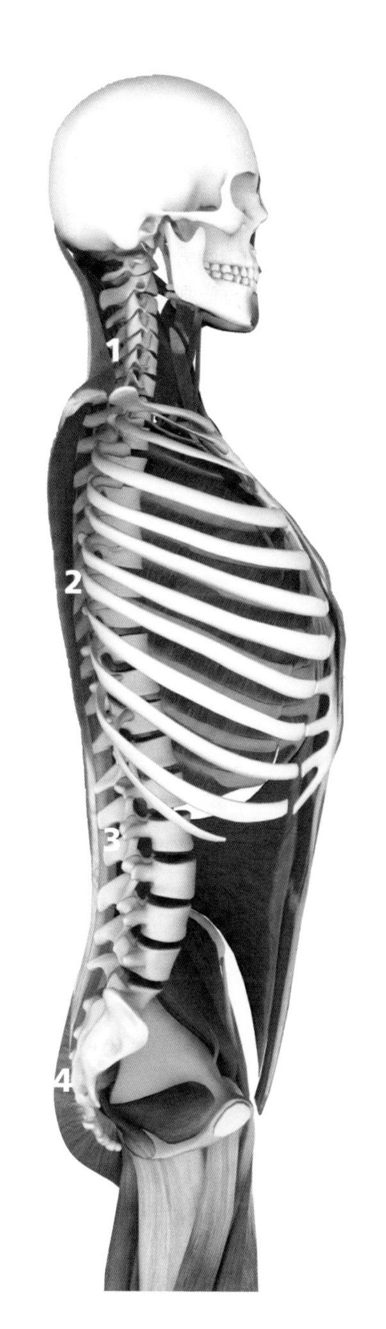

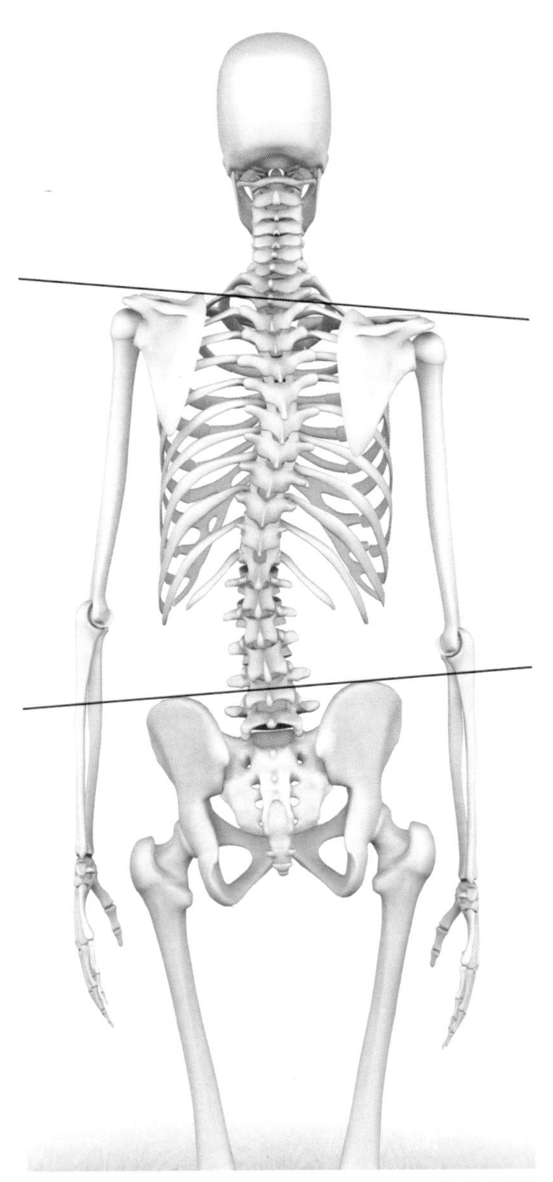

脊椎側彎

脊椎側彎

脊髓側彎，顧名思義就是脊椎骨往側面彎曲變形，最常見的形態稱為「自發性脊椎側彎」，是一種無法找出病因的側彎症。脊髓側彎的其他病因，還包括先天性脊椎側彎和神經肌肉性脊椎側彎。科學家研究認為，自發性脊椎側彎可能是荷爾蒙因素造成，包括褪黑激素的濃度也會造成影響，這類的脊椎側彎會有遺傳上的先天成因。

當脊椎彎曲超過20度，在骨骼發育成熟後，側彎問題很有可能繼續惡化。嚴重的脊椎側彎會限制胸腔空間，進而影響呼吸的順暢。

脊椎側彎也會影響髖帶和肩帶，如本頁圖所示。脊椎側彎會造成骨盆帶傾斜，而導致兩隻腳不一樣長的錯覺，雙手的長度也有相同的問題。

脊椎側彎會對脊椎的骨頭、軟骨和肌肉造成不良影響。位於凹側的肌肉會慢慢比凸側肌肉短，透過瑜伽體位來伸展較短邊的肌肉，可以抵銷或減緩脊椎側彎繼續惡化。

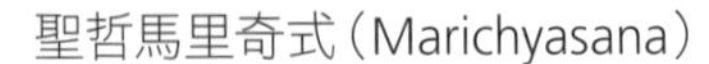

聖哲馬里奇式（Marichyasana）

瑜伽療法

扭轉、後彎和前彎的瑜伽體位，可以收縮及伸展後背肌肉，在強化脊椎側彎凸側肌肉的同時，也可以拉長凹側逐漸緊繃變短的肌肉。一旦平衡兩側的肢體長度後，也能夠同時改善神經傳導。

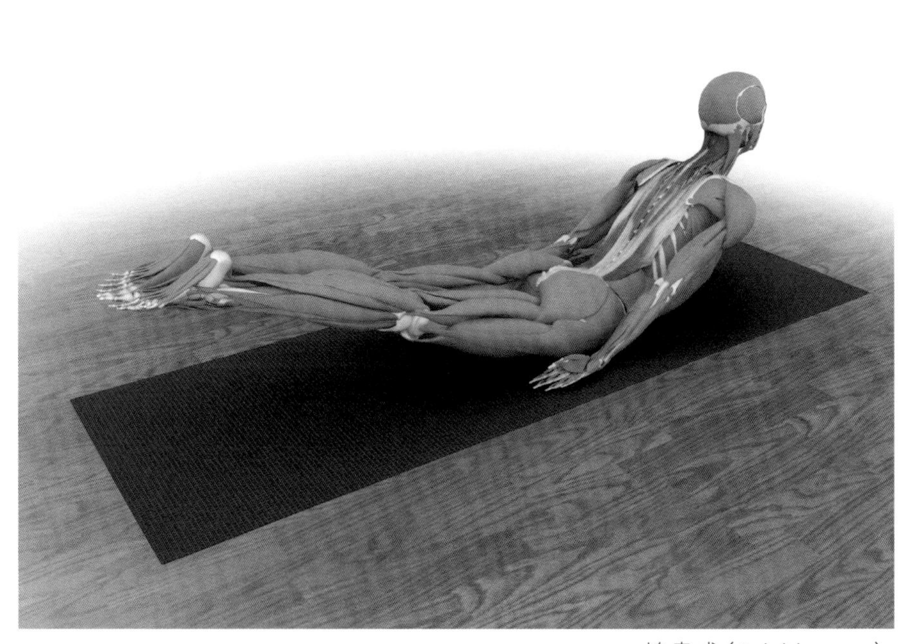

蝗蟲式（Salabhasana）

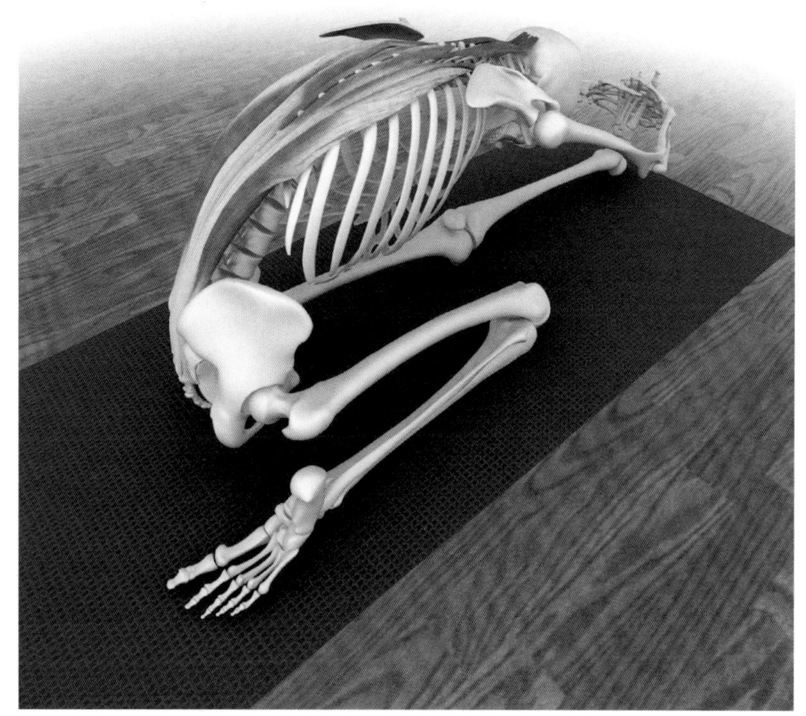

單跪伸展式（Trianga Mukhaikapada Paschimottanasana）

關節

關節和骨頭一樣，也是由形狀反映出功能，反之，從功能中也可以得知它們的形狀。關節有各種不同的形狀，端視扮演的是活動或穩定的功能而定。比如說，髖關節是球與窩的構造，而膝關節則是有樞紐作用的屈戌關節。球窩構造的髖關節可以發揮最大的活動自由度，在從事各種活動時都很有用處，像是行走和跑步時可以隨時改變方向；肩關節也一樣，讓我們的雙手能以不同的角度抓接東西。像樞紐一樣的膝關節可以穩定身體的平衡，帶動身體向前；而肘關節則可以屈曲，讓物品可以往身體方向靠近。

其他關節，例如脊椎骨之間的椎間關節，讓每節的脊椎都能夠有些微的活動空間，但是仍有良好的穩定性來保護脊髓。脊柱的活動度，是由每節脊椎在有限的移動範圍結合而成的。

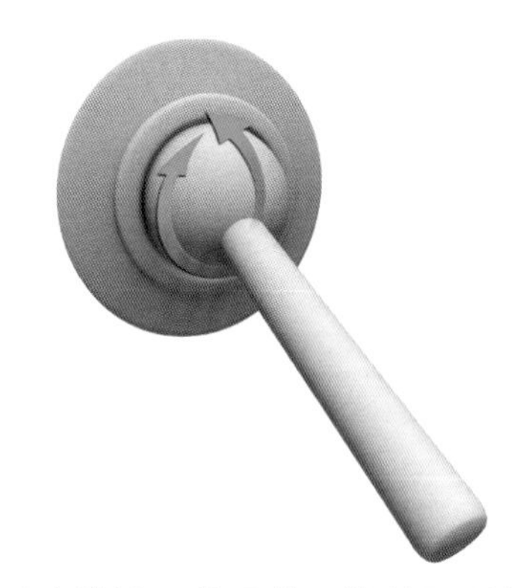

球窩構造：能屈伸、旋轉及環行

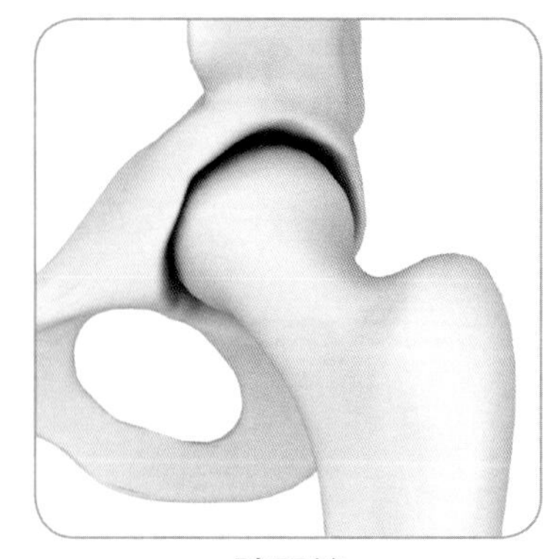

髖關節

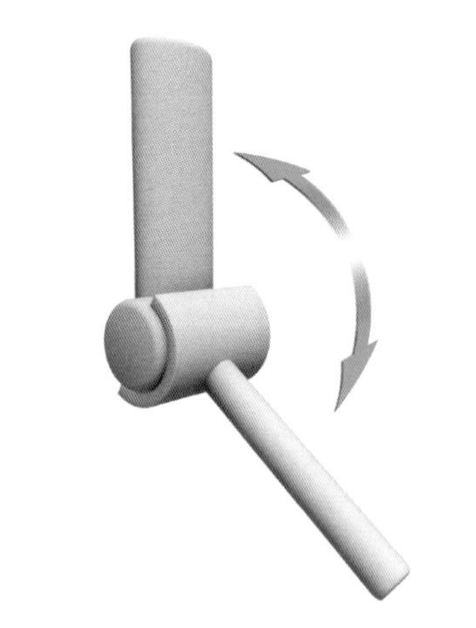

樞紐構造：只能屈曲與伸展

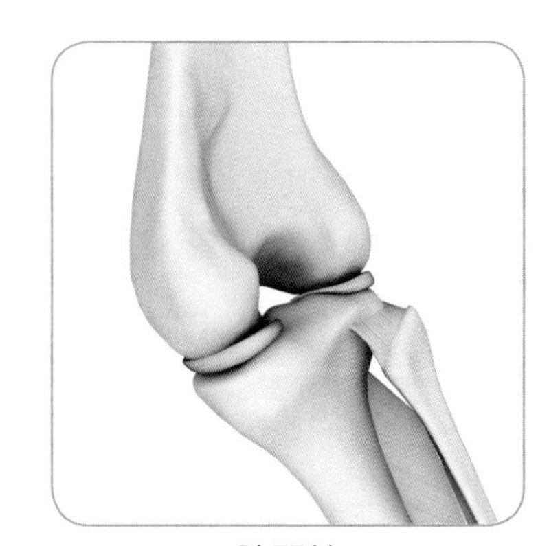

膝關節

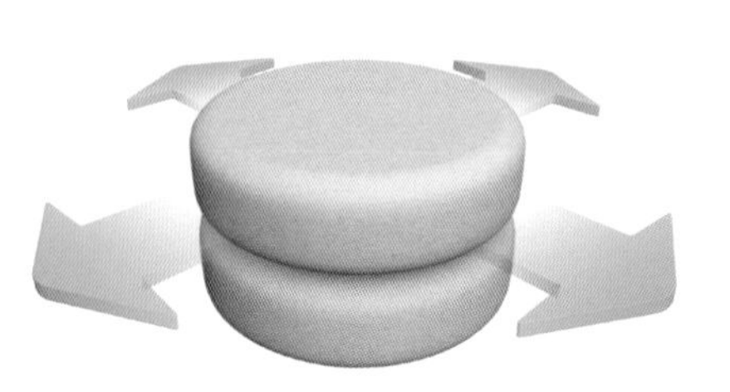

可擠壓

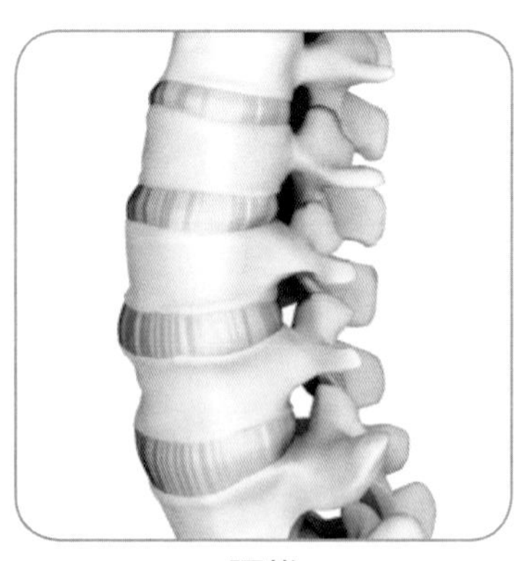

腰椎

髖關節軟骨

關節構造

關節囊是附著在相鄰關節面周緣及附近骨表面的結締組織，內含血管和神經等。如果瑜伽動作比較激烈，就容易拉傷這個部位。

滑膜組織位於關節囊內部，這些組織會製造滑膜液，就像潤滑液一樣可以降低關節在動作時產生的摩擦力，達到保護作用。滑膜液包覆著整個關節，輸送養分到關節軟骨，再將廢物帶走。瑜伽練習的許多扭彎姿勢，可以增加關節囊的彈性和延展性，刺激滑膜液循環。

關節表面覆蓋著關節軟骨，讓骨頭能夠順暢移動，不會與相鄰骨頭直接硬碰硬。事實上，關節軟骨是人體已知最光滑的表面之一，如果是在脆弱的軟骨上施加過大的壓力，就會造成傷害，最後可能導致關節炎。

半月板是一種纖維性軟骨，摸起來像是有彈性的橡膠片。半月板可以加深關節表面，擴大關節的接觸面積，具有穩定、吸震、潤滑以及體重負載等功能。

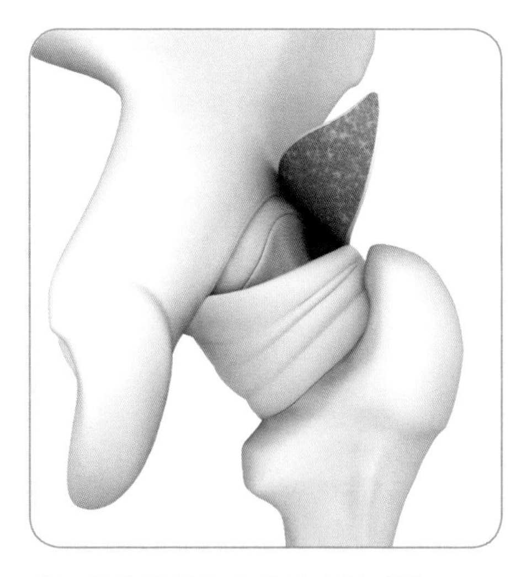

髖關節的關節囊和滑膜（後視圖）

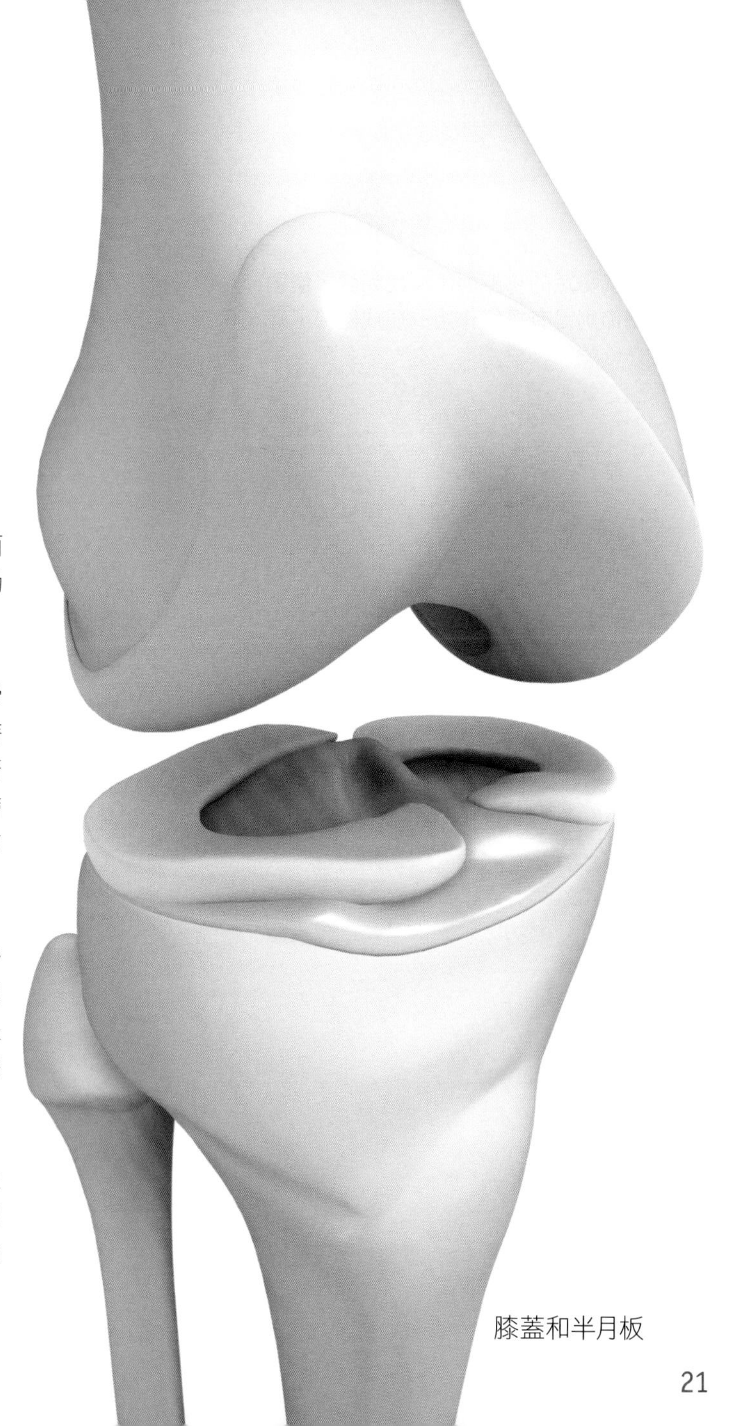

膝蓋和半月板

關節作用力——理論

身體的每個動作都有大小相等、方向相反的反作用力。肌肉收縮和重力會在關節表面形成反向的壓力，稱為「關節作用力」（joint reaction forces）。就關節的維護來說，將這些作用力分散到越大的表面是非常重要的。

所謂的「關節一致性」（joint congruency），是指兩關節接觸面下兩個曲面曲率的相似程度，簡單來說就是穩合程度。關節的曲面能夠完美穩合在一起，就能達到關節一致性。不符合一致性的動作，會將壓力集中在小範圍的面積上。一旦有很大的壓力集中在小面積的關節軟骨上，就會傷害軟骨而造成關節退化。

有些瑜伽體位可能會造成關節脫位，或是讓關節移動到不一致的位置。如果能善用活動度大的關節就可避免這個問題，同時也能保護那些活動範圍受限的關節。

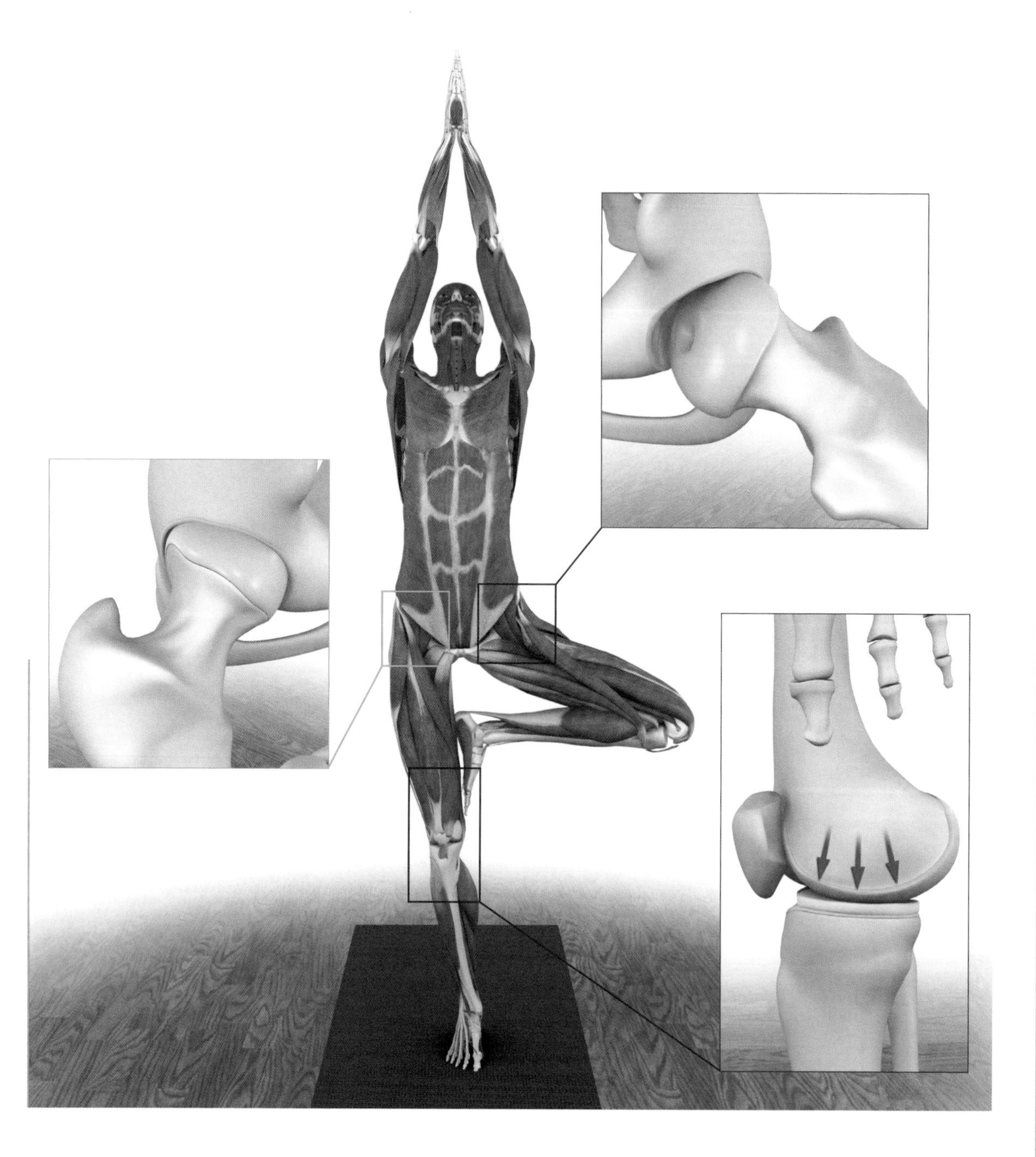

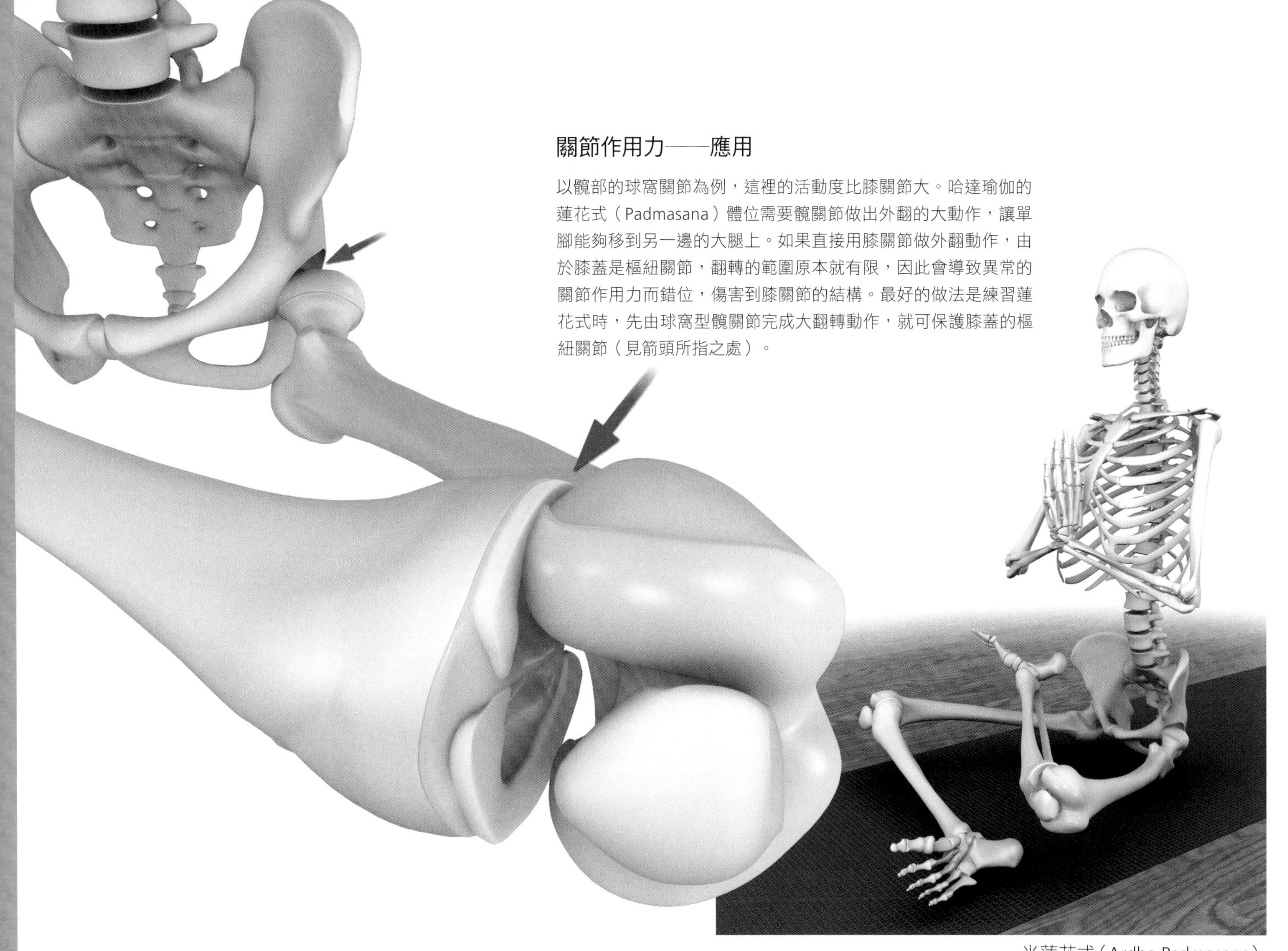

關節作用力——應用

以髖部的球窩關節為例，這裡的活動度比膝關節大。哈達瑜伽的蓮花式（Padmasana）體位需要髖關節做出外翻的大動作，讓單腳能夠移到另一邊的大腿上。如果直接用膝關節做外翻動作，由於膝蓋是樞紐關節，翻轉的範圍原本就有限，因此會導致異常的關節作用力而錯位，傷害到膝關節的結構。最好的做法是練習蓮花式時，先由球窩型髖關節完成大翻轉動作，就可保護膝蓋的樞紐關節（見箭頭所指之處）。

半蓮花式（Ardha Padmasana）

韌帶

韌帶是纖維結締組織，讓各個骨塊可以在關節處做連結，並在關節活動時穩定關節。韌帶依據功能不同而有不同的尺寸和形狀，例如膝蓋的十字韌帶，短又強韌，可以讓膝關節完成樞紐的工作。薦髂韌帶的構造緻密、寬厚，可限制薦髂關節的動作範圍。肩韌帶是薄而細的帶狀構造，可以和肩關節囊相互配合，做出大範圍的動作。

韌帶無法收縮，但是能充分配合關節的動作，這是因為韌帶內有感覺神經，可以將關節的姿勢位置等信息回傳到脊椎和大腦。

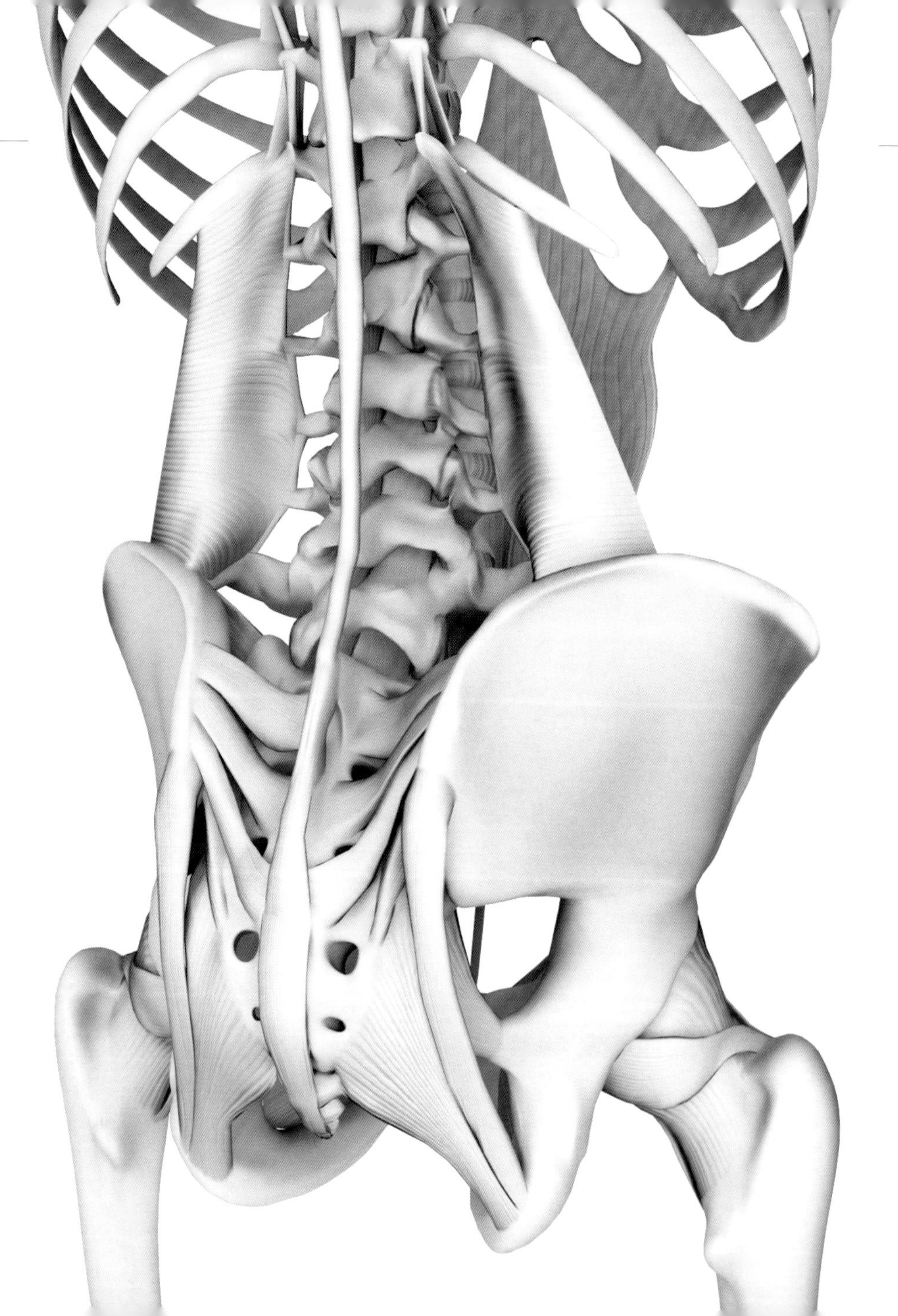

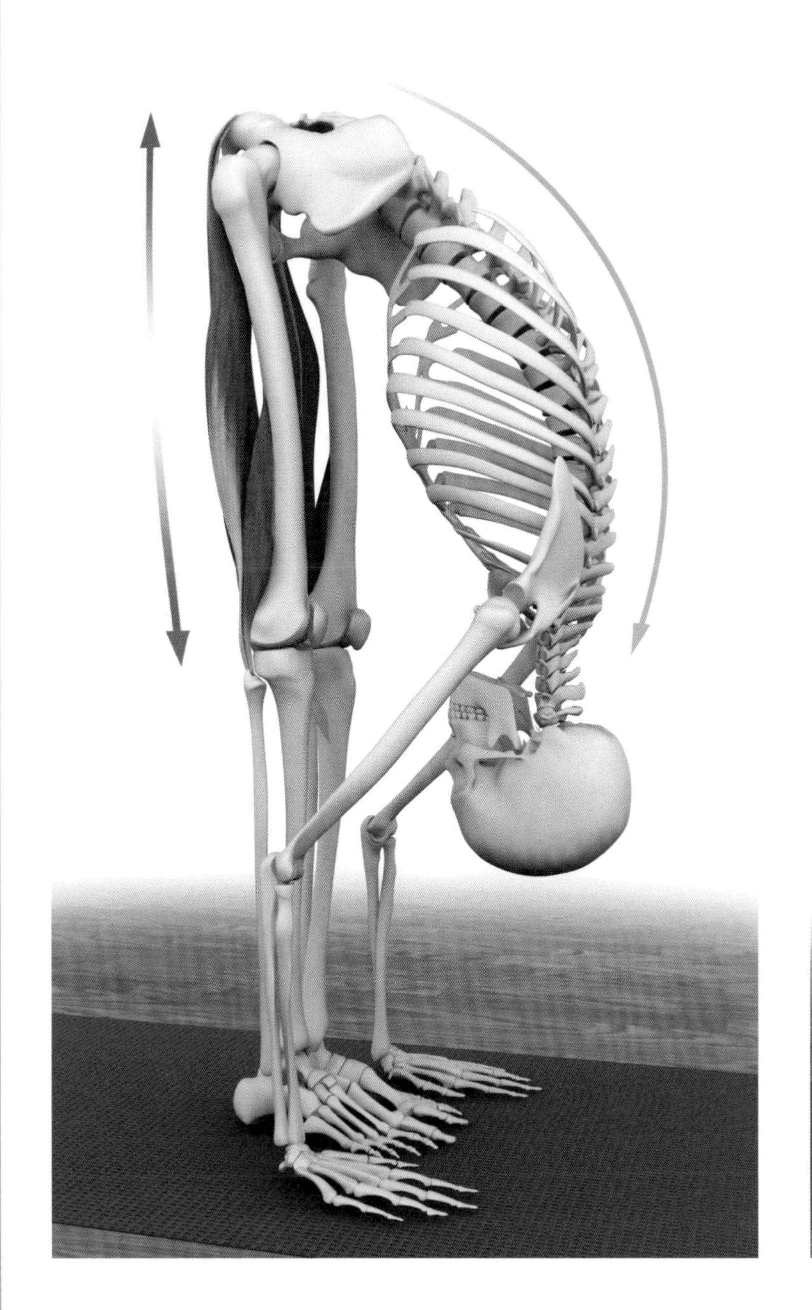

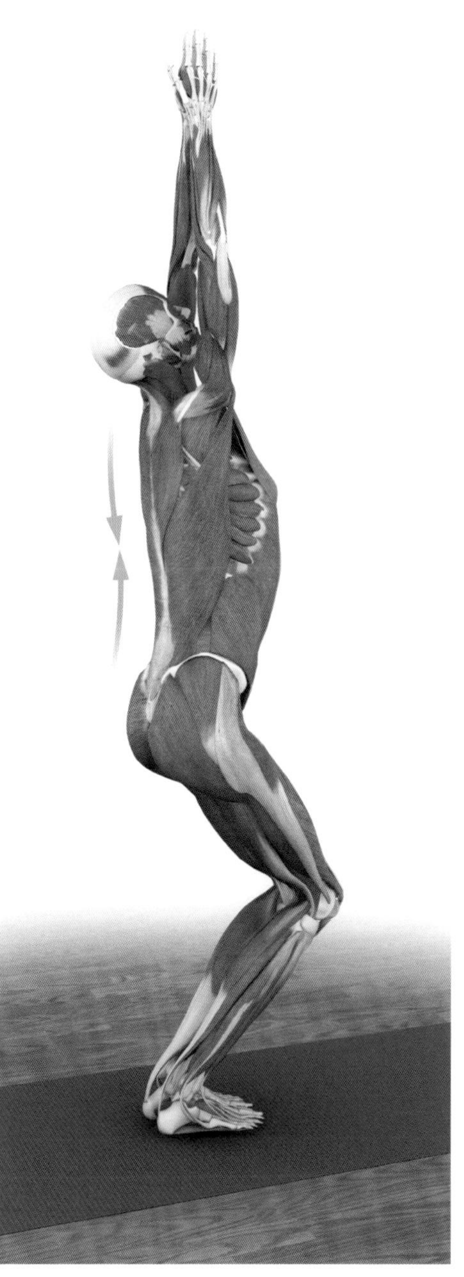

韌帶整復

韌帶整復是一種骨折間接復位技術，骨科醫生透過縱向牽引附在骨頭的韌帶，將受傷的骨頭拉回原位做修復。這樣的觀念也可以運用在瑜伽體位上，比如本頁圖所示的站立前彎式（Uttanasana）。這樣的體位可以將上半身的重量透過背部韌帶轉移到骨盆處，將骨盆往前拉，提高坐骨結節，伸展大腿後側的膕旁肌。此外，韌帶也有彈性回縮的作用，這樣的作用結合身體的動力，可以將身體拉回原位，比如將後彎體位往前拉回成站立姿勢。

骨盆韌帶與髖部韌帶

我們可以從骨盆和髖部的韌帶形狀來看出它們的功能：骨盆韌帶厚實牢固，有助於關節承擔重量；髖部韌帶在穩定髖部的同時，還能讓雙腿做出行走及跑步等動作。

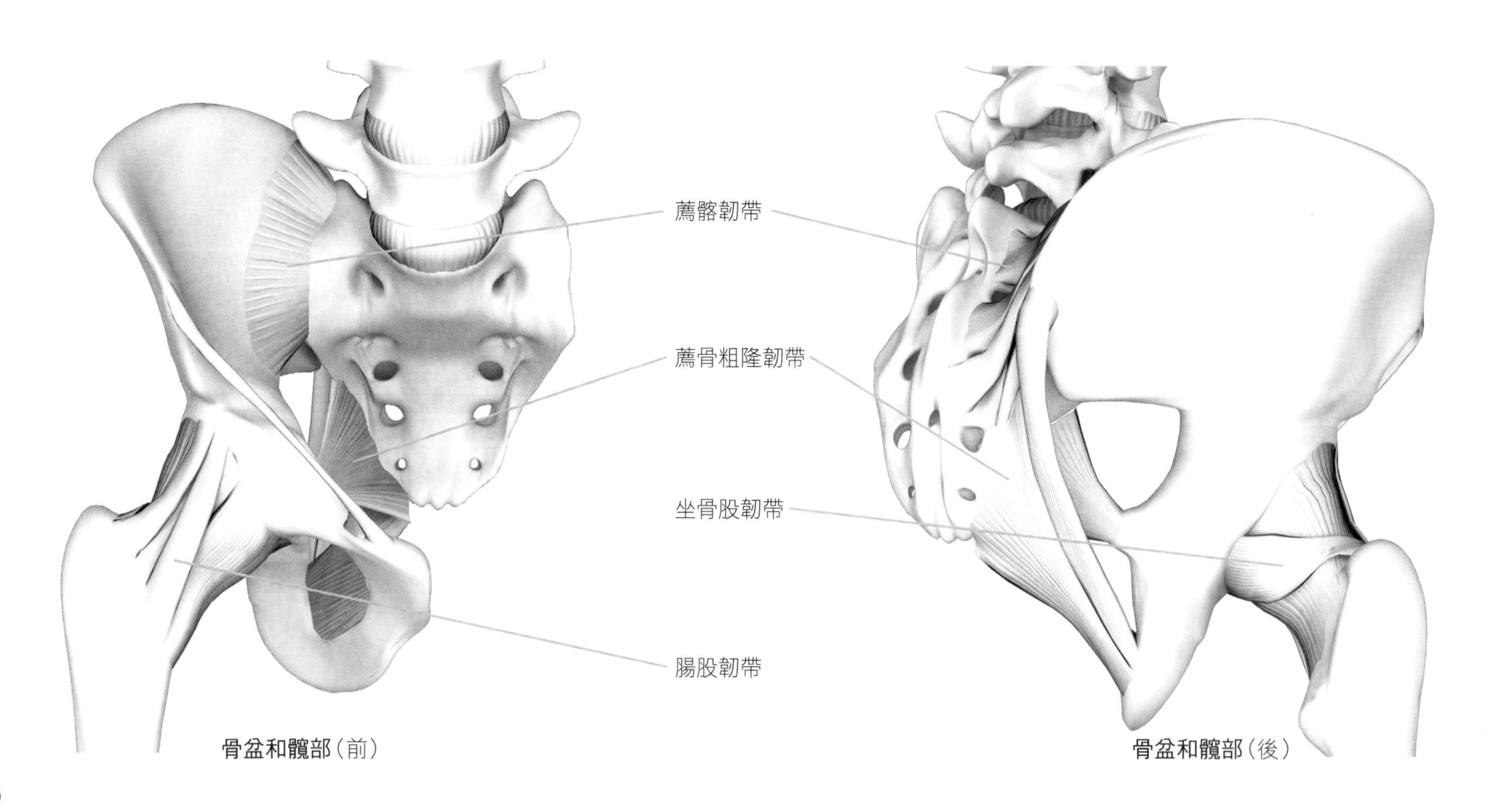

骨盆和髖部（前）

骨盆和髖部（後）

腸股韌帶

腸股韌帶屬於髖關節的組成部分，作用在於穩定髖部。當股骨向外翻轉和延展時，腸股韌帶會跟著拉緊；而當股骨向內翻轉呈放鬆狀態時，腸股韌帶也會跟著放鬆。一旦腸股韌帶僵緊，在髖關節往前做低弓箭步及劈腿動作時，活動範圍就會受限。如果將骨盆前傾並向內旋轉股骨，就能改善韌帶受限的情形。

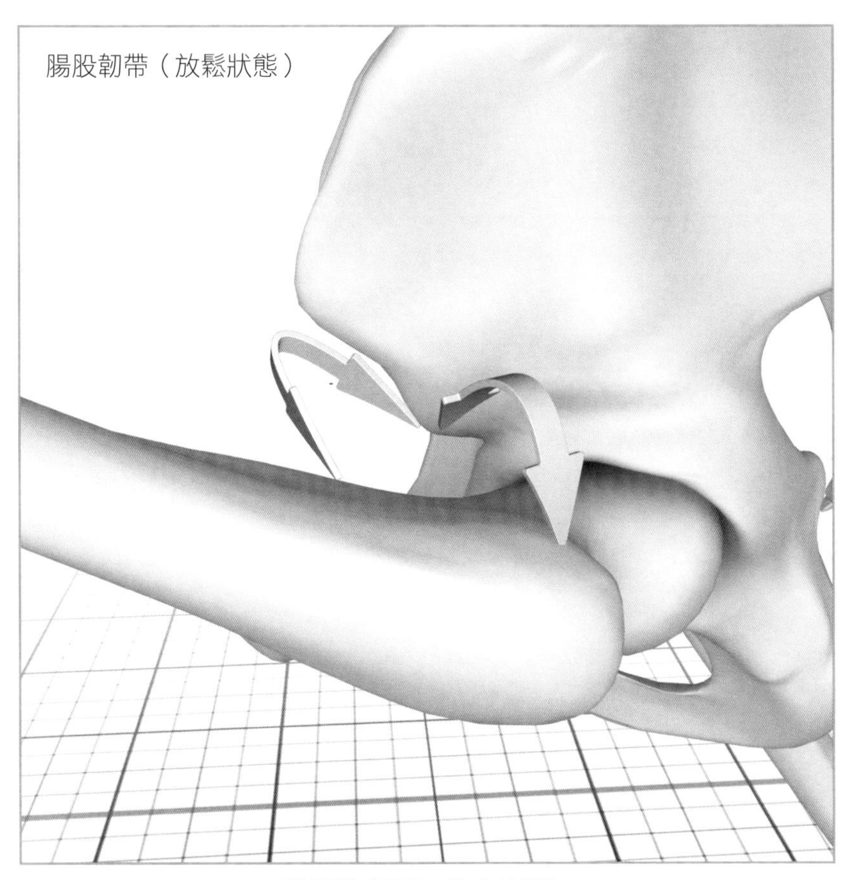

髖關節（屈曲，往內旋轉）

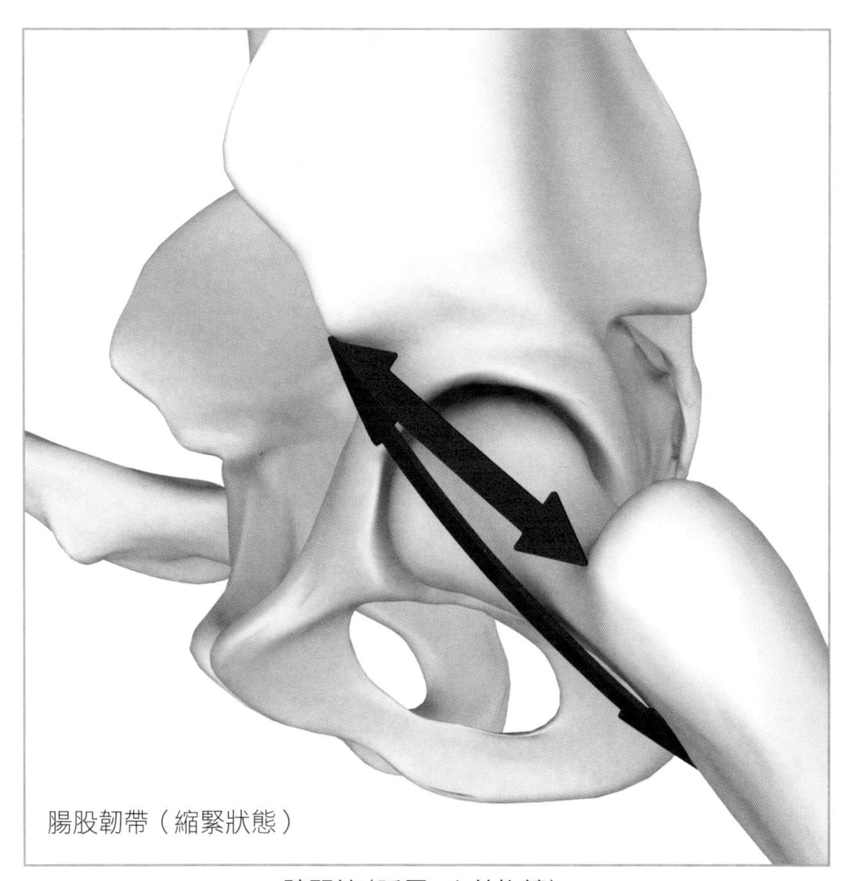

髖關節（延展，向外旋轉）

手肘韌帶

手肘的側韌帶會限制肘關節的側向動作，維持肘關節的樞紐功能。骨間膜的作用在於穩定前臂的骨頭（右圖為後視圖）。

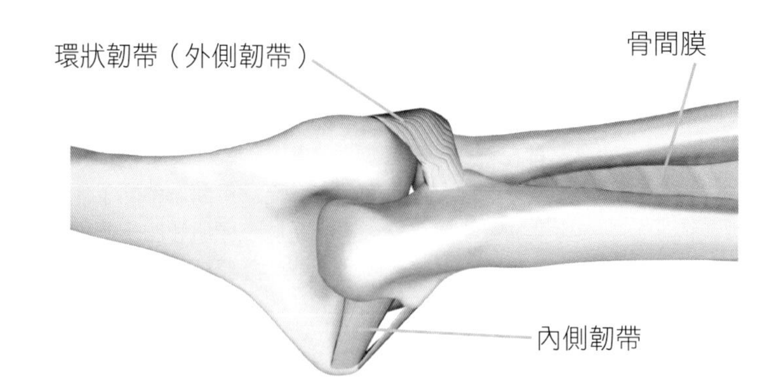

肩韌帶

肩膀的盂肱韌帶沒有髖關節韌帶那麼厚，所以肩關節的活動度較大，可以做出比較大範圍的動作。下盂肱韌帶是三條盂肱韌帶中最重要的一條，當肱骨向外伸展和旋轉時，這條韌帶會拉緊。

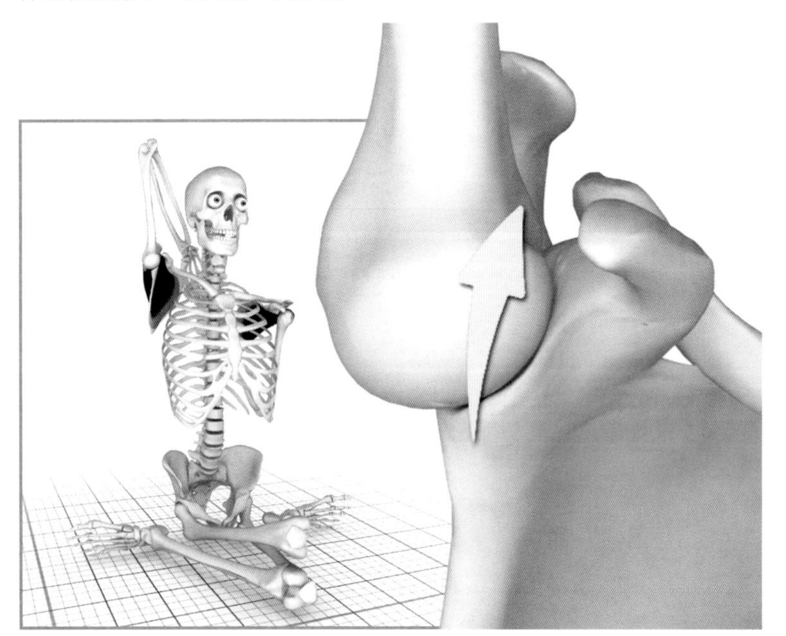

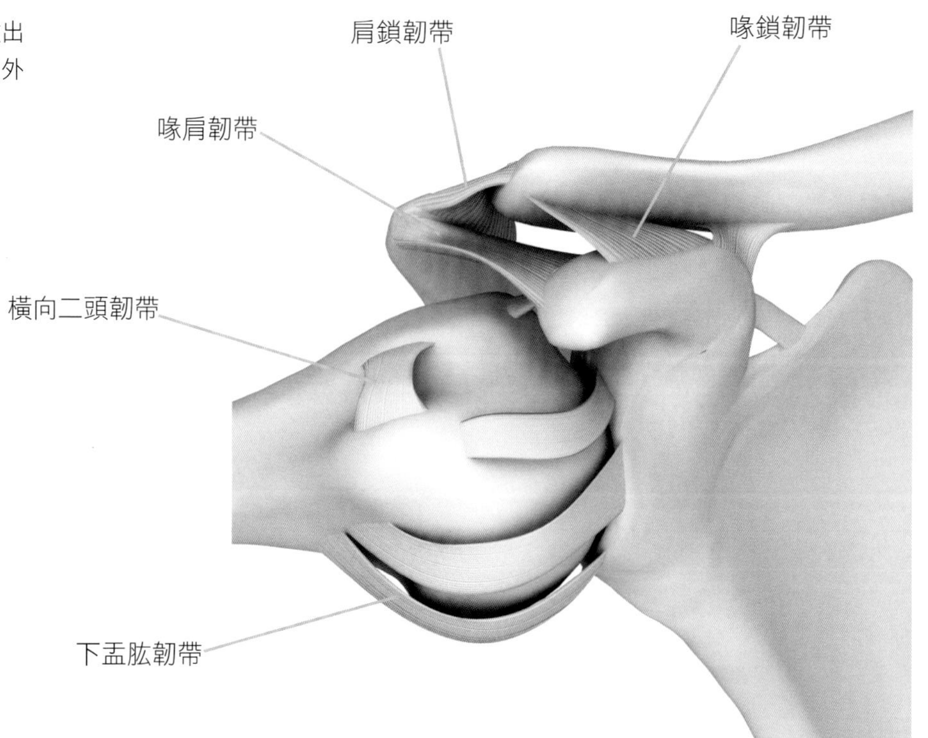

穩定肩部的肌肉

髖部骨頭和韌帶都是厚實的形狀，作用在於穩定髖部。至於肩膀就不同了，維持穩定靠的是肌肉，其中最主要的是旋轉肌群，再來是肱二頭肌和肱三頭肌。瑜伽中一些靠臂力支撐、平衡身體及倒立的體位，都能強化肩部的這些肌肉，達到平衡及穩定肩關節的作用。

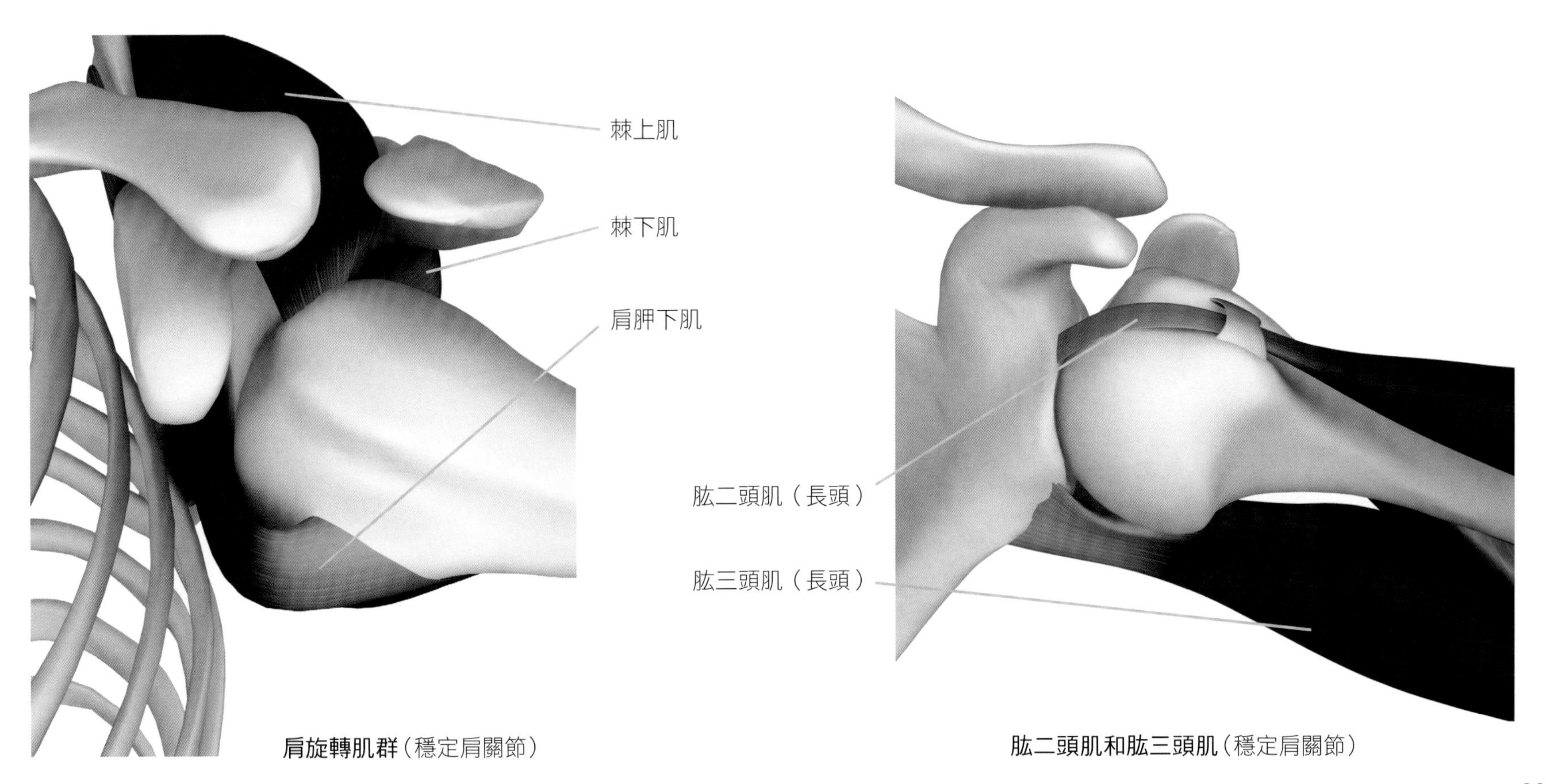

肩旋轉肌群（穩定肩關節）

肱二頭肌和肱三頭肌（穩定肩關節）

脊椎單元

整條脊柱是由脊椎骨、椎間盤及韌帶組成，而所謂的「脊椎單元」則包括兩個相鄰椎體及中間的椎間盤，這是脊椎整體運動的基本單元，可以做出伸展、彎曲、側彎及扭轉運動。脊椎骨屬於微動關節，結合每個椎體的小幅動作，讓脊椎能夠做出最大的活動範圍。

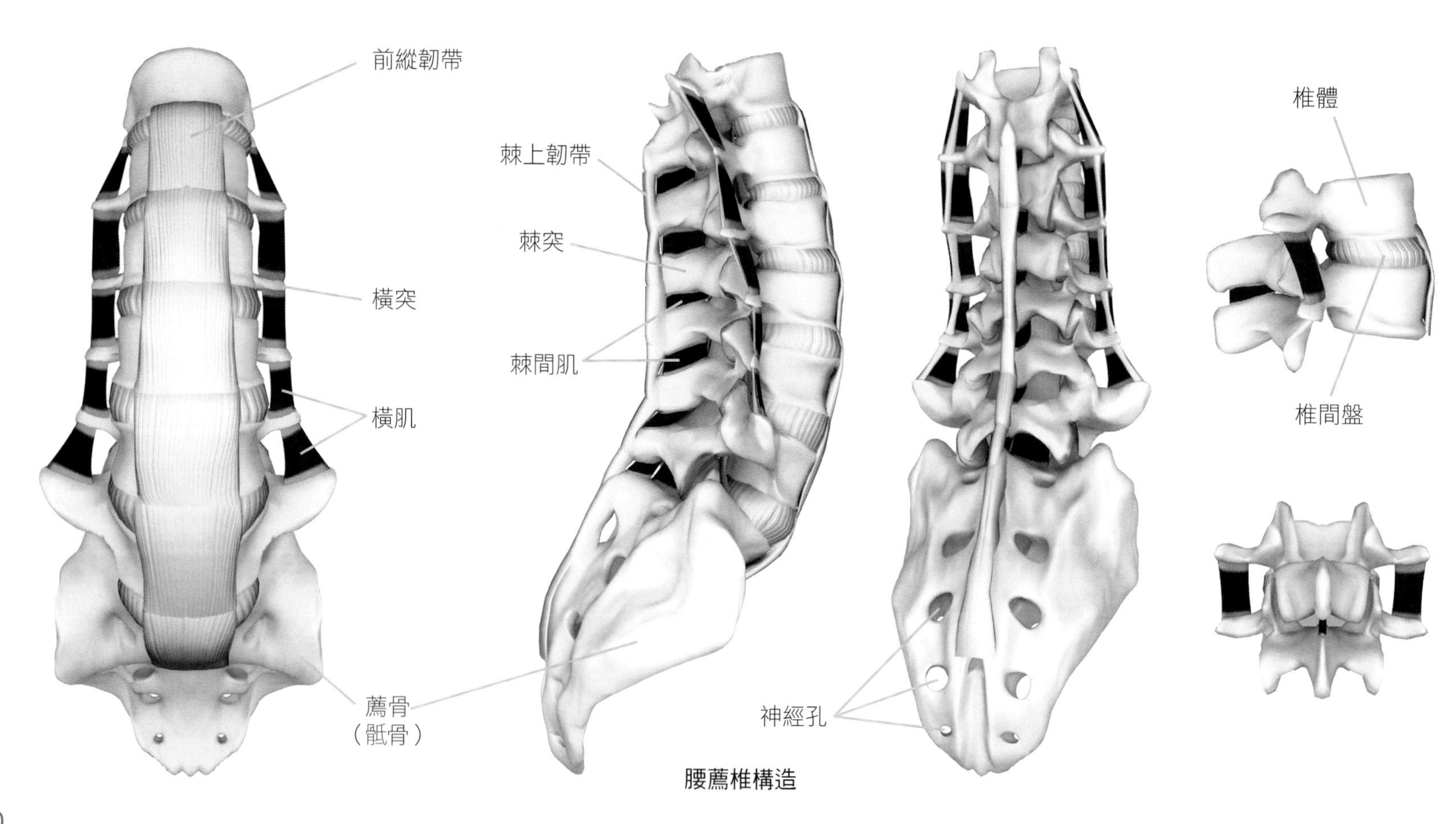

腰薦椎構造

軀幹韌帶

韌帶的作用不只讓各個骨塊可以互相連結，有些肌肉也需要韌帶的幫忙。在下圖中，可以清楚看到上半身、軀幹及下半身透過三條韌帶連結在一起。

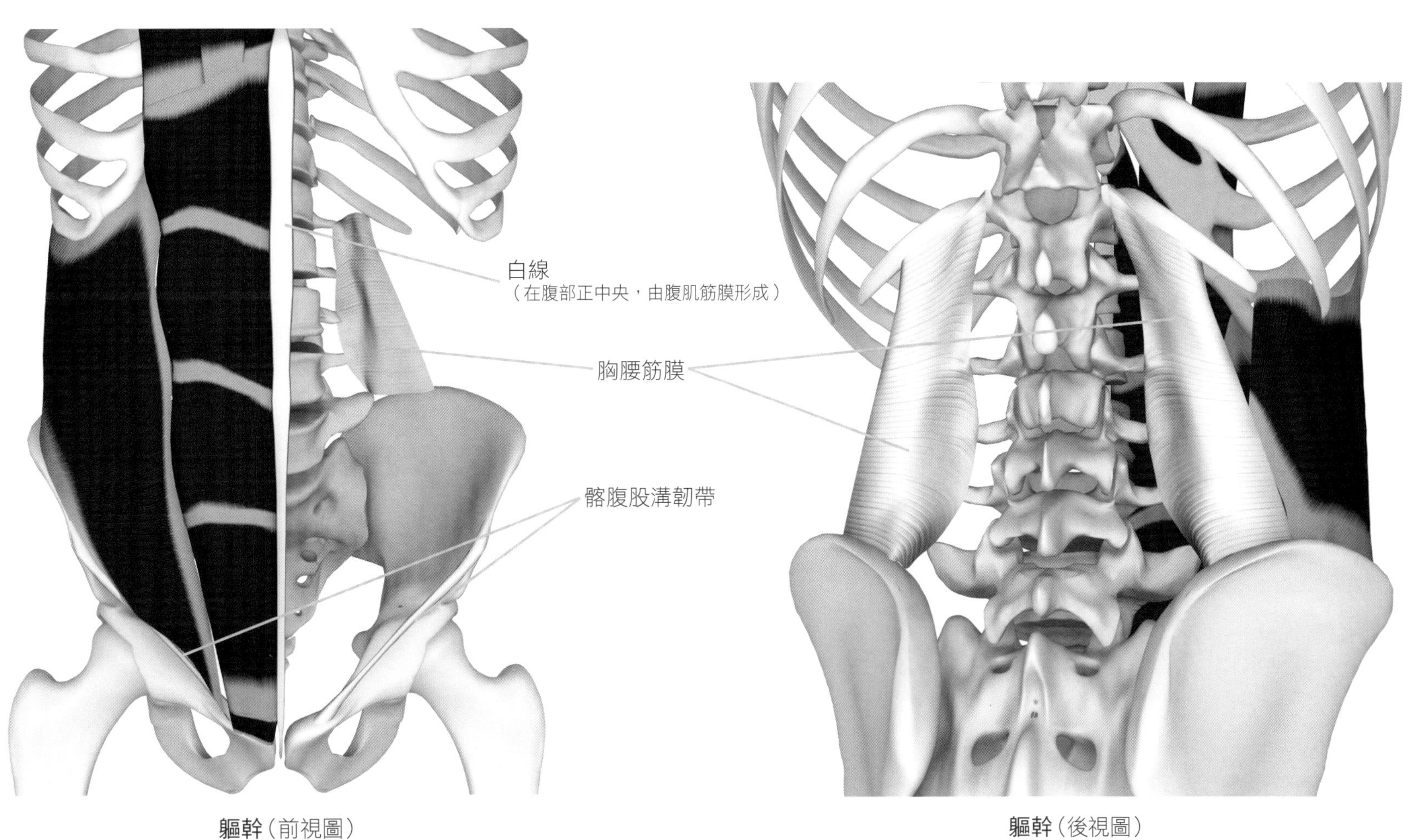

軀幹（前視圖）　　軀幹（後視圖）

膝關節韌帶

髕骨韌帶是股四頭肌（大腿前面靠近膝蓋的肌肉）向下延伸形成的一條堅韌的軟組織，會往下走並與脛骨連接。膝關節側韌帶會限制膝蓋的側向動作，同時又維持樞紐關節的功能。前後十字韌帶是決定膝蓋穩定性的兩條主要韌帶，會限制脛骨和股骨（膝蓋的上下腿骨）過度向前或向後移動。半月板是膝關節軟骨與軟骨之間的彈性組織，可增加股骨與脛骨之間的接觸面及增厚關節面，強化膝關節的穩定性。骨間膜則有穩定小腿骨的功能。

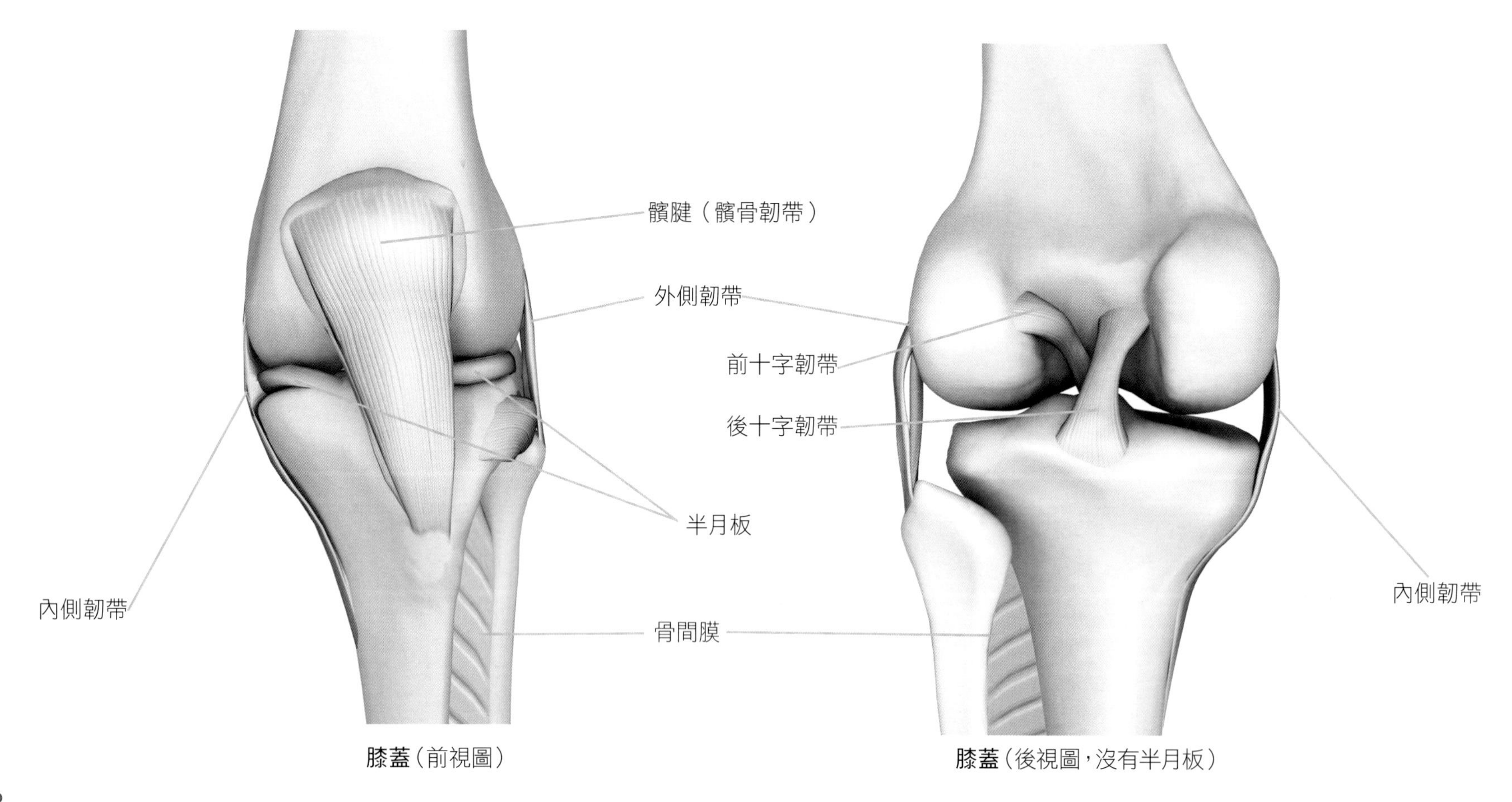

膝蓋（前視圖）

膝蓋（後視圖，沒有半月板）

肌肉

肌肉收縮產生的作用力施加在關節處，由此產生不同的動作。這些作用力對於瑜伽體位的影響則取決於肌肉的形狀，以及肌肉的起端與止端。肌肉通常以兩端附著在兩塊或兩塊以上的骨面上，我們通常把接近身體中線的近端附著點稱為肌肉的起端，而另一端則稱為止端。

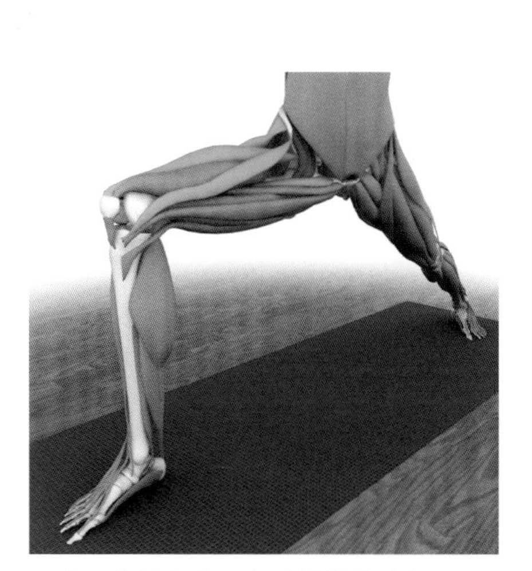

腰大肌的協同作用有助於彎曲髖部。

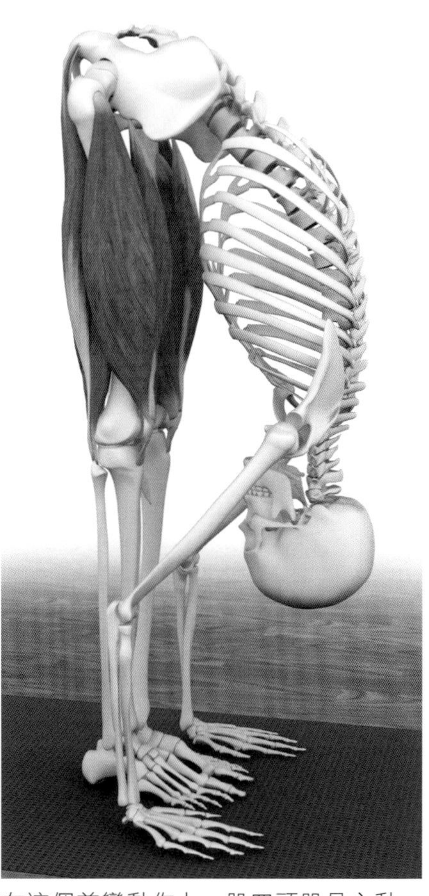

在這個前彎動作上，股四頭肌是主動肌，收縮時可以延展膝蓋；而膕旁肌是拮抗肌。

起端

肌肉的近端附著點，通常接近身體的正中線。

止端

肌肉的遠端附著點，一般離身體正中線較遠。

作用肌

又稱為主動肌，是主要完成動作的肌肉，收縮時能使關節產生動作。例如彎曲膝關節時，膕後肌就是主動肌。

拮抗肌

主動肌收縮時，配合放鬆來完成動作的肌肉稱為拮抗肌。例如彎曲膝關節時，大腿前側的股四頭肌就是膕旁肌的拮抗肌。伸展膝蓋時，股四頭肌成為主動肌，而膕旁肌就是拮抗肌。

協同肌

協助主動肌產生動作及做微調的輔助肌群，可以產生相同的動作，但是效力較小。

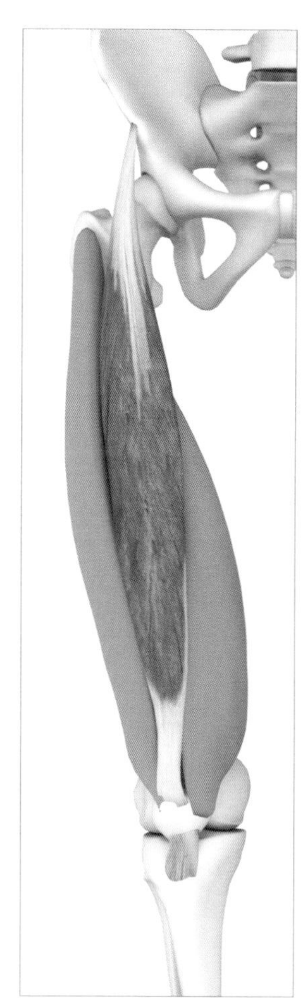

股直肌的起端位於髂骨前上棘，止端在髕骨。

肌肉與肌腱

肌腱是連接肌肉到骨頭的結締組織帶，會移轉肌肉所產生的作用力來移動關節。肌腱有感覺神經，可以將肌肉的緊度和關節位置等信息回傳到大腦。

肌腱和韌帶的伸展程度都有限，而且無法收縮。練習瑜伽可以改善肌腱和韌帶的彈性，尤其熱瑜伽的效果更好。做瑜伽時，切勿過度伸展肌腱和韌帶，一旦超過正常的長度就會造成損傷。

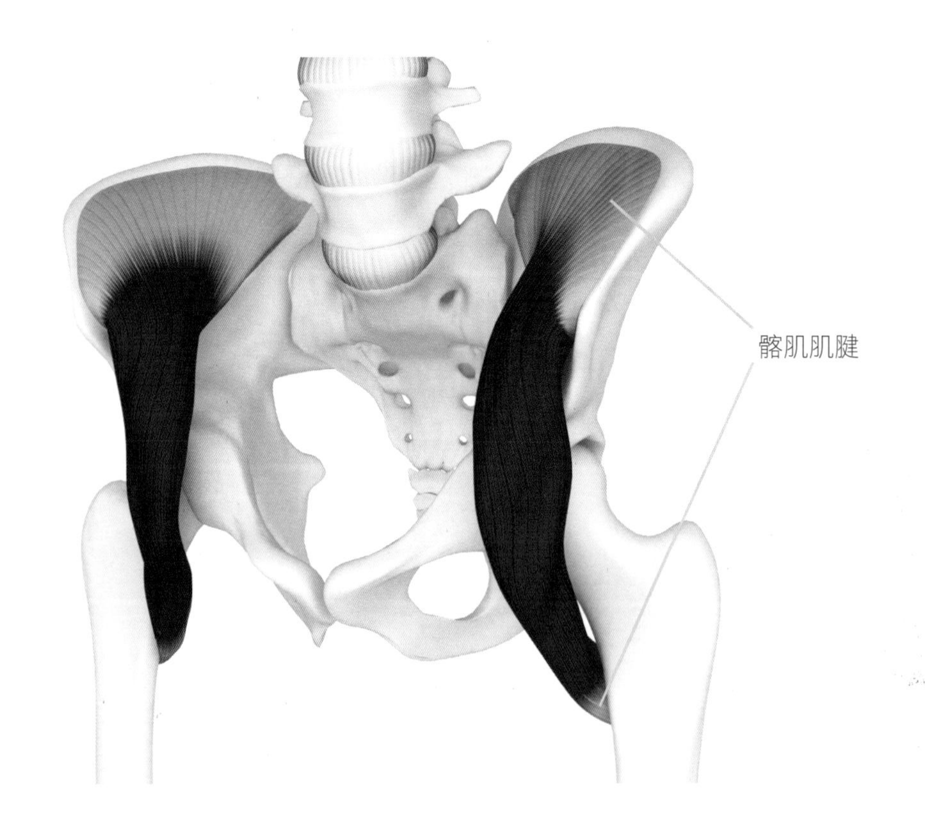

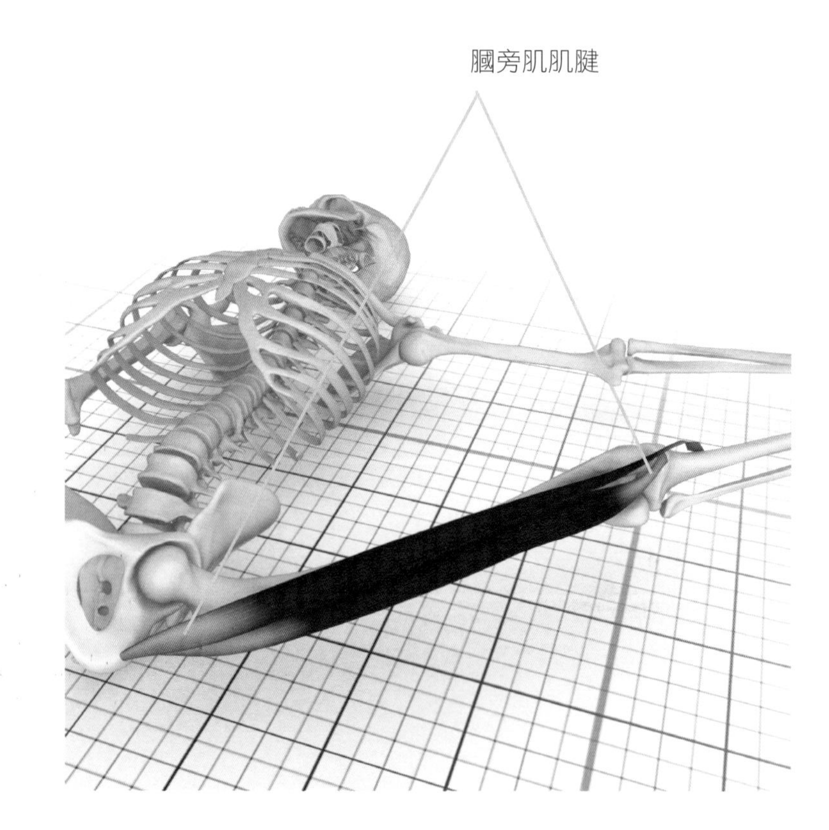

肌肉的形狀

肌肉有各種不同的形狀，而形狀能反映出肌肉的特定功能。在骨骼活動時，這些形狀不同的肌肉可以提供最大的機械效率。改變肌肉的形狀，可以產生「半滑輪」的效應，讓收縮的力量呈倍數增加。本頁圖示是肌肉的數種形狀。

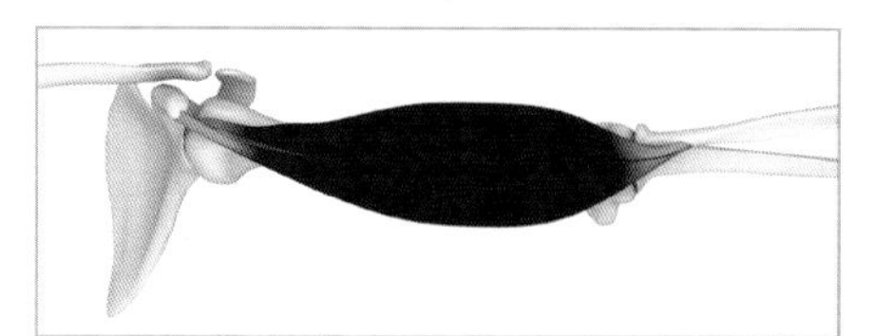

梭子形的肱二頭肌

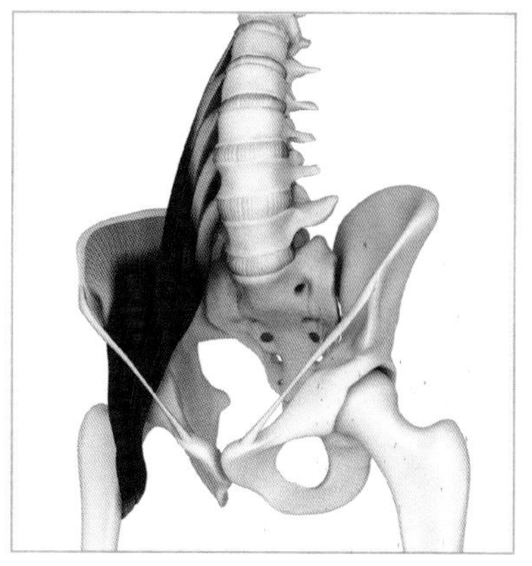

多頭起點、單一止點的髂腰肌（有半滑輪作用）

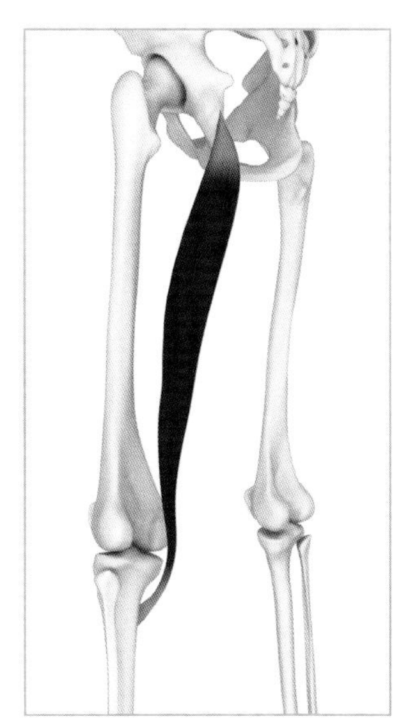

一端細長的半腱肌

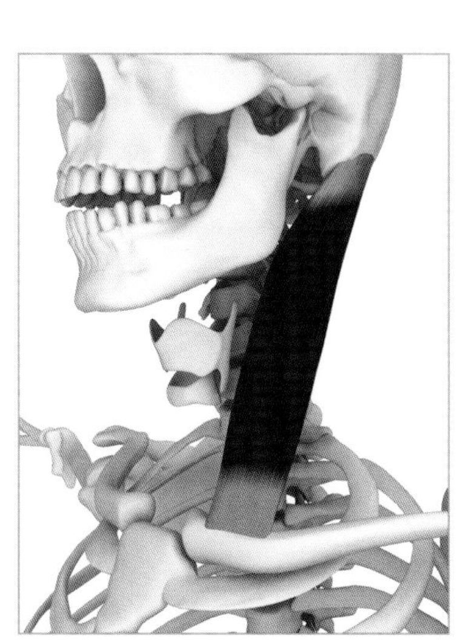

帶狀的胸鎖乳突肌

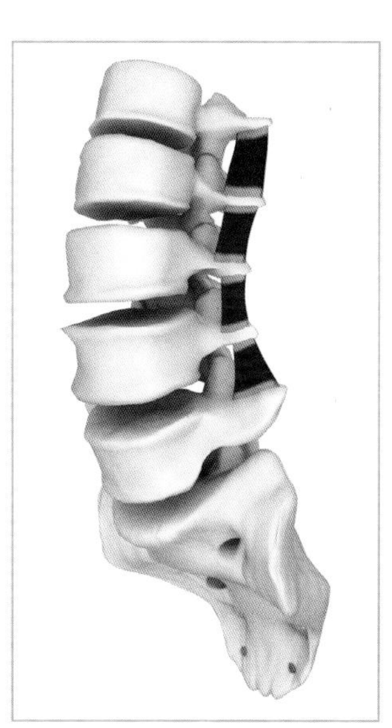

方形的橫肌

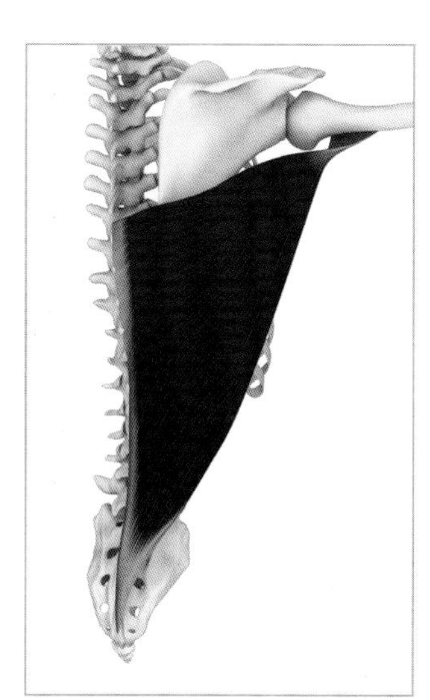

向一端收束的三角形背闊肌

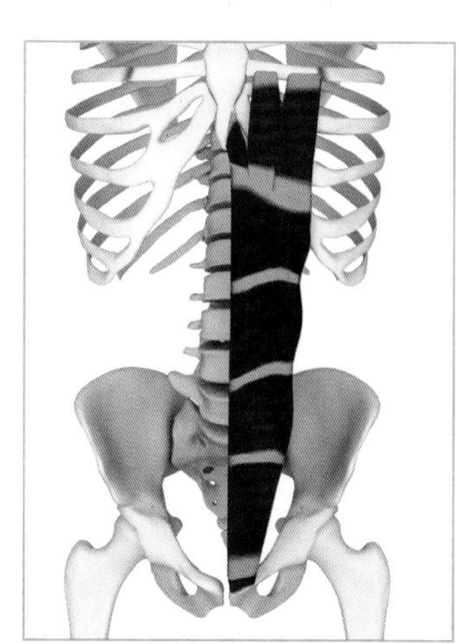

有薄板狀腱膜的腹直肌

單關節肌與多關節肌

從肌肉起端與止端所連結的關節數目，可將人體的肌肉群分為單關節肌及多關節肌兩大類。顧名思義，只跨一個關節的肌肉就是單關節肌，而多關節肌則是跨過一個以上的關節。單關節肌收縮時，只能移動一個關節，而多關節肌收縮時，能帶動多處關節。

比如說，在瑜伽體位立單腳、保持平衡的「樹式」中，髂肌和臀中肌是單關節肌，因為它們從髂骨延伸到近端股骨，只跨一個髖關節；在這個姿勢中，髂肌和臀中肌有穩定髖關節的作用。腰方肌、腰大肌、股直肌和縫匠肌是多關節肌，因為這些肌肉可以移動及跨過的關節不只一個，這些肌肉讓縮起的那隻腳能夠做出彎曲、外展和外旋的動作。

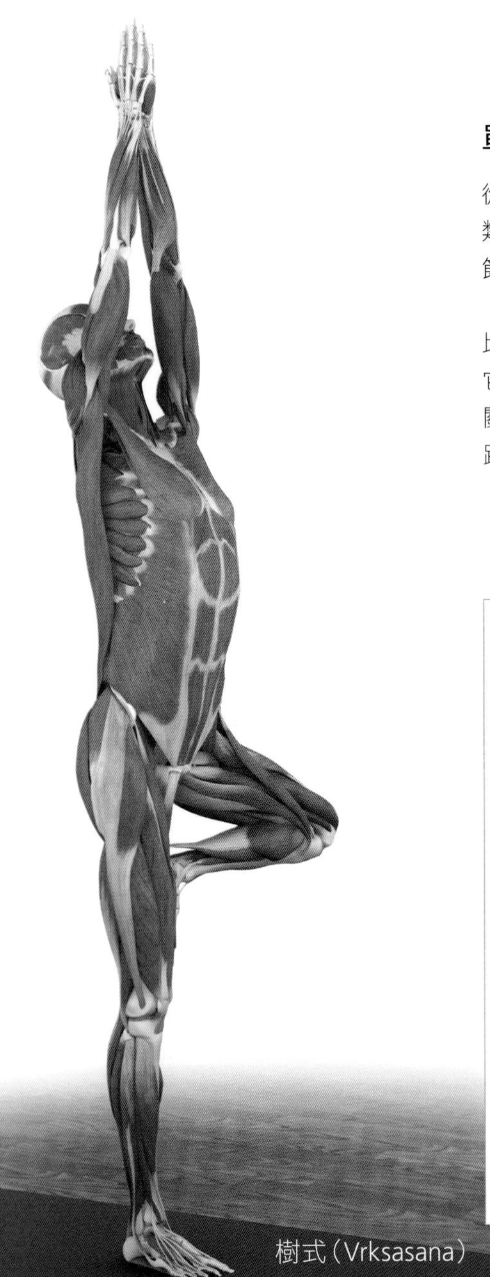

樹式（Vrksasana）

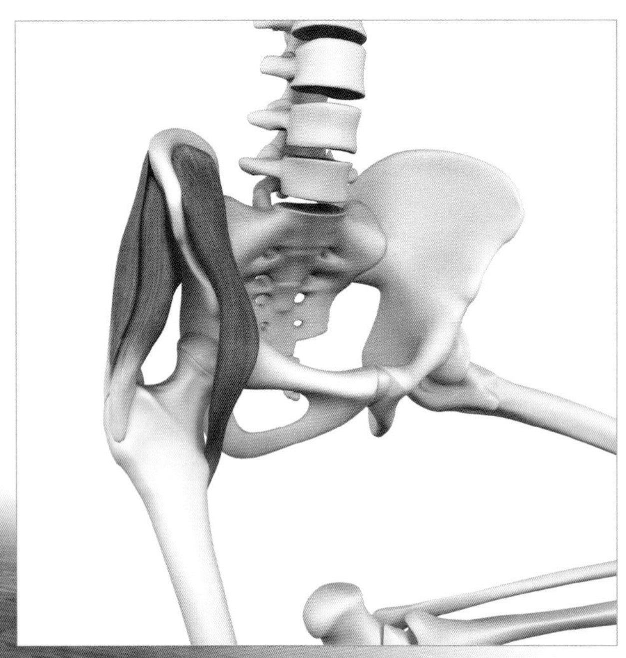

單關節肌

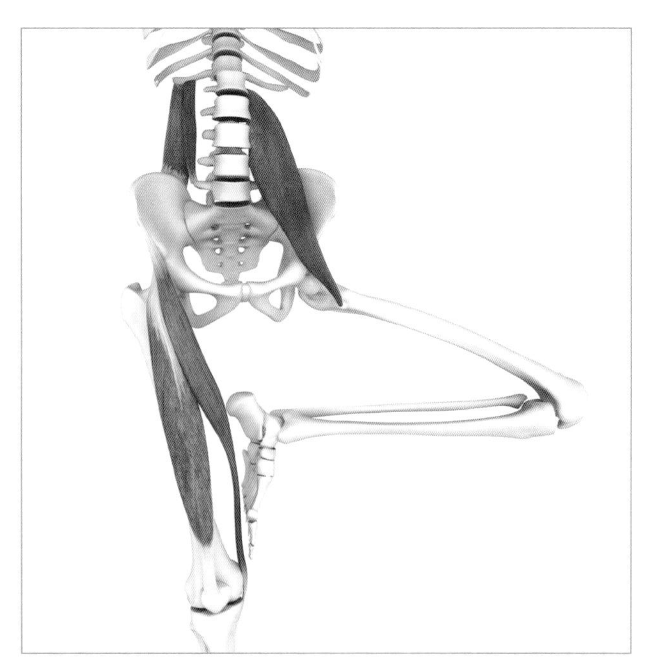

多關節肌

肌肉的構造和功能

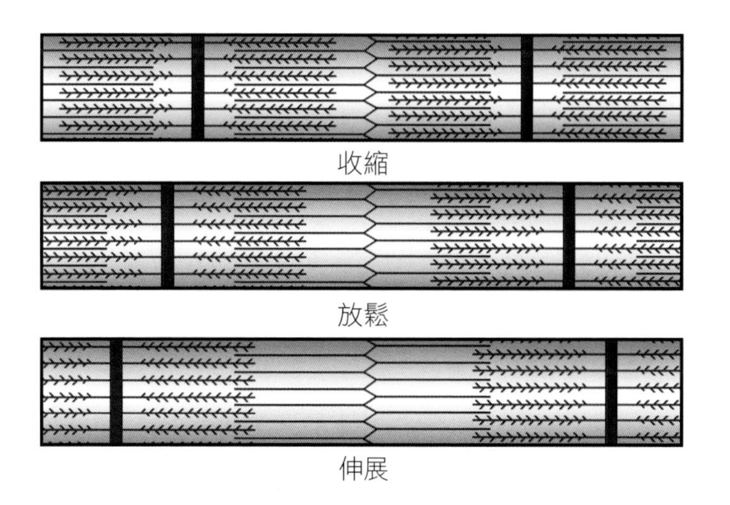

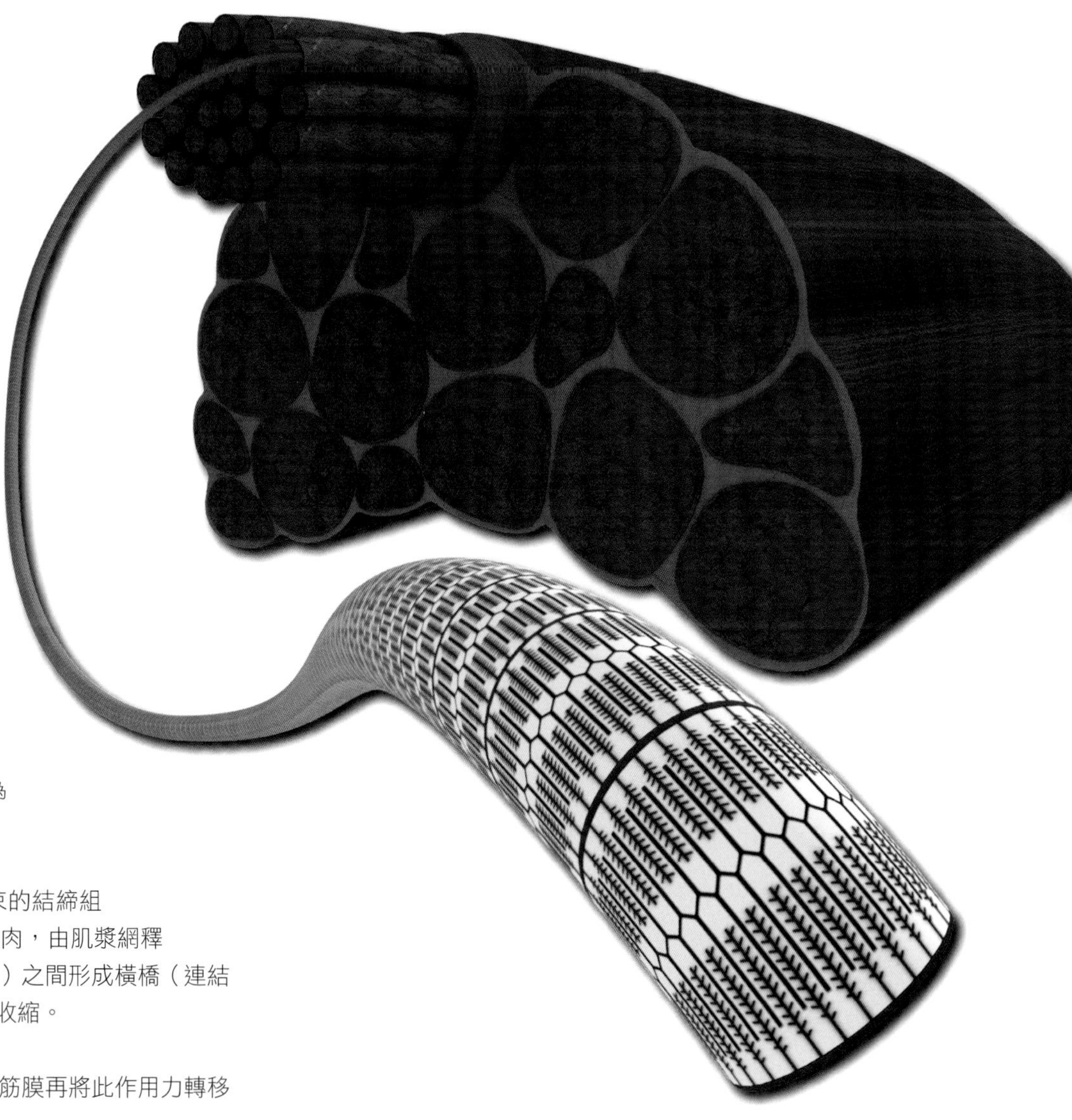

肌纖維是呈纖維狀的肌細胞，多條肌纖維組合成肌束，肌束再聚集成個別的骨骼肌。通常會將受同一個運動神經支配的所有肌纖維，合稱為一個運動單元（motor unit），而骨骼肌的收縮則以運動單元為單位。

骨骼肌也包含不具收縮能力的組成部分，包括包覆著肌肉束、纖維束的結締組織以及肌腱。骨骼肌的收縮受大腦意志的控制，藉神經衝動傳導至肌肉，由肌漿網釋出鈣離子來引起肌纖維的收縮。鈣離子讓肌絲（肌原纖維的組成單位）之間形成橫橋（連結橋），這一過程引發了所謂的「棘爪」效應，導致每束肌纖維變短或收縮。

圍繞著肌肉、原本無法收縮的筋膜，也受到了肌肉收縮力量的影響。筋膜再將此作用力轉移到肌腱和骨頭，進而帶動關節。

肌肉可以處在收縮、放鬆或是伸展的狀態，本頁左上角的三張小圖，是肌肉在收縮、放鬆及伸展時，肌絲橫橋的移動情形。

肌肉的靜態伸展

靜態伸展是哈達瑜伽中最常見的技巧，又分為主動和被動兩類。主動伸展是藉由收縮拮抗肌來伸展目標肌肉，以坐姿前彎式（Paschimottanasana）來說明，透過收縮四頭肌、髂腰肌和肱二頭肌來伸展膕旁肌，就是一種主動式靜態伸展。在主動式靜態伸展中，收縮拮抗肌就是利用肌肉組織的交互抑制作用：「收縮某塊肌肉時，其相反作用的肌肉（拮抗肌）會放鬆且延展。」

另一方面，被動式靜態伸展則是利用身體重量或外力來伸展目標肌肉，例如橋式（Setu Bandha Sarvangasana ）就是被動式靜態伸展的一種體位，要伸展的目標肌群是髂腰肌。

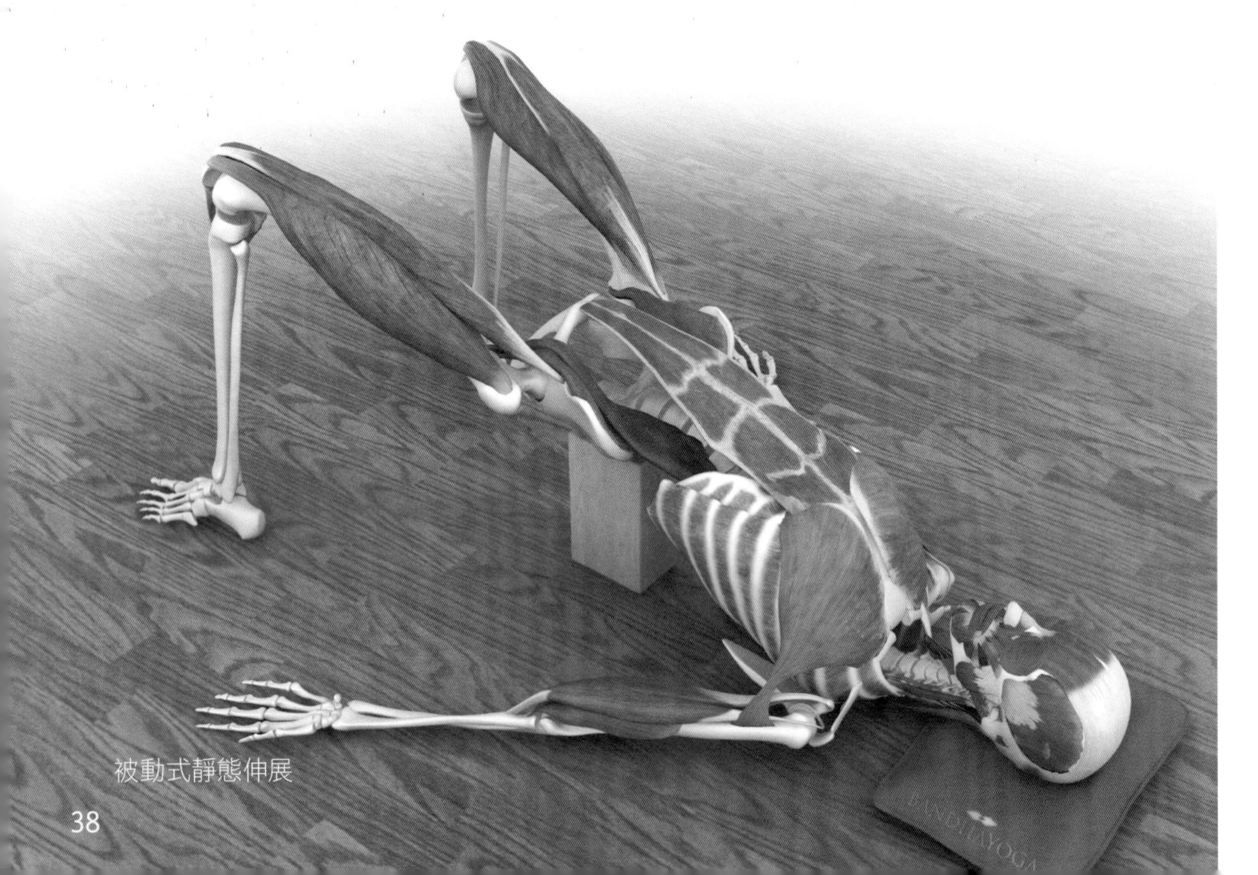

被動式靜態伸展

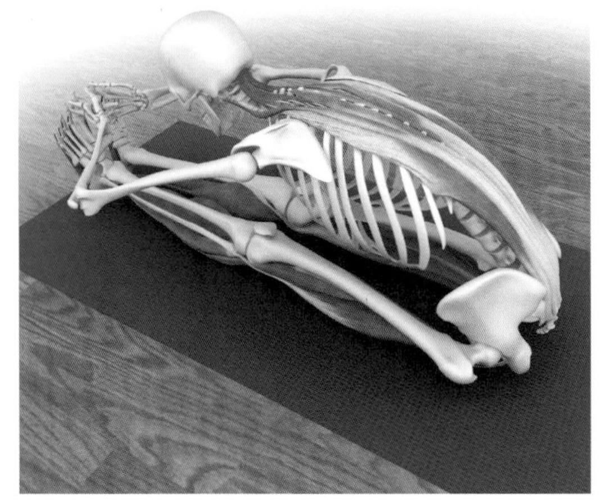

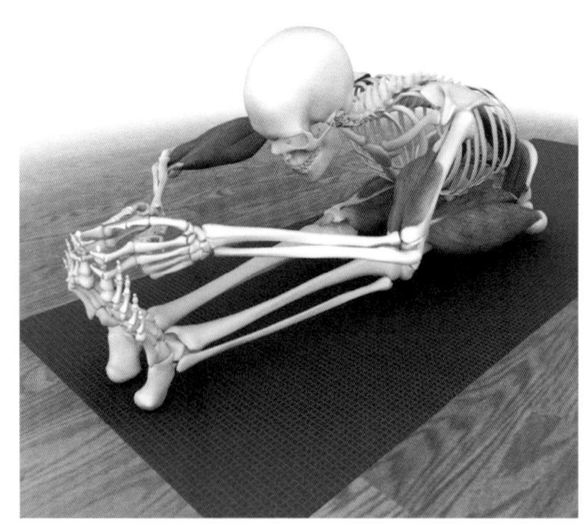

主動式靜態伸展

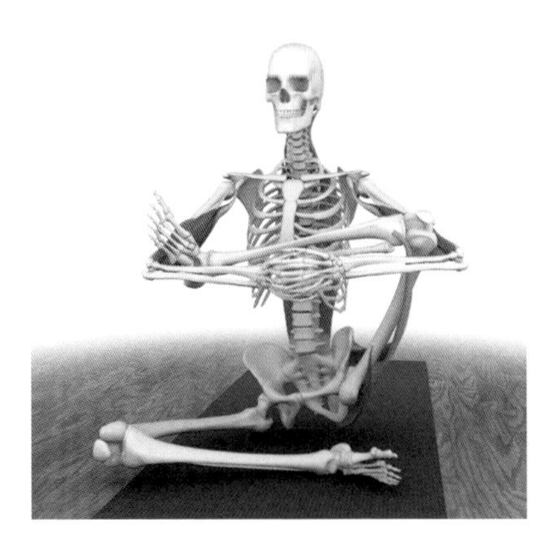

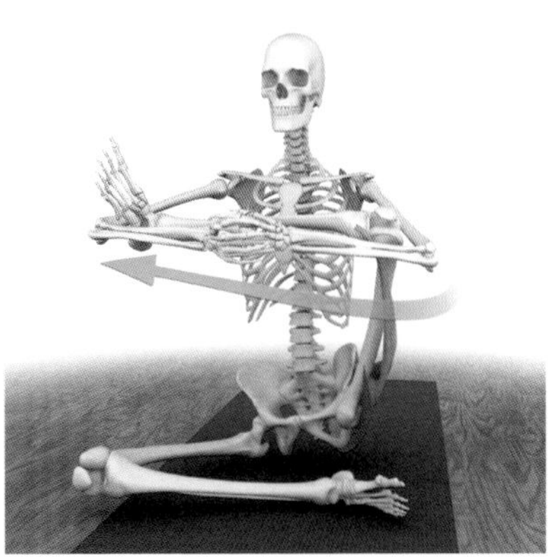

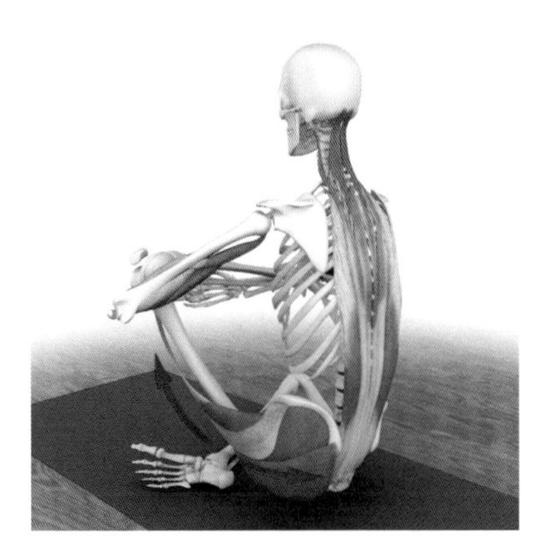

PNF伸展法

PNF伸展法的中譯全名是「本體感覺神經肌肉誘發術」(proprioceptive neuromuscular facilitation),有些做瑜伽的人會應用PNF伸展法來加強體位練習,這種伸展法是一種柔軟度訓練,在靜態伸展時收縮伸展中的肌肉。這樣的動作會觸發「高爾基腱器」(Golgi tendon organ)① 的反射弧,當肌肉收縮後,目標肌肉會達到深沉的放鬆。練習PNF伸展法時要考量關節的反作用力,這點很重要,因為肌肉產生的力量會傳送到關節處。一般來說,必須和緩收縮正在伸展中的肌肉,才能避免產生過度的關節反作用力。在本頁圖解中,可以看到臀中肌、臀大肌和闊筋膜張肌如何進行PNF伸展。

動態式伸展

瑜伽中有個與呼吸同步的動作,稱為串聯體位法(Vinyasa),就可用上動態式伸展。這種伸展方式,會一再重複單一動作來強化伸展的深度。練習動態式伸展最好在清晨起床後,可以活化休息了一整晚的肌肉,提供一日精力所需。

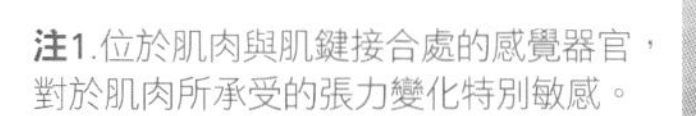

注1.位於肌肉與肌鍵接合處的感覺器官,對於肌肉所承受的張力變化特別敏感。

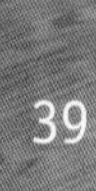

肌肉收縮的類型

以下是肌肉收縮的三種類型，包括：

1. **等張收縮**（isotonic contraction）：骨骼肌向心收縮的一種，肢體用力時，肌肉長度變短；
2. **離心收縮**（eccentric contraction)：肢體用力時，肌肉長度變短；
3. **等長收縮**（isometric contraction）：肌肉施力時，肌肉長度不變，骨頭不移動，例如手臂伸直用力推牆的動作，就是等長收縮。

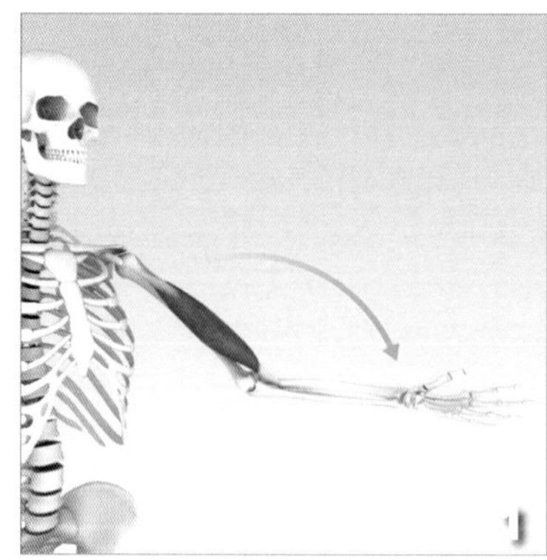

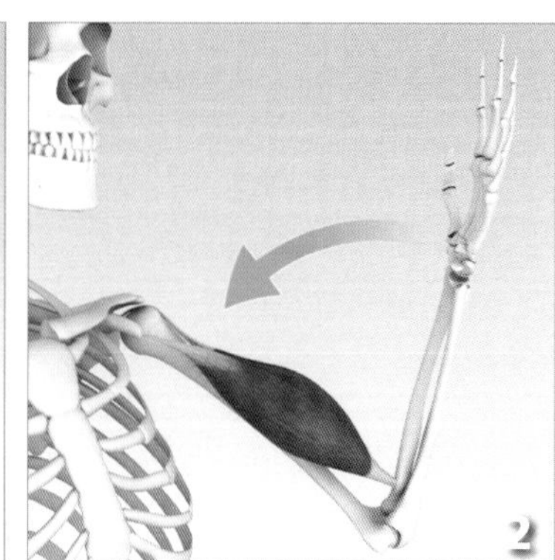

等張收縮（向心收縮）

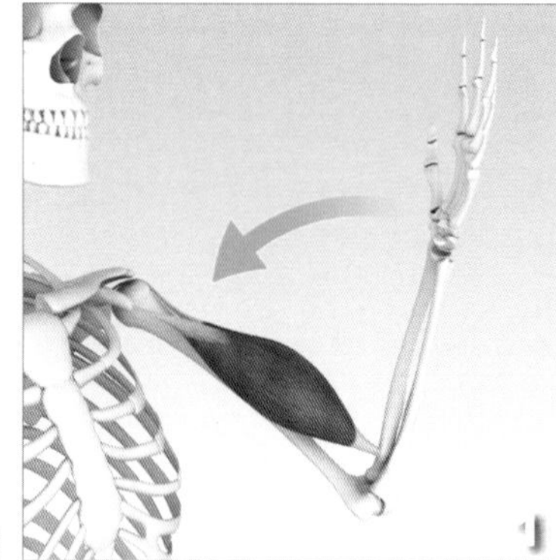

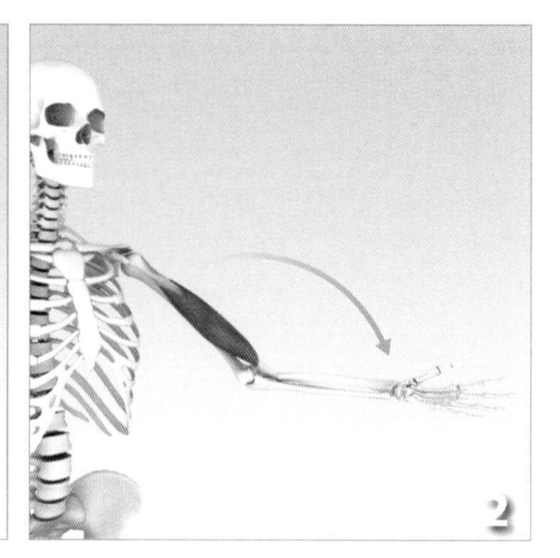

離心收縮

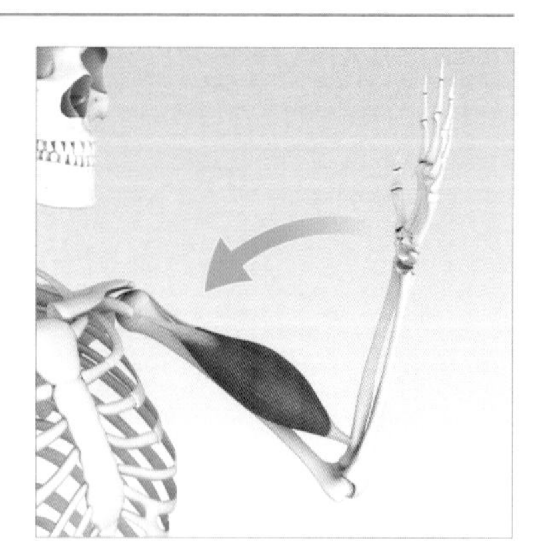

等長收縮

動作

肌肉骨骼系統的一舉一動，都會牽涉到不同的關節、施力方向及各個切面的動作。對於肌肉骨骼系統的基本動作有初步的認識，在分析及拆解瑜伽體式及功能時會很有幫助。

身體三個剖面的六大基本動作

冠狀面（Coronal plane）：又稱額狀面，指將人體由左右軸方向切開成前後兩半。在這個剖面上，動作分為內收和外展，內收動作是朝向身體中線的方向移動，而外展就是往身體中線的反方向移動。

矢狀面（Sagittal plane）：又稱縱切面，指將人體從上下軸方向切開而分成左右兩半。在這個剖面上，動作分為屈曲和伸展，屈曲通常是往前彎（但膝蓋向後彎）；而伸展都是往後方移動。

水平面（Transverse plane）：又稱橫切面，指將人體以水平方向切開而分成上下兩半。在這個剖面上的動作稱為旋轉，分為內旋（朝向身體中線的方向）或外旋（遠離身體中線）。

我們身體的所有動作，都是由這六大基本動作（屈曲、伸展、內收、外展、內旋及外旋）所組合而成。

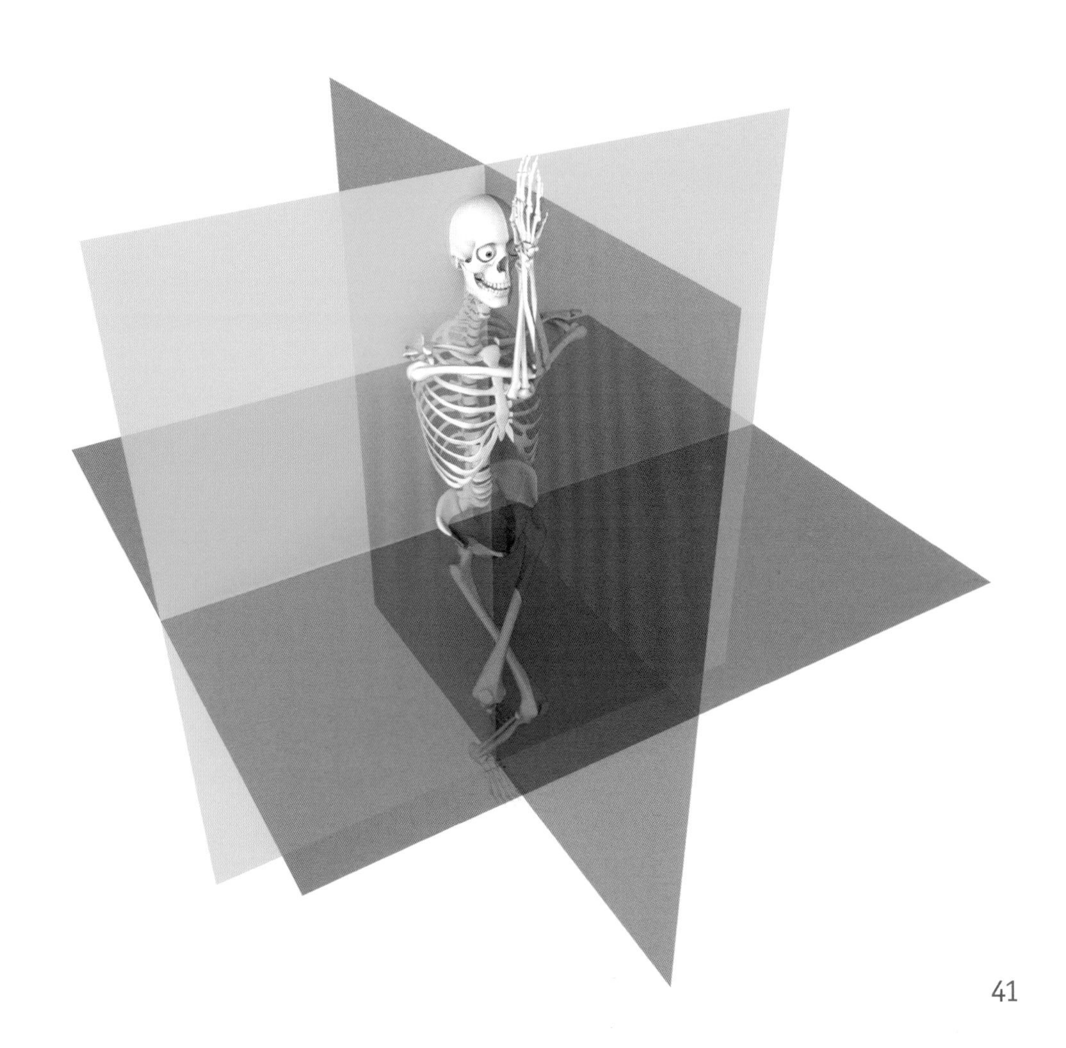

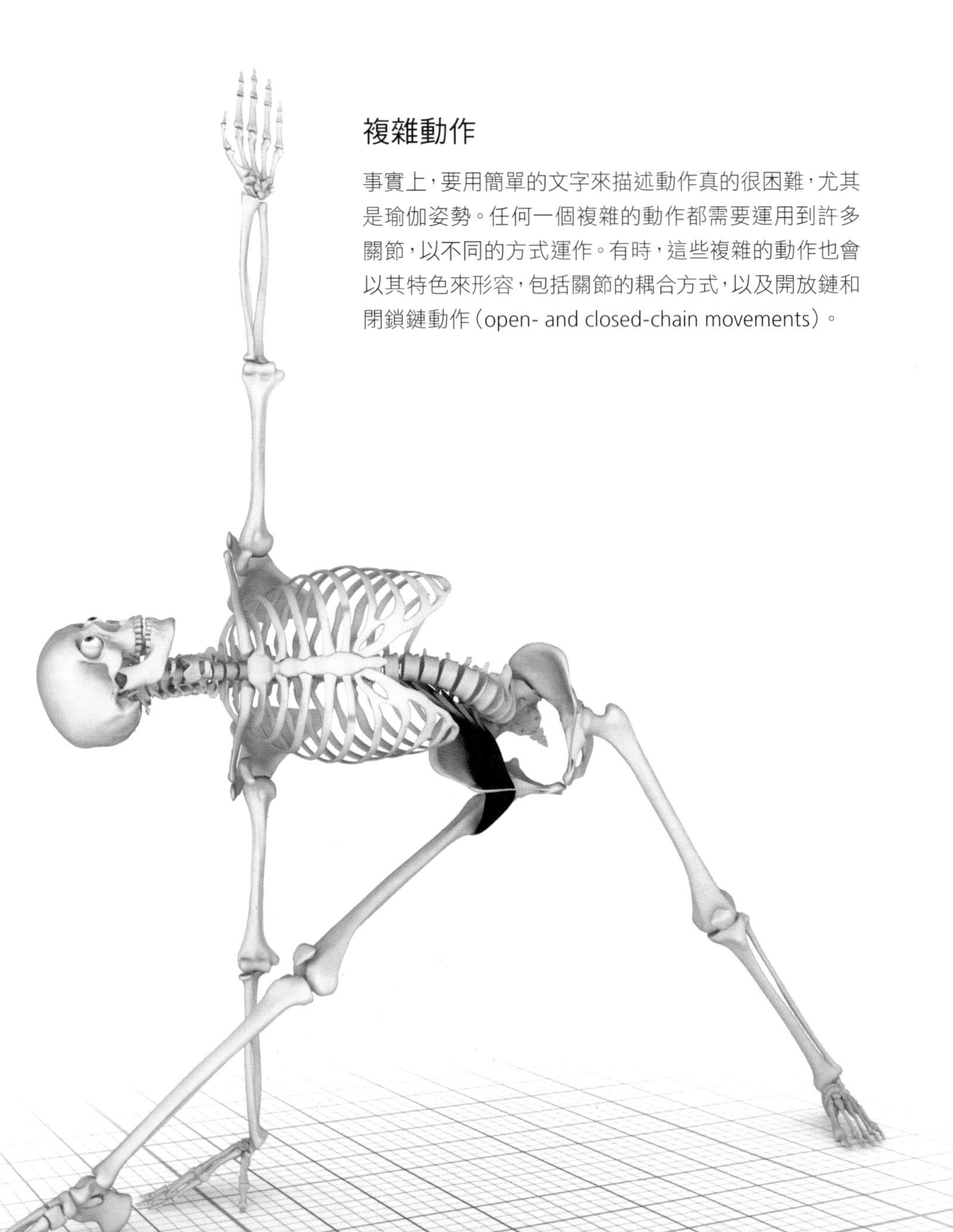

複雜動作

事實上，要用簡單的文字來描述動作真的很困難，尤其是瑜伽姿勢。任何一個複雜的動作都需要運用到許多關節，以不同的方式運作。有時，這些複雜的動作也會以其特色來形容，包括關節的耦合方式，以及開放鏈和閉鎖鏈動作（open- and closed-chain movements）。

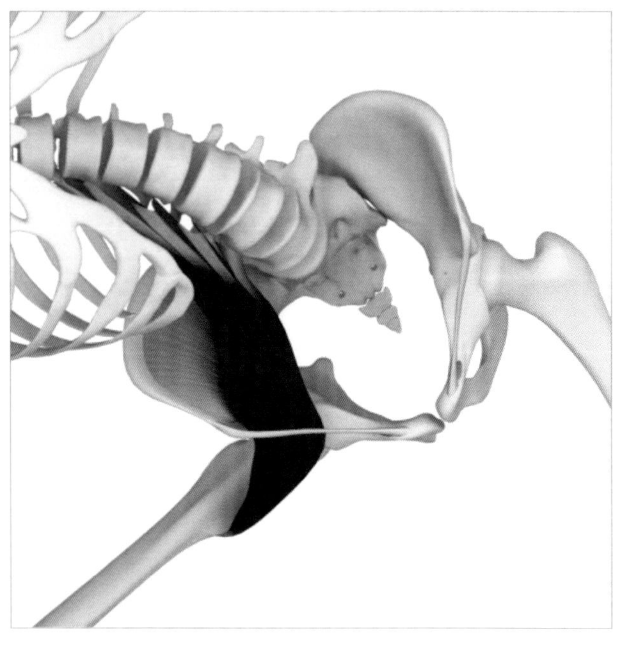

關節的耦合

跨不同剖面的相鄰關節產生的動作，稱為耦合動作（coupled movement）。舉三角式（Utthita Trikonasana）的側彎為例，脊柱會經歷一連串不同剖面的複雜動作，包括不同程度的旋轉、屈曲和伸展。前腳的髖關節，加上髖關節位置的股骨屈曲，以及前傾的骨盆，一起完成了左圖這個姿勢。

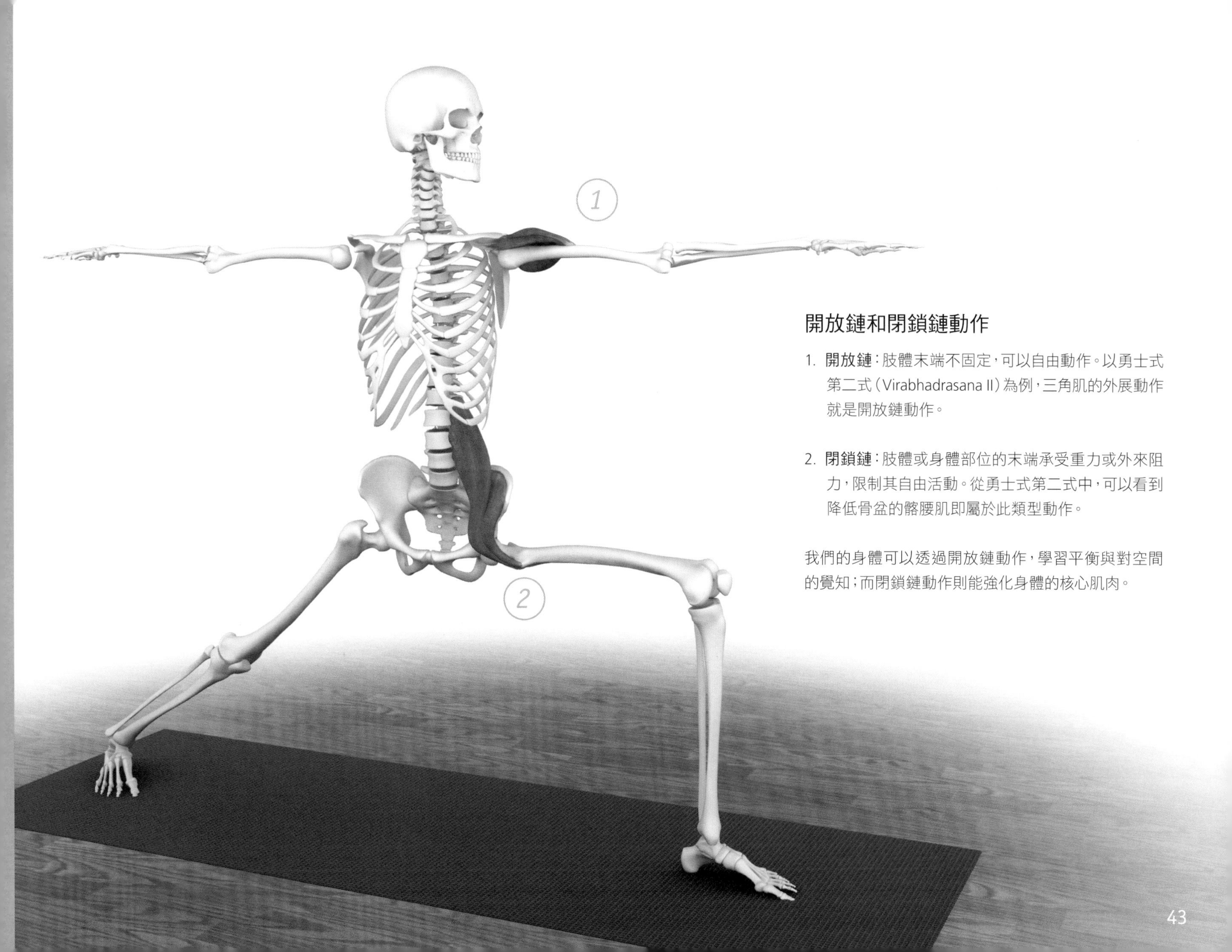

開放鏈和閉鎖鏈動作

1. **開放鏈**：肢體末端不固定，可以自由動作。以勇士式第二式（Virabhadrasana II）為例，三角肌的外展動作就是開放鏈動作。

2. **閉鎖鏈**：肢體或身體部位的末端承受重力或外來阻力，限制其自由活動。從勇士式第二式中，可以看到降低骨盆的髂腰肌即屬於此類型動作。

我們的身體可以透過開放鏈動作，學習平衡與對空間的覺知；而閉鎖鏈動作則能強化身體的核心肌肉。

姿勢與動作

每個瑜伽體位都能反映出其功用，也可以由功能反向推知是哪種體位。本頁以勇士式第二式來拆解瑜伽體式中每個相關身體部位的姿勢。你可以將肌肉的運作原理結合本頁的分析，幫你提升瑜伽的技巧。

8
7
6
5
2
3
1
4
1. 前膝屈曲
2. 前髖部屈曲
3. 後髖部伸展
4. 後腳內旋
5. 軀幹伸展
6. 手臂外展
7. 前臂內旋
8. 脖子和頭部轉動

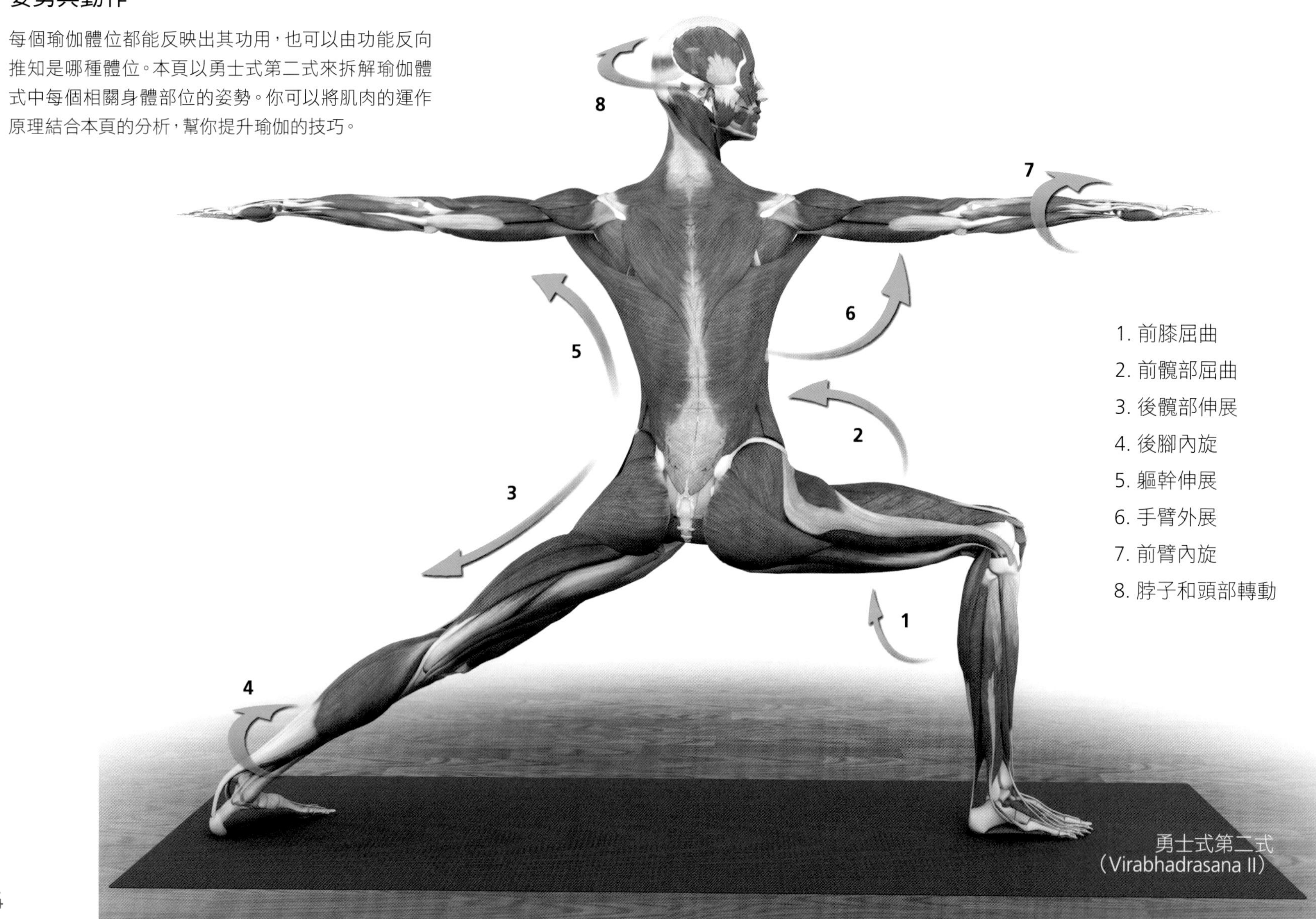

勇士式第二式
（Virabhadrasana II）

Part 1 骨盆和大腿

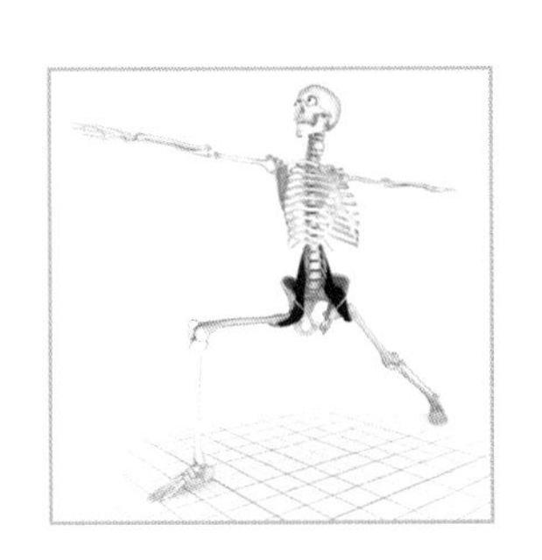
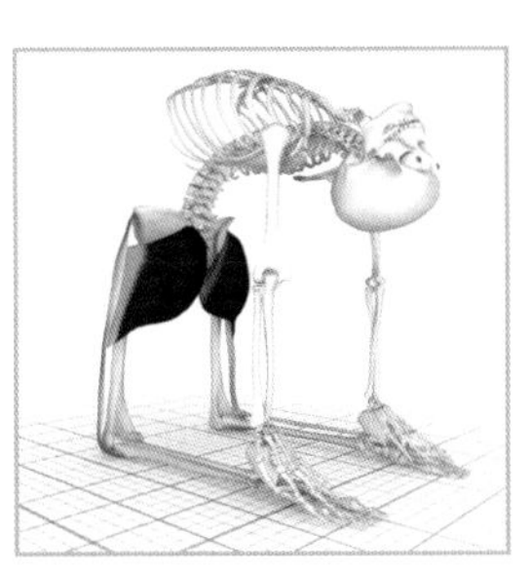
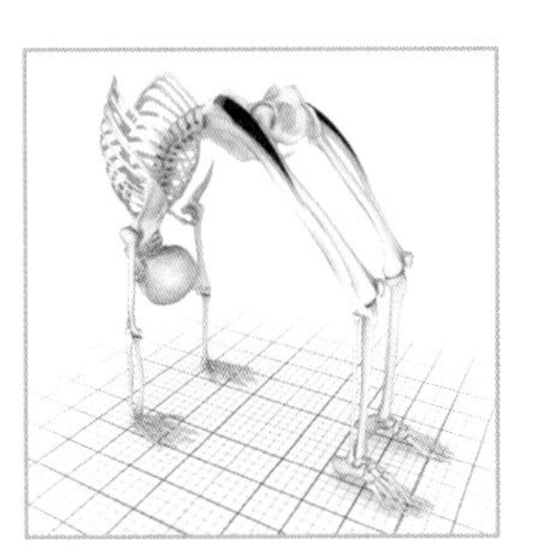
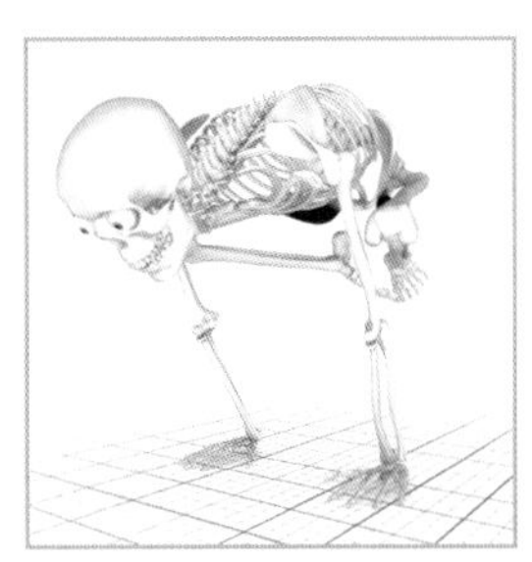
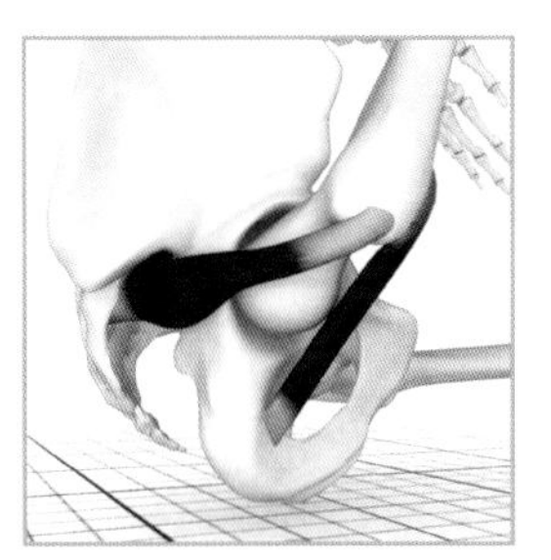
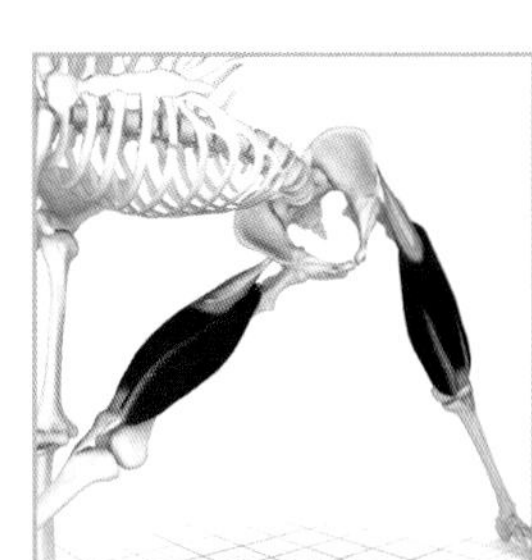

髖關節的外旋肌群

1 梨狀肌
2 上孖肌
3 閉孔內肌
4 下孖肌
5 股方肌

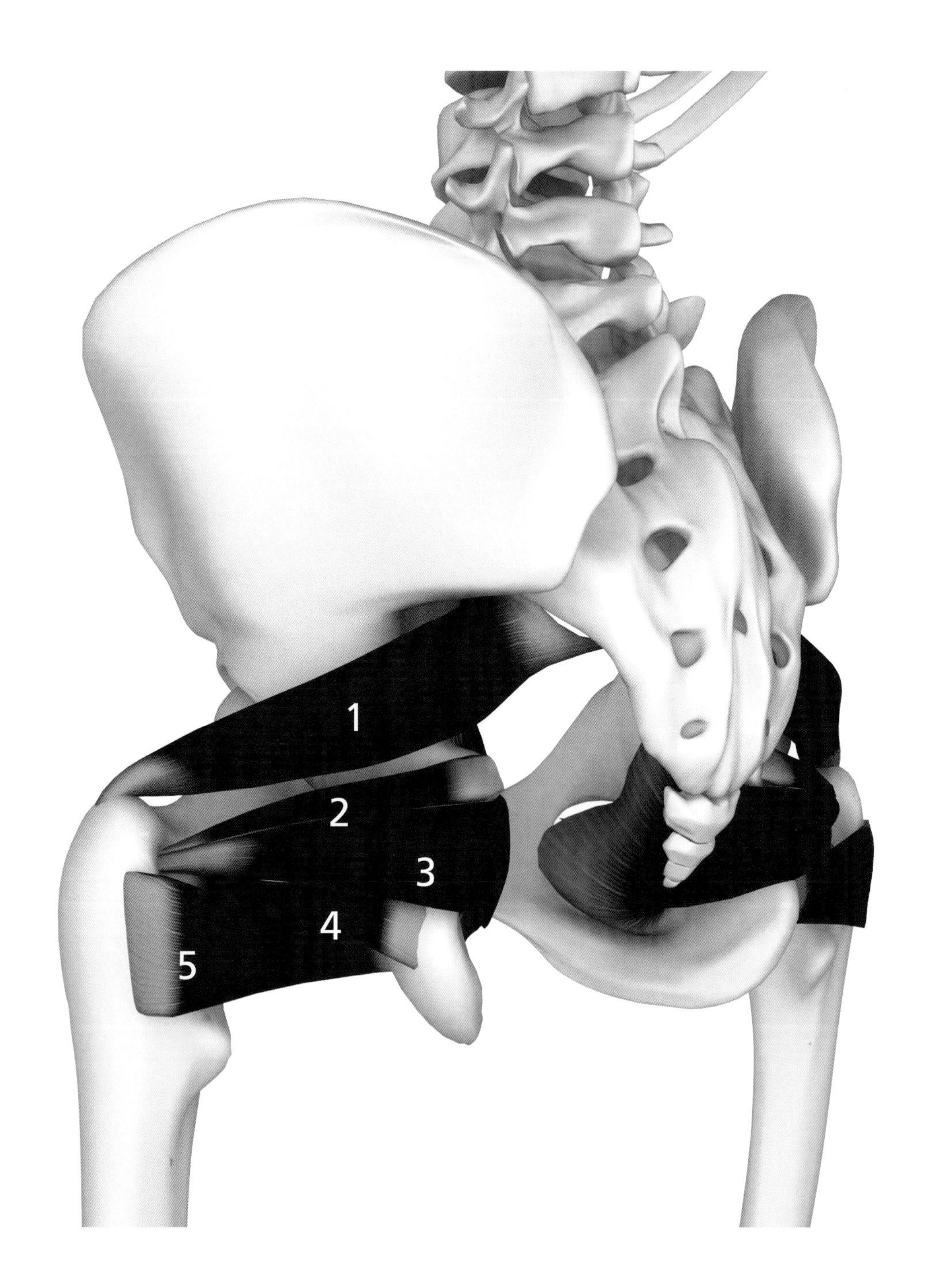

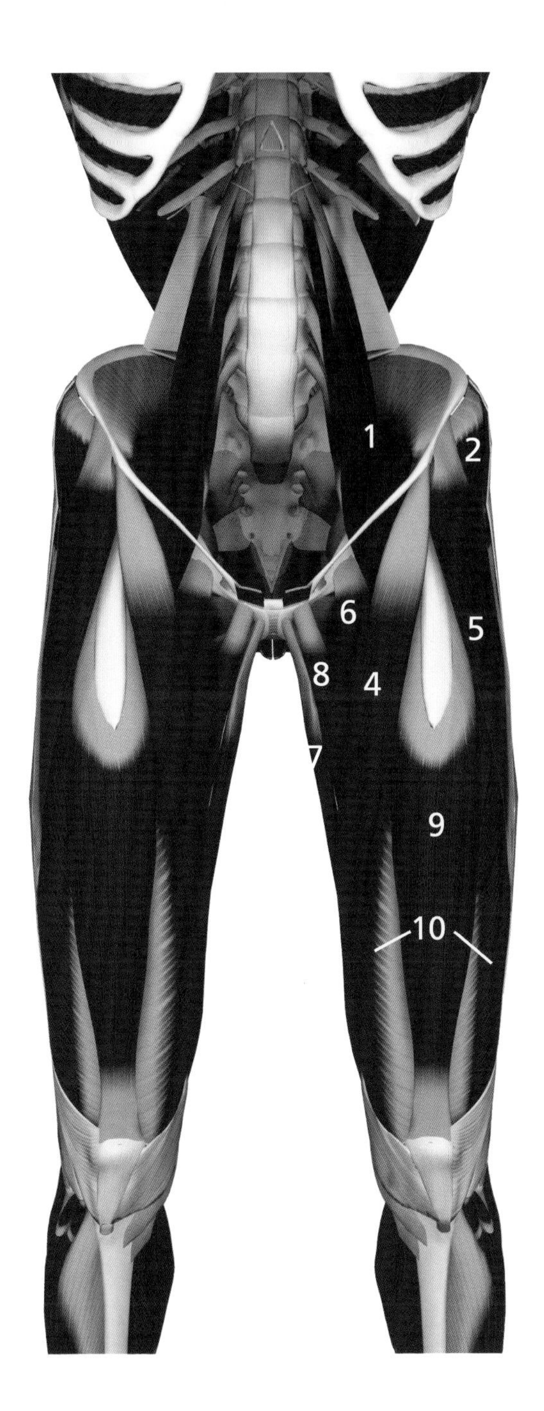

下肢肌肉

1
髂腰肌
2
臀中肌
3
臀大肌
4
縫匠肌
5
闊筋膜張肌
6
恥骨肌
7
股薄肌
8
內收長肌
9
股直肌
10
股四頭肌
11
股二頭肌
12
半腱肌
13
半膜肌
14
腓腸肌

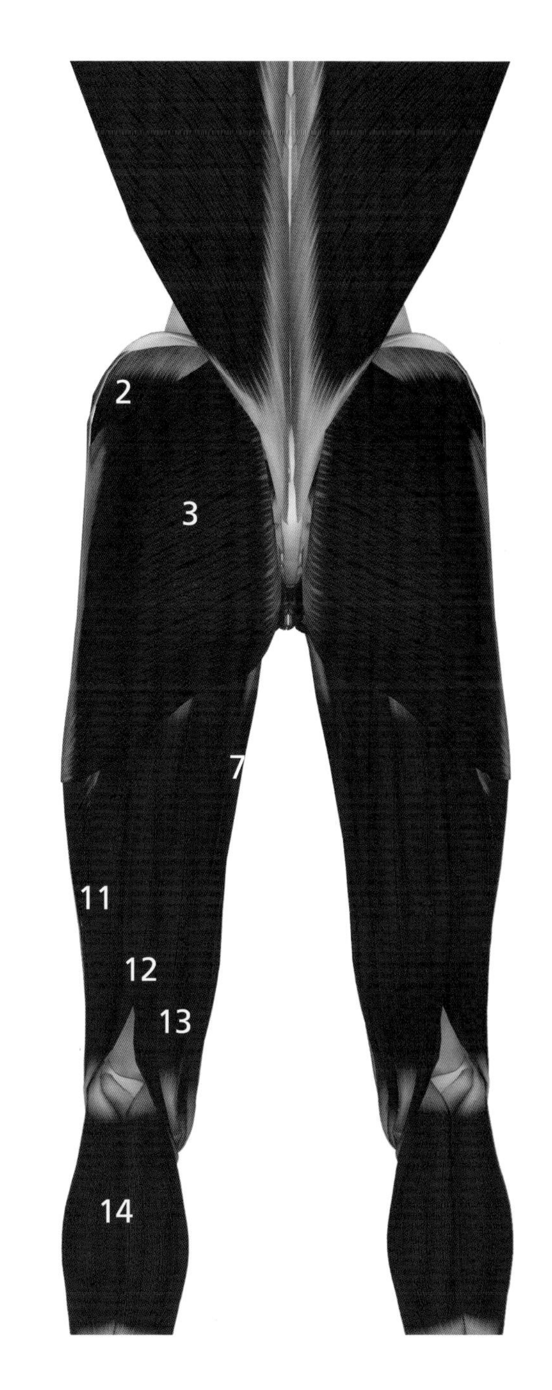

髖部動作1

下面所舉的示範圖例，都是髖部和骨盆的基本動作。仔細觀察，就能了解在這些動作中，髖關節和骨盆是如何一起協同運作的。

屈曲：

抬腳趾式（Utthita Hasta Padangusthasana）

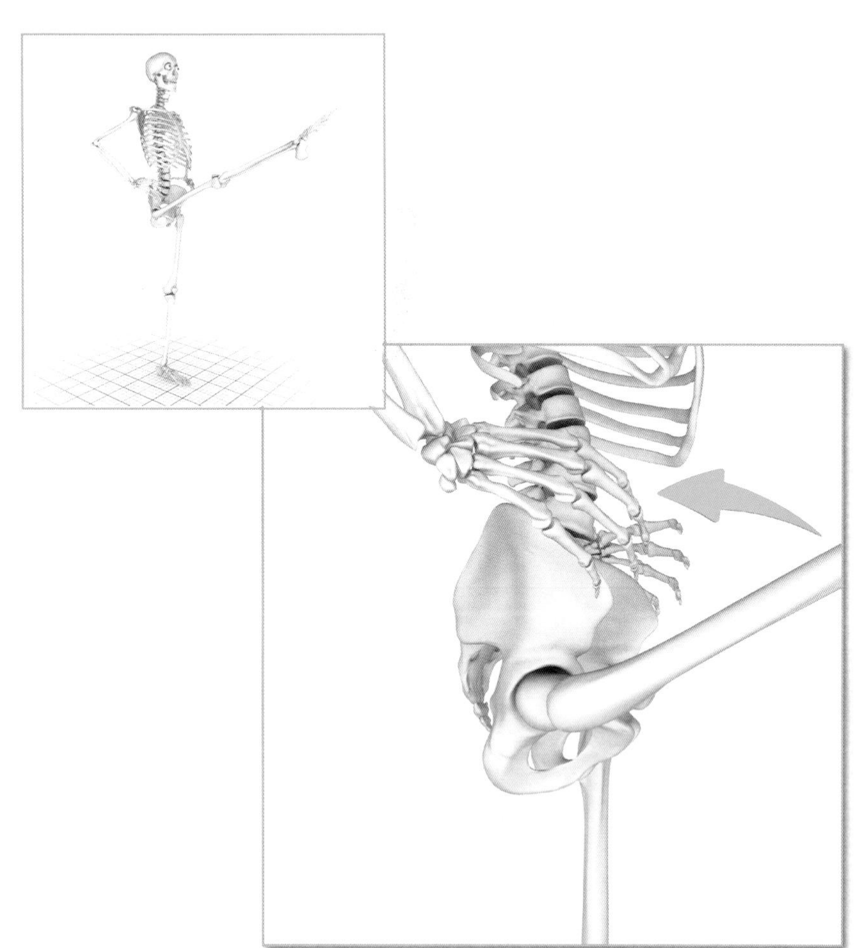

伸展：

蠍子式（Vrschikasana）

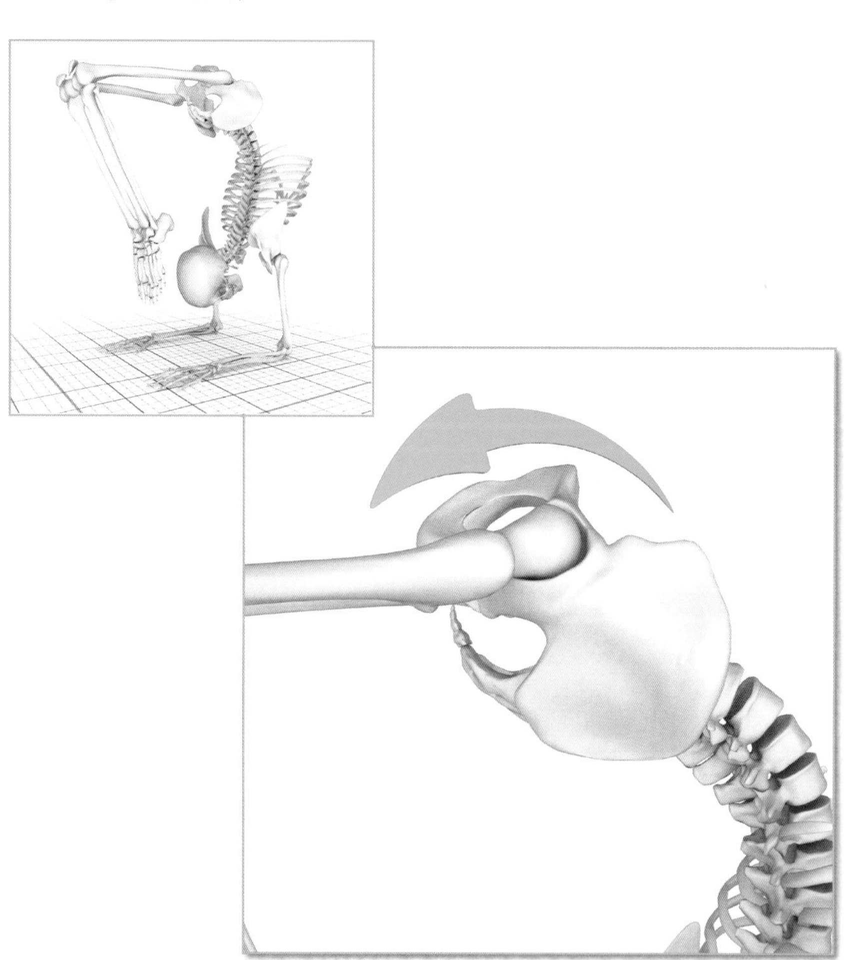

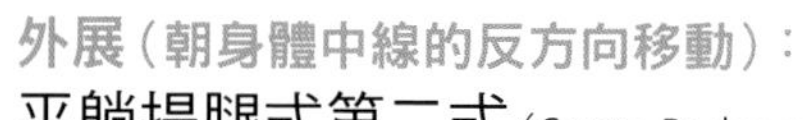

外展（朝身體中線的反方向移動）：

平躺提腿式第二式（Supta Padangusthasana B）

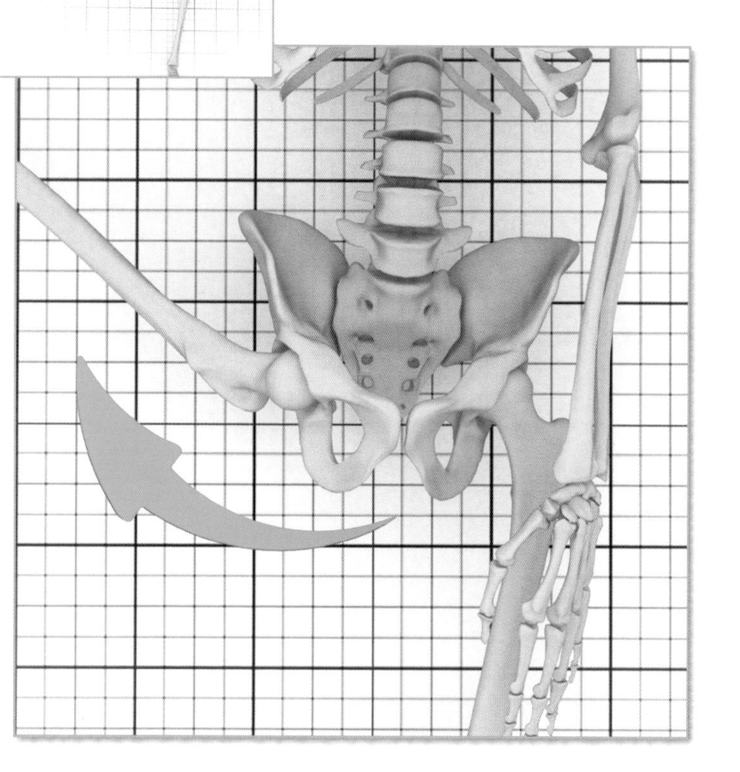

內收（往身體中線的方向移動）：

聖哲馬里奇第三式（Marichyasana C）

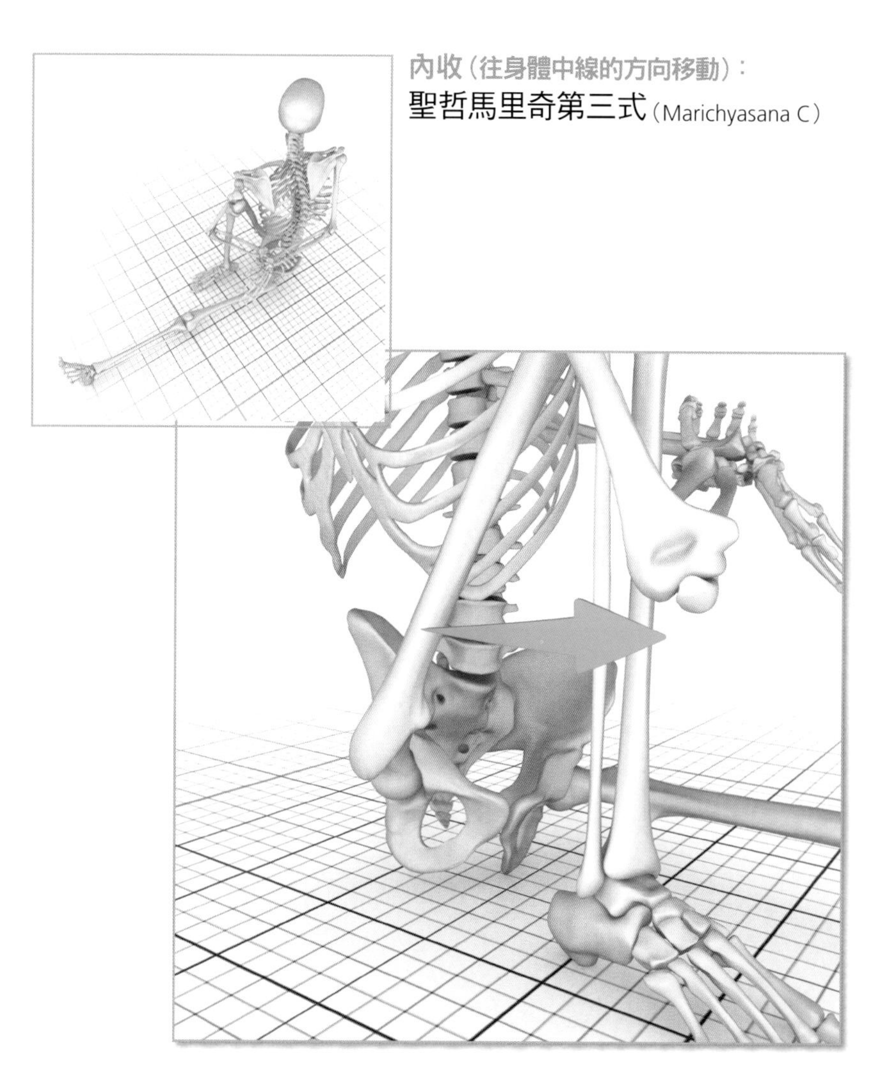

髖部動作2

內旋：
鷹式（Garudasana）

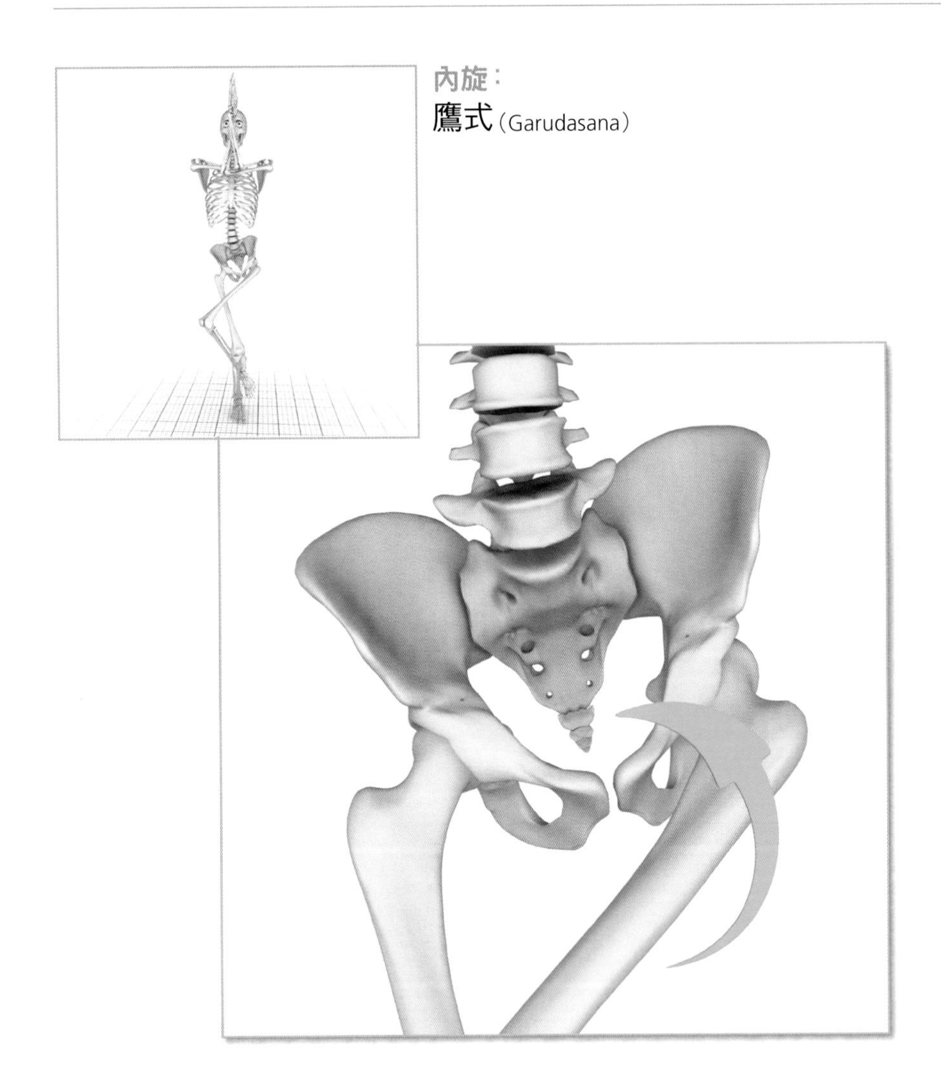

外旋：
蓮花式（Padmasana）

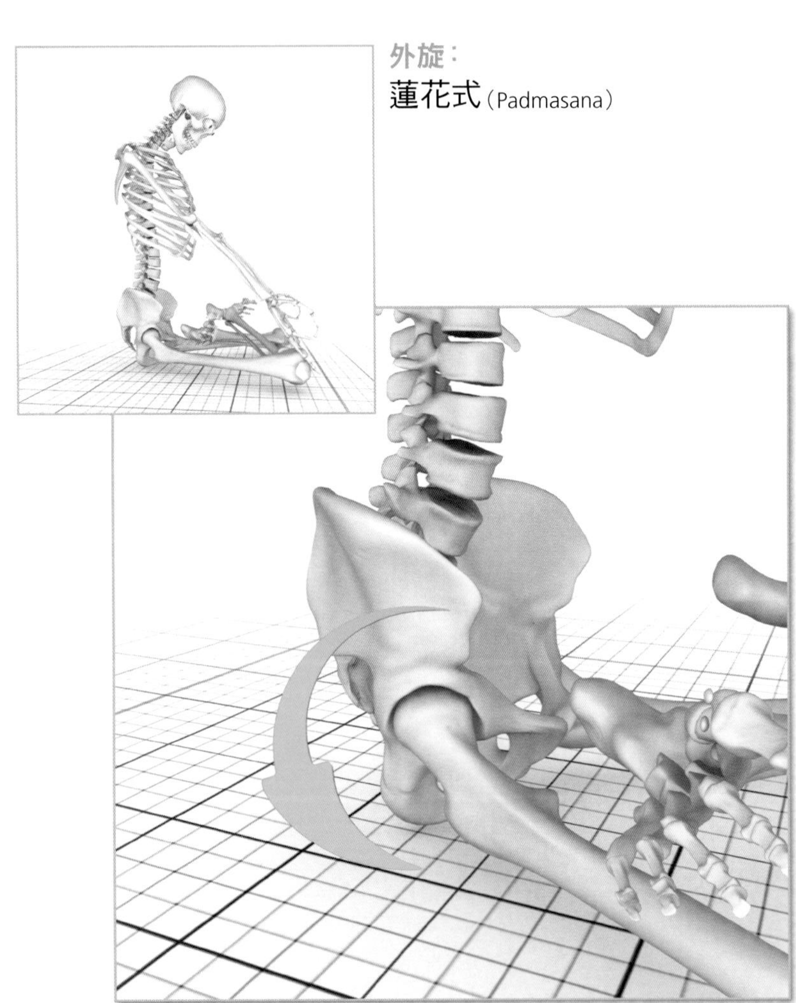

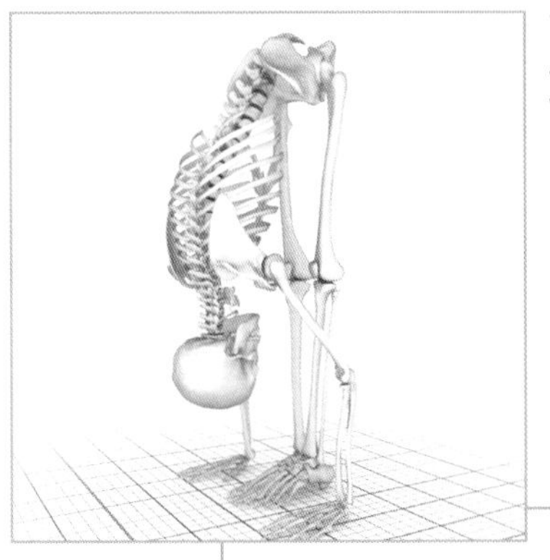

前傾：

站立前彎式（Uttanasana）

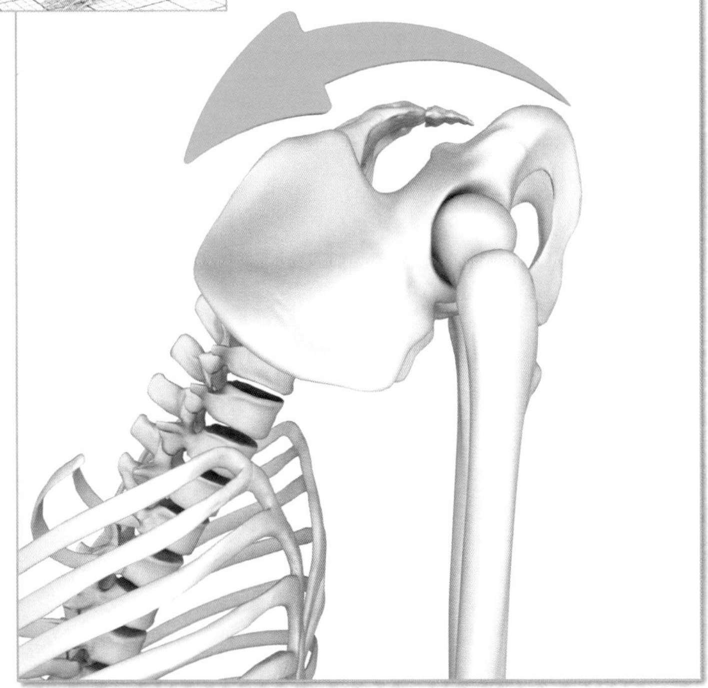

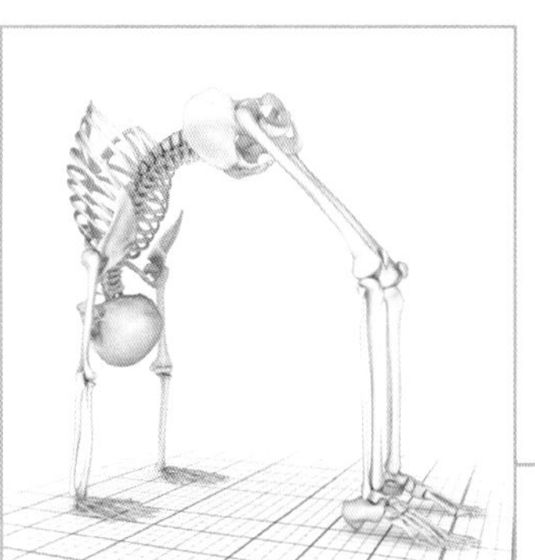

後彎：

輪式（Urdhva Dhanurasana）

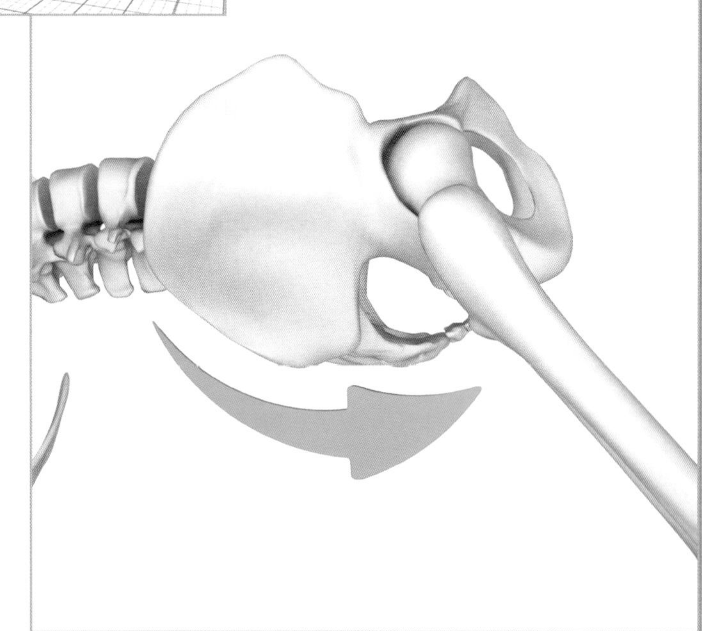

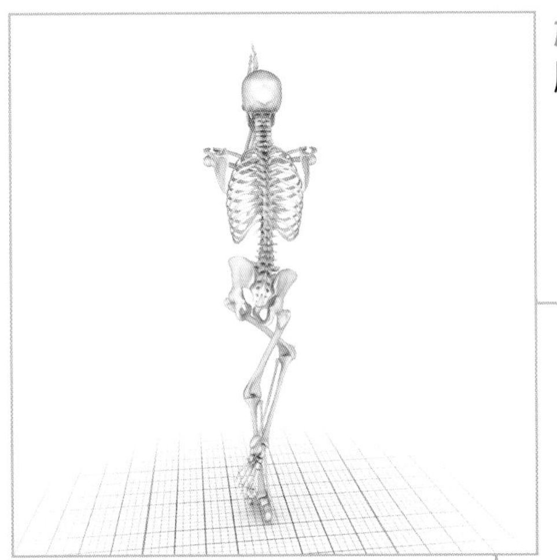

旋轉：

鷹式（Garudasana）

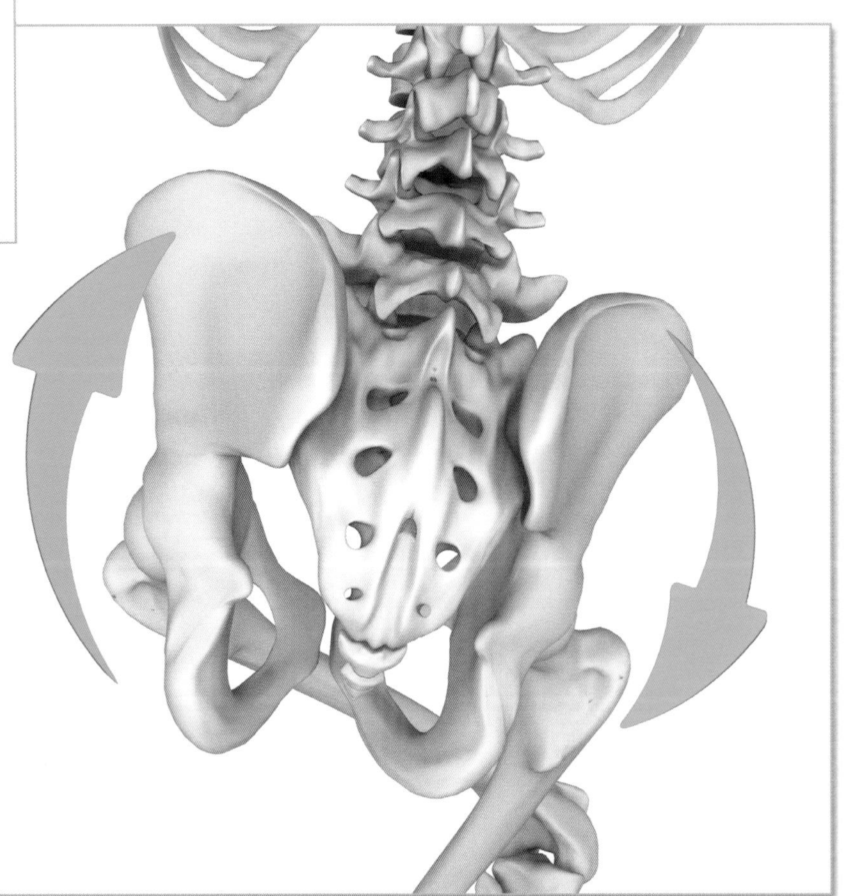

1 髂腰肌

事實上，所謂的髂腰肌是由兩股肌肉組成：一是腰大肌，二是髂肌。腰大肌的起點在下背部，而髂肌的起點則是在骨盆內。這兩股肌肉結合形成一條肌腱，附著在近端股骨的內側。

髂腰肌是多關節肌肉，表示移動時會動到的關節不只一個。髂腰肌跨過骨盆前緣，附著在股骨上。其作用就像是滑輪系統，當髂腰肌收縮時，可以產生加倍的力量，而且能以好幾種方式移動下背部、骨盆和臀部。換句話說，當髂腰肌收縮時，會有好幾處的關節同時動作。

髂腰肌首次開始發揮作用，是在小寶寶第一次學坐及學步時。一旦開始運作，髂腰肌就會持續地勤奮工作，不管是站或走路，都少不了它。不過，一般人都對髂腰肌的運作渾然不覺；反過來想想，要是每一次走路時，都得下達命令，那有多累人啊。

學習哈達瑜伽，可以重新喚起我們對這條重要肌肉的認識。一旦了解髂腰肌的作用，在練習瑜伽體位時，就能透過收縮或放鬆這條肌肉來提升及深化你的動作。

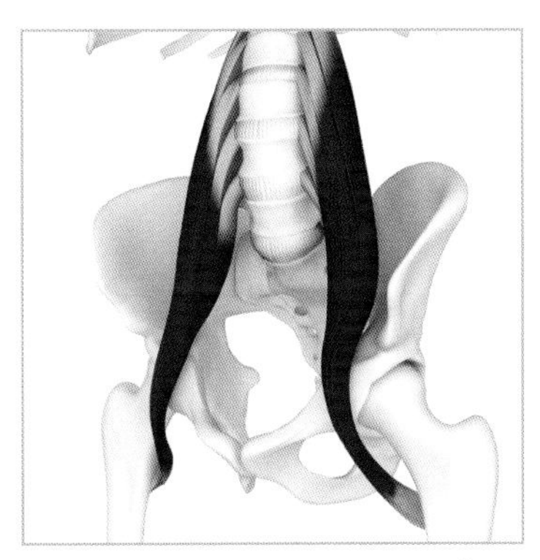

腰大肌

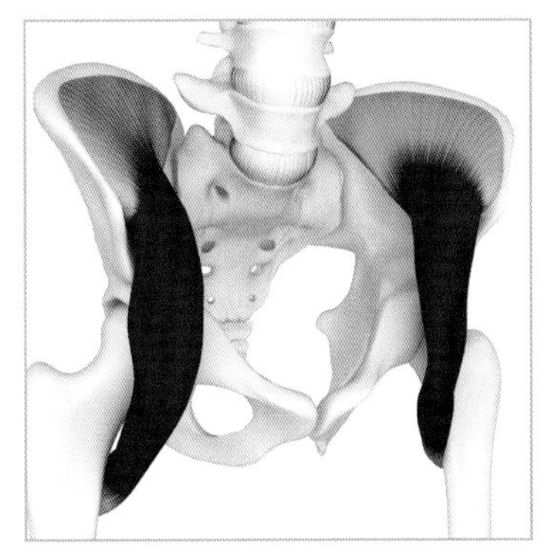

髂肌

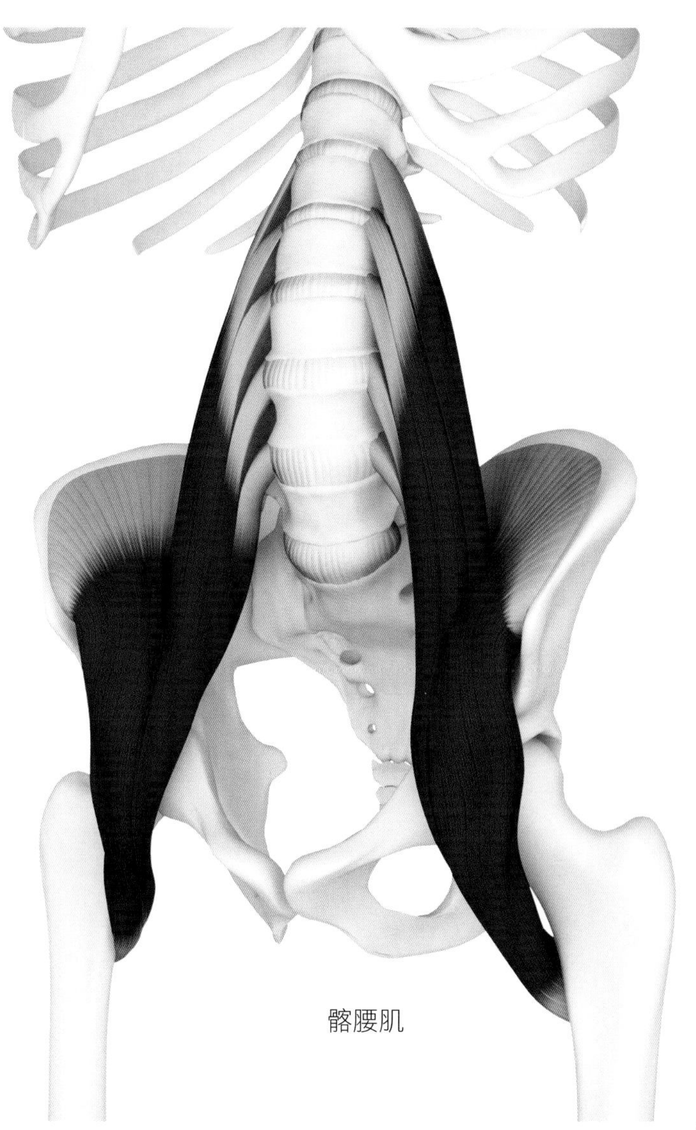

髂腰肌

髂腰肌1

髂腰肌起端

- **腰大肌**：起自第十二胸椎及第一到第五節腰椎的橫突及骨盤。

- **髂肌**：從腸骨（髂骨）上方三分之二處的內面到腸骨嵴的內緣，一直延伸到前薦髂關節處。

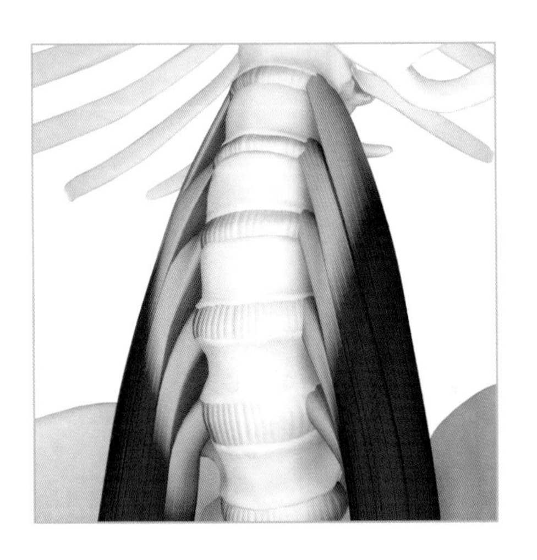

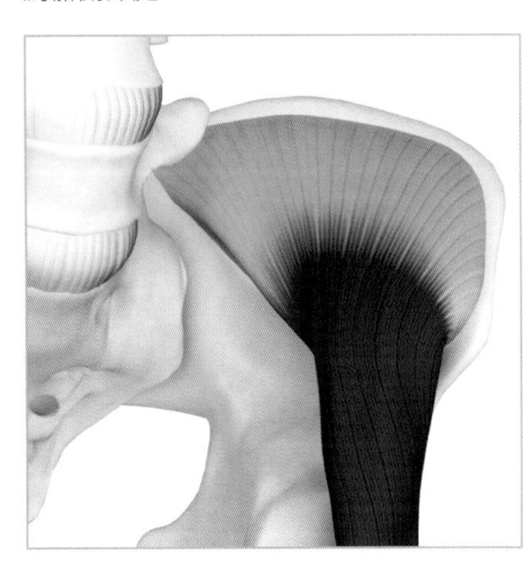

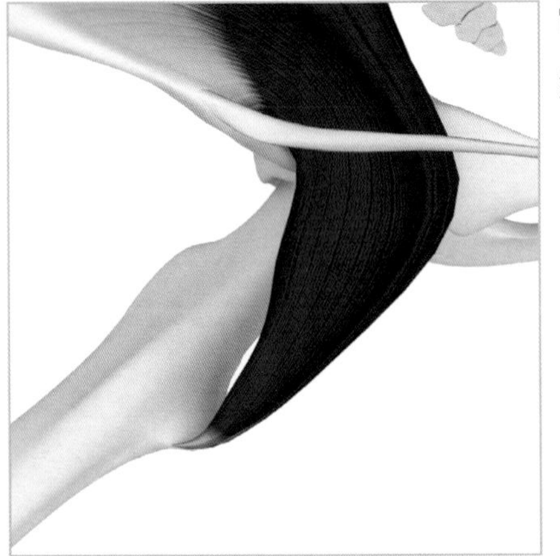

髂腰肌止端

近端股骨的股骨小轉子（較小的圓錐形隆起）。

髂腰肌的神經分布與脈輪

- 第一、二、三、四腰椎神經
- 第二脈輪

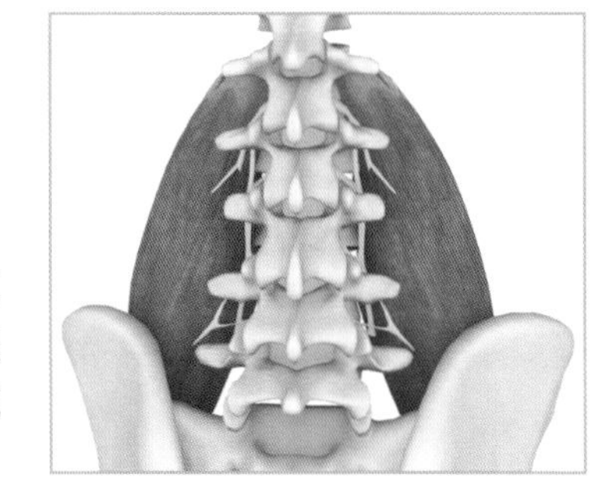

髂腰肌的收縮和伸展會增進第二脈輪的能量，這是因為髂腰肌起端、止端與髂腰肌本身的各種感覺神經受到刺激所致。

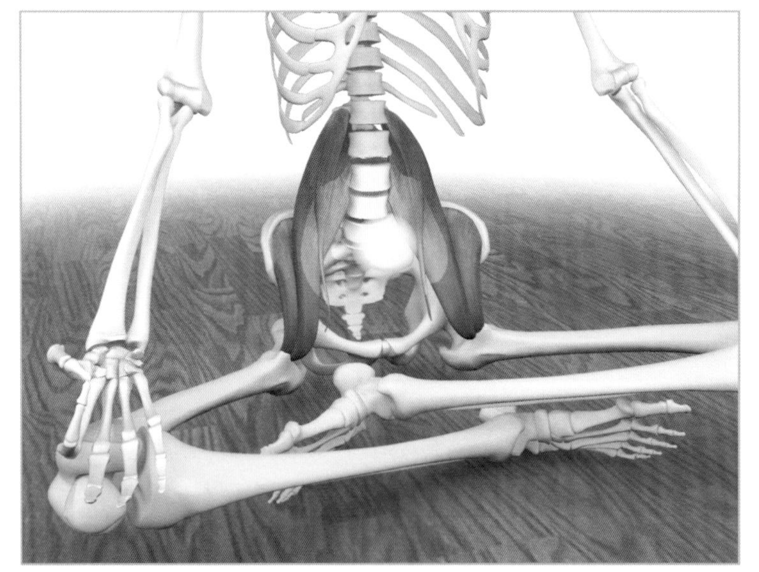

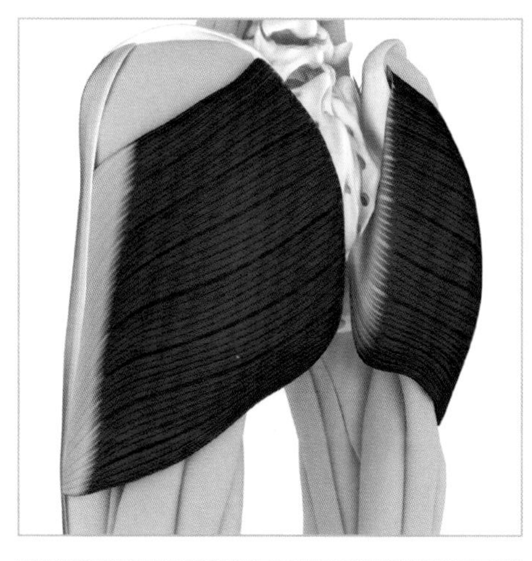

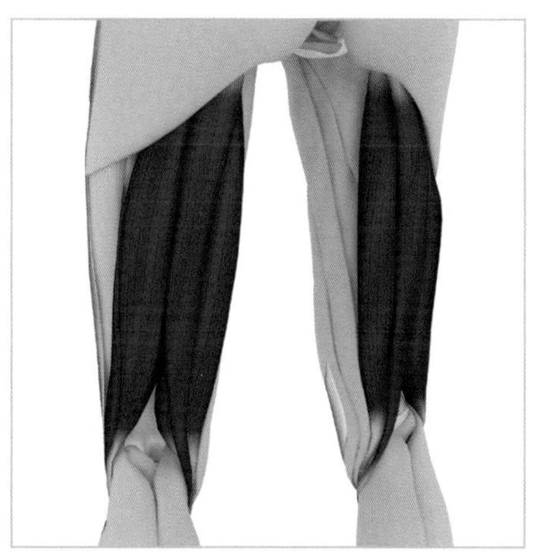

拮抗肌

臀大肌：作用在於擴展髖部和軀幹、伸展和拉直髂腰肌，在後彎觸地的體位時尤為重要。

膕旁肌：即大腿後側肌肉。進行後彎體位時可伸展髖部；腳踩弓步時，可增加對側大腿髂腰肌的延展。

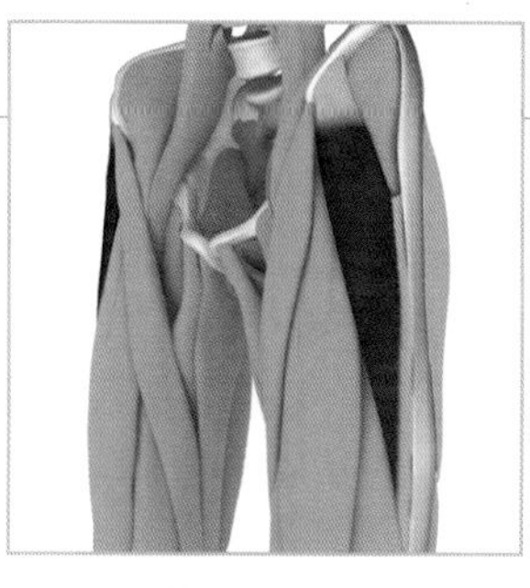

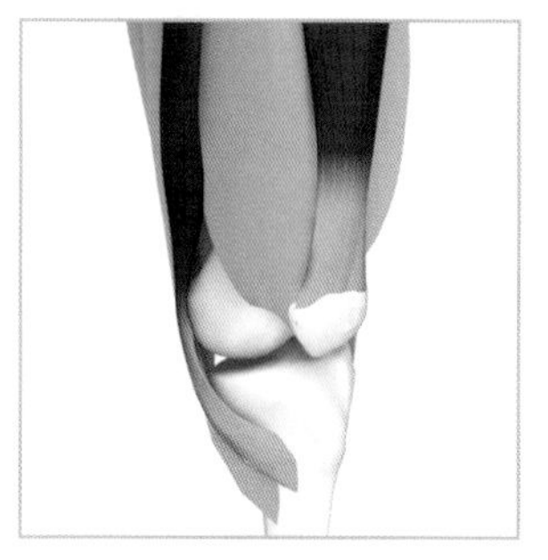

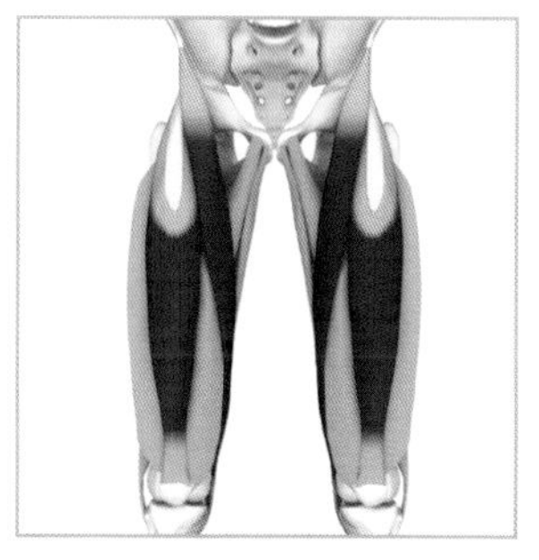

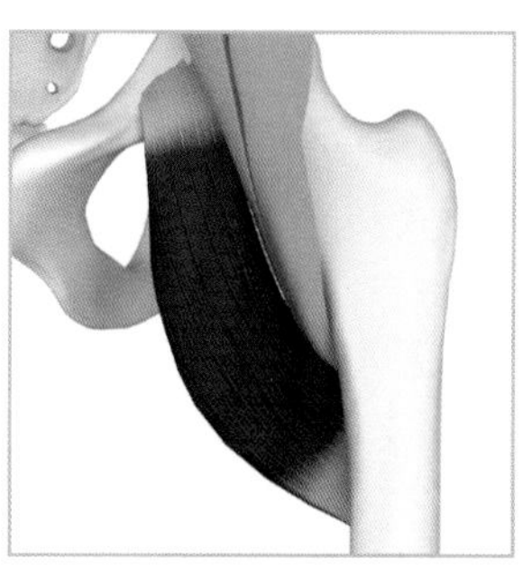

協同肌

闊筋膜張肌：在髖部彎曲時，協助髂腰肌做細微調整。

縫匠肌：在髖部彎曲和向外轉動時，協助髂腰肌做細微調整。

股直肌：在髖部彎曲時，協助髂腰肌做細微調整；讓臀大肌在後彎體位時（膝蓋需彎曲）可加強延展髂腰肌。

恥骨肌：在髖部彎曲時，協助髂腰肌做細微調整，並提供內收作用以便穩定髖部（也能平衡縫匠肌外展動作）。

協同作用 1

以下為「勇士式第二式」的示範動作，可藉此了解闊筋膜張肌、縫匠肌、股直肌、恥骨肌與腰大肌之間的協同作用。同樣的，觀察後臀延展的體位，也可以看出臀大肌和膕旁肌是腰大肌的拮抗肌。

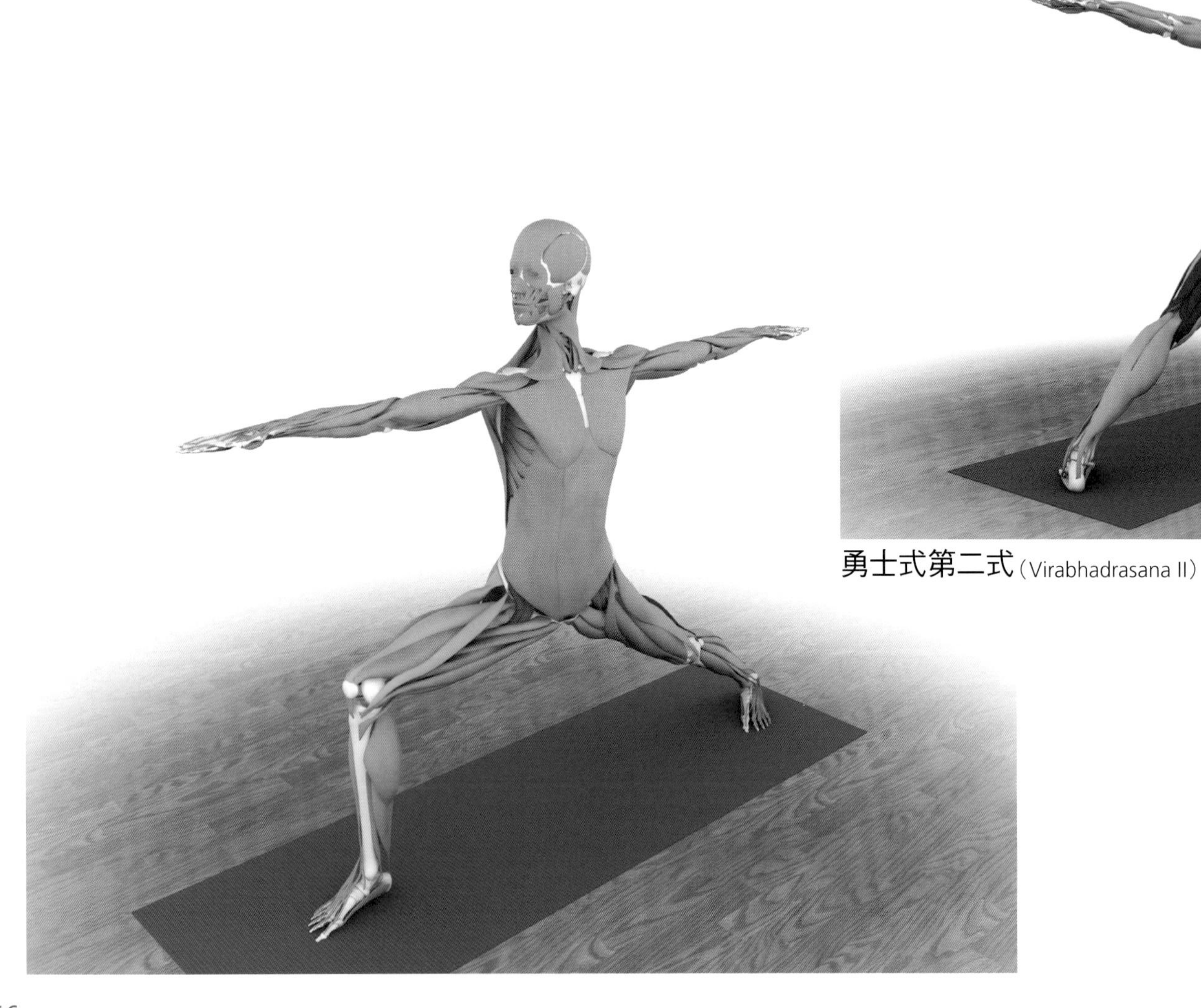

勇士式第二式（Virabhadrasana II）

協同作用 2

以下為「接手肘輪式」的示範動作，可藉此了解臀大肌和膕旁肌如何延展腰部肌肉，同時也與站立那隻腳的腰肌協同作用。如果以向上伸直的那隻腿來說，其髖部處於彎曲狀態，從圖中可以看到腰肌的協同肌為闊筋膜張肌、縫匠肌、股直肌和恥骨肌。

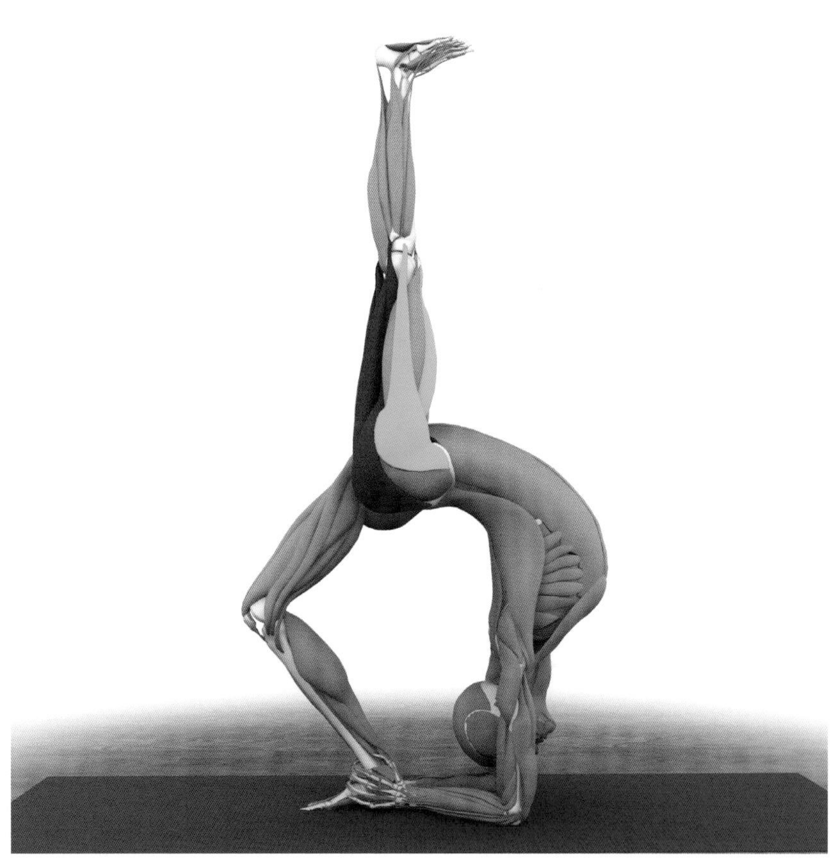

接手肘輪式（Eka Pada Viparita Dandasana）

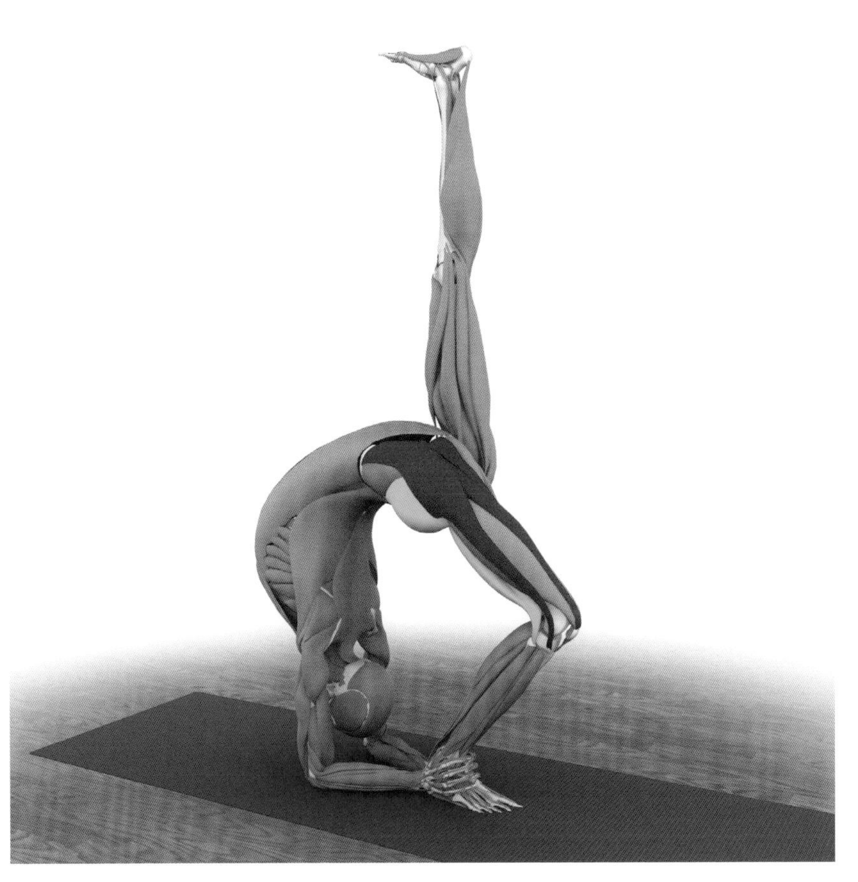

髂腰肌2

動作

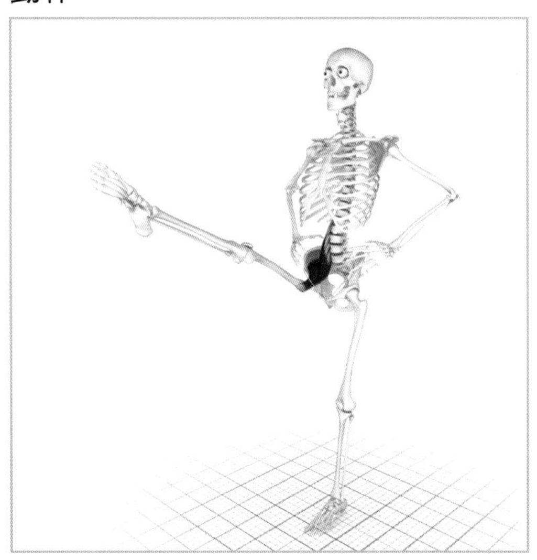

開放鏈動作

（肌肉起端固定，止端移動）

髖部股骨屈曲和外旋，例如抬腳趾式第四式（Padangusthasana D）。

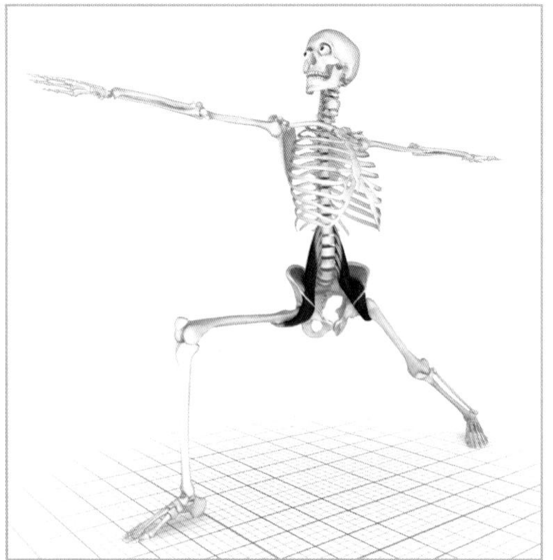

閉鎖鏈動作

（肌肉止端固定，起端移動）

轉動身軀，骨盆前傾，拉直和支撐腰椎，例如勇士式第二式（Virabhadrasana B）。

鍛鍊

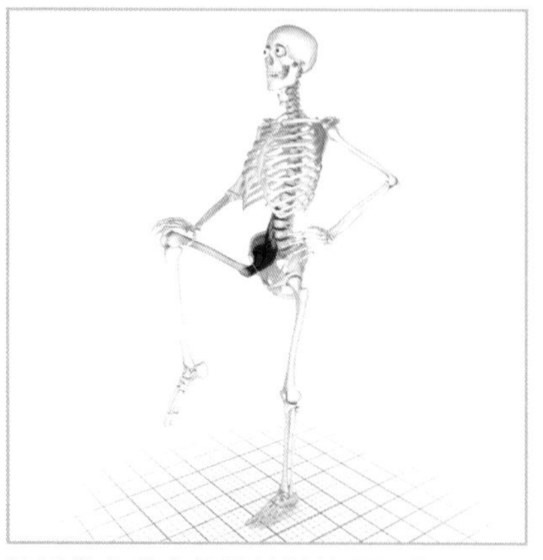

股骨彎曲動作的開放鏈等長阻力[1]。

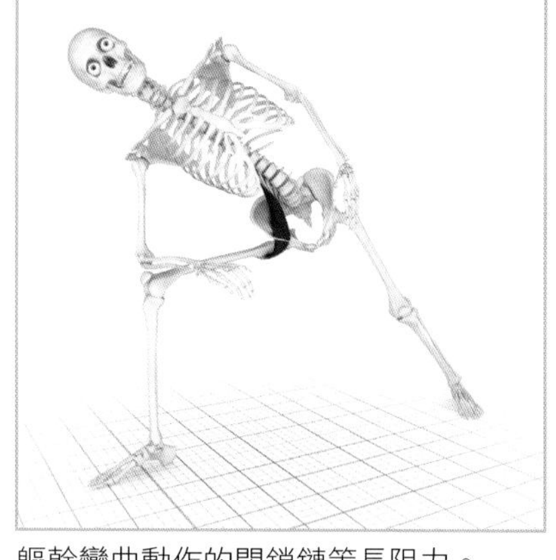

軀幹彎曲動作的閉鎖鏈等長阻力。

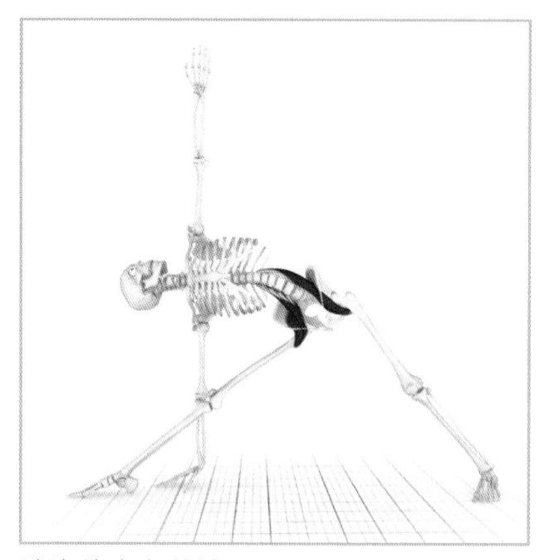

站姿的向心收縮。

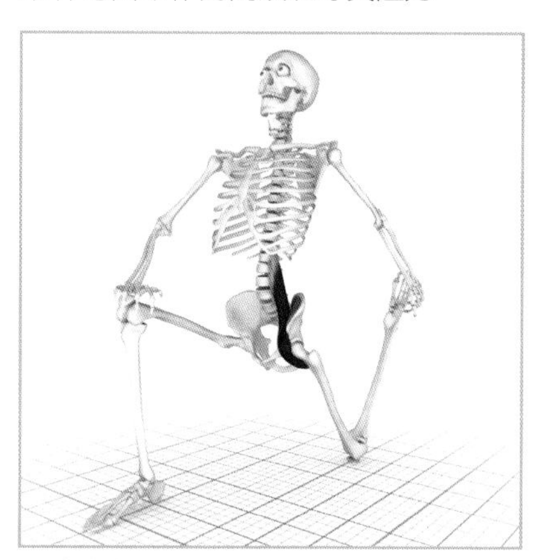

弓步姿勢的離心收縮。

注1.等長阻力（isometric resistance）是指當阻力加諸於肌肉或肌肉群時，關節不發生活動，肌肉長度不變，是一種靜態的肌力訓練。

收縮

三角式（Utthita Trikonasana）是收縮腰大肌最理想的方式。這個收縮姿勢會讓骨盆前傾，將膕旁肌的起端（坐骨結節）從止端（小腿）拉離開來，加強伸展作用。右圖為三角式的扭轉版，會優先收縮髂肌，徹底運動到這條肌肉。

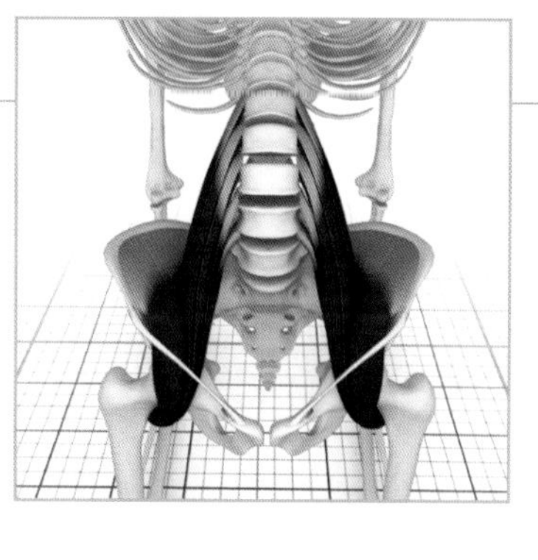

伸展

駝式（Ustrasana）在收縮髖部和身軀的伸展肌群（包括臀大肌）時，可以延展髂腰肌。藉由收縮股四頭肌能強化駝式的伸展動作，其中的股直肌做離心收縮。

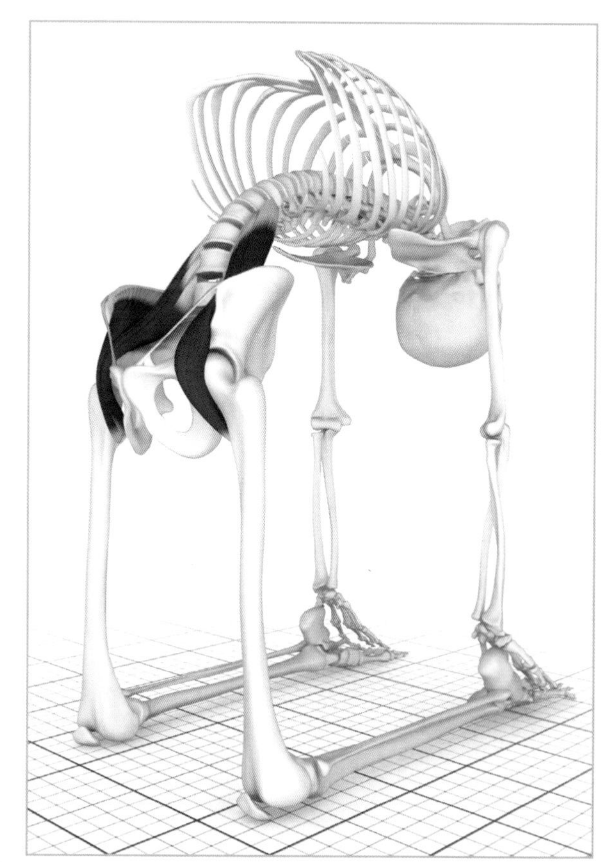

2 臀大肌

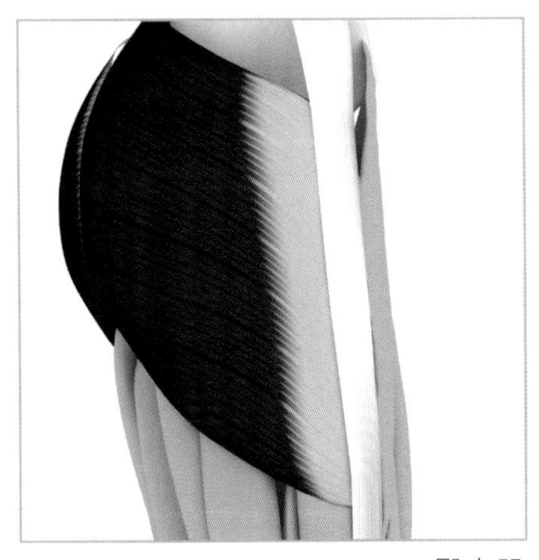
臀大肌

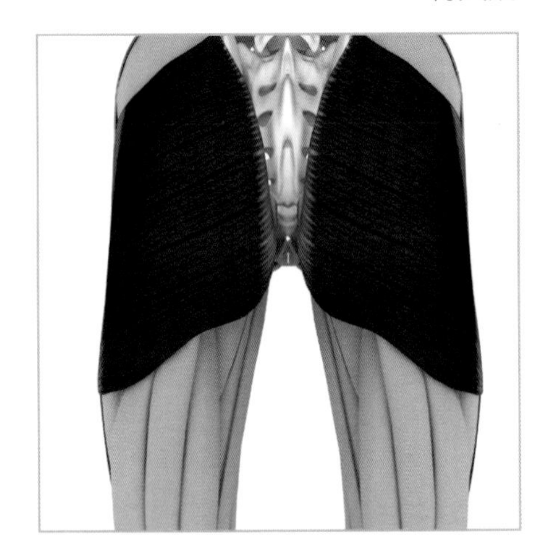

臀大肌是骨盆外側四大肌肉中最大塊、位於最後面的肌肉，從骨盆後面延伸到股骨上部。這條肌肉分成兩邊，一邊位於近端股骨的外側，另一邊位於大腿外側帶狀構造的纖維性韌帶——髂脛束。收縮臀大肌能延展及向外轉動股骨。髂脛束上的肌纖維會縮緊髂脛束，並輔助膝蓋移動。臀大肌具有單關節和多關節的功能，如果僵緊會限制髖部前彎的範圍，例如在做「站立前彎式」（Uttanasana）時就有影響。

就像髂腰肌一樣，臀大肌在執行站立和走路動作時也是無意識的反應。許多重要的瑜伽姿勢都能喚醒臀大肌，包括站姿、後彎和前彎等動作。臀大肌如果僵緊會限制前彎範圍，以及減弱身體後彎的能力。

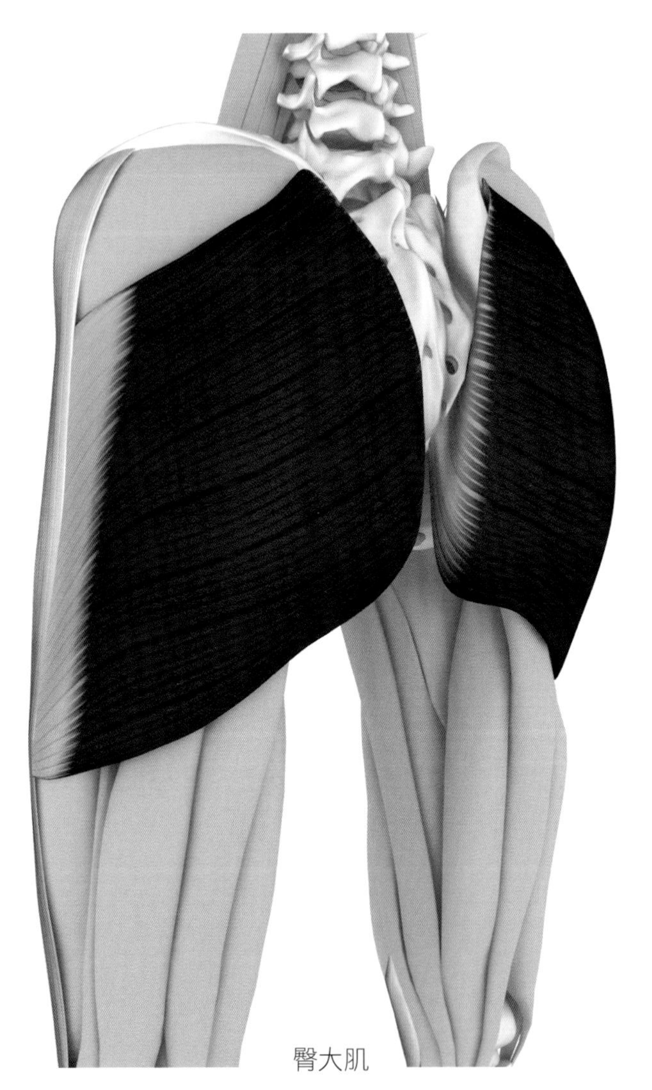
臀大肌

臀大肌1

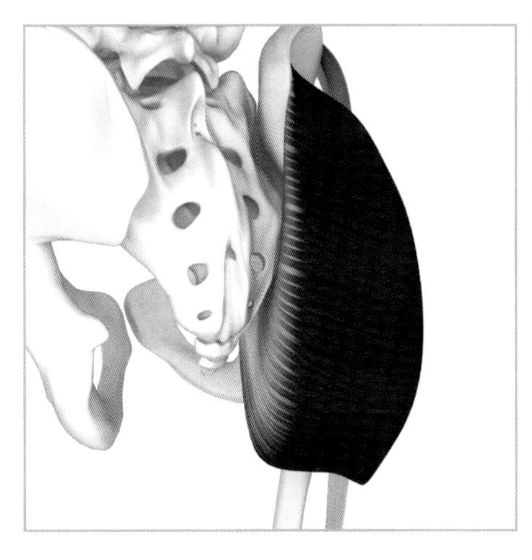

臀大肌起端

腸骨（髂骨）外側的後表面、薦骨（骶骨）和尾骨的後表面，以及背部豎脊肌的腱膜上。

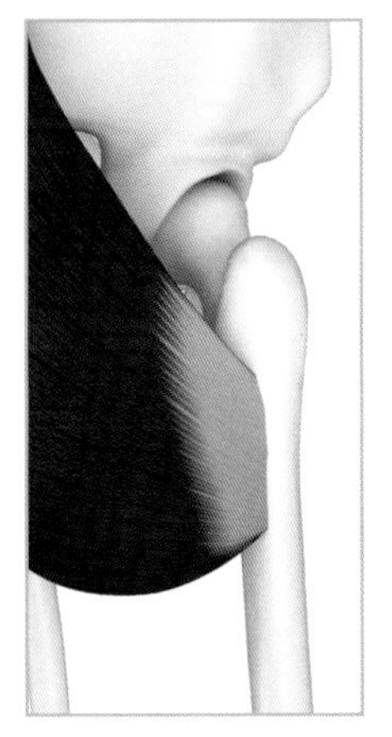

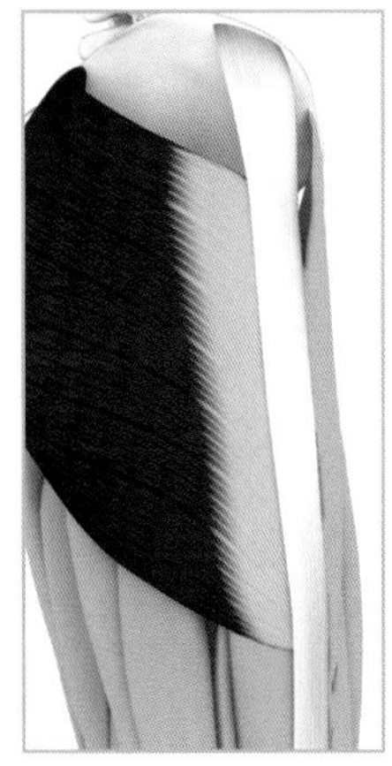

臀大肌止端

1. 近端股骨外側表面的臀肌粗隆，就在股骨大轉子下方。
2. 髂脛束（止於前側近端脛骨的小隆凸——歌弟結節）。

臀大肌的神經分布與脈輪

- 臀下神經（第五腰椎神經、第一和第二薦脊神經）。
- 圖中發亮部位：第一脈輪。

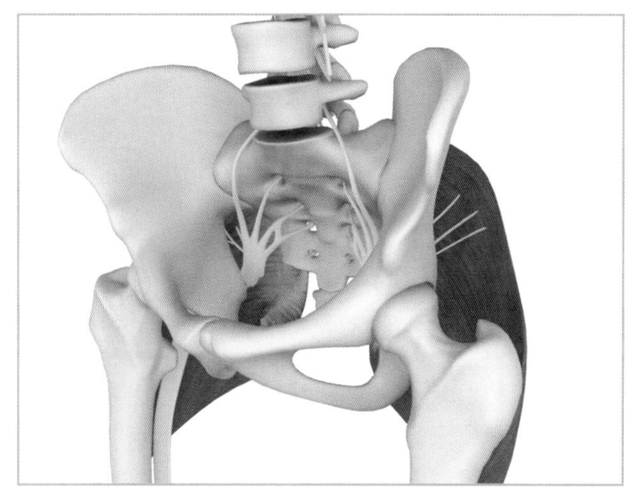

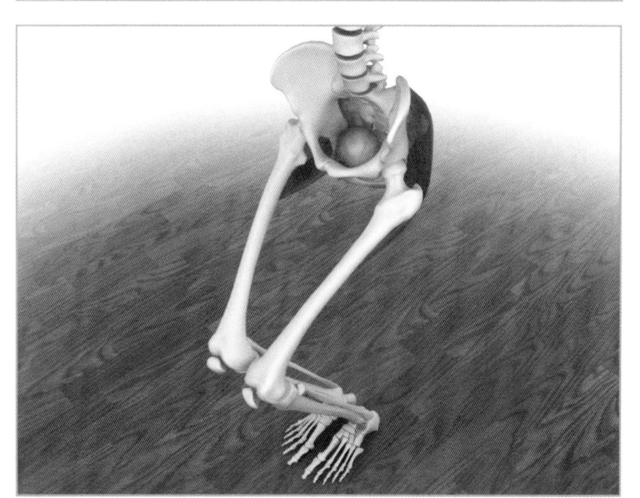

臀大肌2

協同肌

半膜肌、半腱肌、股二頭肌、腰方肌和內收大肌。

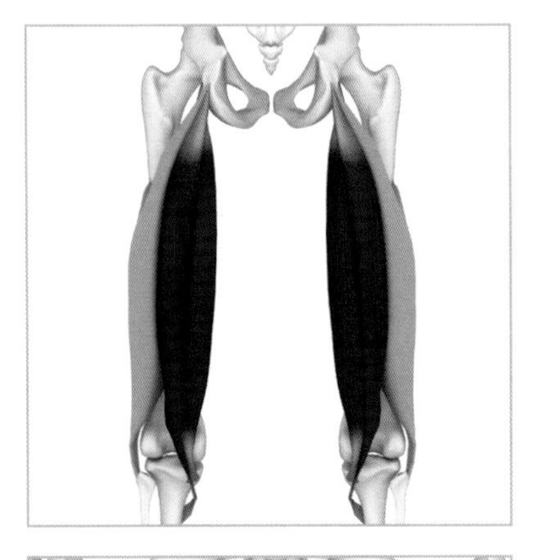

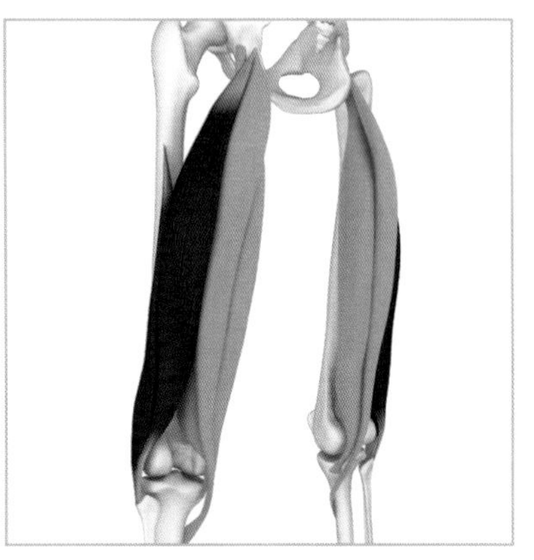

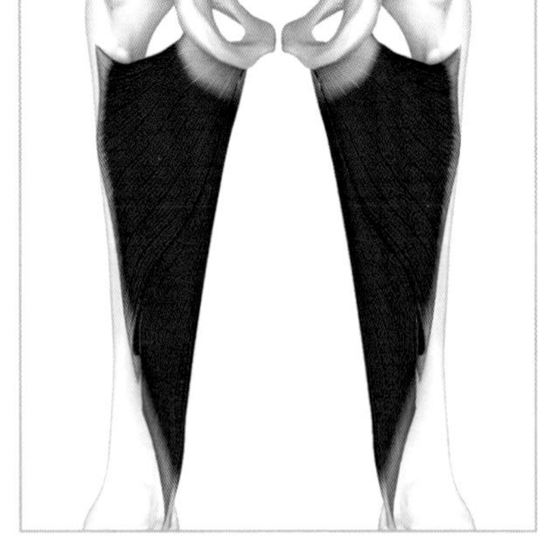

拮抗肌

髂腰肌、股直肌和恥骨肌。

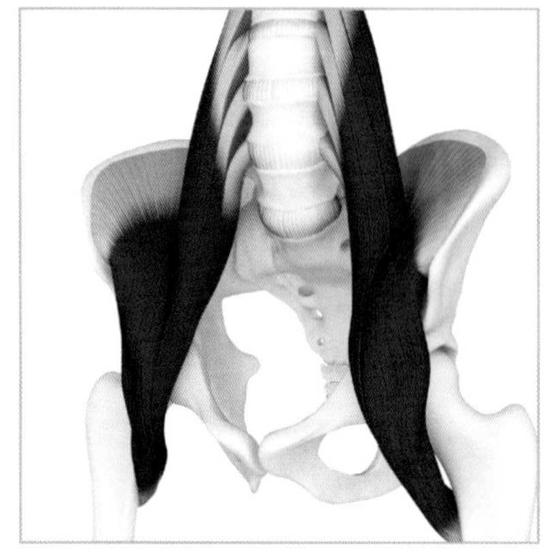

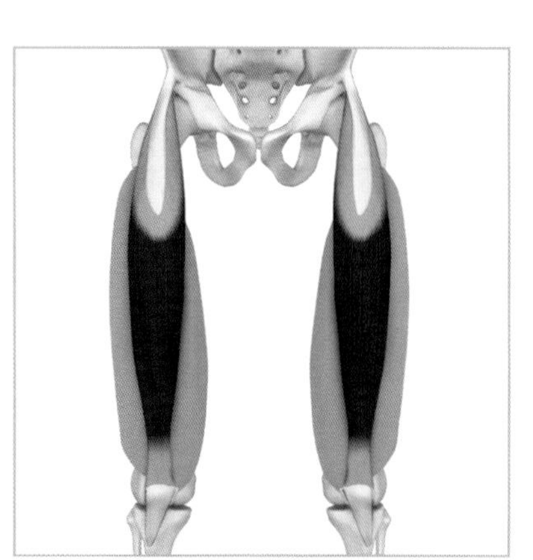

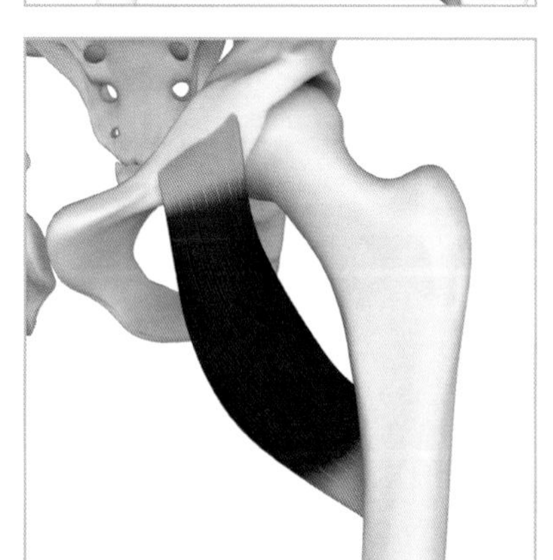

臀大肌3

動作

向外翻轉和延展髖部；上方肌纖維能夠輔助大腿外展；透過髂脛束，也能完全穩住延展的膝蓋。

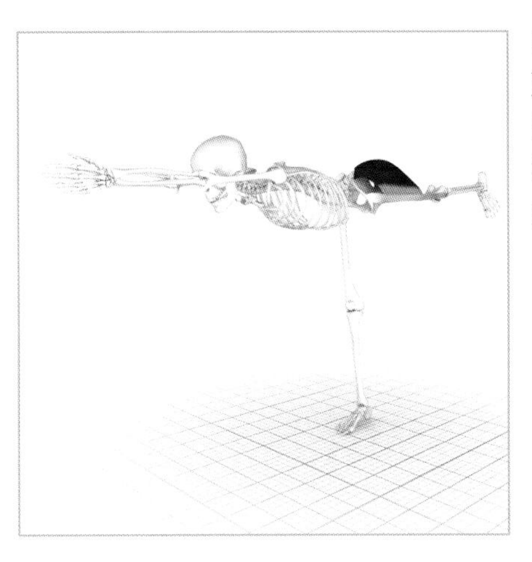

開放鏈收縮使髖關節能向外轉動和延展。在「勇士式第三式」（Virabhadrasana III）中，收縮臀大肌，能夠抬起及向外轉動後腿。髂脛束的肌纖維，可讓直立的膝蓋保持穩定。

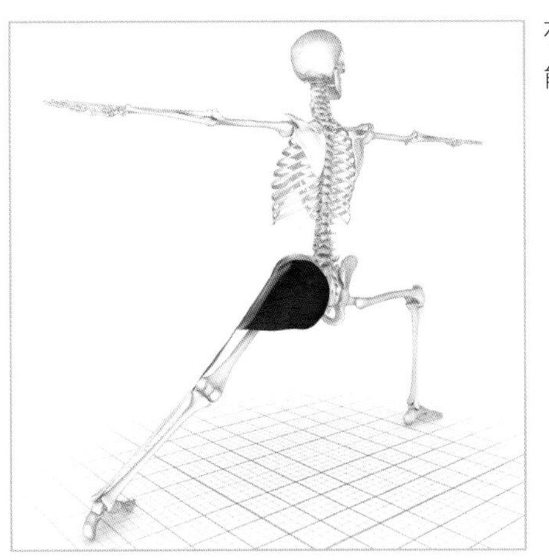

在「勇士式第二式」中，閉鎖鏈收縮能夠延展身軀。

鍛鍊

在「抬腳趾式」（Padangusthasana）中，透過離心收縮，讓臀大肌更加延展及強化。

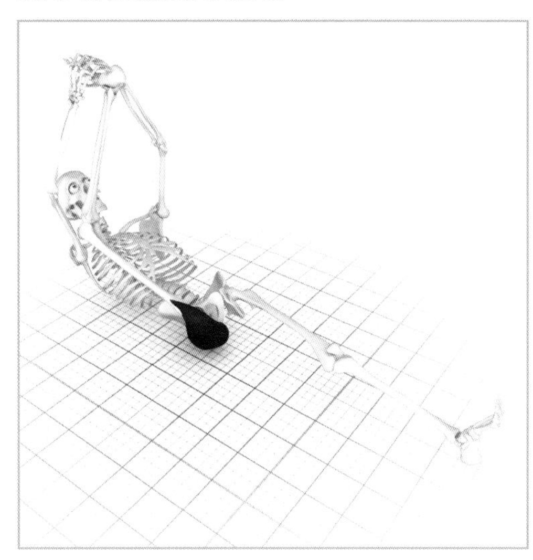

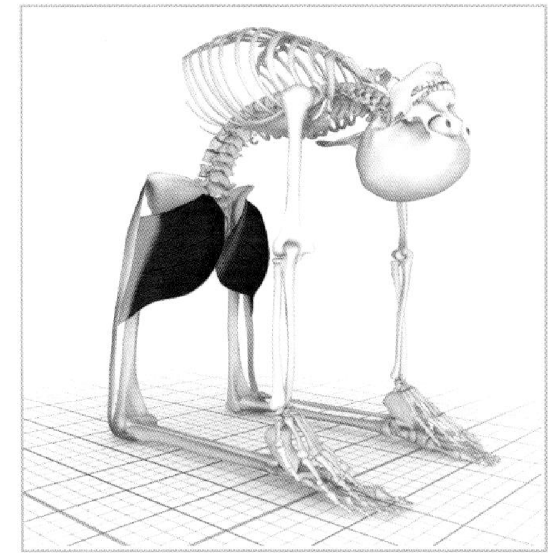

在「駝式」（Ustrasana）中，臀大肌在做閉鎖鏈收縮時延展軀幹。

臀大肌4

收縮

「前拉式」(Purvottanasana)：這個瑜伽體位可收縮到臀大肌。臀中肌（前肌纖維）、闊筋膜張肌和內收肌群的收縮可以抵銷外旋作用力。腳後跟下壓，可以強化這個動作。

伸展

「站立前彎式」（Uttanasana）：透過站立前彎式和其他彎曲身體和髖部的瑜伽體位，可以伸展臀大肌。

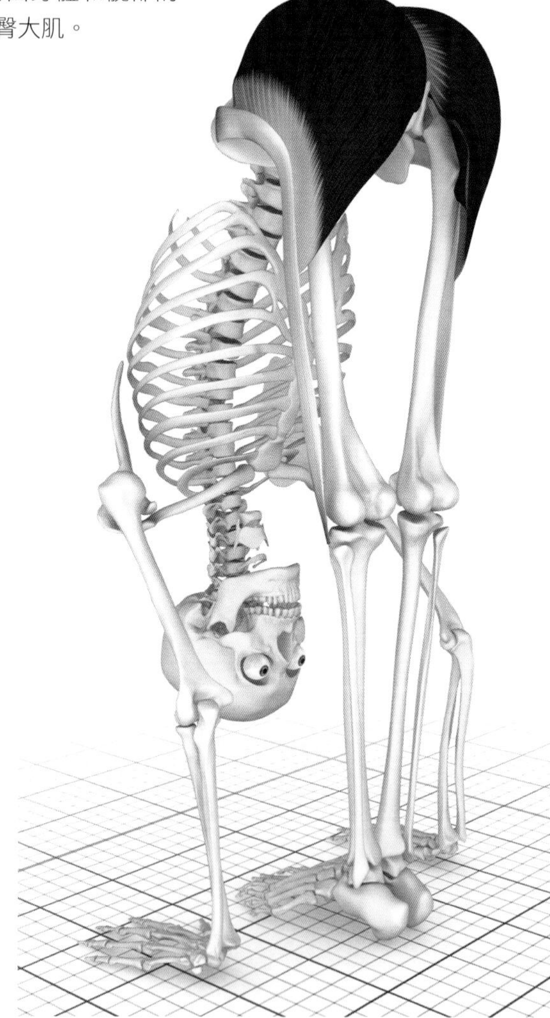

3 臀中肌

臀中肌是呈中等大小的扇形肌肉，位於臀大肌前方，有部分肌肉被臀大肌所覆蓋。臀中肌止於股骨大轉子（股骨上的隆起，肌肉附著處），覆蓋了臀小肌。

肌纖維的方向和位置會決定肌肉收縮所產生的動作。前肌纖維向內轉動時，中肌纖維會使股骨向外延展。當股骨固定時，例如單腳站立的姿勢，臀中肌收縮會使骨盆傾斜，而達到維持平衡的作用。

當我們站立和走動時，臀中肌時刻都在運作以穩定骨盆，不過我們對此運作毫無所知。在做後彎動作時，臀中肌會收縮，以抵銷臀大肌收縮時髖部所產生的外旋動作。

臀中肌如果僵緊會限制髖部股骨向外轉動的姿勢，例如蓮花式（Padmasana）。當臀中肌的肌力不足時，也會減弱單腳站立的能力。

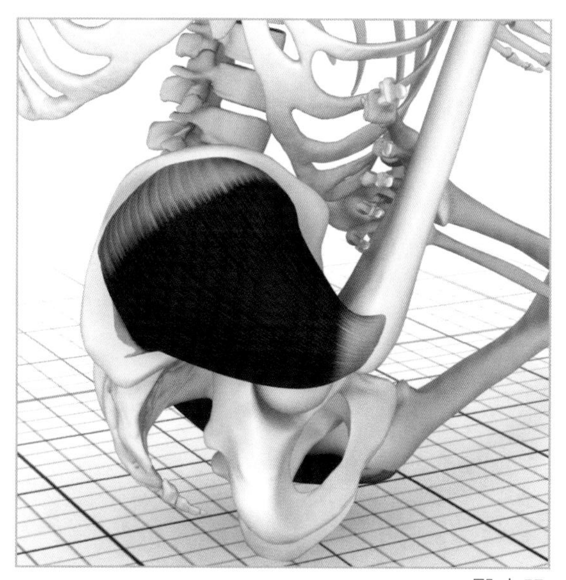
臀中肌

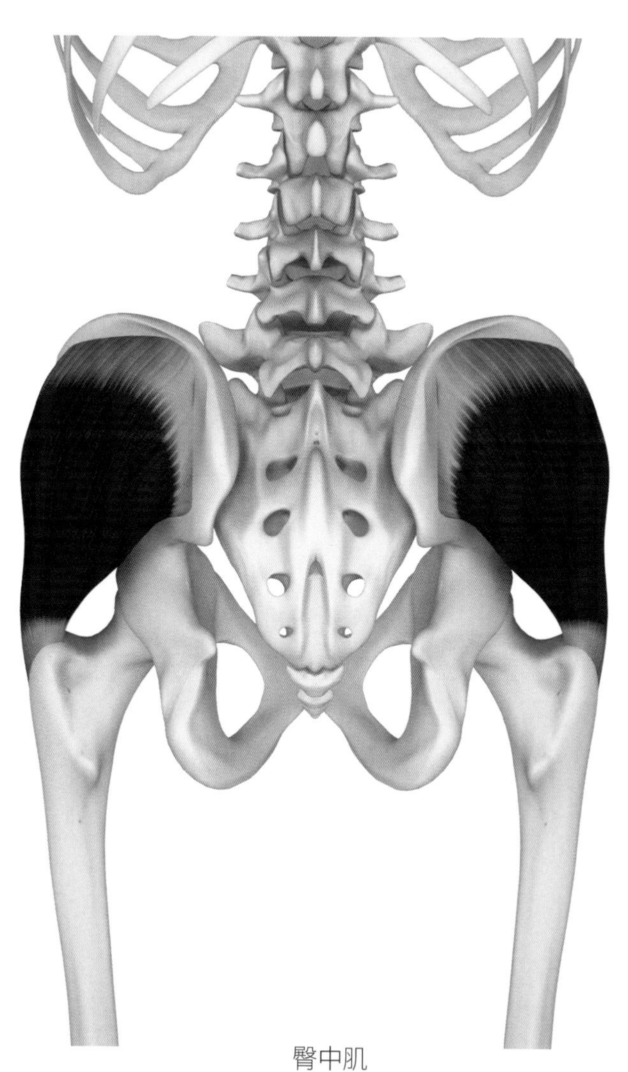
臀中肌

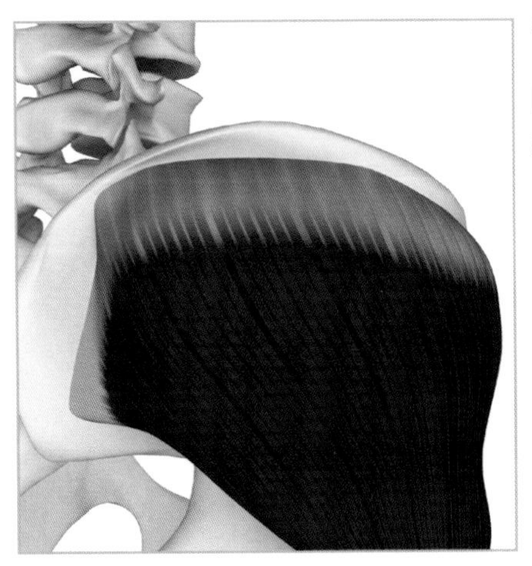

臀中肌起端

附於腸骨（髂骨）外表面，就在腸骨嵴下方及臀大肌起端前面。

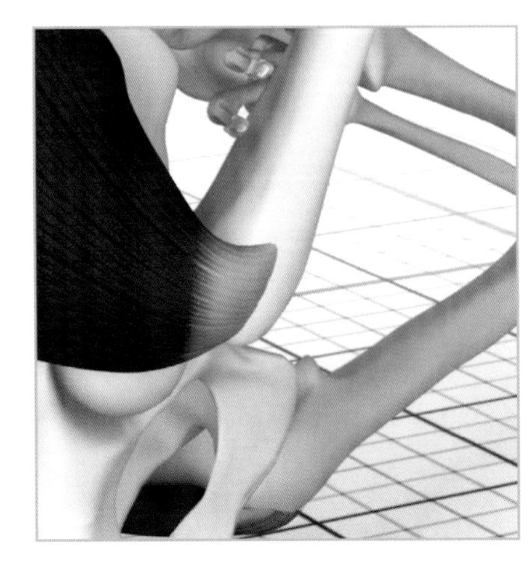

臀中肌止端

位於近端股骨的股骨大轉子上表面。

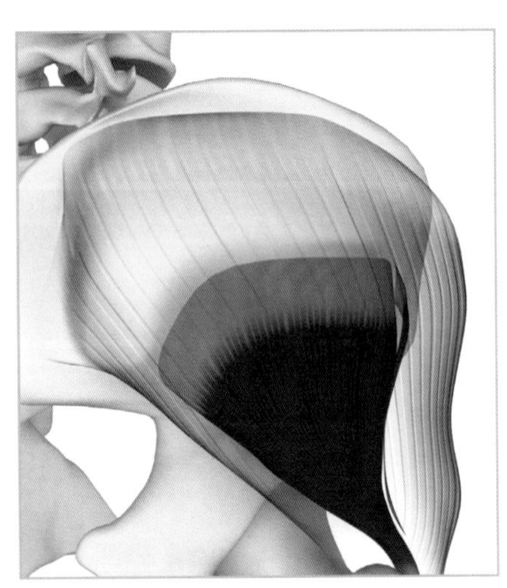

臀小肌位置

在這張臀中肌的「透視圖」中，清楚顯示臀小肌的位置，兩者的功能類似。

臀小肌起端

位於腸骨（髂骨）外表面，就在臀中肌起端的前下方。

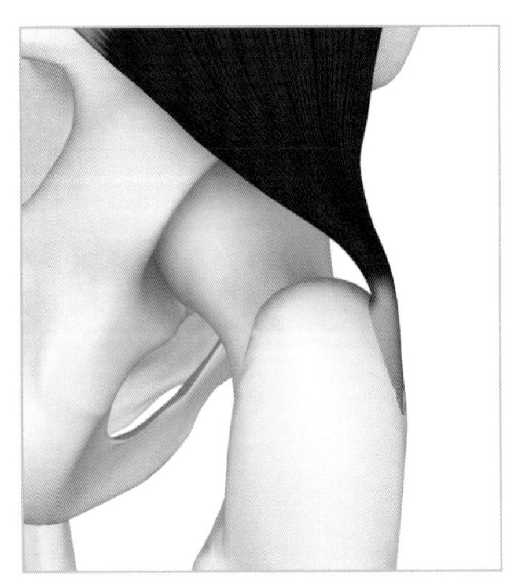

臀小肌止端

位於股骨大轉子的前部。

協同肌

臀小肌、闊筋膜張肌和梨狀肌。

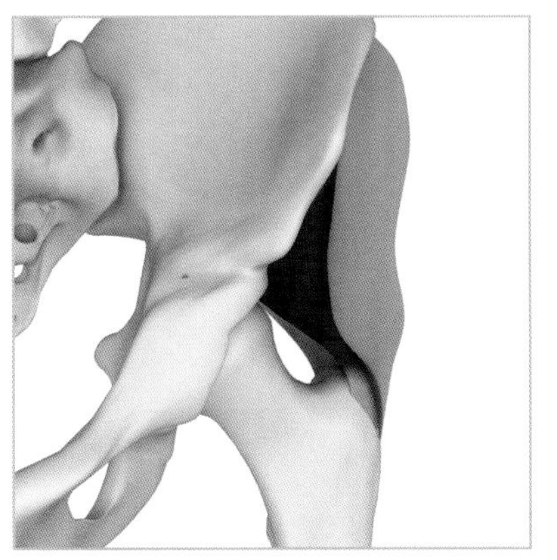

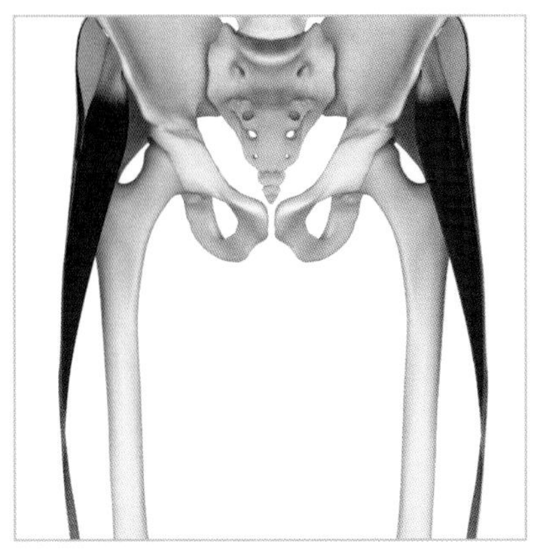

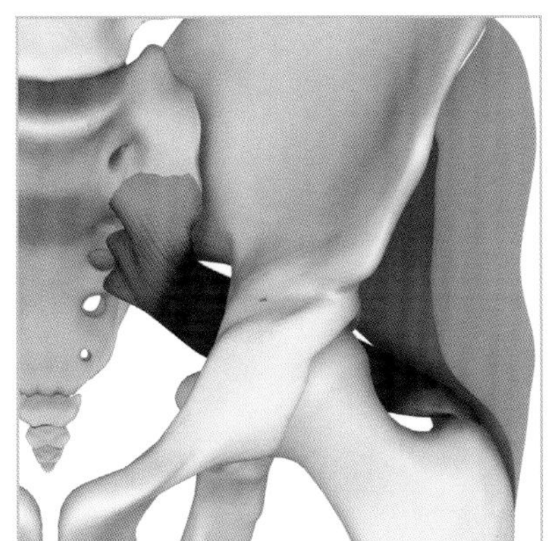

拮抗肌

內收肌群和股方肌。

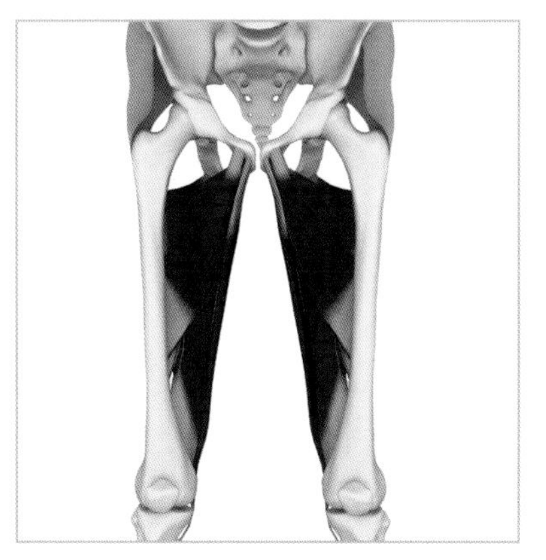

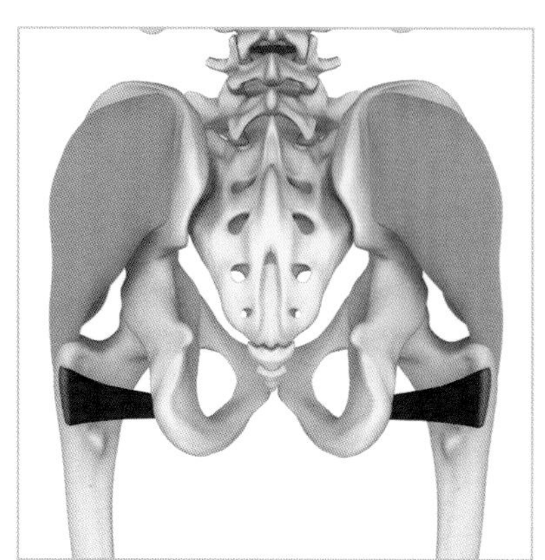

臀中肌的神經分布與脈輪

- 臀上神經（第四和第五腰椎神經、第一薦椎神經）。
- 圖中發亮部位：第一脈輪。

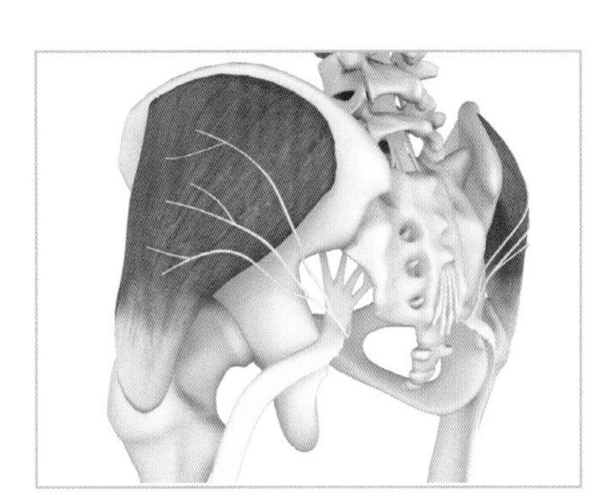

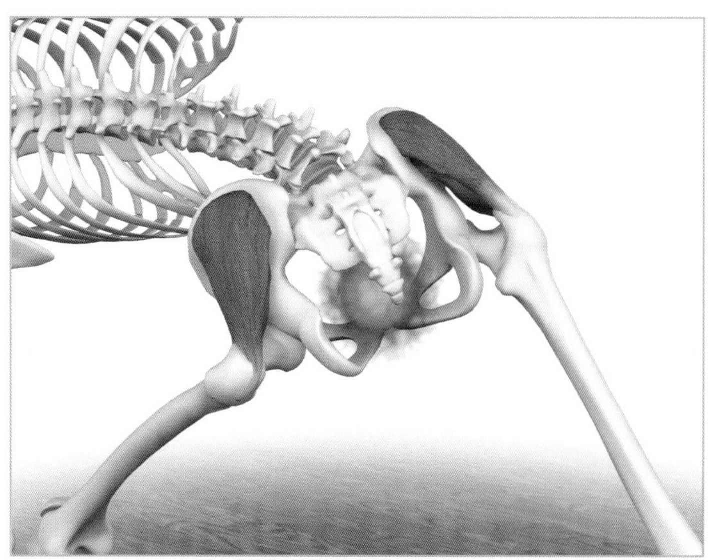

臀中肌2

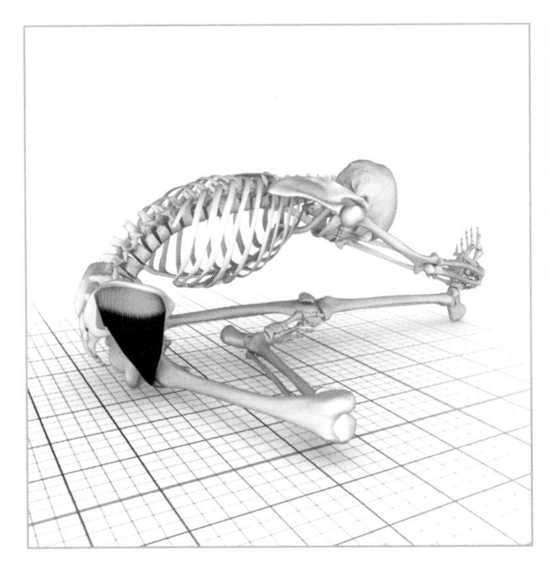

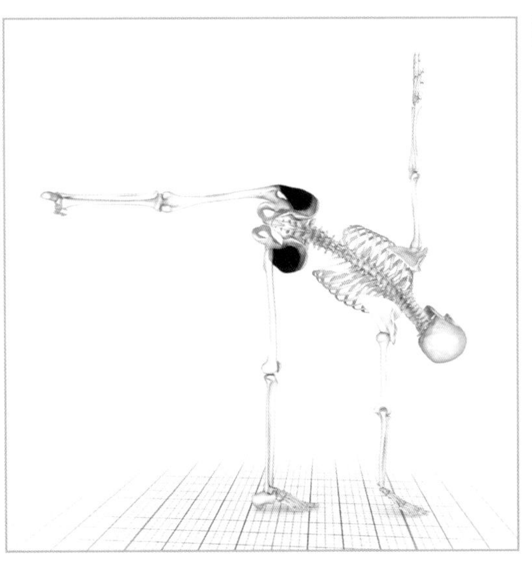

動作

- 髖部外展及向內轉動；走動時能夠穩定骨盆；後肌纖維可以使大腿向外側轉動。
- 在做「單腿伸展頭觸膝式」（Janu Sirsasana）時，彎曲那隻腳的臀中肌會收縮和外展。前肌纖維會使大腿往內側轉動，以保護膝蓋。
- 在做「半月式」（Ardha Chandrasana）時，打直那條腿的臀中肌會收縮及外展，以提起大腿。

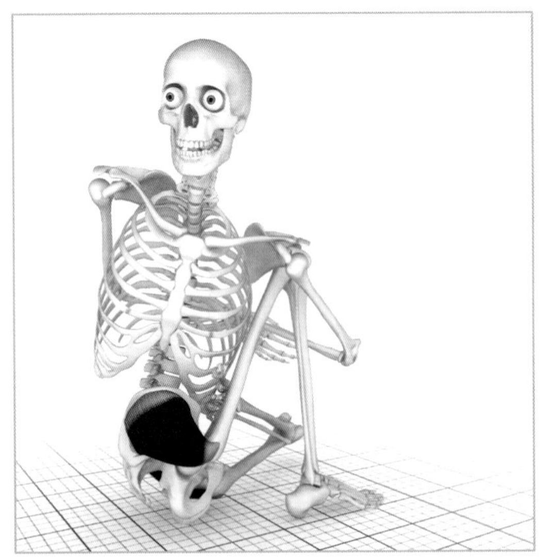

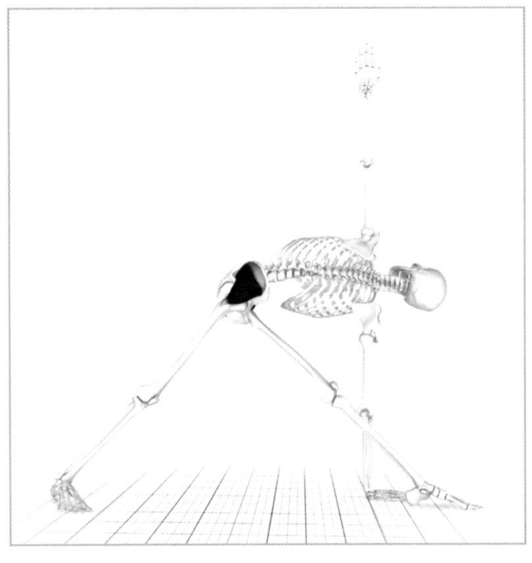

鍛鍊

- 在「聖哲馬里奇第四式」（Marichyasana D）中，藉由收縮臀中肌，可以強化扭轉的動作。等長收縮可用以鍛鍊臀中肌。
- 在「反轉三角式」（Parivrtta Trikonasana）中，後腿的臀中肌會收縮，轉動股骨時，可以加強身體的扭轉動作。

收縮

輪式（Urdhva Dhanurasana）：收縮臀中肌的前肌纖維，讓髖部向內轉動；當臀大肌收縮以伸展髖部時，會在薦髂關節產生壓力，這個動作可以釋放壓力。

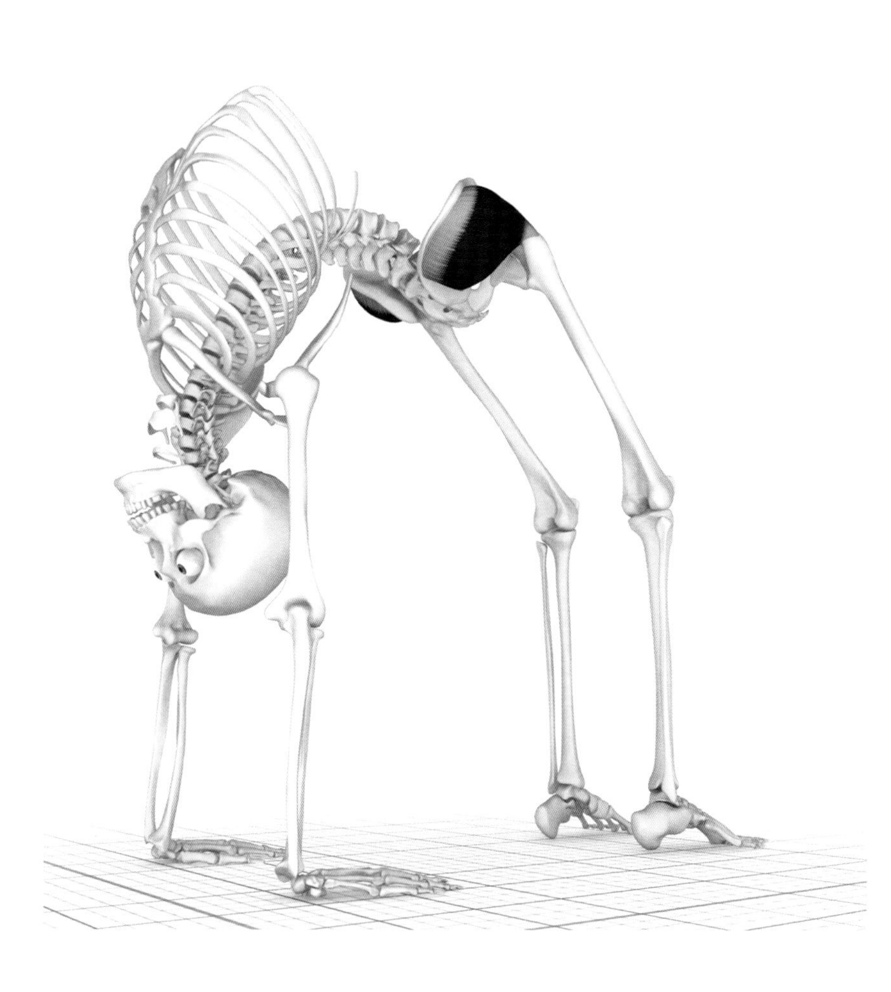

伸展

馬面式（Vatayanasana）：向外轉動髖部以伸展臀中肌，尤其是前肌纖維。含有蓮花姿勢的所有髖部外轉體位，都有相同的作用。

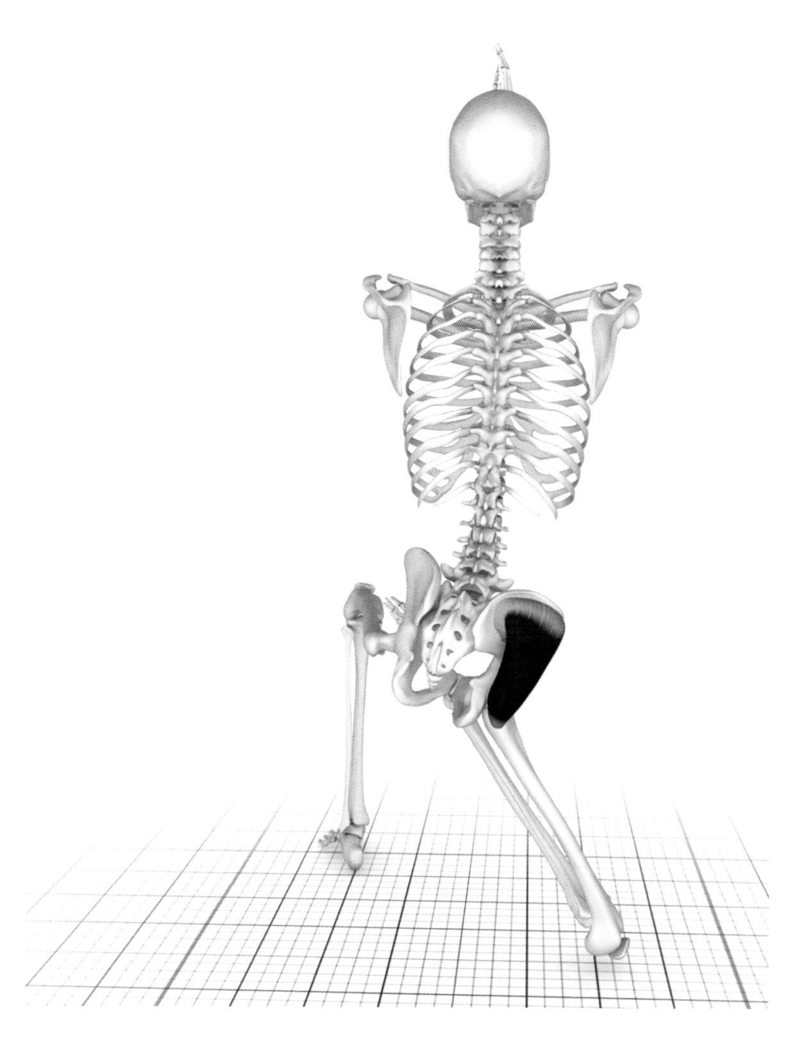

4 闊筋膜張肌

這個小型的多關節肌，起自於臀中肌前方的腸骨嵴，終止於髂脛束，可協助臀中肌向內轉動髖部，並配合臀大肌的前肌纖維一起伸展膝關節。

如果闊筋膜張肌僵緊會限制髖部向外轉動的姿勢，例如「蓮花式」（Padmasana）。

闊筋膜張肌

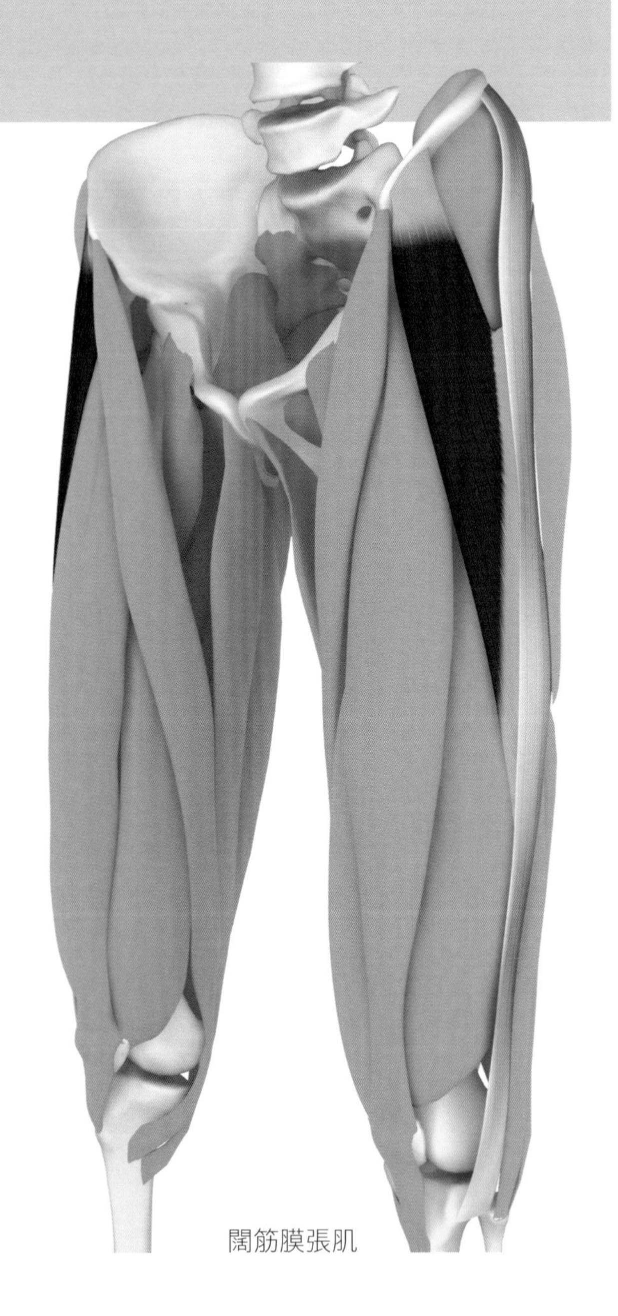

闊筋膜張肌

闊筋膜張肌1

闊筋膜張肌的起端

腸骨嵴和髂前上棘的外側前部。

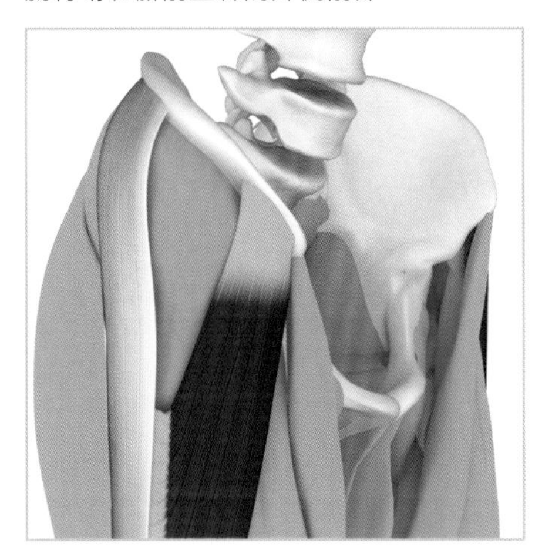

闊筋膜張肌的止端

髂脛束（從髂脛束到近端脛骨前外側）。

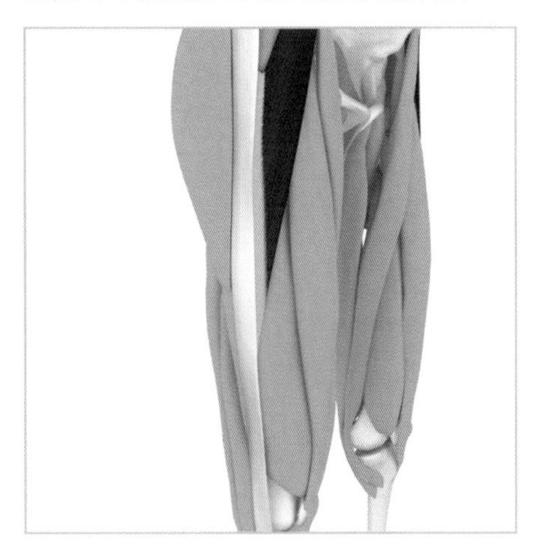

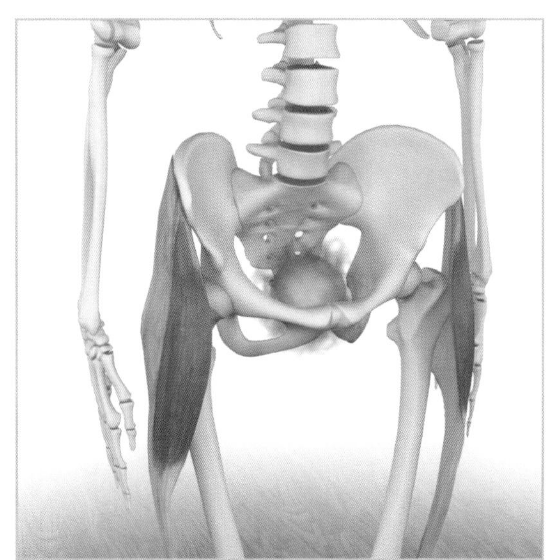

闊筋膜張肌的神經分布與脈輪

- 臀上神經（第四和五腰椎神經、第一薦骨神經）。
- 圖中發亮部位：第一脈輪。

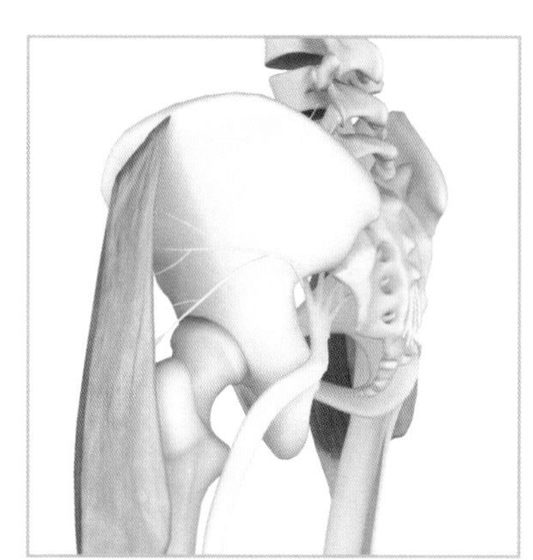

闊筋膜張肌2

拮抗肌

膕旁肌、內收肌群和臀大肌（股骨止端）。

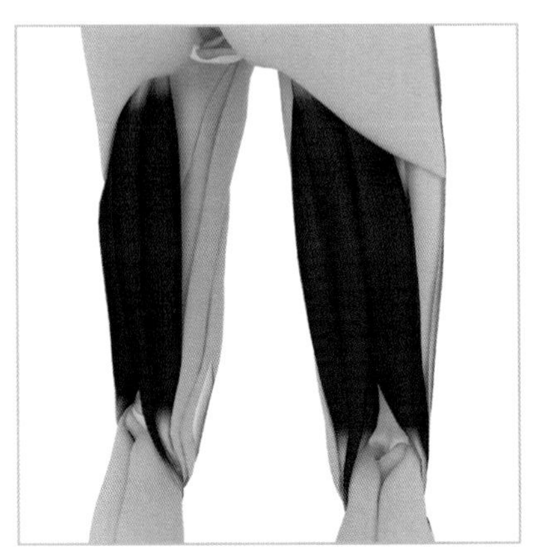
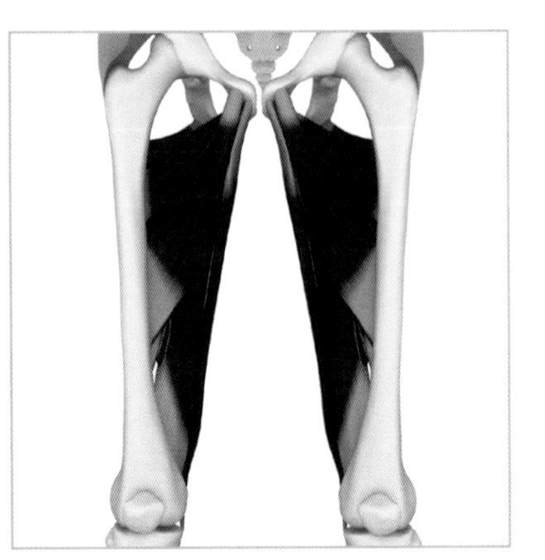
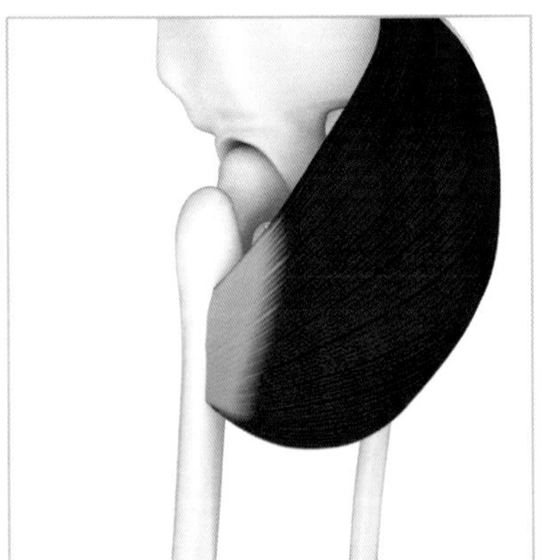

協同肌

股四頭肌、髂腰肌、臀大肌的前部（髂脛束止端）及臀中肌。

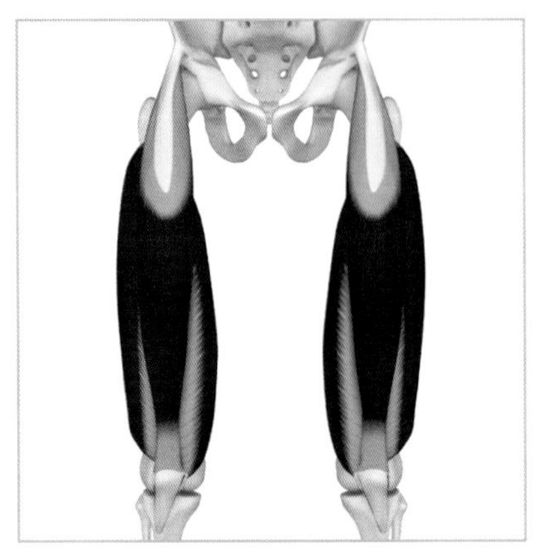
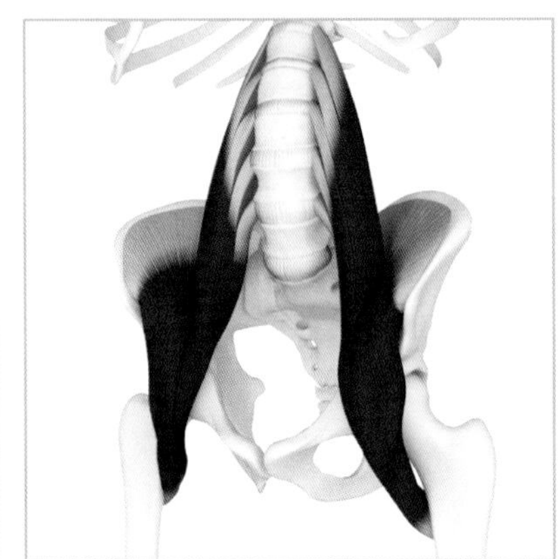
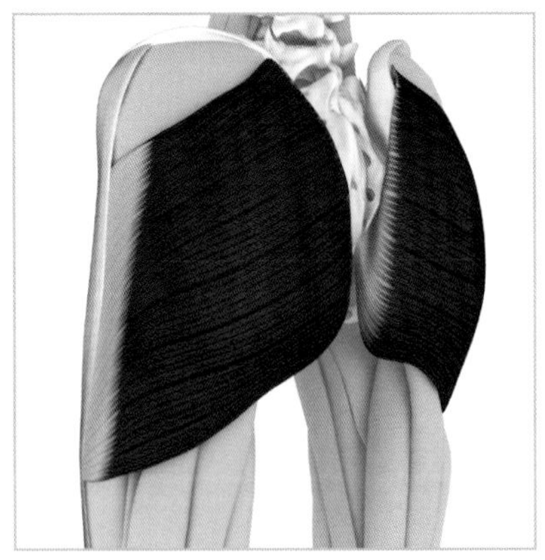
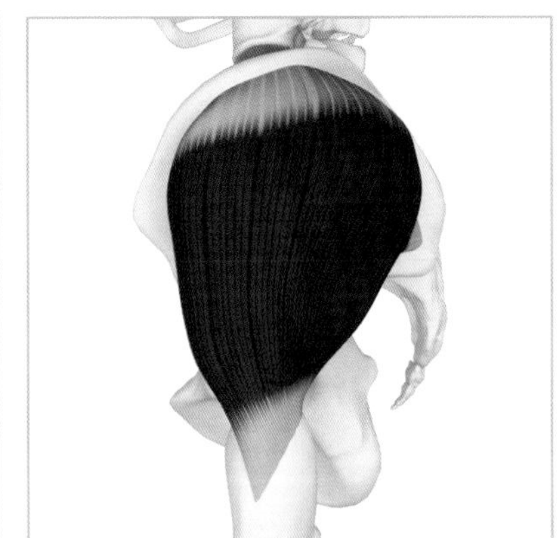

動作

闊筋膜張肌能使髖部做出彎曲、內旋及外展的動作；站立時，可支撐脛骨上方的股骨。

在「側三角背後合掌式」（Parsvottanasana）和「輪式」（ Urdhva Dhanurasana ）的開放鏈收縮型態中，能使大腿向內轉動及伸直膝蓋。

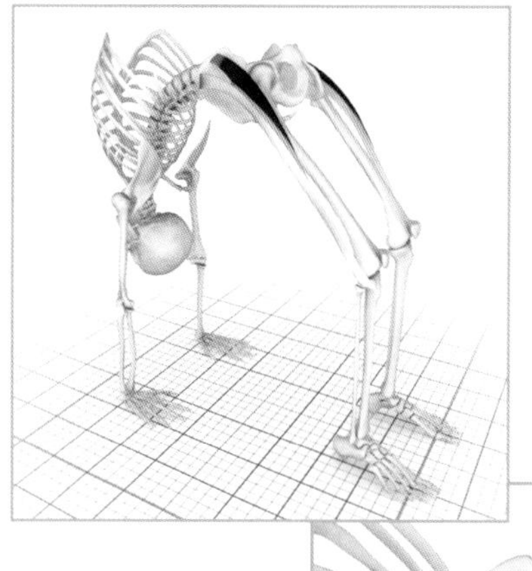

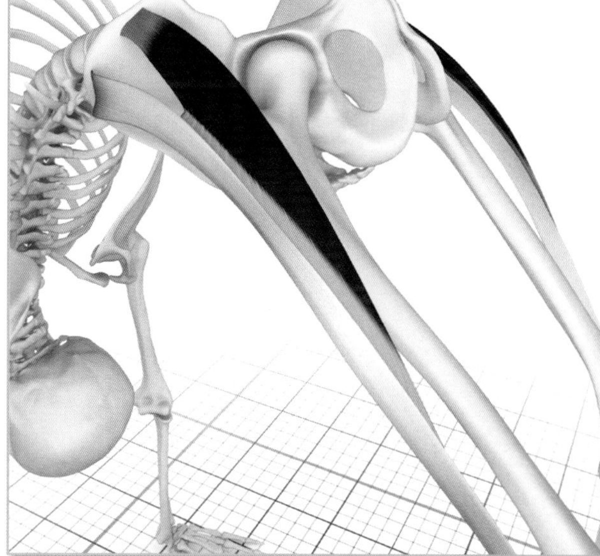

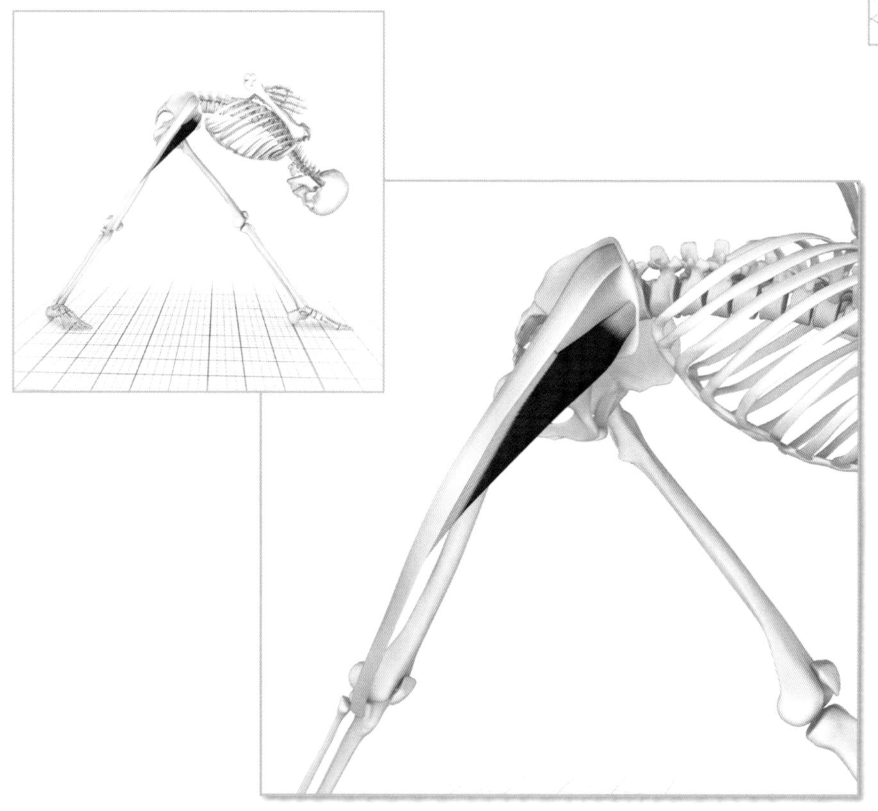

闊筋膜張肌3

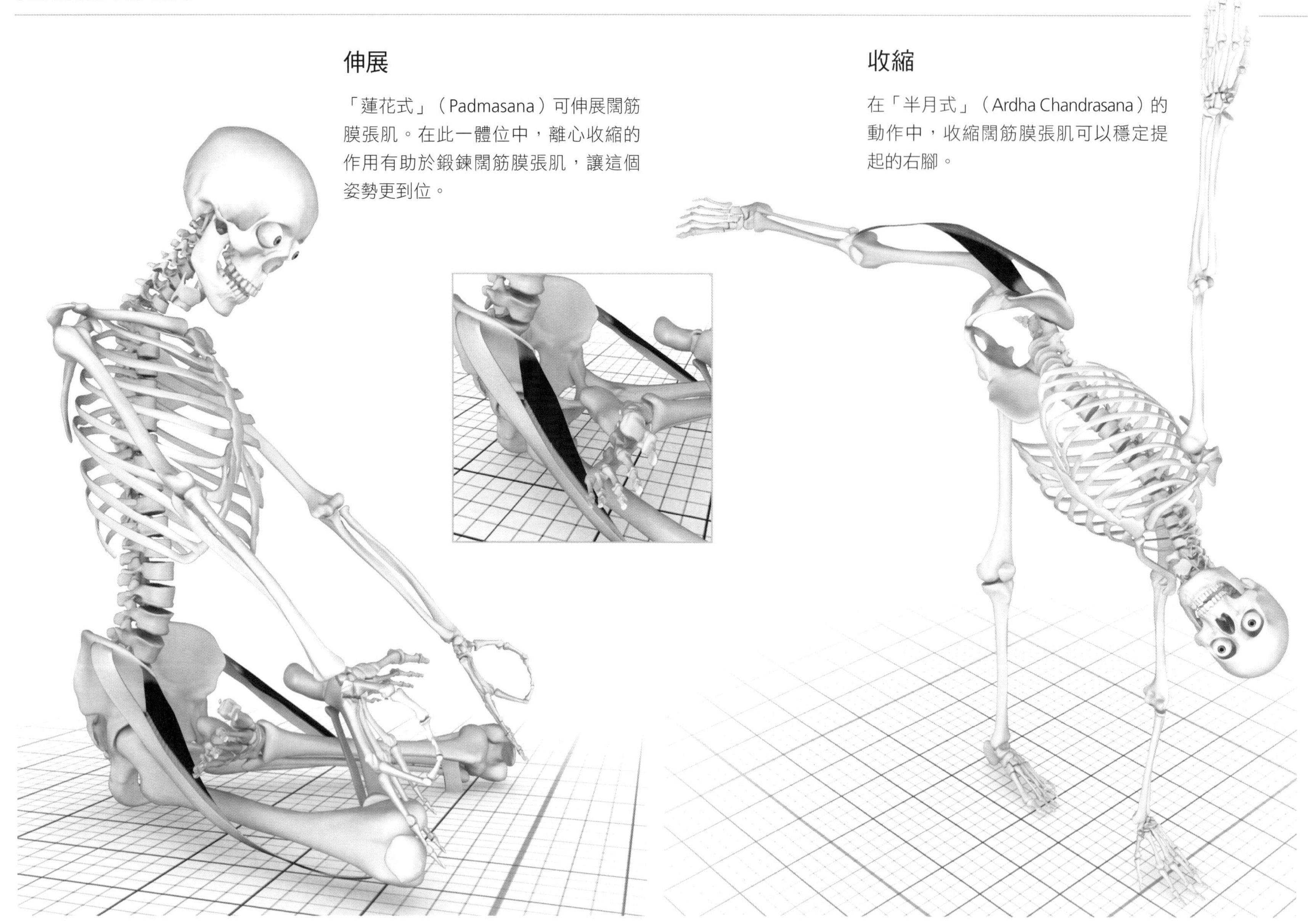

伸展

「蓮花式」（Padmasana）可伸展闊筋膜張肌。在此一體位中，離心收縮的作用有助於鍛鍊闊筋膜張肌，讓這個姿勢更到位。

收縮

在「半月式」（Ardha Chandrasana）的動作中，收縮闊筋膜張肌可以穩定提起的右腳。

5 恥骨肌

恥骨肌是內收肌群中的近端肌肉，屬單關節肌。恥骨肌呈扁長方形，起自於骨盆帶前端，止於近端股骨的內側。

如果恥骨肌僵緊，會限制蝴蝶式（Baddha Konasana）等體位的深度。肌力不足時會牽制牛面式第二式（Gomukhasana B）的姿勢；收縮恥骨肌，則可加強根鎖（Mula Bandha）的練習。

加強訓練恥骨肌，有助於掌控鄰近內收肌群的短肌和長肌。

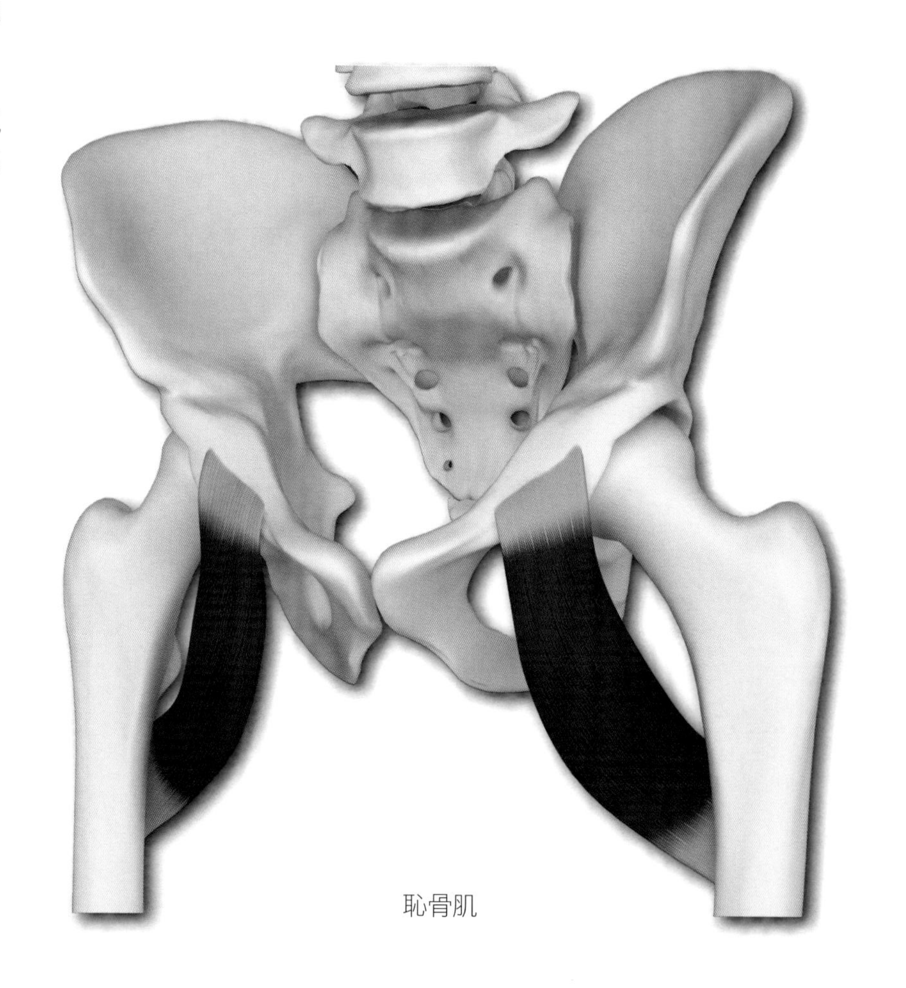

恥骨肌

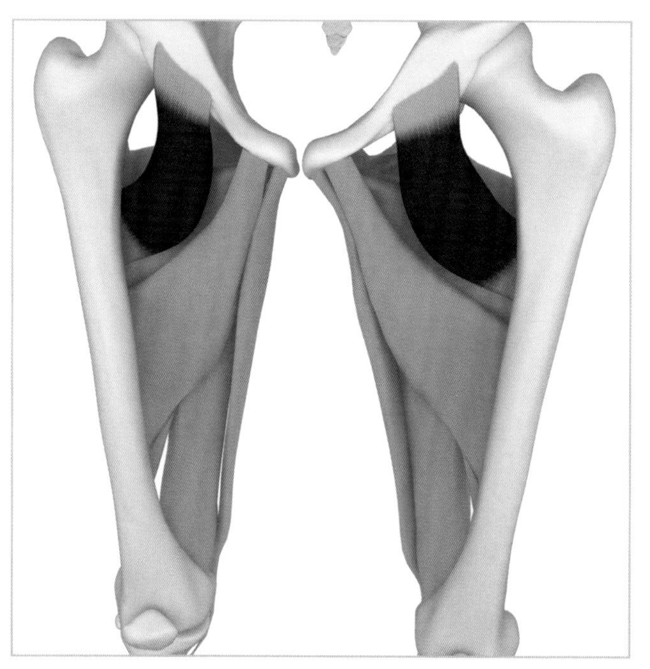

恥骨肌

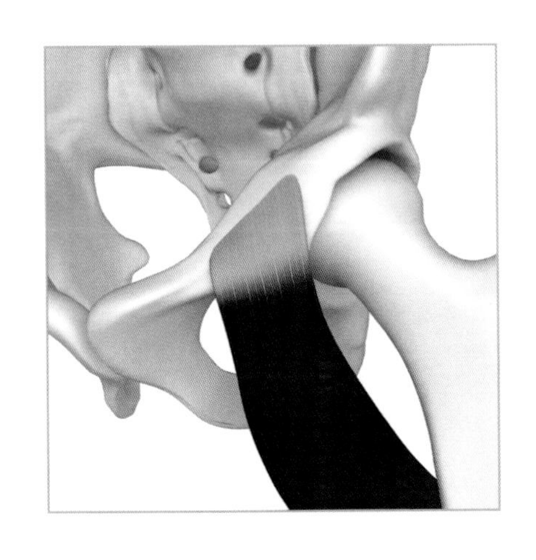

恥骨肌起端

起自於髂恥分支上的恥骨梳，旁及恥骨聯合（左圖為前視圖）。

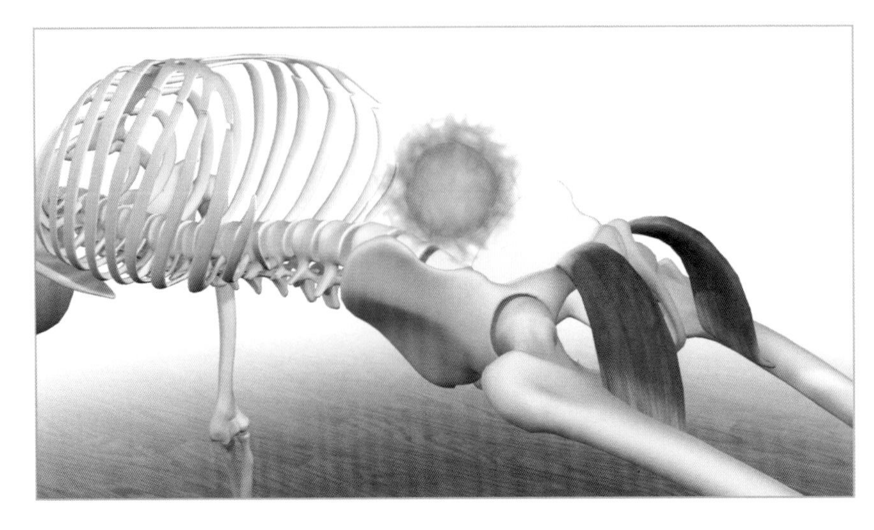

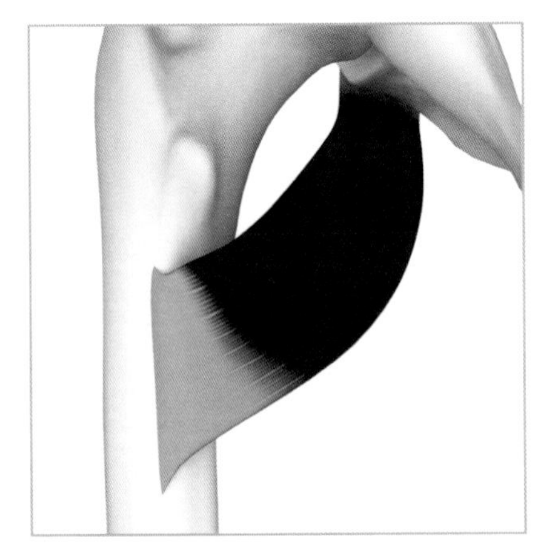

恥骨肌止端

恥骨肌線從股骨小轉子延伸至近端股骨內側的股骨粗線②（左圖為後視圖）。

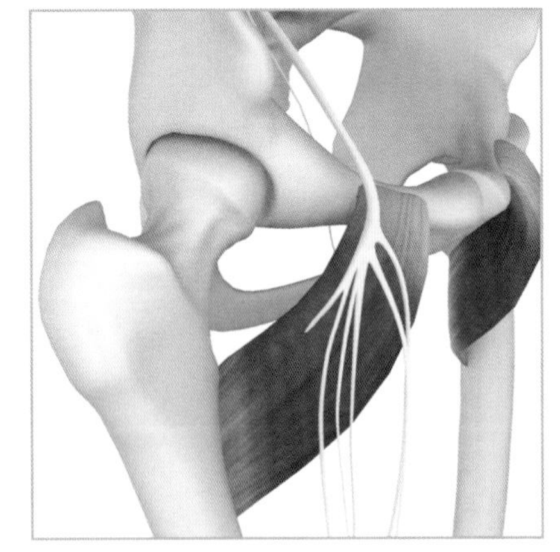

恥骨肌的神經分布與脈輪

- 股神經（第三和第四腰椎神經）、閉孔神經（第二、第三和第四腰椎神經）。
- 圖中發亮部位：第二脈輪。

注2.股骨的骨體略像空心圓柱形，前端與兩側的表面平滑，後端有一條長背脊，稱為股骨粗線（Linea aspera）。

拮抗肌

臀中肌、臀小肌、闊筋膜張肌和梨狀肌。

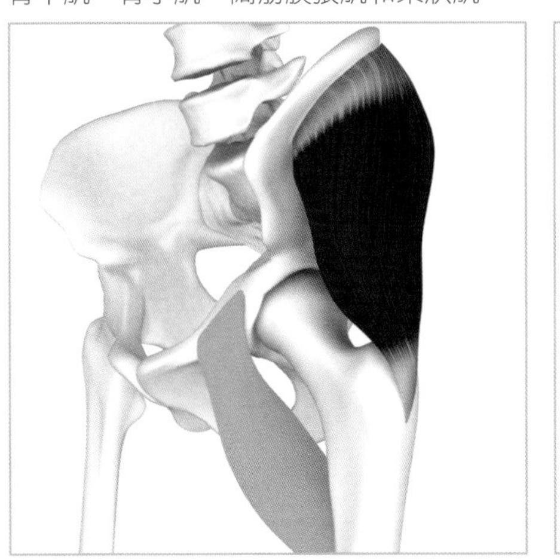

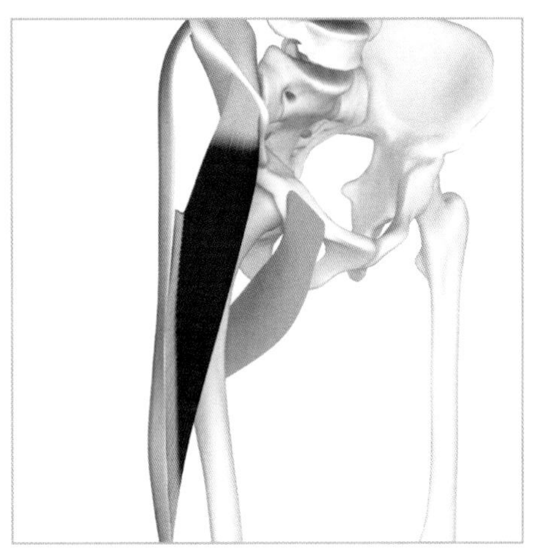

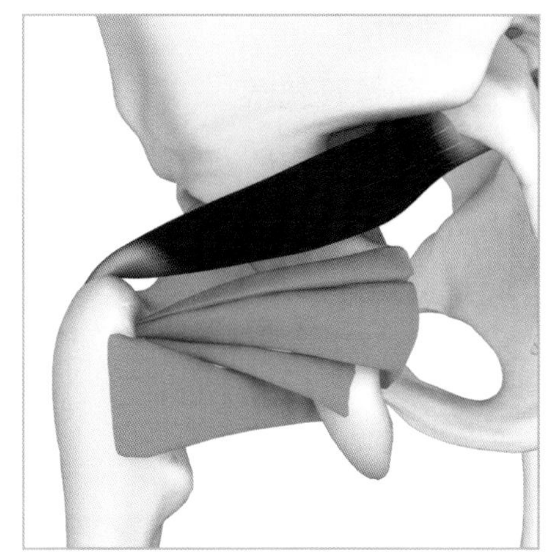

協同肌

內收肌群、髂腰肌和股方肌。

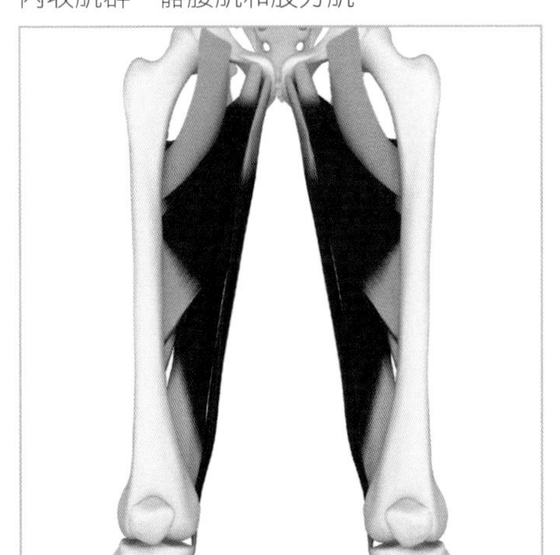

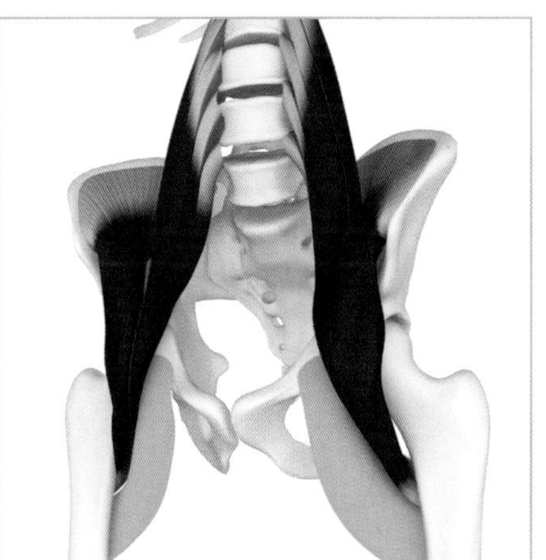

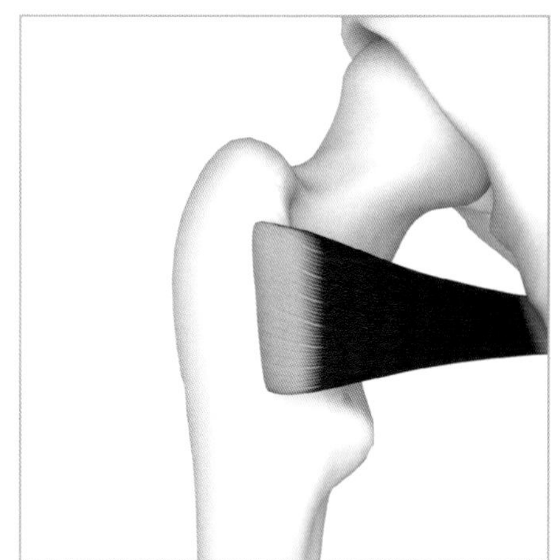

恥骨肌2

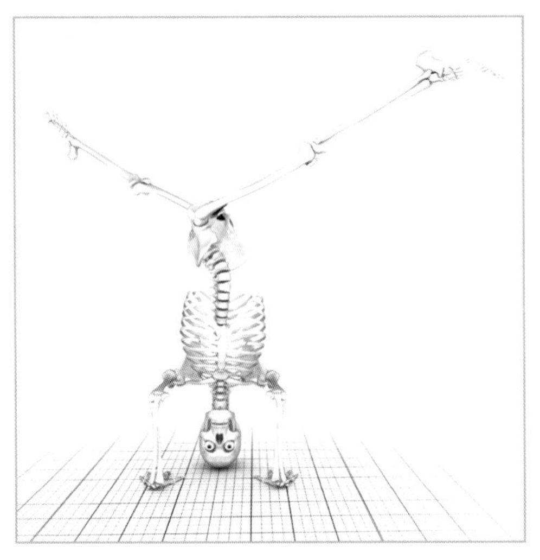

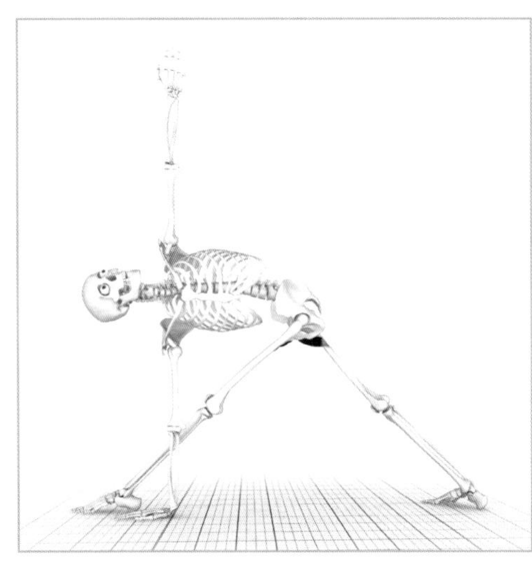

動作

- 髖部內收、彎曲及向內轉動。
- 在「扭轉倒立式」(Parivrttaikapada Sirsasana)中，恥骨肌收縮，帶動兩側股骨內收及協助髂腰肌的動作，以及彎曲向前的髖部。而在「反轉三角式」(Parivrtta Trikonasana)的體位中，也是一樣的運作原理。

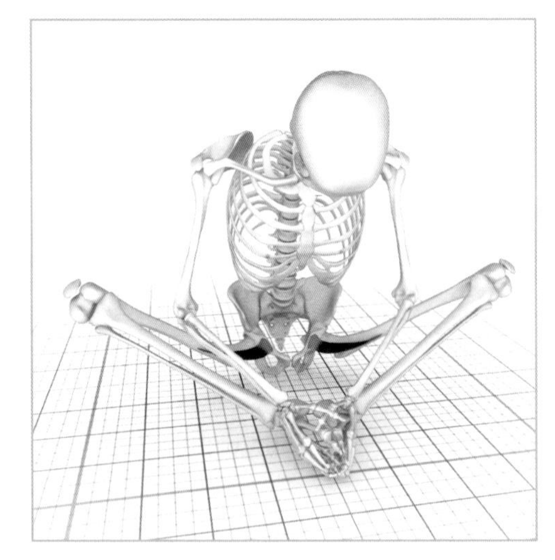

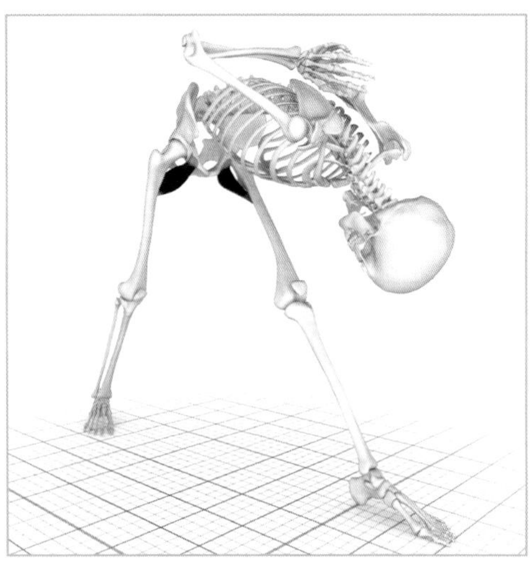

鍛鍊

- 「蝴蝶式」(Baddha Konasana)的姿勢可以鍛鍊恥骨肌。等長收縮和離心收縮可強化此肌肉。
- 在「側面舒展式」(Parsvottanasana)中，前腳的恥骨肌做閉鎖鏈收縮，將骨盆和身軀往前帶動。

伸展

蝴蝶式：這個直立版本的體位能夠充分伸展恥骨肌。

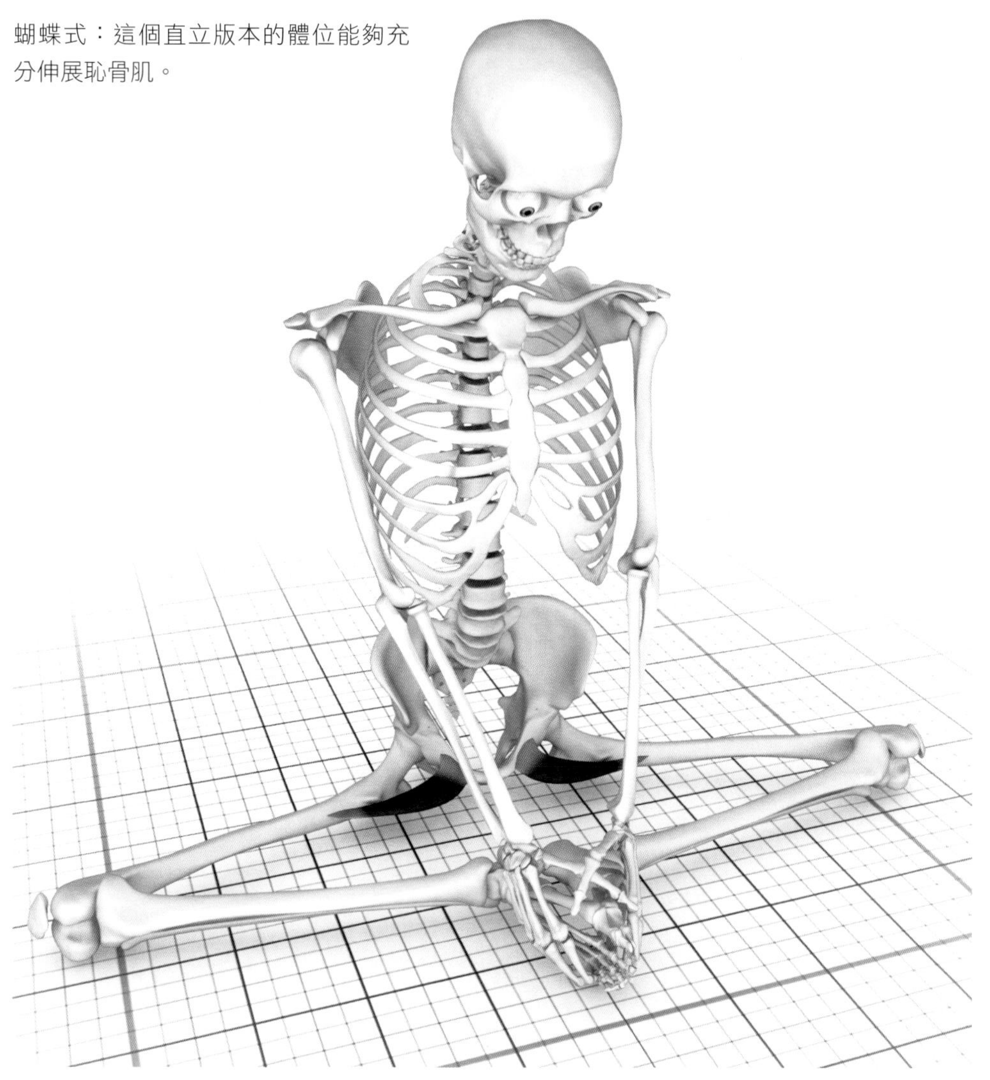

收縮

烏鴉式（Bakasana）：練習此體位時，可以靠收縮內收肌群來穩定身體的平衡。

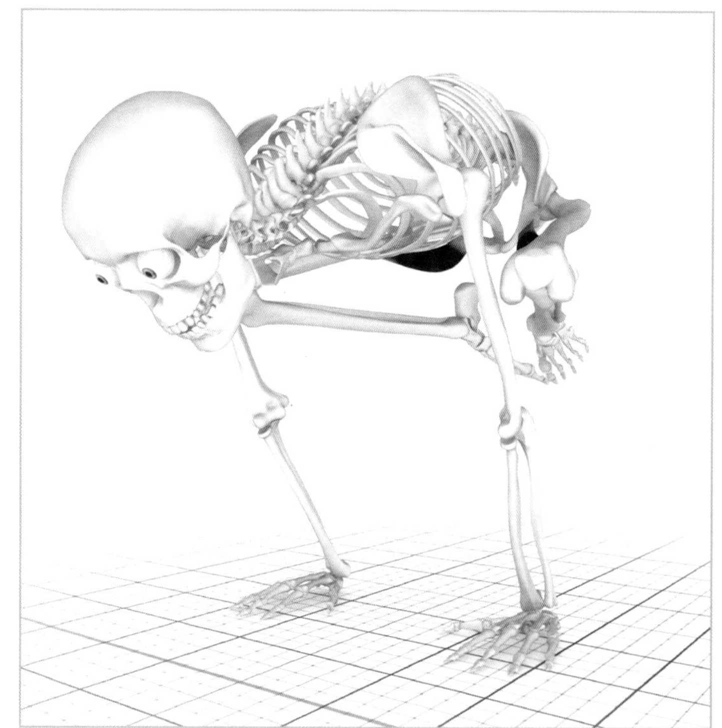

6 內收大肌

這是內收肌群中最大且位於最後方的肌束，起自於骨盆背後，沿著股骨內側分布。在此塊大而厚的肌肉下方肌腱有一道裂縫，稱為「內收肌裂孔」，這是股骨血管的通道。

內收大肌位於大腿後側，就表示其作用就是讓大腿能夠內收及延展。內收大肌是臀大肌的協同肌，可以做出「輪式」（Urdhva Dhanurasana）等後彎姿勢。內收大肌如果僵緊會限制前劈腿等動作，若是肌力不足則無法做好烏鴉式（Bakasana）。內收大肌的收縮，可以強化會陰能量收束法根鎖（Mula Bandha）的動作。

內收大肌（後視圖）

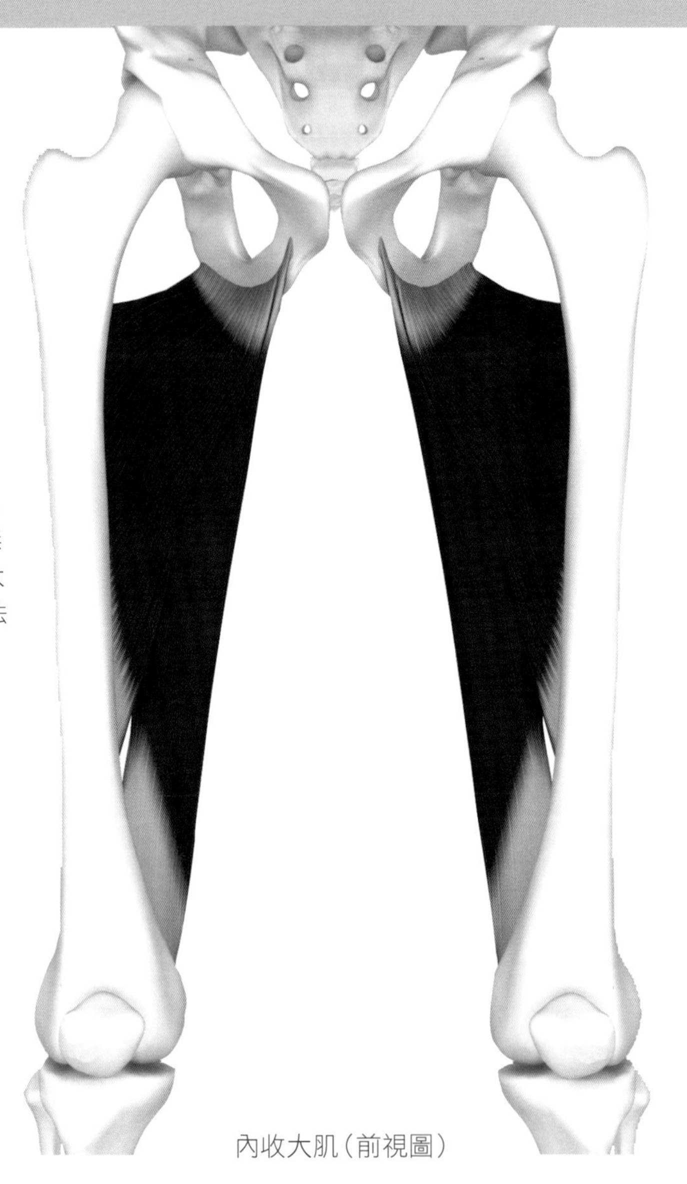

內收大肌（前視圖）

內收大肌1

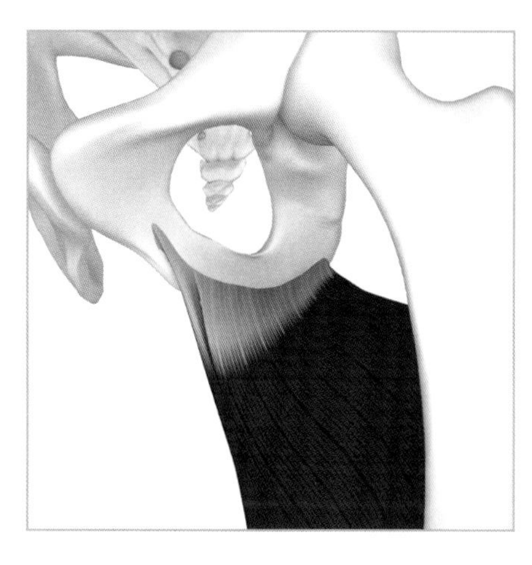

內收大肌起端

- 坐骨恥骨支（前方剖面圖）。
- 坐骨結節（後方剖面圖）。

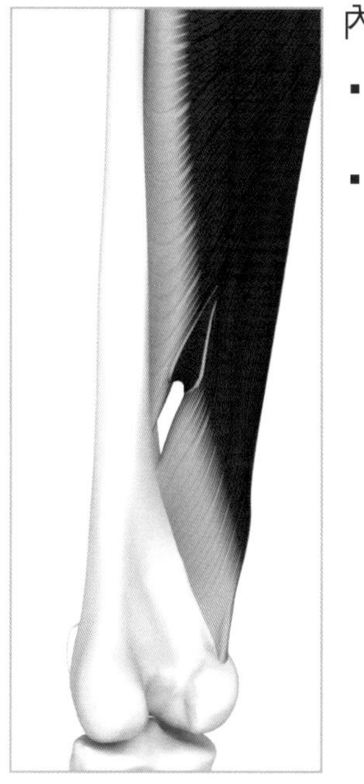

內收大肌止端

- 股骨中段三分之一處後方的股骨粗線（前方剖面圖）。
- 在膝關節上方，遠端股骨內側的內上髁（後方剖面圖）。

內收大肌的神經分布與脈輪

- 前肌纖維：閉孔神經（第二、第三和第四腰椎神經）。
- 後肌纖維：坐骨神經的脛骨部位（第三、第四和第五腰椎神經）。
- 圖中發亮部位：上方為第一脈輪；下方為第二脈輪。

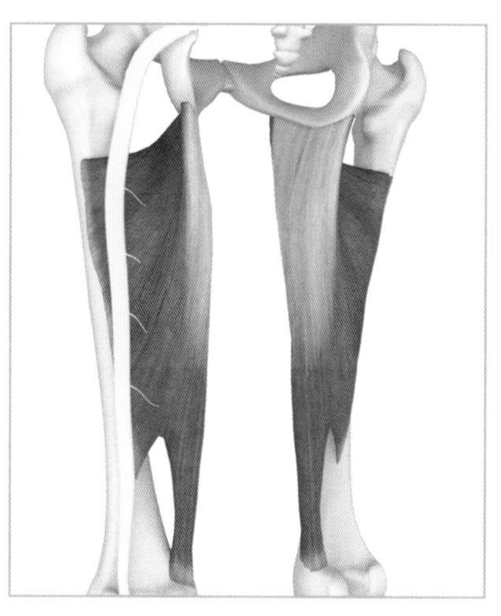

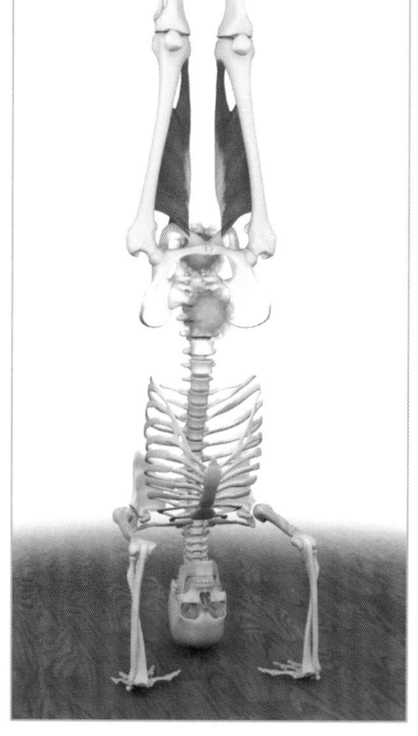

內收大肌2

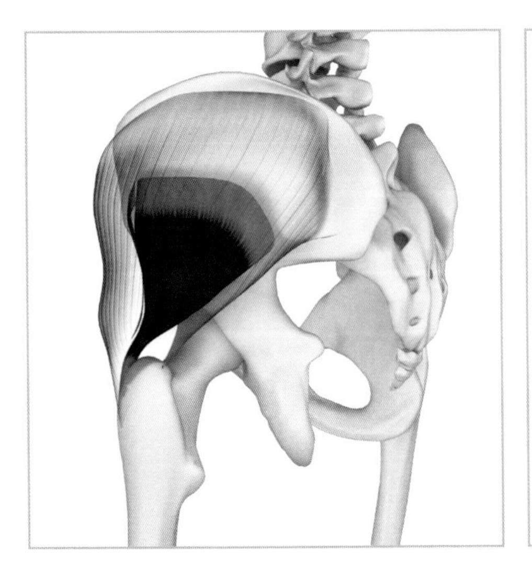

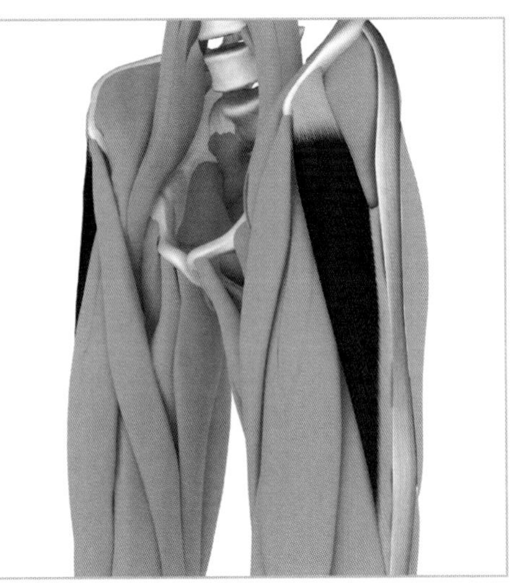

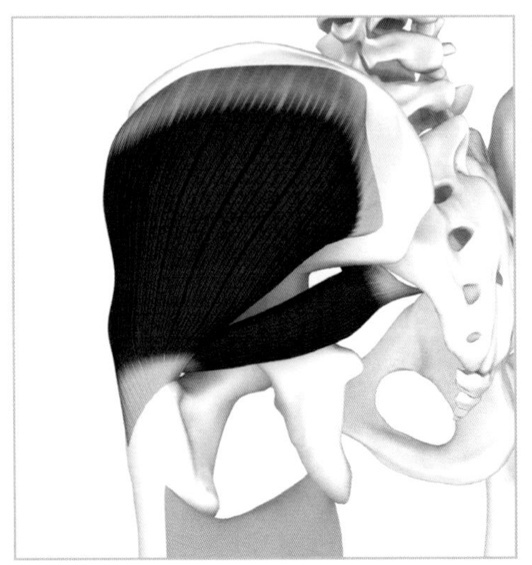

拮抗肌

臀中肌、臀小肌、闊筋膜張肌和梨狀肌。

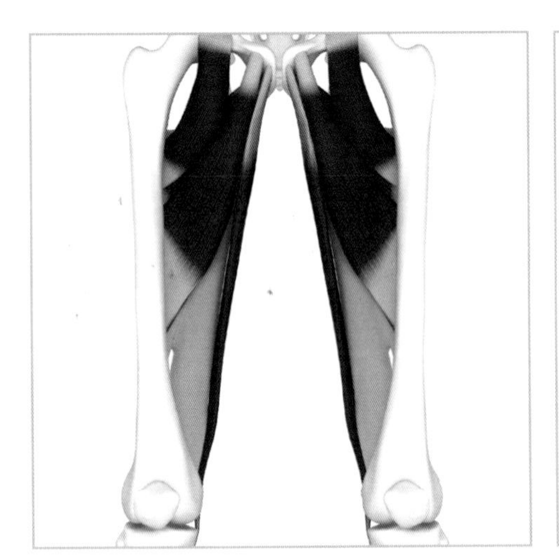

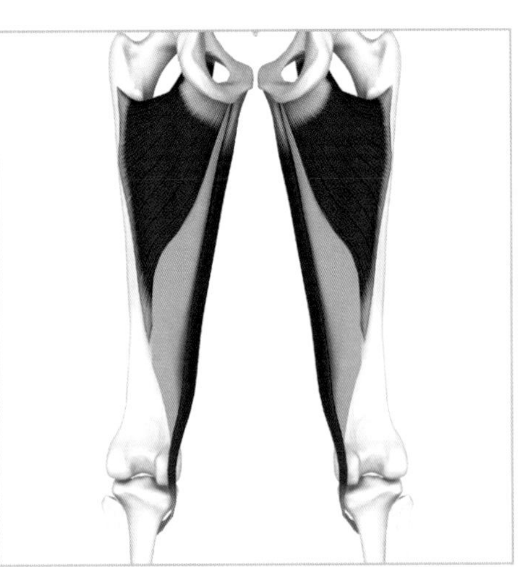

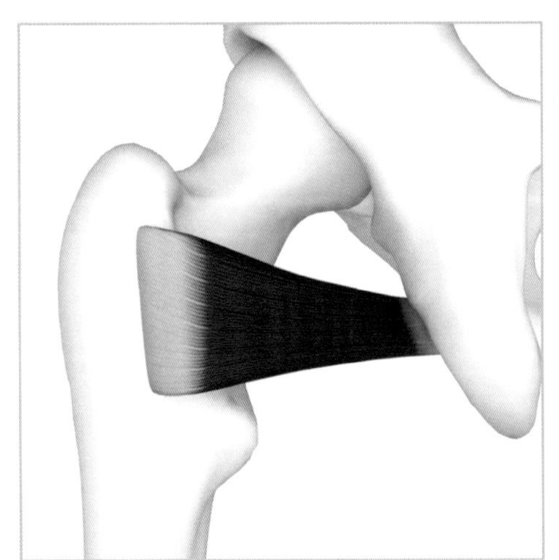

協同肌

內收肌群和股方肌。

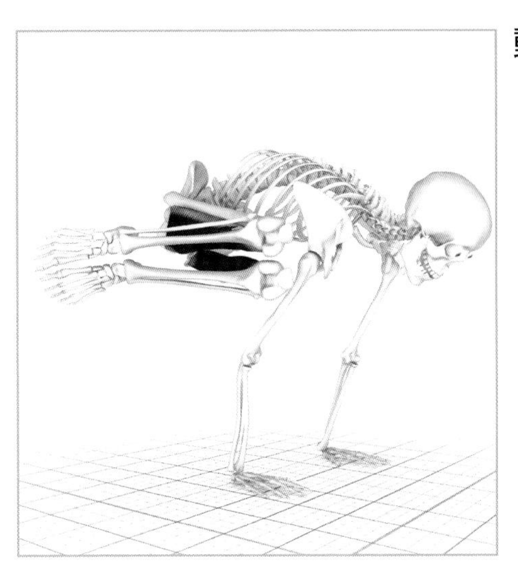

動作

- 內收髖部；後肌纖維延展及向外轉動髖部。
- 在練習「側邊烏鴉式」(Parsva Bakasana)的動作時，內收大肌收縮，雙邊大腿夾緊。

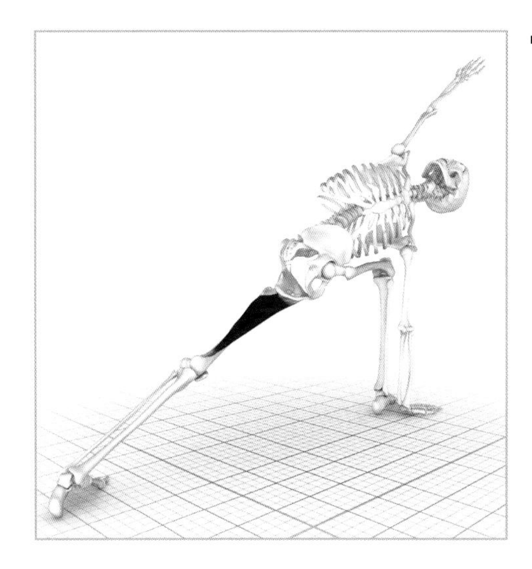

- 在「扭轉側三角式」(Parivrtta Parsvakonasana)中，收縮內收大肌，可幫助臀大肌，延展且向外轉動後腳。

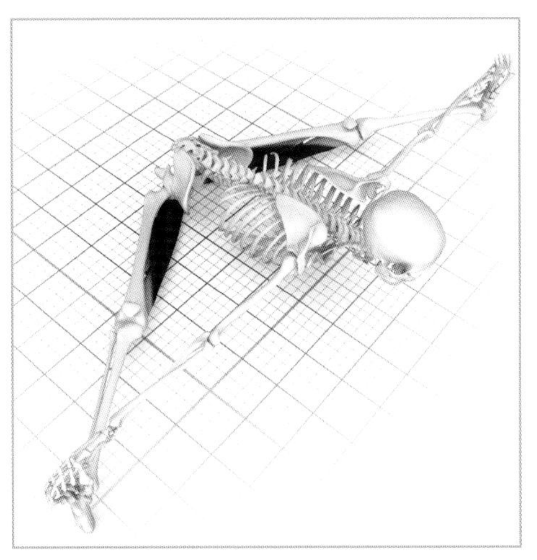

鍛鍊

- 在「坐姿金字塔式」(Upavistha Konasana)中，利用外展和彎曲髖部，可以鍛鍊內收大肌。

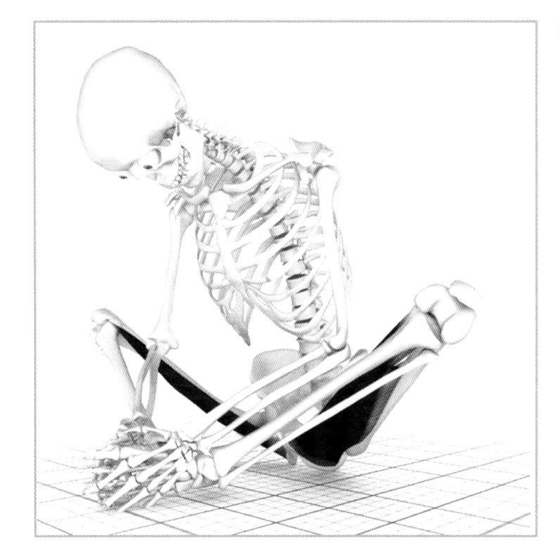

- 在「蝴蝶式」(Baddha Konasana)體位中，透過等長收縮及離心收縮的作用，能夠伸展及鍛鍊內收大肌。

內收大肌3

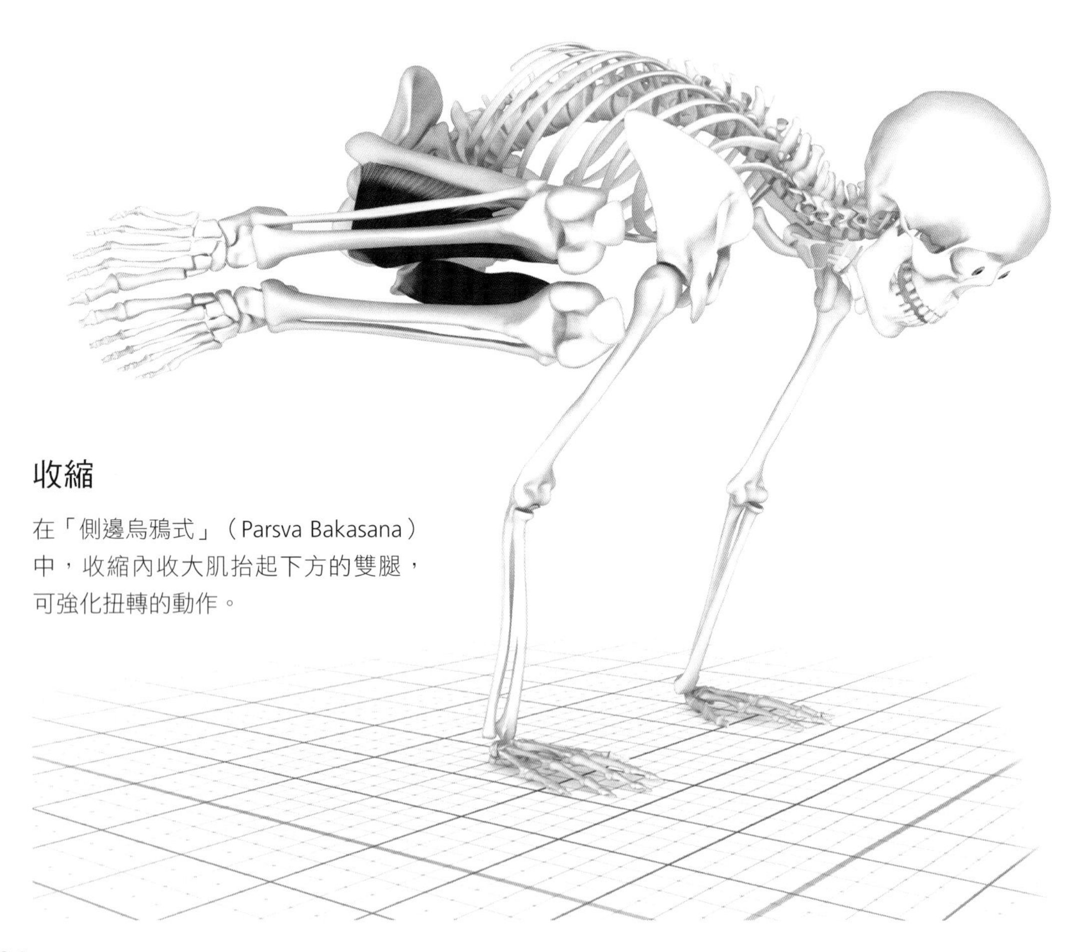

收縮

在「側邊烏鴉式」（Parsva Bakasana）中，收縮內收大肌抬起下方的雙腿，可強化扭轉的動作。

伸展

在「坐姿金字塔式」（Upavistha Konasana）中，內收大肌和全部的內縮肌群都能得到伸展（越遠端及越後方的肌肉更能伸展開來）。

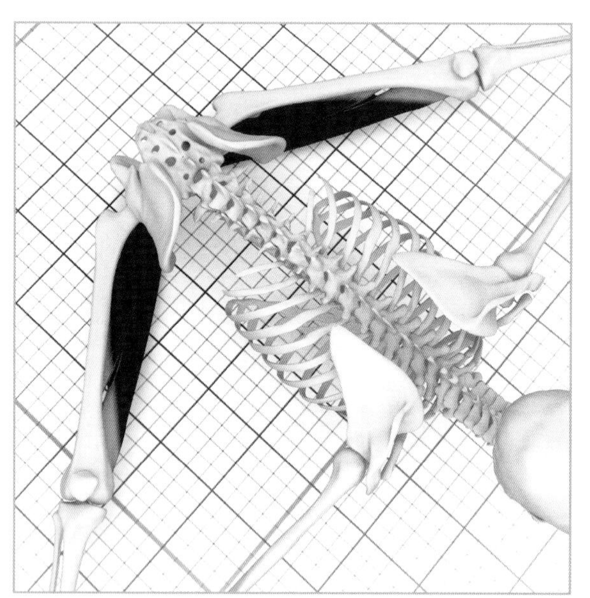

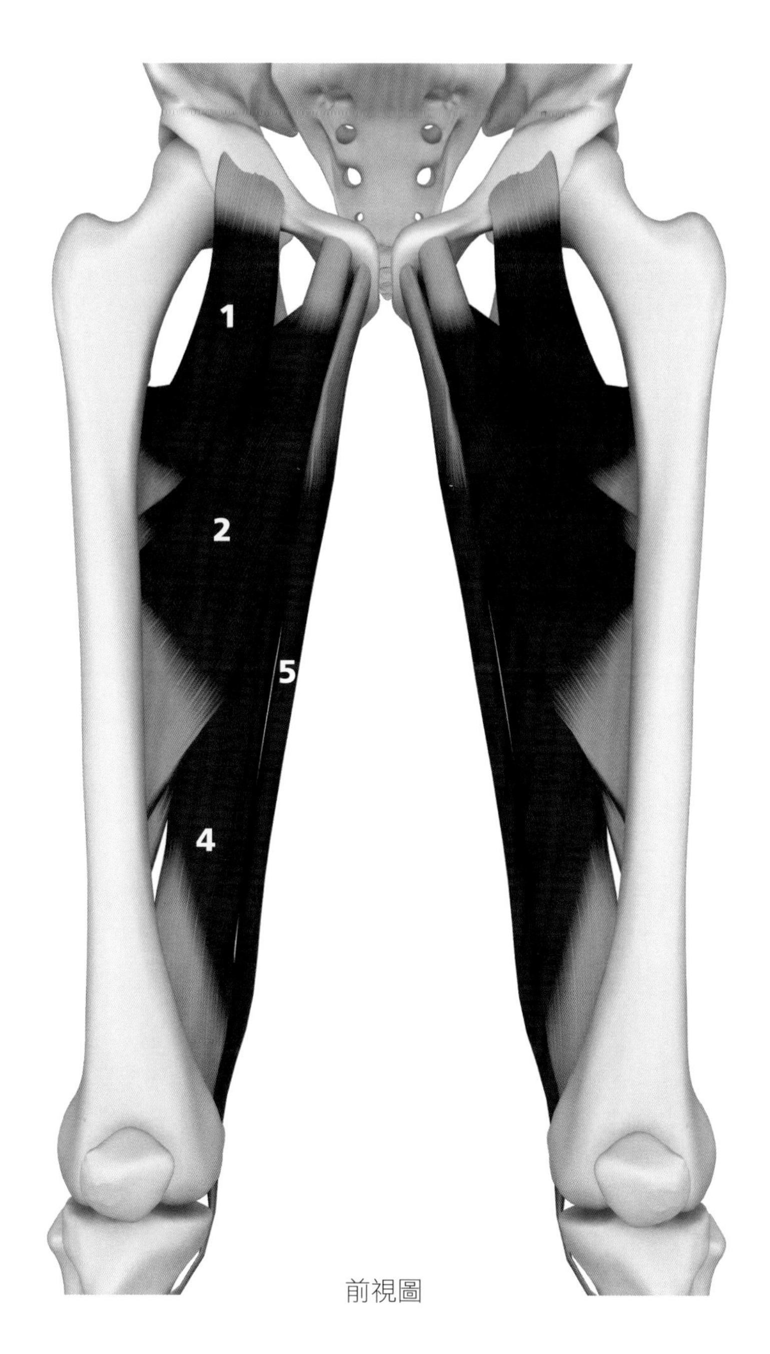

前視圖

大腿肌肉群

1
恥骨肌
2
內收長肌
3
內收短肌
4
內收大肌
5
股薄肌

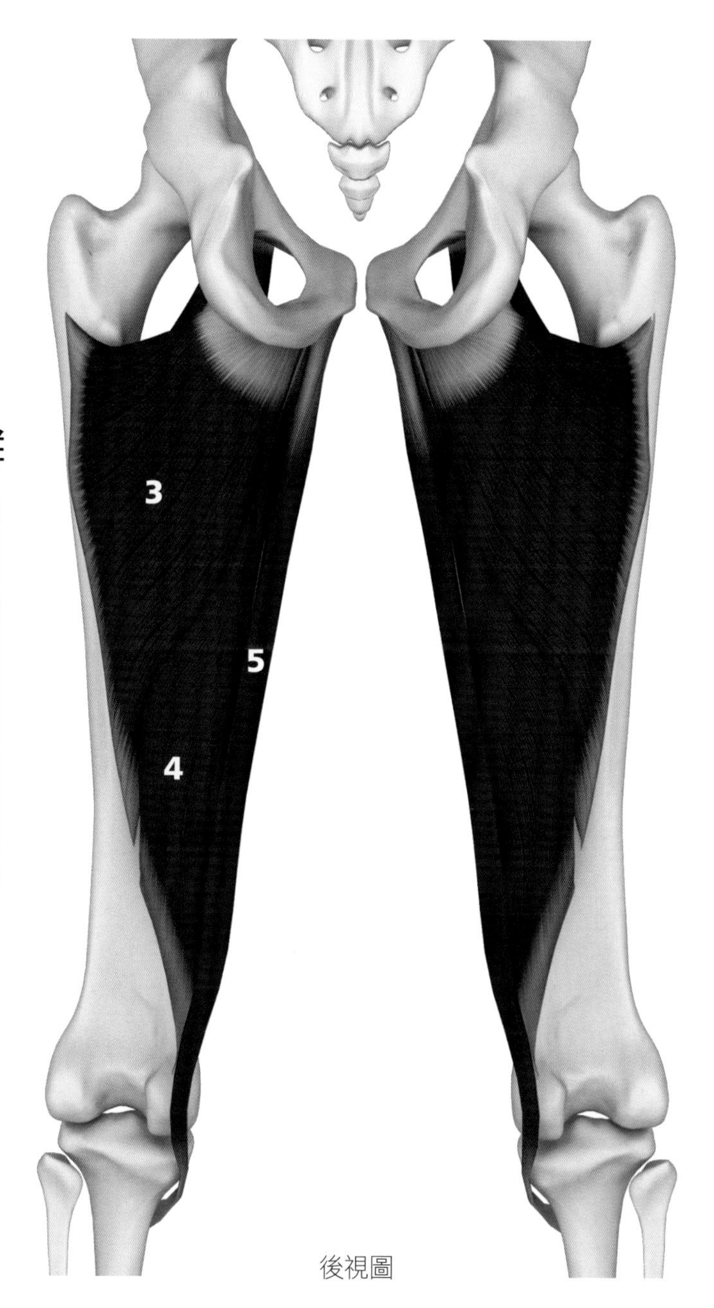

後視圖

內收肌群的鍛鍊

如果內收肌群太緊繃，在做蝴蝶式（Baddha Konasana）和完美式（Siddhasana）等體位時，坐姿的膝蓋會懸在空中壓不下來。膝蓋較高，代表重心比較高；而當重心較高時，會需要更大的肌力來維持平衡。壓低膝蓋高度，更容易維持坐姿的體位。釋放內收肌群的緊繃，有助於改善膝蓋高懸的問題。

下面的動作有助於鍛鍊內收肌群的伸展。首先，雙腳擺成蝴蝶式的姿勢，利用手肘來幫助肌肉內收。以等長收縮的方式來收縮內收肌群，維持此姿勢幾分鐘之後，再將膝蓋朝兩邊下壓。

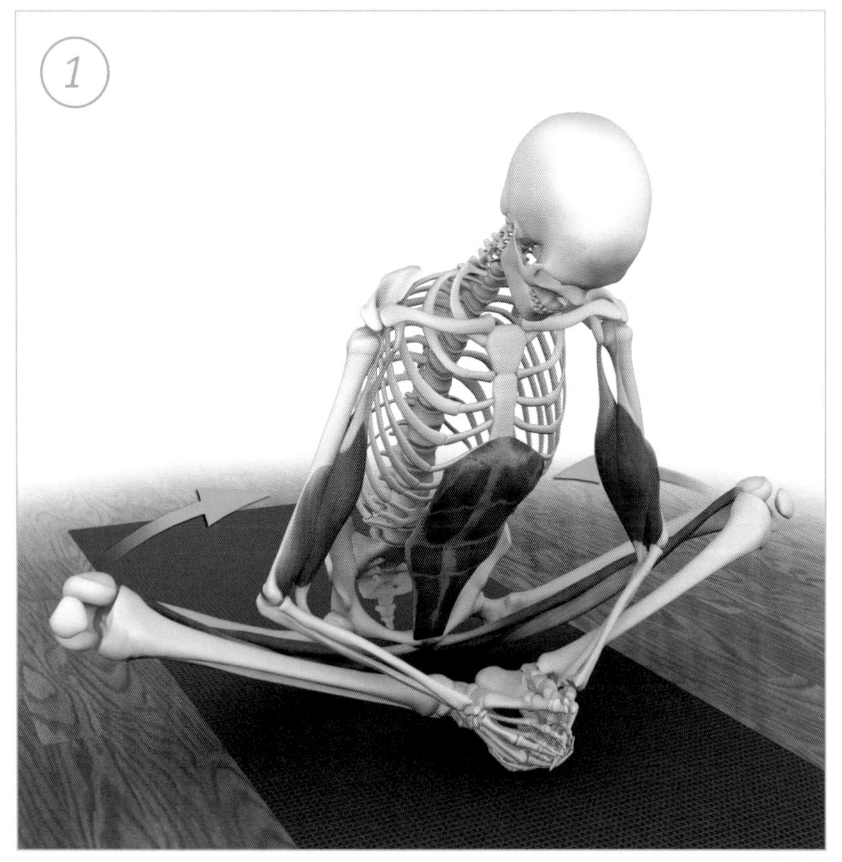

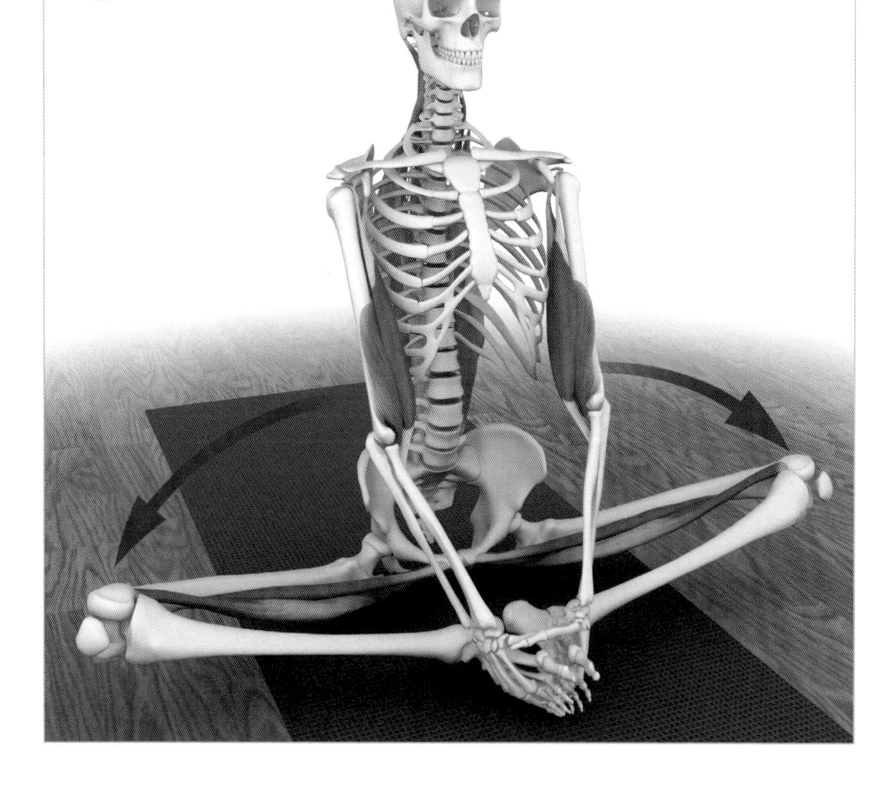

蝴蝶式

7 外旋肌

梨狀肌

梨狀肌呈三角錐形狀，起自於骨盆內側的薦椎。梨狀肌包覆著腸骨，止於近端股骨的大轉子頂端。這樣的位置，讓梨狀肌可以產生如滑輪的作用，肌力因而加倍，與圍著骨盆前方的髂腰肌很類似。坐骨神經分布在梨狀肌後方，當肌肉過緊或發炎時都會刺激到坐骨神經，造成腿部不適，這個現象稱為「梨狀肌症候群」（編按：類似坐骨神經痛，又稱為假性坐骨神經痛）。梨狀肌是以開放鏈和閉鎖鏈的方式運作。當肌肉起點（薦椎）固定、收縮時，會讓股骨向外旋轉和外展；而當股骨固定、肌肉收縮時，會使骨盆向後傾斜。如果梨狀肌緊繃，在某些坐姿轉體和站姿轉體時，會限制大腿內旋的範圍。

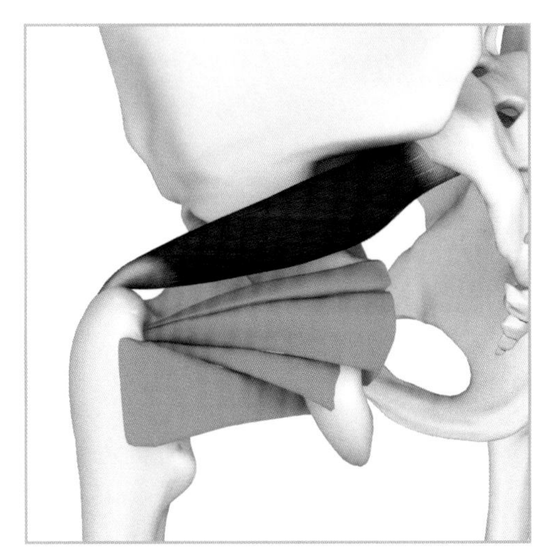

梨狀肌

股方肌

這是最遠端的外旋肌，位於臀部深處，呈四方形，起自於坐骨結節的上方，止於近端股骨的股骨大轉子。當股骨外旋時，股方肌是梨狀肌的協同肌；而股方肌也是股骨的內收肌，在梨狀肌外展時，會產生拮抗作用。大腿外旋時，這兩束肌肉一起收縮。

股方肌僵緊時，會限制股骨某些坐姿轉體及站姿轉體的內旋範圍。在做坐姿旋轉及無需扭轉的站姿體位時，收縮股方肌能夠強化效果。鍛鍊梨狀肌和股方肌，對於髖部其他的外旋肌群（如上孖肌、下孖肌、閉孔內肌和閉孔外肌）都能掌控得更好。

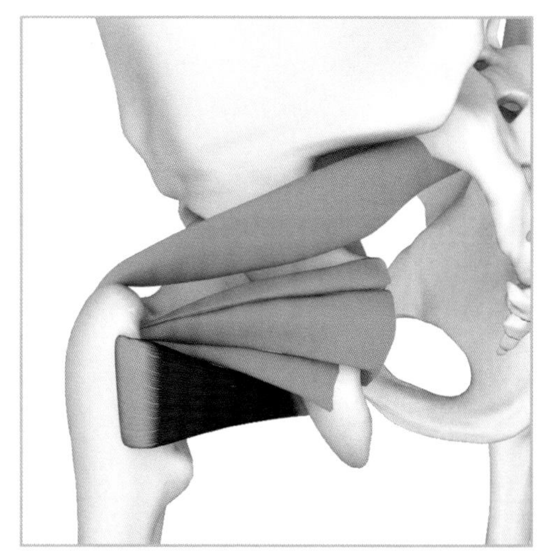

股方肌

梨狀肌和股方肌1

梨狀肌的起端

位於薦椎和薦結節韌帶的內側表面。

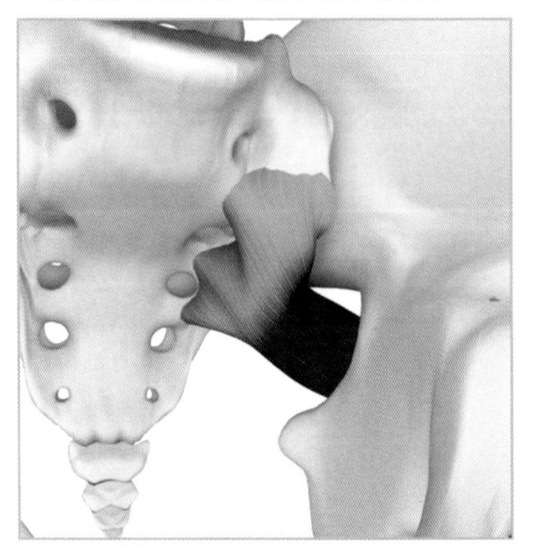

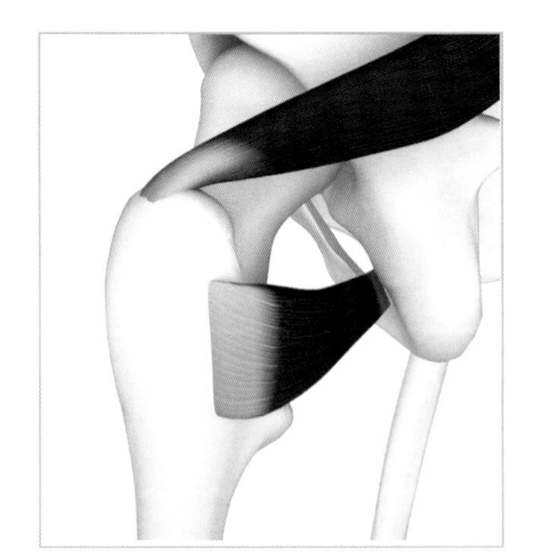

股方肌的起端

坐骨結節的側邊表面。

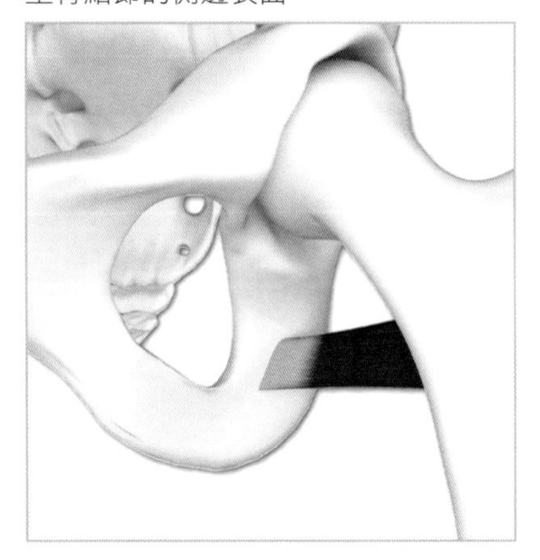

止端

- **梨狀肌**：股骨大結節頂端。
- **股方肌**：股骨後方表面，約與股骨大轉子等高的位置。

梨狀肌和股方肌的神經分布與脈輪

- 梨狀肌神經：第一和第二薦椎神經。
- 股方肌神經：第四和第五腰椎神經、第一薦椎神經。
- 圖中發亮部位：第一脈輪。

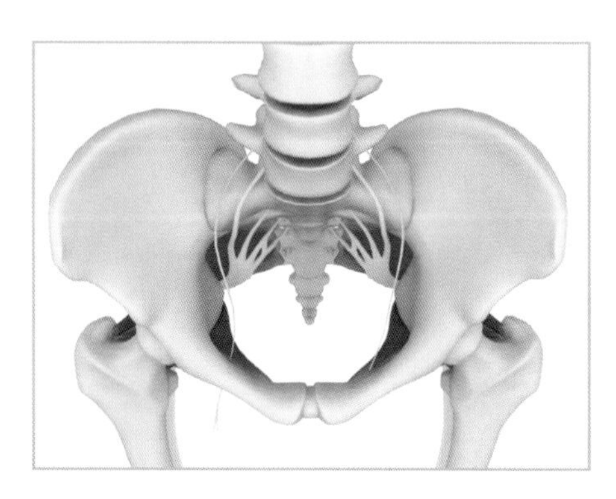

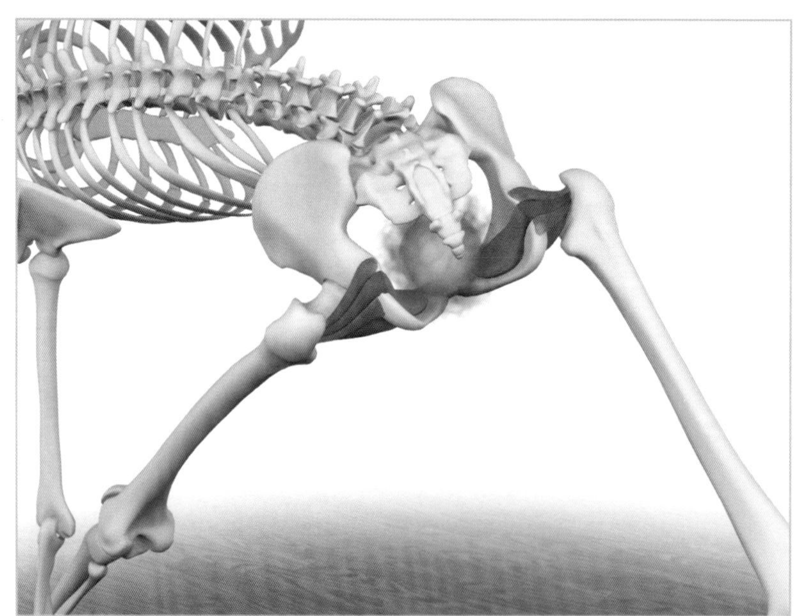

梨狀肌的拮抗肌

內收肌群和臀中肌（前肌纖維）。

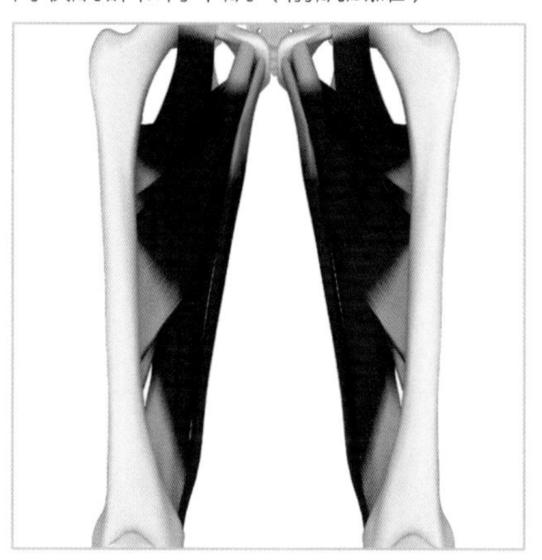

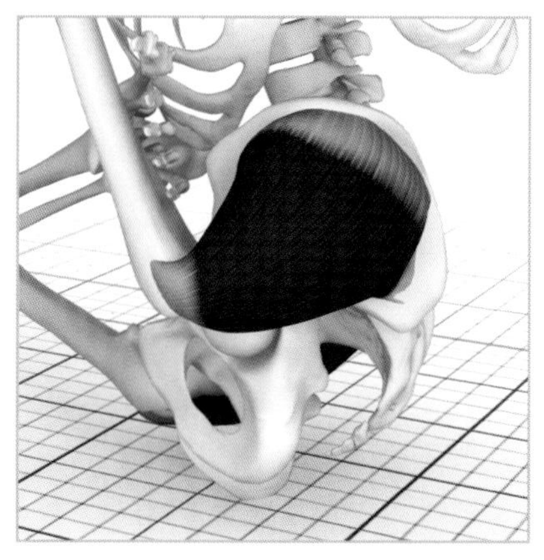

梨狀肌的協同肌

臀中肌（側肌纖維和後肌纖維）、臀小肌和闊筋膜張肌。

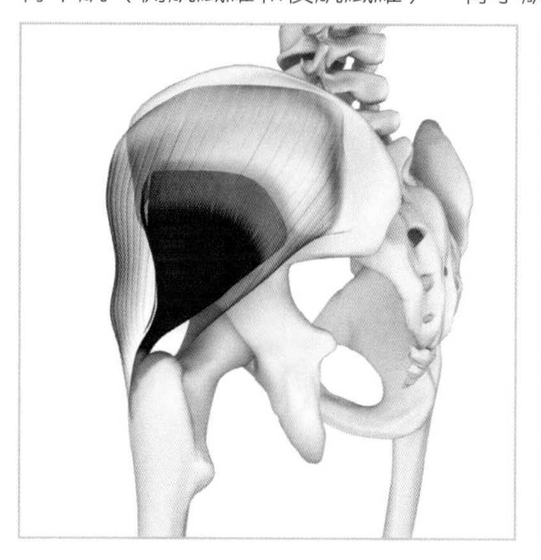

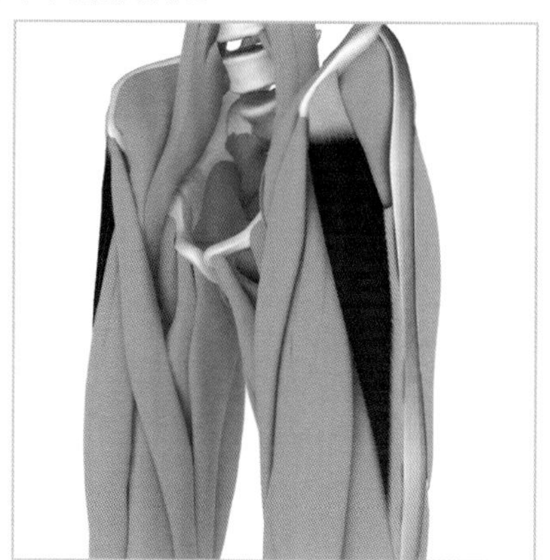

股方肌的拮抗肌

臀中肌（前肌纖維）、臀小肌和闊筋膜張肌。

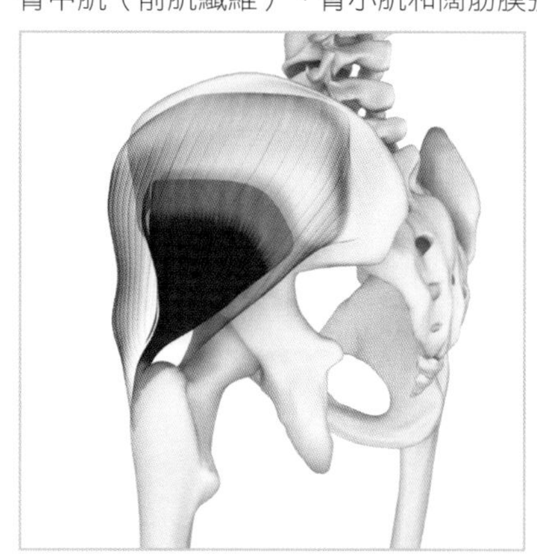

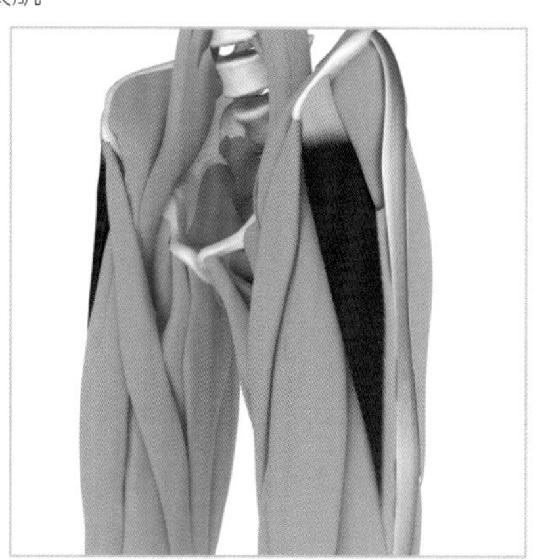

股方肌的協同肌

內收肌群。

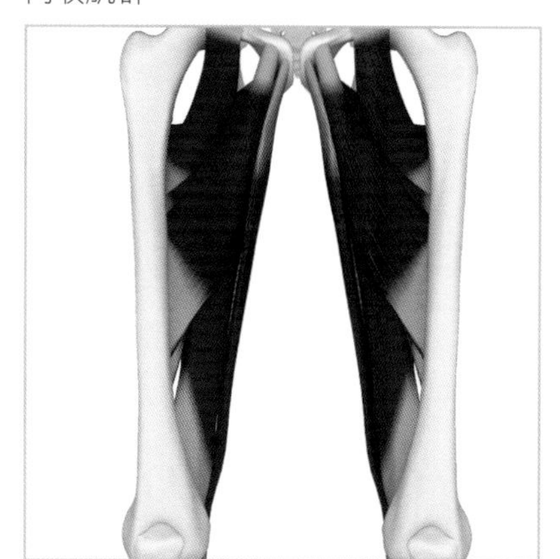

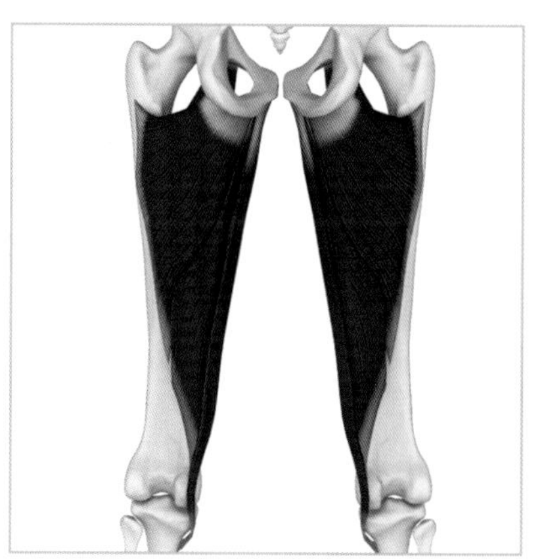

梨狀肌和股方肌2

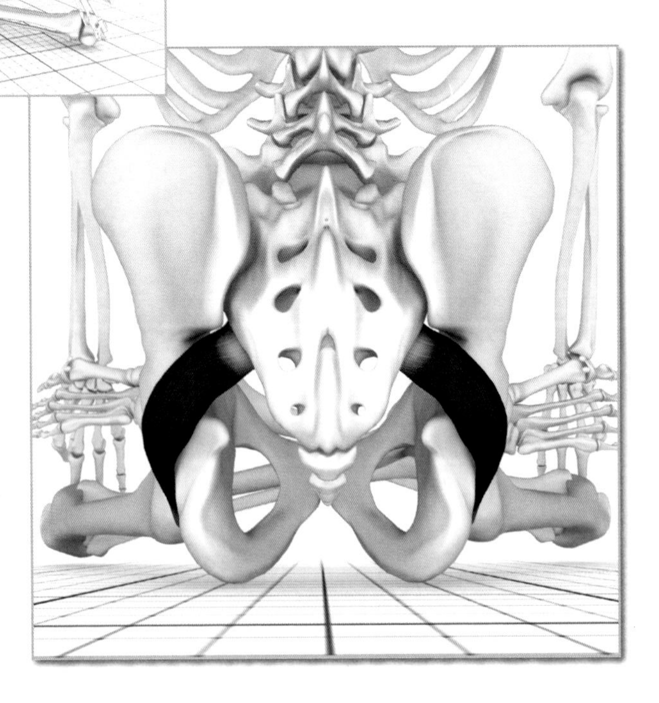

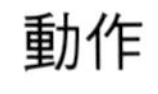

動作

- 梨狀肌的功能是使髖部外旋及外展；而股方肌是外旋和內收髖部。
- 梨狀肌的閉鎖鏈收縮作用，會讓骨盆向後傾斜。
- 做「蓮花式」（Padmasana）瑜伽體位時，髖部的外旋姿勢靠的是外旋肌群。

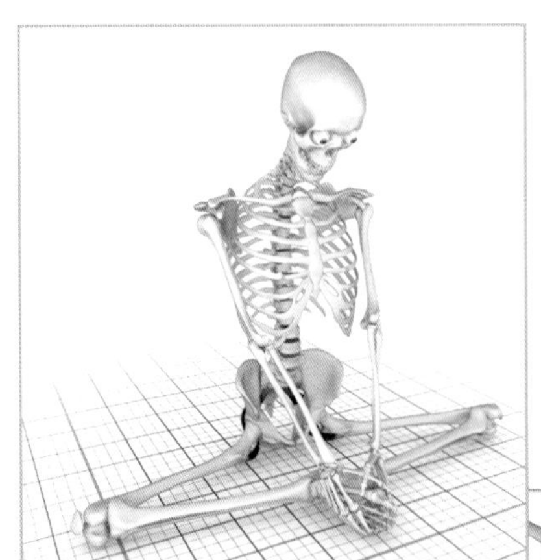

鍛鍊

收縮外旋肌群可以強化蝴蝶式（Baddha Konasana）。

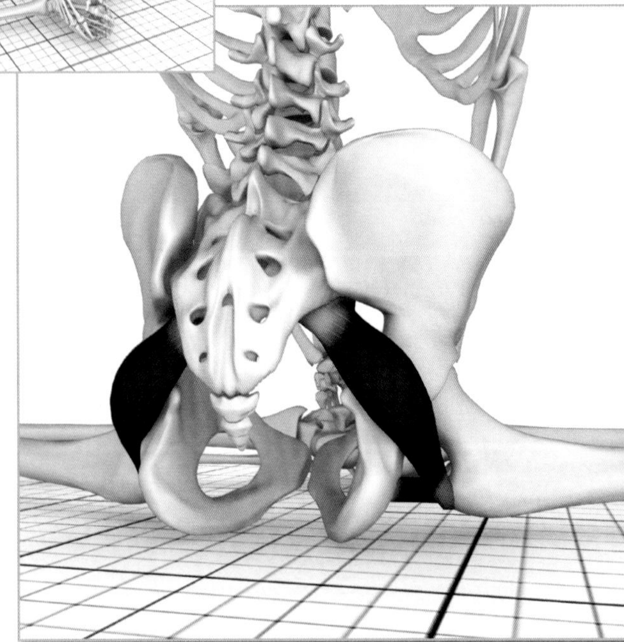

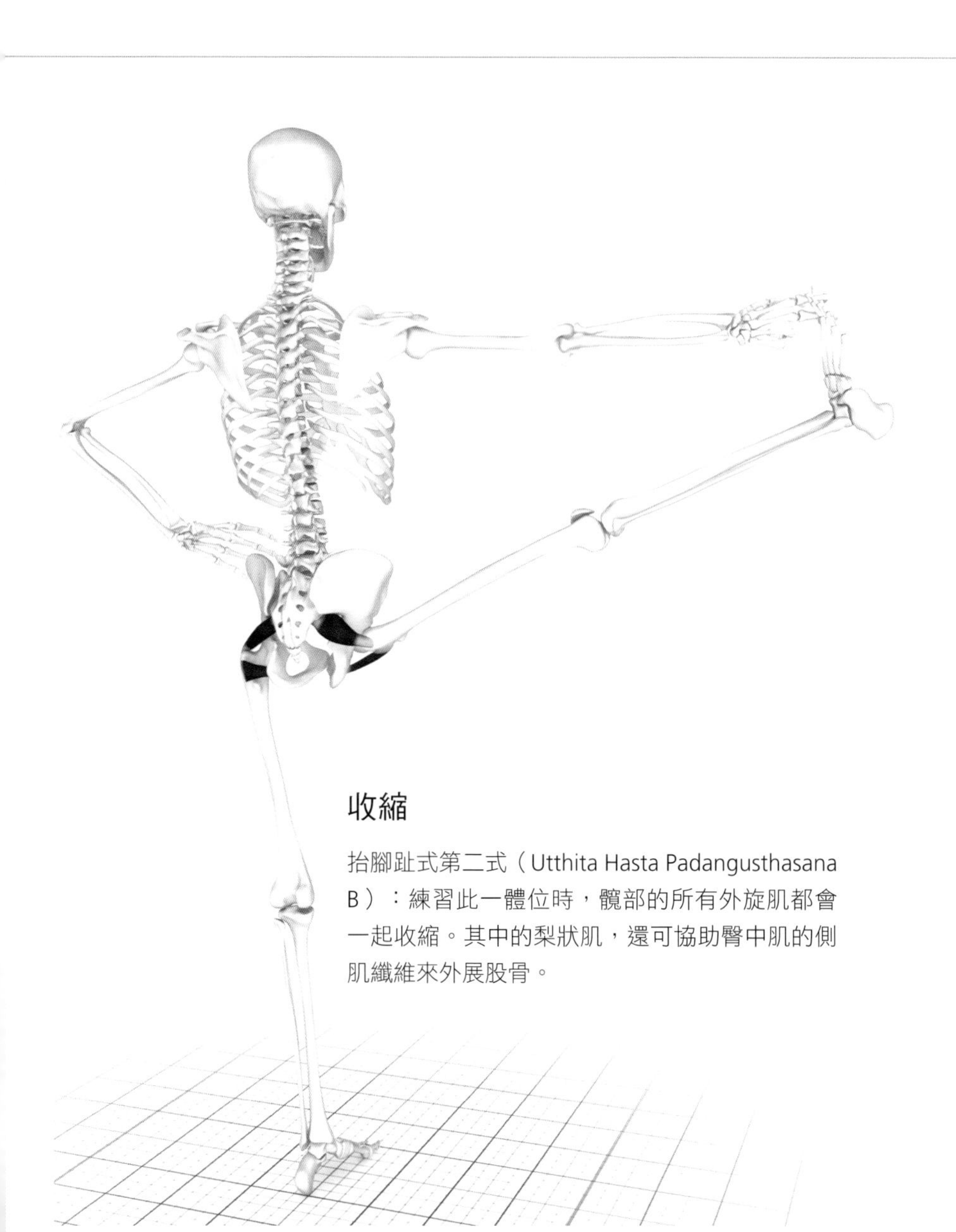

收縮

抬腳趾式第二式（Utthita Hasta Padangusthasana B）：練習此一體位時，髖部的所有外旋肌都會一起收縮。其中的梨狀肌，還可協助臀中肌的側肌纖維來外展股骨。

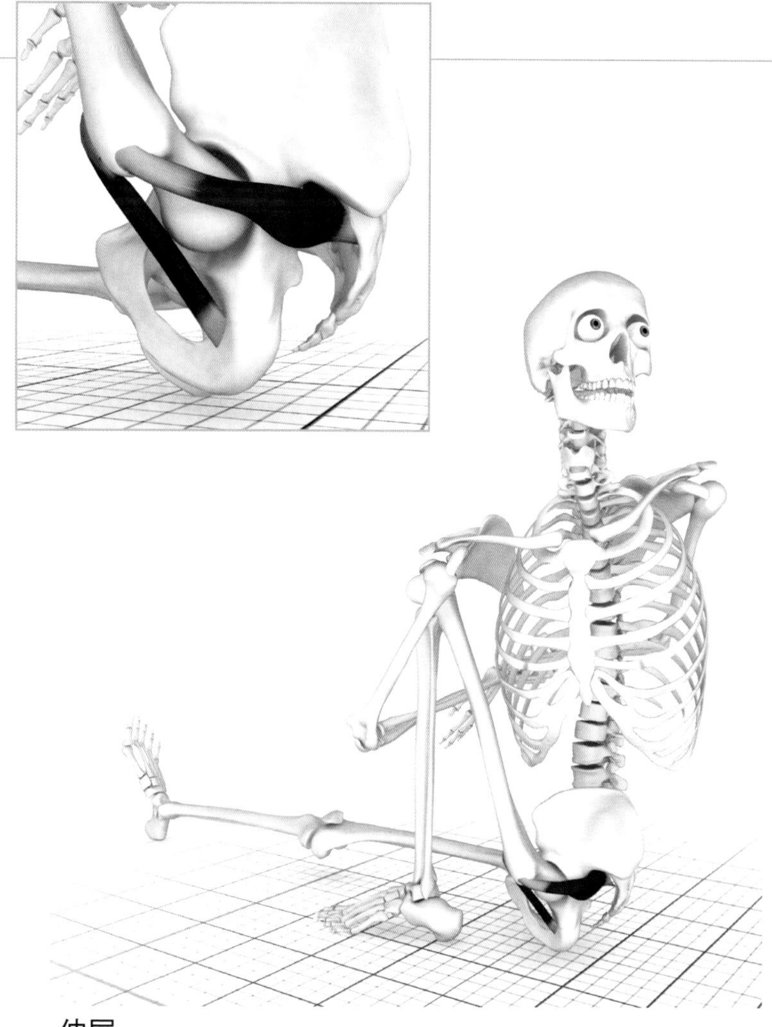

伸展

聖哲馬里奇第四式（Marichyasana D）：練習此一體位時，收縮髖部的內旋肌群（闊筋膜張肌、臀中肌的前肌纖維）能夠伸展外旋肌群。

8 股四頭肌

股四頭肌是形成大腿前側的一組肌肉。英文名quadriceps源自拉丁文，意為四個頭，由四部分的肌肉（包括股直肌、股中間肌、股外側肌和股內側肌）形成股四頭肌的肌腱，止端位於髕骨（膝蓋骨）。下方的髕腱（即髕骨韌帶）延續股四頭肌的功能，終止於近端脛骨的前方。髕骨呈倒三角形，是包在肌腱內的種子骨，在膝蓋伸直、股四頭肌收縮時，其作用有如槓桿的支點，可加大下肢曲伸的動力。

股直肌是股四頭肌中最獨立的一塊肌肉，它是唯一起自於髂前下棘、骨盆前方的肌肉，一直連接到大腿前方，覆蓋股中間肌，並和其他的股四頭肌融合後，止於髕骨位置。股直肌屬多關節肌，收縮時能產生力量，做出彎曲髖部和伸展膝蓋的動作。股四頭肌的其他三股肌肉都屬於單關節肌，只能伸展膝蓋。

股四頭肌是練習瑜伽時經常用到的重要肌肉，在坐姿或站姿中，收縮股四頭肌可以直接伸展膕旁肌；在後彎動作中也能拉直膝蓋、挺起身軀。

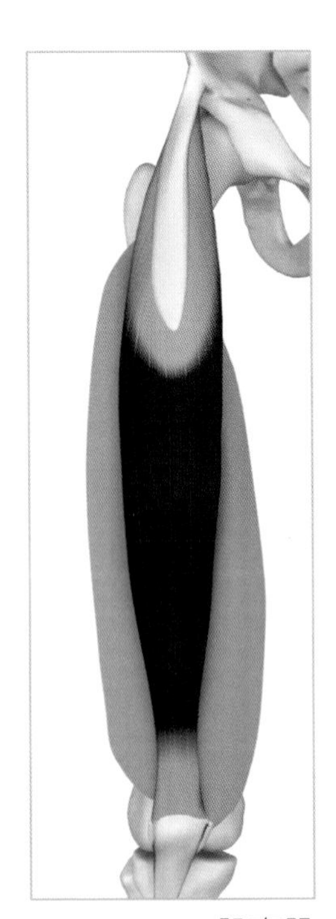

股直肌

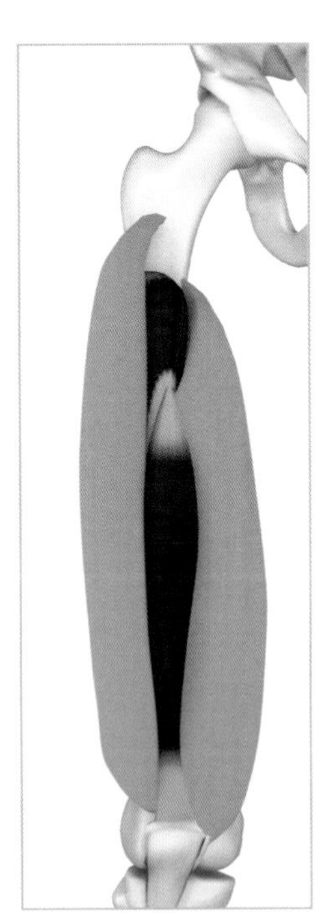

股中間肌

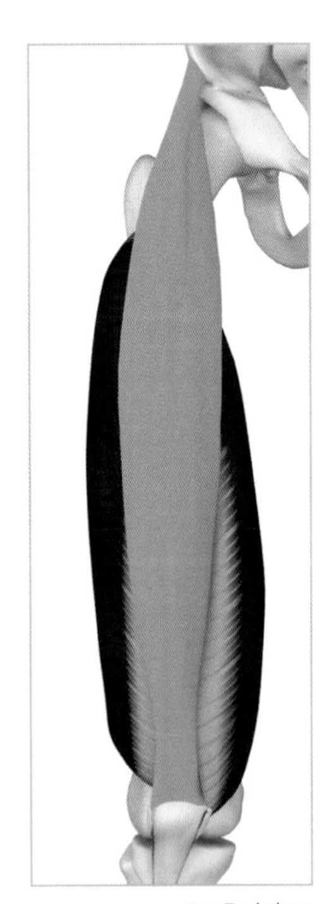

股內側肌
股外側肌

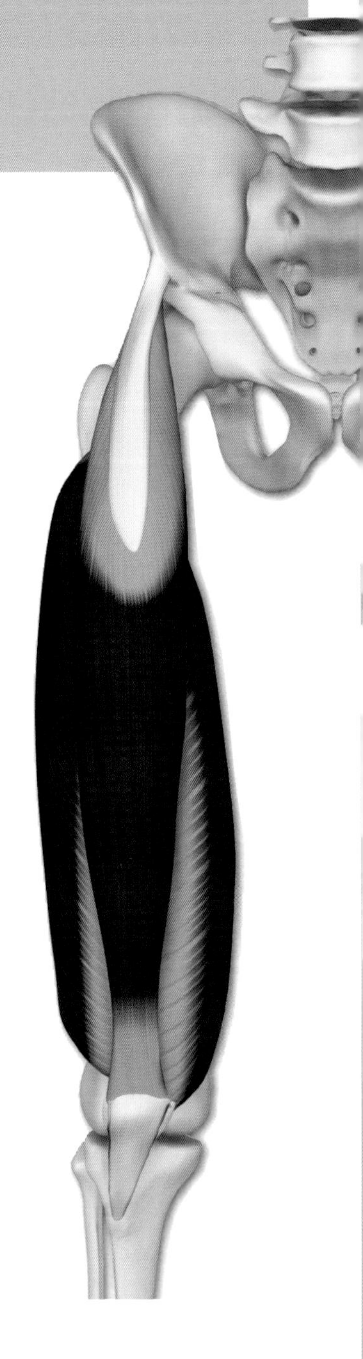

股四頭肌1

股四頭肌起端

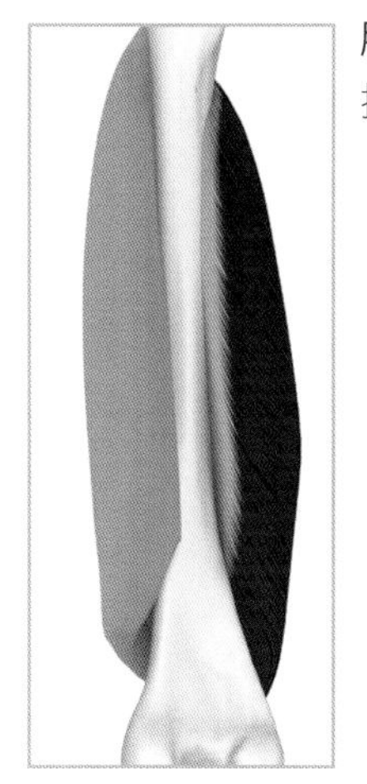

股內側肌：
接近股骨前方三分之二處。

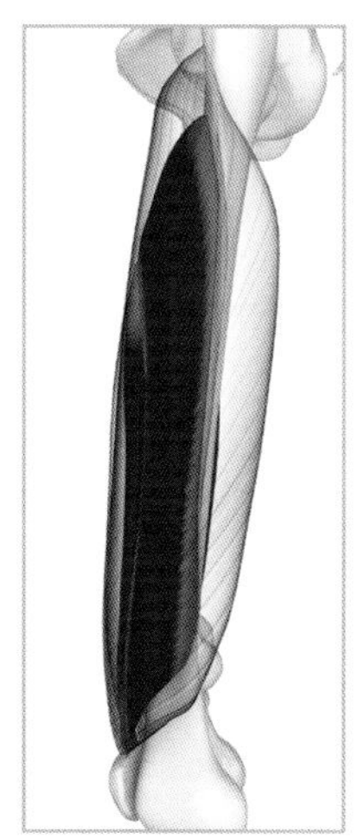

股中間肌：
近端股骨外側，就在股骨大轉子的位置（從股外側肌透視）。

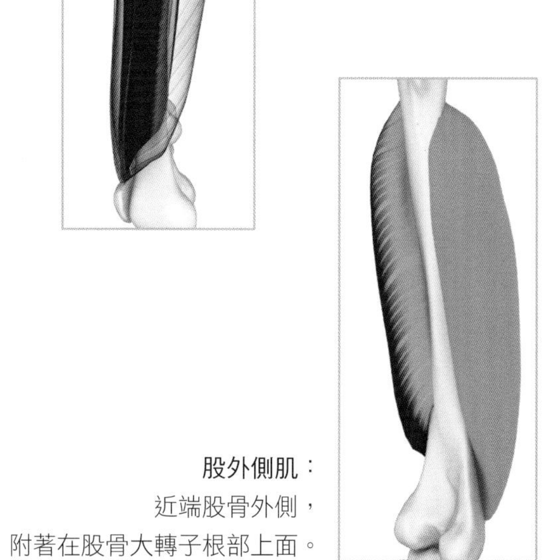

股外側肌：
近端股骨外側，
附著在股骨大轉子根部上面。

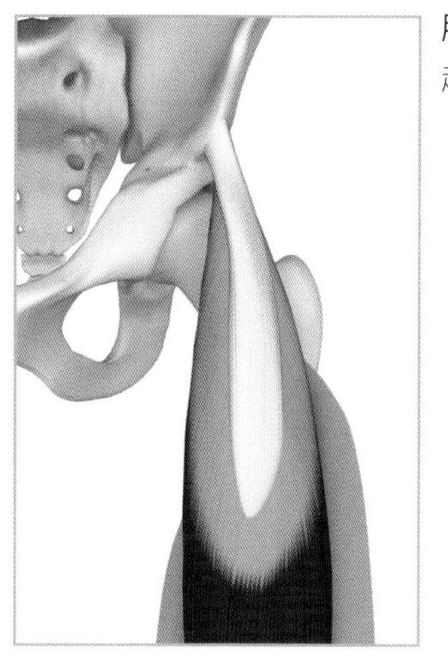

股直肌：
起自於髂前下棘。

股四頭肌止端

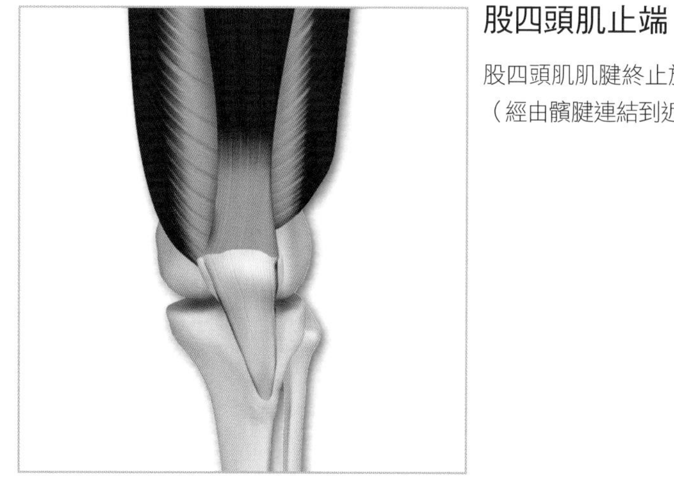

股四頭肌肌腱終止於髕骨前上方（經由髕腱連結到近端脛骨）。

股四頭肌2

股四頭肌的神經分布與脈輪

股骨神經：第二、第三和第四腰椎神經。
圖中發亮部位：第二脈輪。

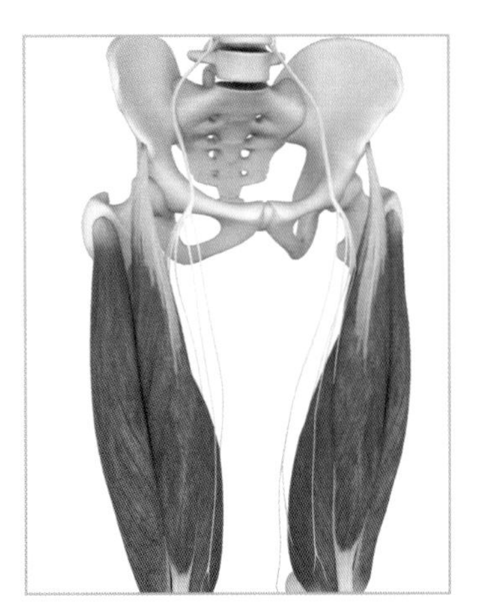

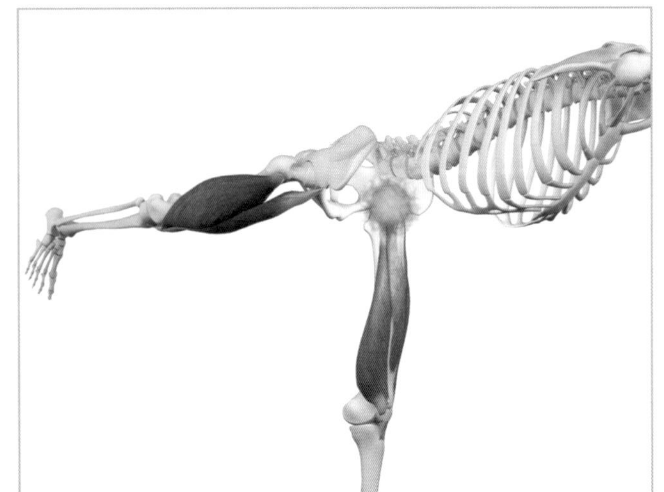

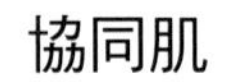

協同肌

髂腰肌和闊筋膜張肌。

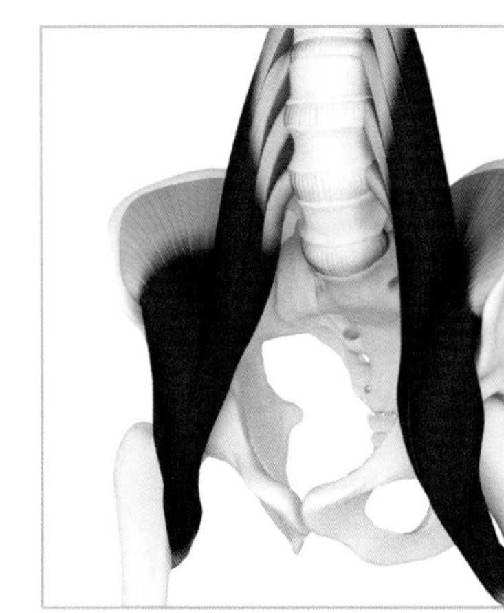

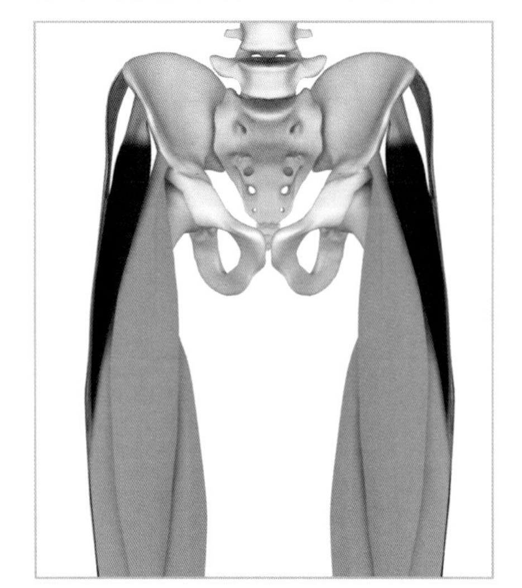

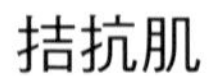

拮抗肌

膕旁肌、腓腸肌、縫匠肌和股薄肌。

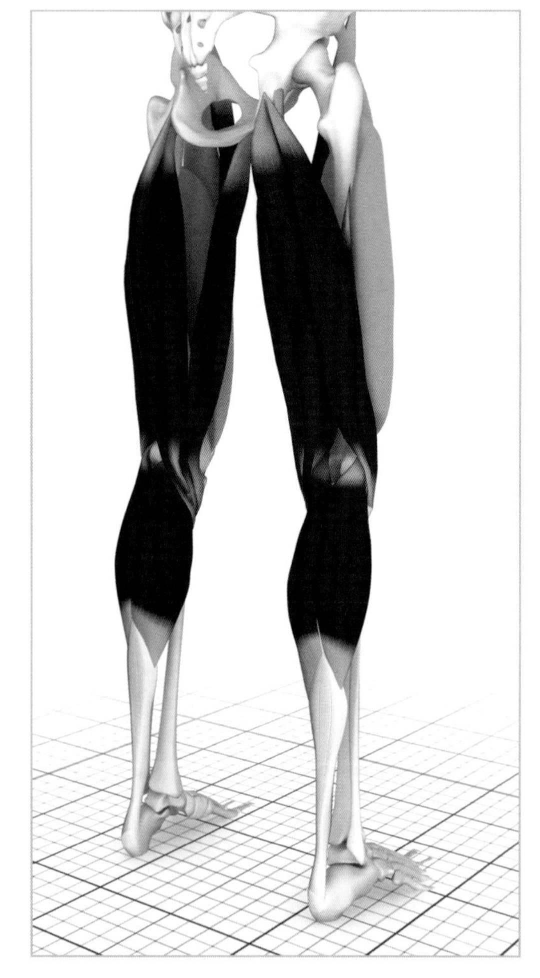

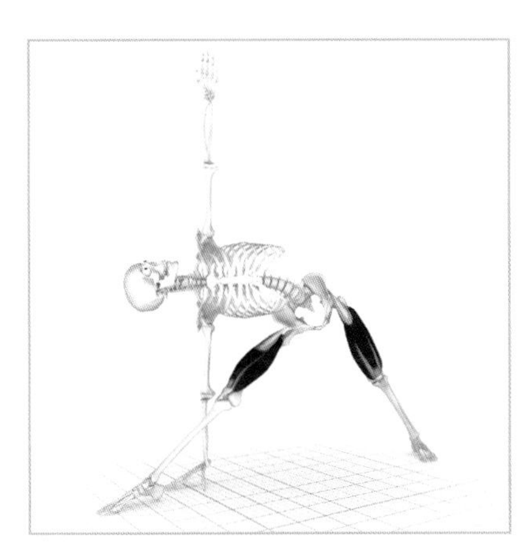

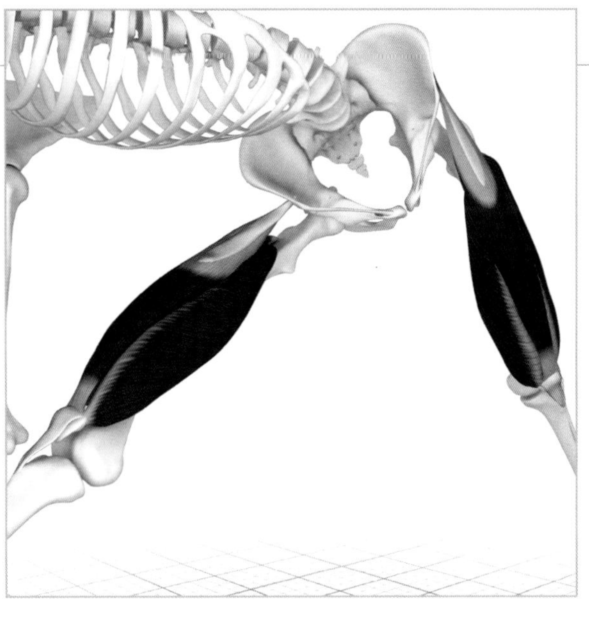

動作

- 伸展膝蓋。
- 股直肌也能彎曲髖部。
- 在「三角式」（Utthita Trikonasana）的體位中，藉由收縮股四頭肌，可延展膝蓋和彎曲髖部（股直肌）。

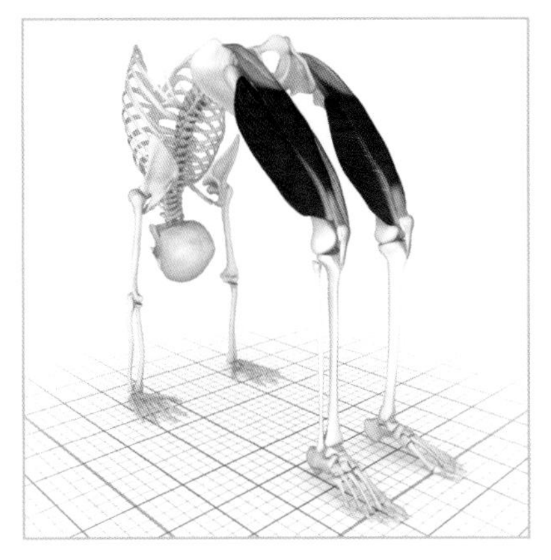

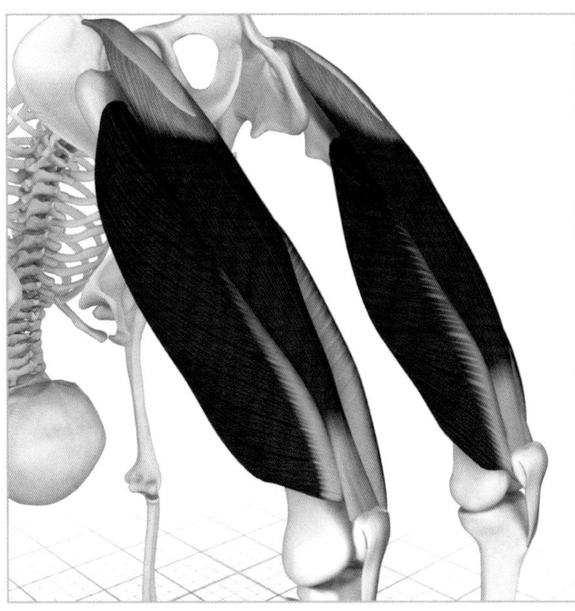

鍛鍊

在「輪式」（Urdhva Dhanurasana）體位中，透過股外側肌、股內側肌和股中間肌的收縮來拉直膝蓋；而股直肌則做伸展及離心收縮。

股四頭肌3

收縮

站立前彎式（Uttanasana）：在這個前彎動作中，股四頭肌收縮，提起髕骨及拉直膝蓋，伸展它們的拮抗肌（即膕旁肌）。

伸展

單跪伸展式（Trianga Mukhaikapada Paschimottanasana）：彎曲膝蓋會伸展到股外側肌、股內側肌和股中間肌；而髖部彎曲時，股直肌會放鬆。拉直那隻腳的股四頭肌收縮，會伸展對應的膕旁肌。

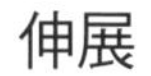

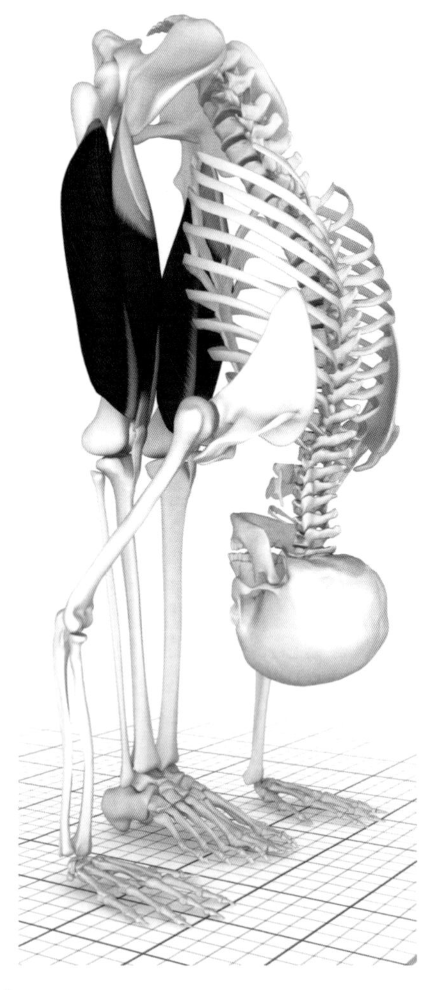

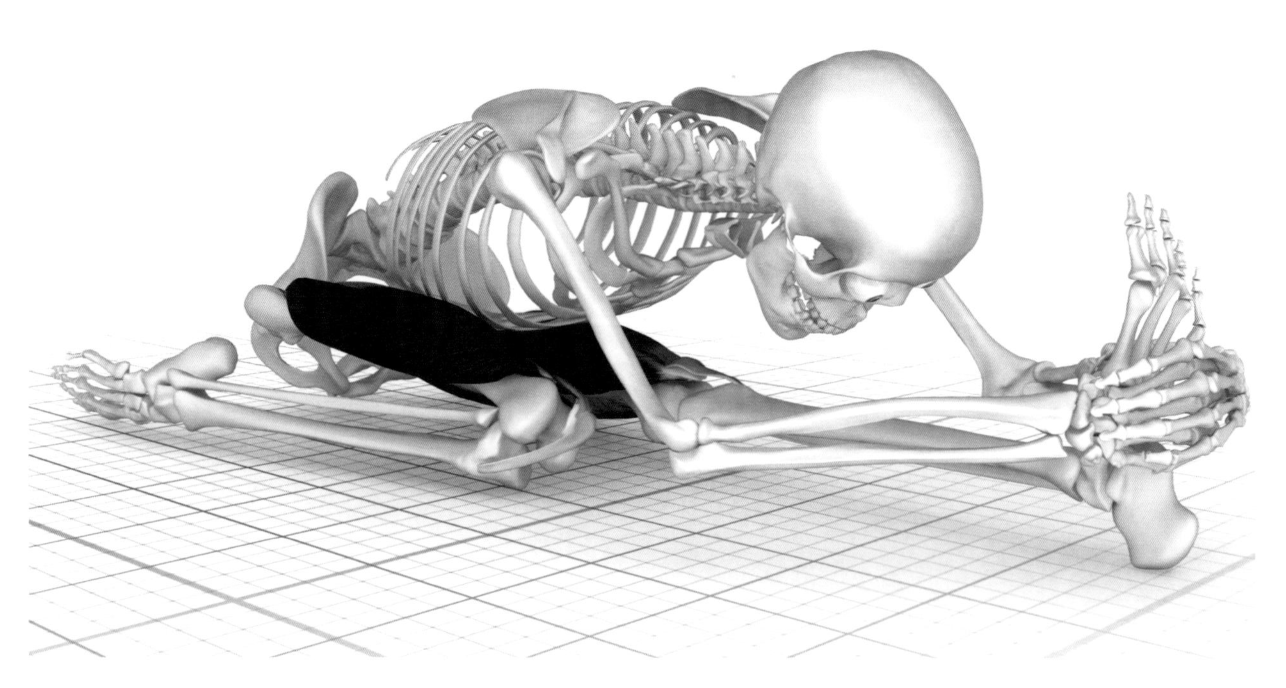

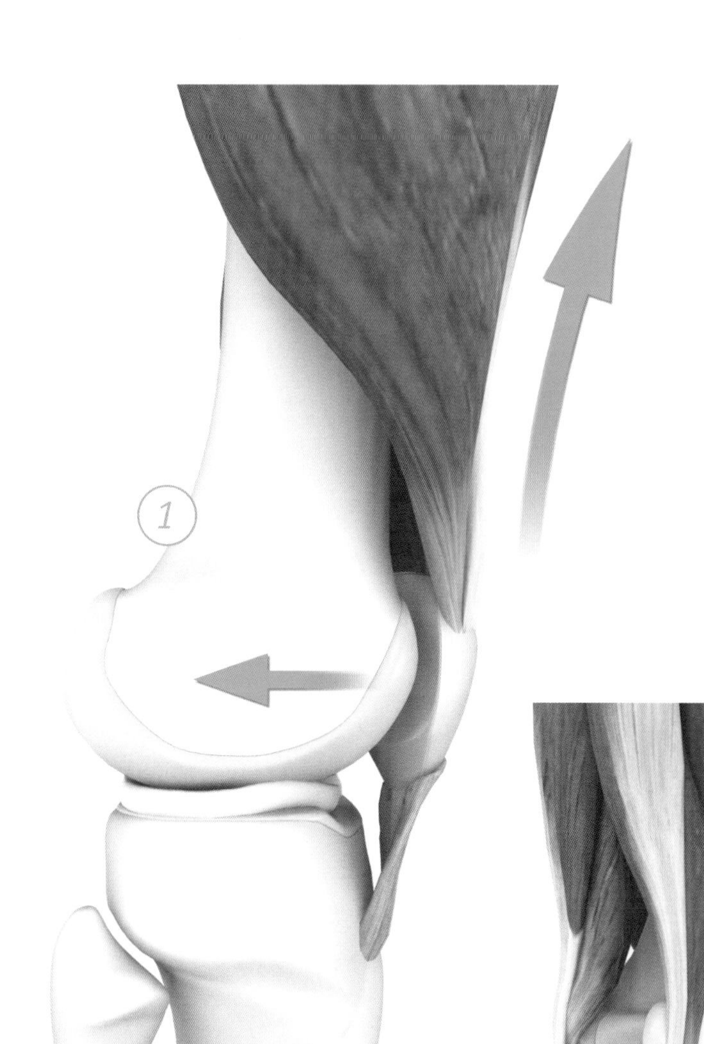

膝關節的生物力學

收縮股四頭肌可以將髕骨往上提，避免前股骨陷入股骨髁之間的凹槽。當髕骨正確對合滑入踝間溝時，站立的腳就能保持穩定。如此一來，髕骨就可扮演好膝蓋延伸時的支點。

膝蓋的屈肌會抵銷股四頭肌延展時所產生的力量。本頁圖示說明膝屈肌和膝伸肌如何藉由彼此對抗的作用，來穩定膝關節。

站姿時，要盡量避免膝關節過度伸展或鎖死，這會導致膕旁肌過度伸展，並對膝關節軟骨施加有害的壓力。

收縮膝屈肌有助於避免膝蓋過度伸展，例如在下壓腳掌時收縮腓腸肌，可以維持膝蓋的穩定。

2

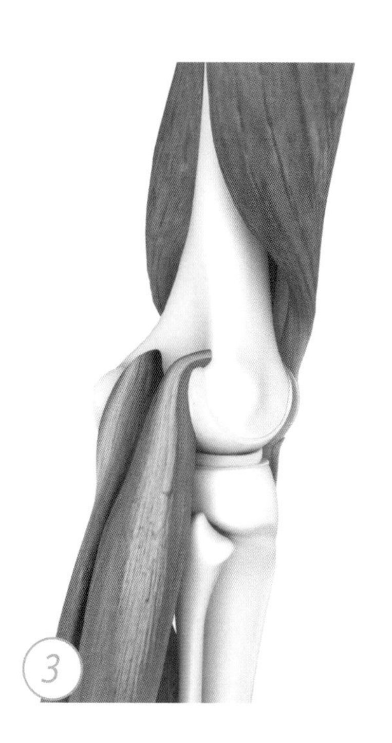

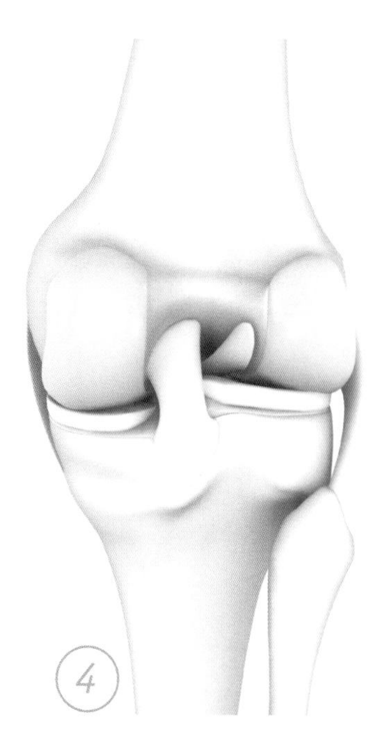

9 縫匠肌

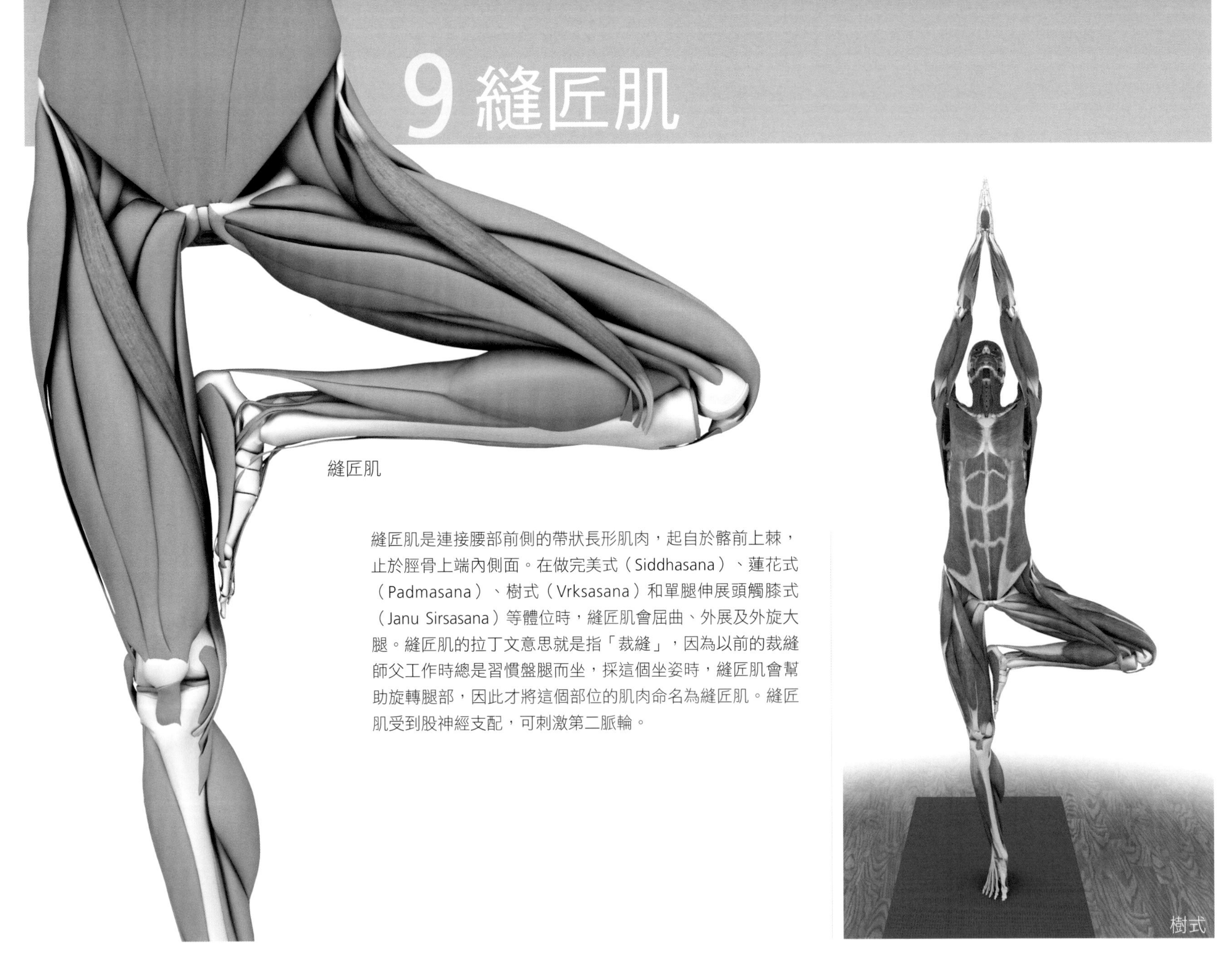

縫匠肌是連接腰部前側的帶狀長形肌肉，起自於髂前上棘，止於脛骨上端內側面。在做完美式（Siddhasana）、蓮花式（Padmasana）、樹式（Vrksasana）和單腿伸展頭觸膝式（Janu Sirsasana）等體位時，縫匠肌會屈曲、外展及外旋大腿。縫匠肌的拉丁文意思就是指「裁縫」，因為以前的裁縫師父工作時總是習慣盤腿而坐，採這個坐姿時，縫匠肌會幫助旋轉腿部，因此才將這個部位的肌肉命名為縫匠肌。縫匠肌受到股神經支配，可刺激第二脈輪。

10 膕旁肌群

股二頭肌

膕旁肌群，包括股二頭肌、半膜肌及半腱肌。股二頭肌是梭形肌，有長短兩個頭，長頭起自於坐骨結節，短頭起自於股骨後方。長短兩頭融合成單一肌腱，止於膝蓋外側的腓骨頭；可以在此部位摸到像繩索般的肌肉，就是股二頭肌。

股二頭肌可以屈曲原本伸直的膝蓋，並在屈膝狀態下向外旋轉小腿。旋轉的動作可以用來強化扭轉的體位，例如「聖哲馬里奇第三式」（Marichyasana Ⅲ）。當股二頭肌過於緊繃僵硬時，會限制前彎及站姿等動作，尤其是需要腿部向內轉動的體位。

股二頭肌

半腱肌與半膜肌

大腿後部的內側肌肉就是由這兩條肌肉所組成，半腱肌是梭形肌（兩頭逐漸變細），到了尾端後變成細長的肌腱；而半膜肌的中間較扁寬。兩者的起端都在坐骨結節，而止端也都位於脛骨近端，但位置不同：半膜肌止於脛骨後方內側，而半腱肌則是止於脛骨前方內側。

半腱肌、縫匠肌和股薄肌的止端都位於脛骨前端，形成像鵝掌一樣的扁平狀肌腱，因此稱為「鵝足肌腱」。

半膜肌和半腱肌可以屈曲原本伸直的膝關節，並在曲膝狀態下使小腿內旋。這樣的旋轉能加強坐姿扭轉，但和股二頭肌的方向相反。收縮半膜肌和半腱肌，可以幫助臀部大腿的臀大肌做延展，例如勇士式第三式（Virabhadrasana Ⅲ）。如果半膜肌和半腱肌太僵緊，會限制前彎和站姿的某些體位，尤其是有腿部外旋動作的姿勢。

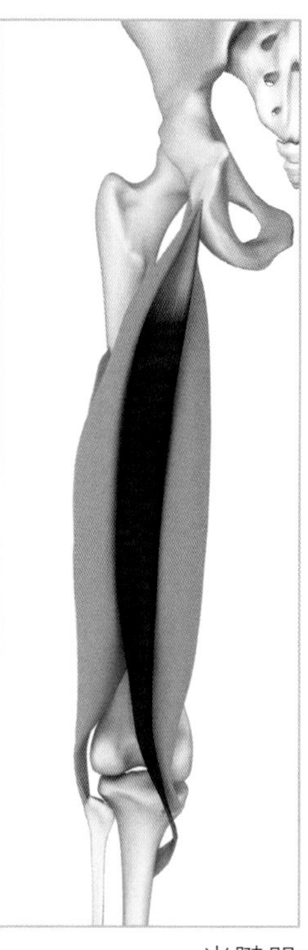

半腱肌

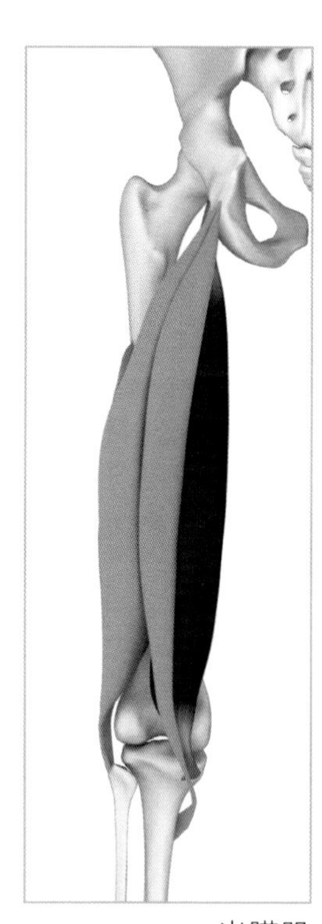

半膜肌

膕旁肌群1

股二頭肌的起端

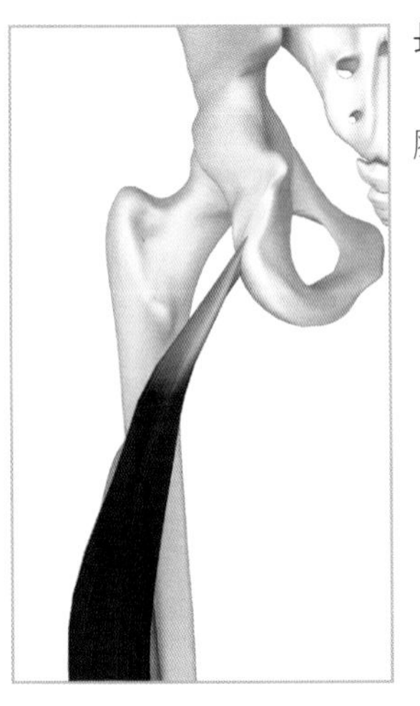

長頭：起於坐骨結節（長頭的起端和半腱肌的起端一樣）。

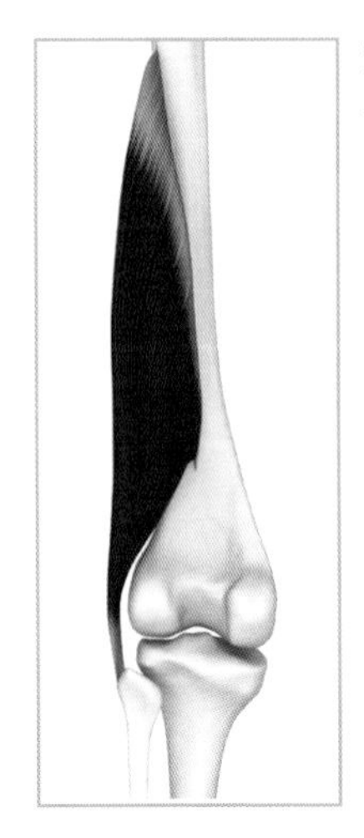

短頭：起於後股骨粗線外側的上三分之二處。

半膜肌與半腱肌的起端

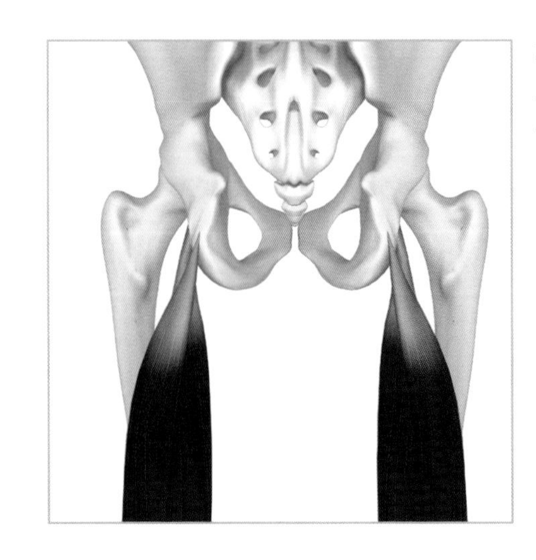

起於坐骨結節（半腱肌的起端和股二頭肌長頭的起端相同）。

股二頭肌的止端

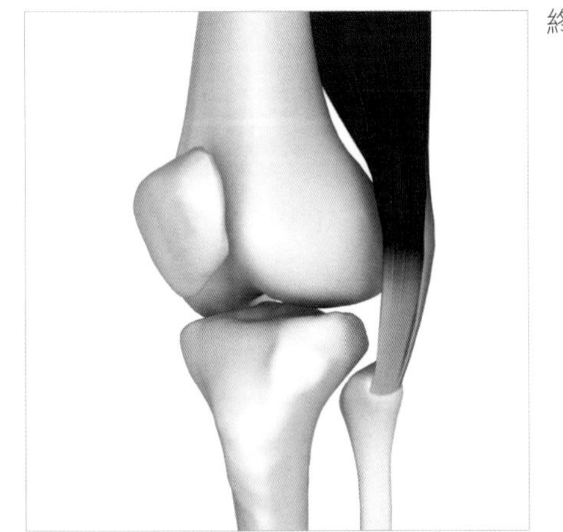

終止於腓骨頭。

半膜肌與半腱肌的止端

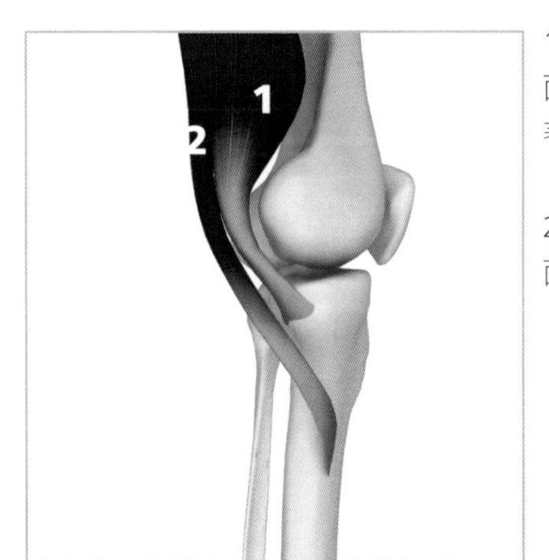

1半膜肌：止於近端脛骨的後內側表面。部分肌纖維結合形成膕斜韌帶，附著在半月板的後方內側。

2半腱肌：止於近端脛骨的上內側表面；半腱肌是鵝足肌腱的組成部分。

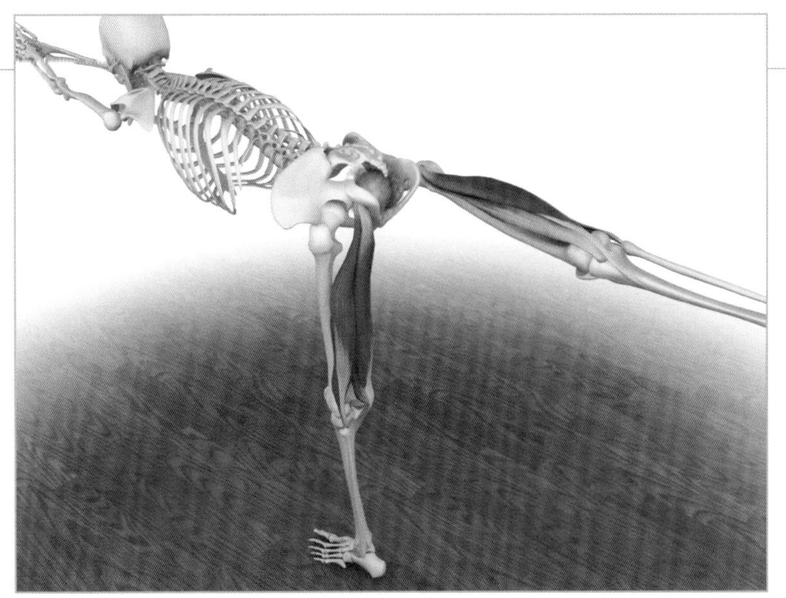

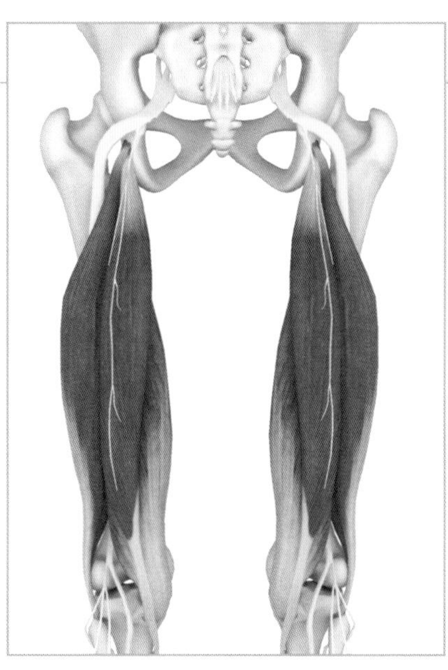

膕旁肌群的神經分布與脈輪

- **股二頭肌**：長頭由坐骨神經的脛骨部分支配（第一和第二薦椎神經）；短頭由坐骨神經的腓骨部分支配（第五腰椎神經、第一和第二薦椎神經）。
- **半膜肌**、**半腱肌**：由脛神經支配（第五腰椎神經和第一薦椎神經）。
- **圖中發亮部位**：第一脈輪。

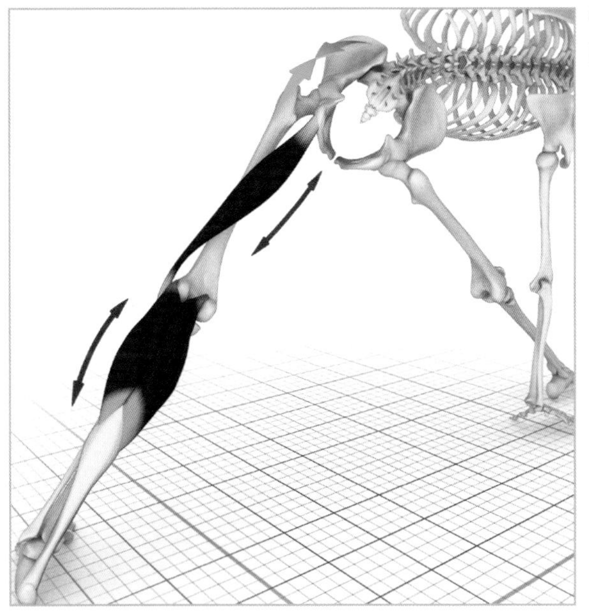

臀大肌（圖中綠色箭頭處）能延展髖部和膝關節，以及拉直股二頭肌的長頭和腓腸肌。

拮抗肌

股四頭肌和髂腰肌。

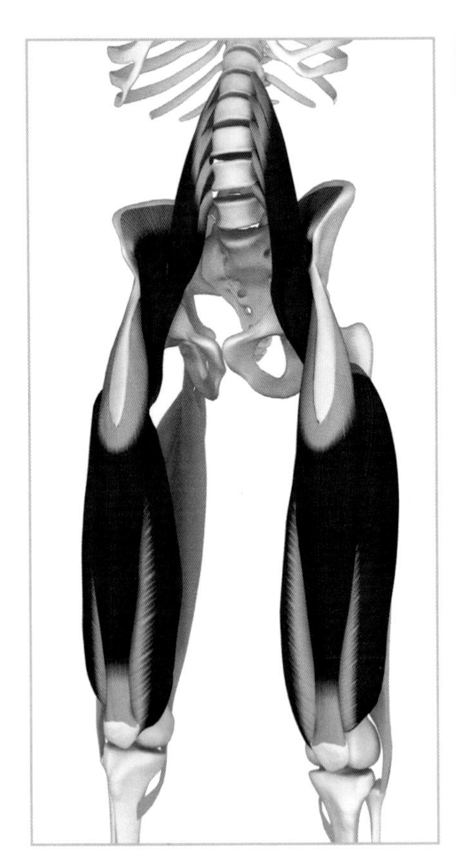

前視圖

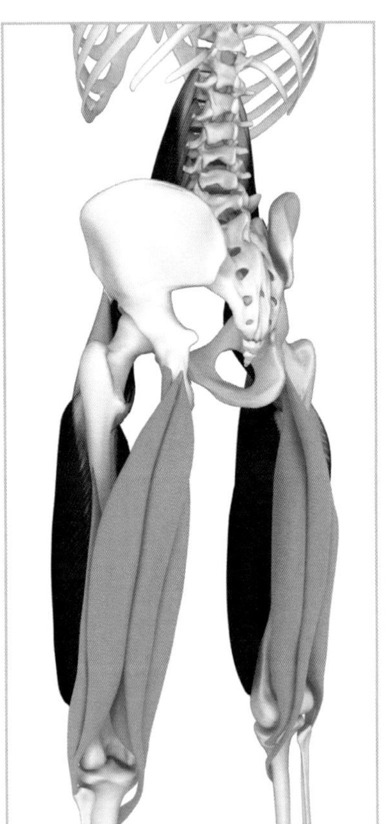

後視圖

協同肌

臀大肌、縫匠肌、股薄肌和腓腸肌。

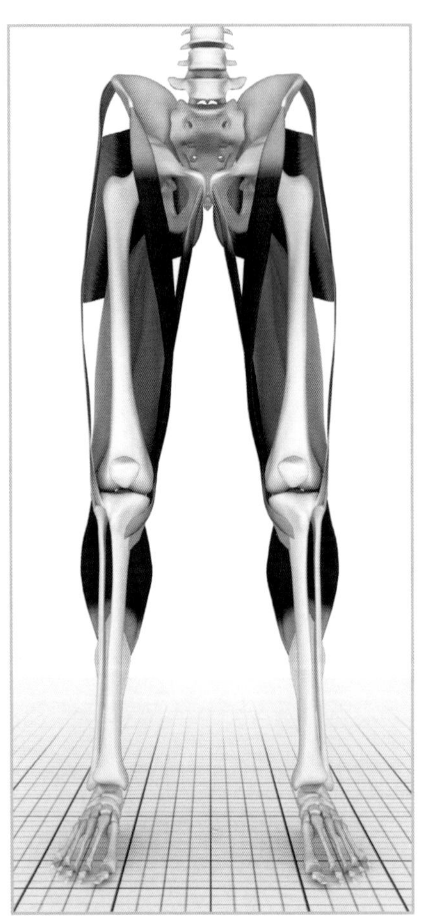

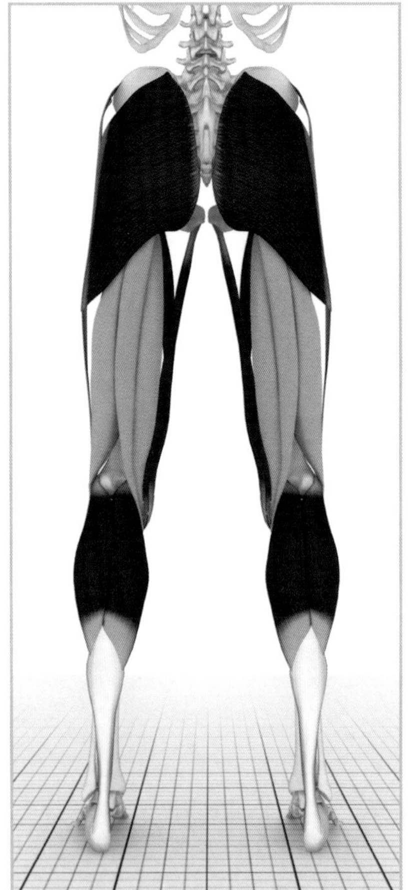

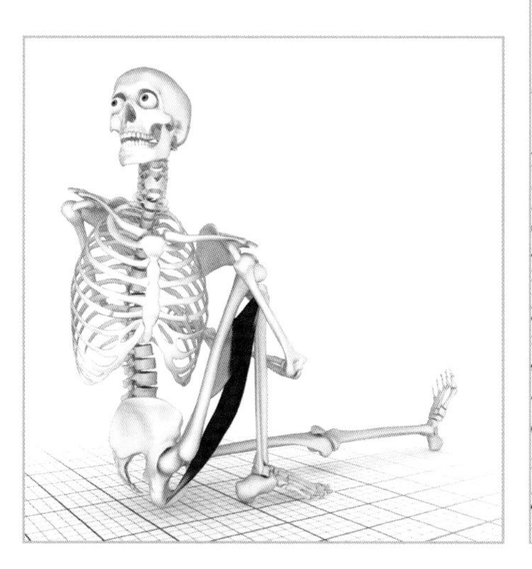

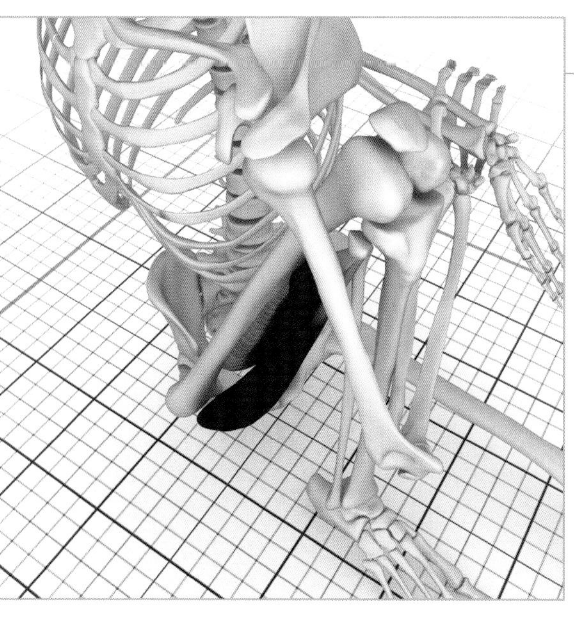

股二頭肌的動作

屈曲膝關節及延展髖部（長頭）。在曲膝狀態下，外旋脛骨。

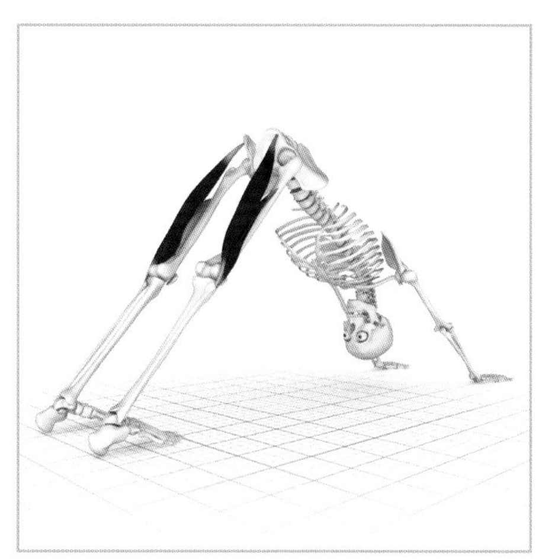

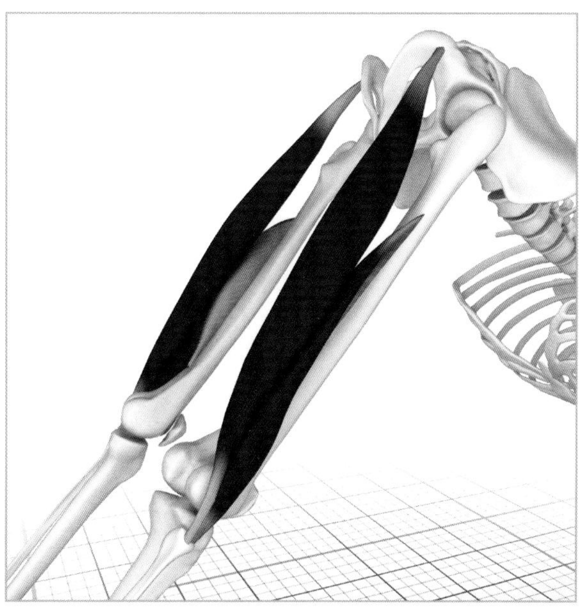

股二頭肌的鍛鍊

下犬式（Adho Mukha Svanasana）體位的伸展，可用以鍛鍊股二頭肌。

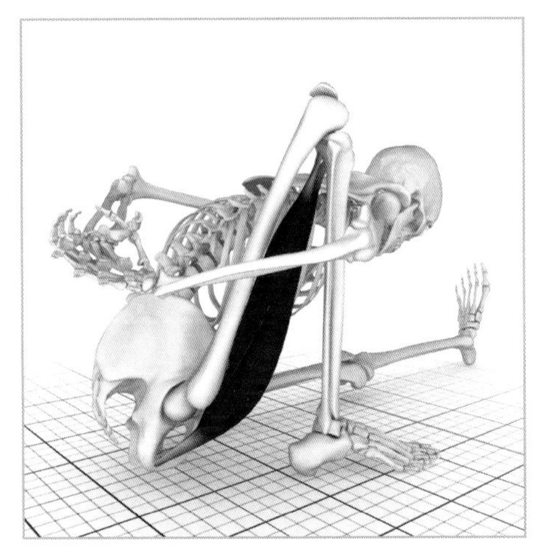

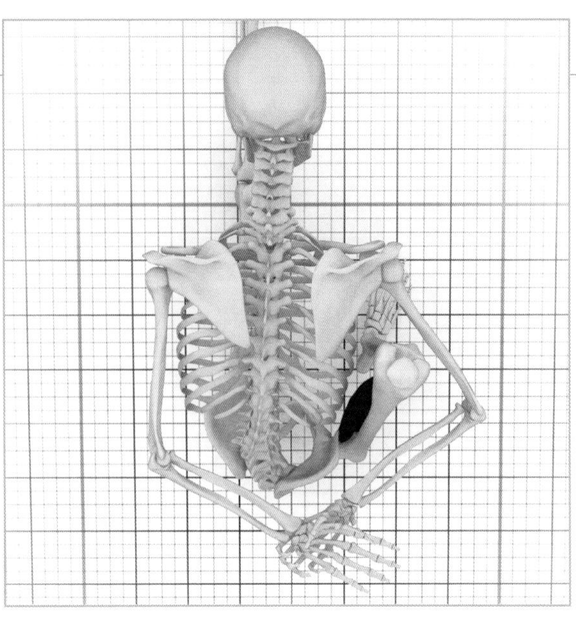

半膜肌與半腱肌的動作

- 曲膝及伸展髖部。在曲膝狀態下，脛骨向內轉動。
- 在「聖哲馬里奇第一式」（Marichyasana I ）中，半膜肌和半腱肌收縮，在彎曲膝關節時向內轉動脛骨。此一內旋動作顯示髖部正在向外轉動，可強化身軀的扭轉。

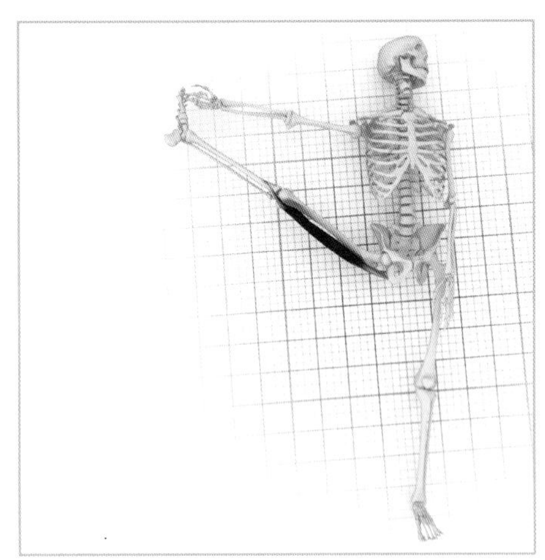

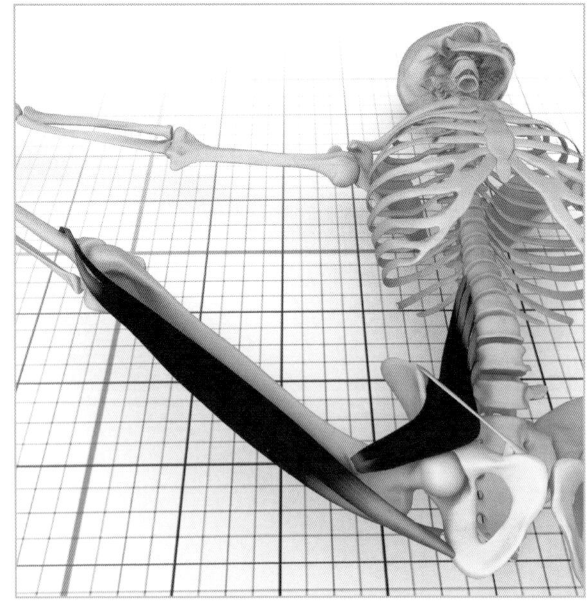

半膜肌與半腱肌的鍛鍊

在「平躺提腿式第二式」（Supta Padangusthasana B ）的體位中，可以充分伸展及鍛鍊半膜肌和半腱肌。

膕旁肌群5

收縮

髂腰肌弓步：收縮前腿的膕旁肌，帶動身體往前，讓髂腰肌在前傾的姿勢中加強伸展的動作。

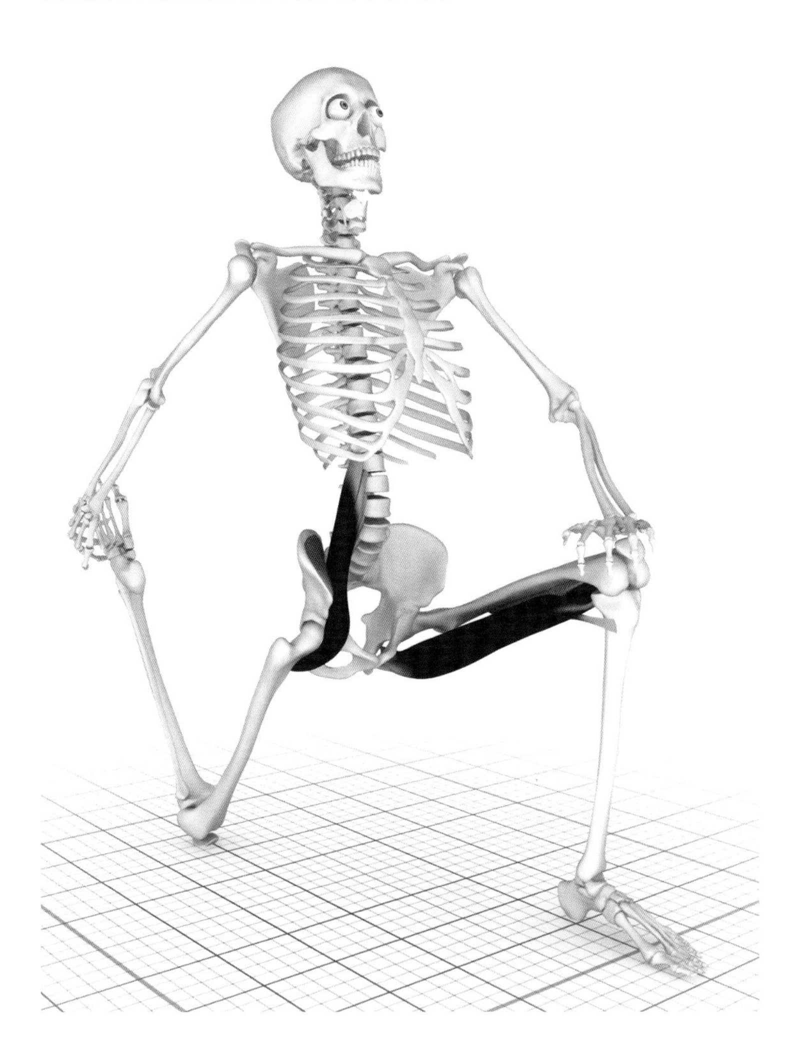

伸展

鷺式（Krounchasana）：這個體位能夠伸展全部的膕旁肌群。收縮曲腳這一側的髂腰肌，讓骨盆往前傾，將膕旁肌群的起端帶離止端的方向。此一姿勢可強化膕旁肌群的伸展。

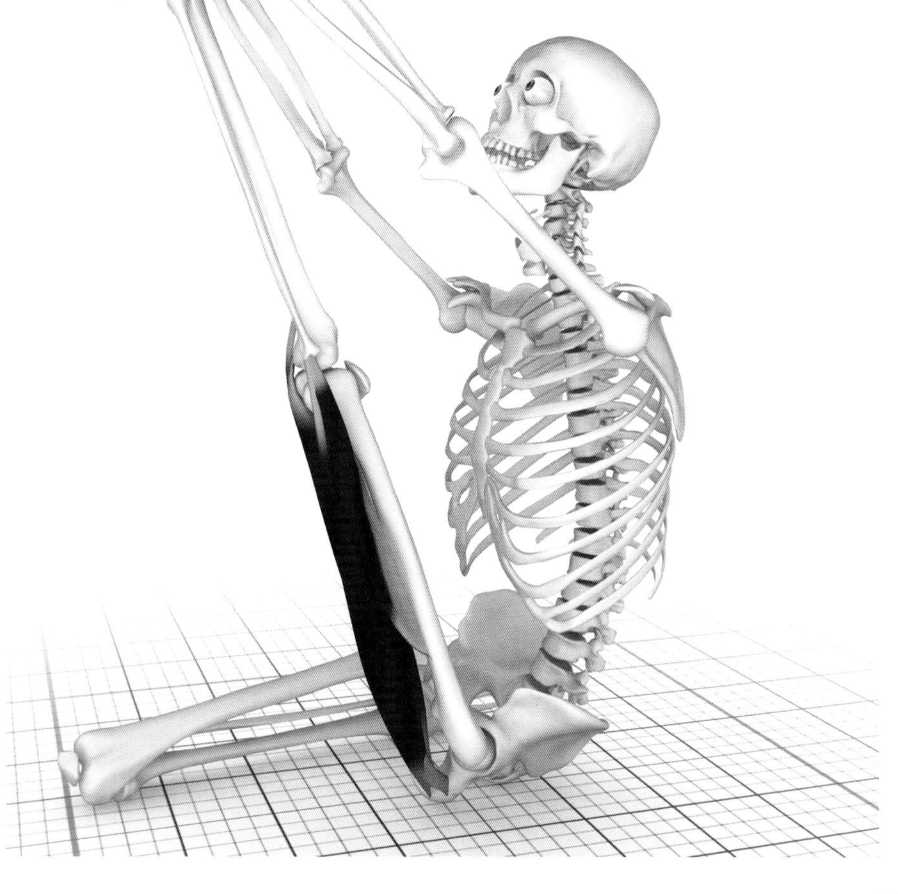

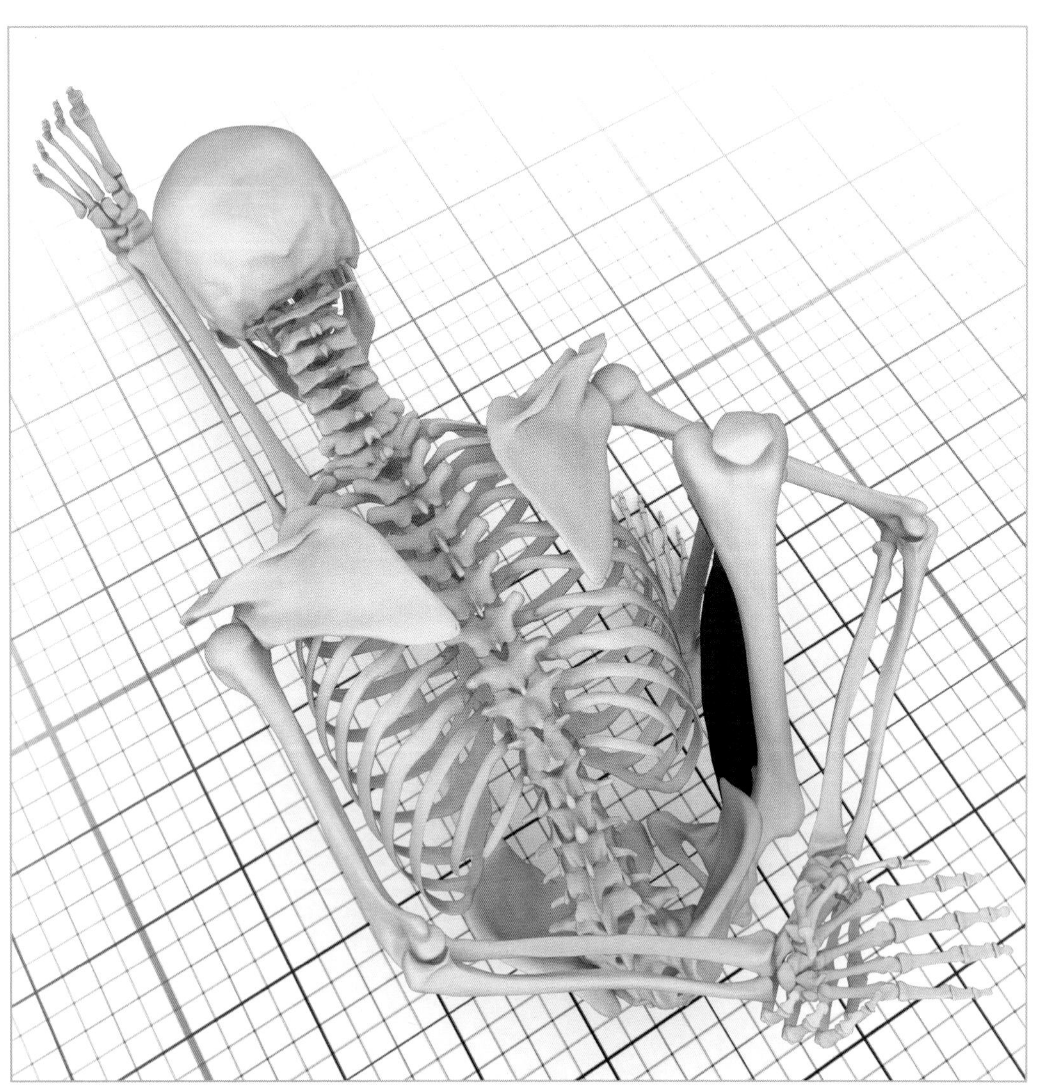

聖哲馬里奇第一式（Marichyasana I）

這個坐姿扭轉體位是以印度大聖哲馬里奇（Maha Rishi）命名，可以壓縮和伸展體內器官，讓血液流回血管中。血管中的單向瓣膜，可將血液引流回心臟。

這個扭轉體位需要所有參與的肌肉一起轉動，包括旋轉肌群、髖部的外旋肌和膕旁肌群。

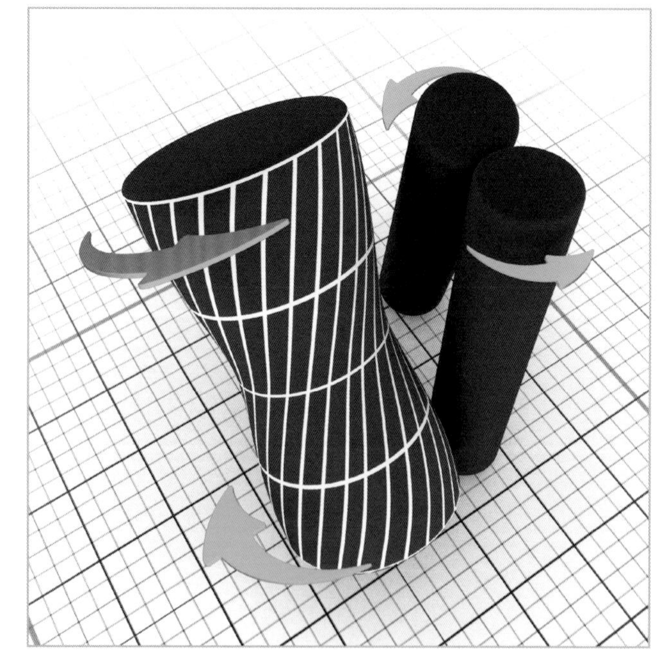

聖哲馬里奇第三式(Marichyasana III)

扭轉體位能夠鍛鍊軀幹的肌肉群，刺激皮膚、肌筋膜層及肌肉感覺神經的傳導。下圖所示，是脈輪的微妙能量透過位於脊椎裡面的中脈（Sushumna Nadi，約等同脊髓）往上傳送。

在聖哲馬里奇第一式中，收縮的是半膜肌和半腱肌；而在聖哲馬里奇第三式中，收縮的是股二頭肌。

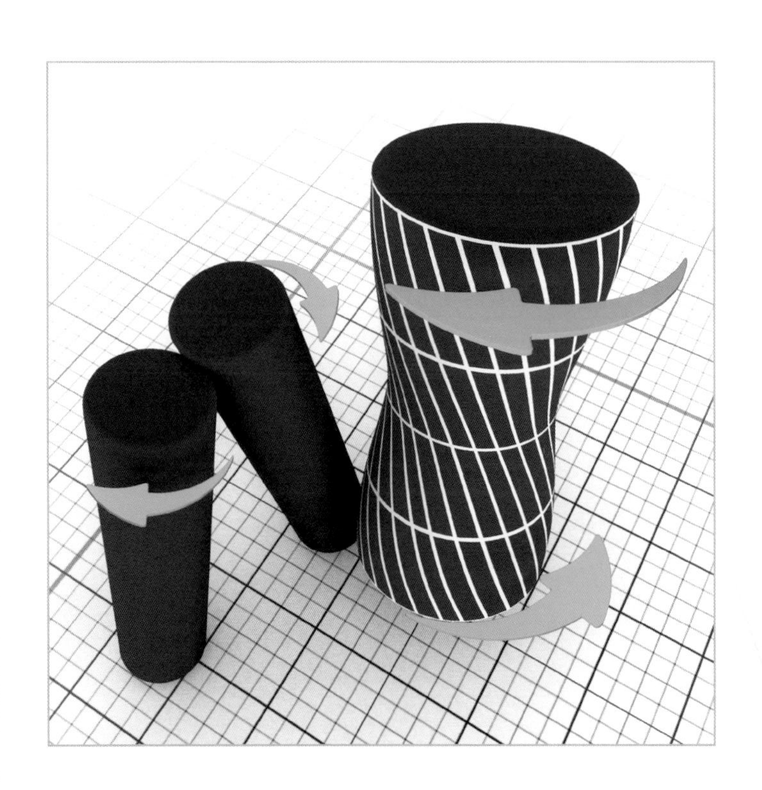

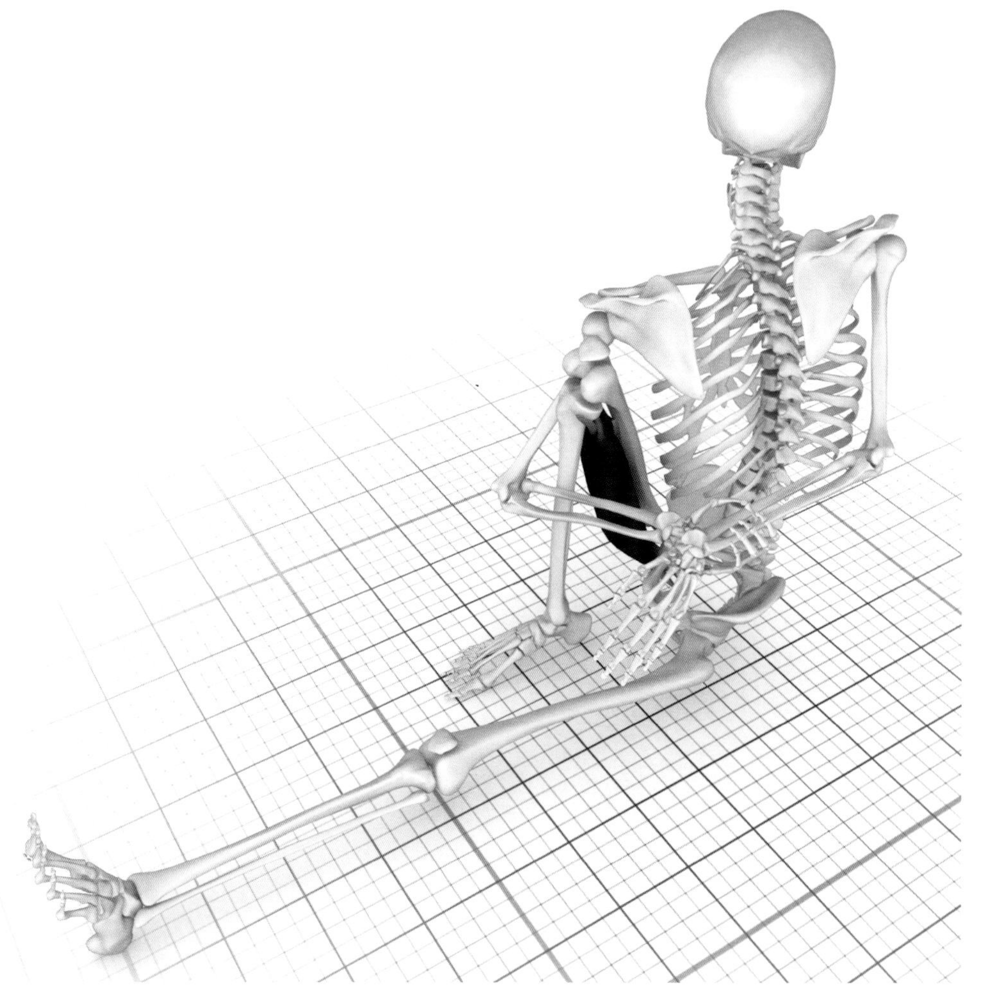

小測試：考考你的解剖學知識（請依序填入肌肉名稱）

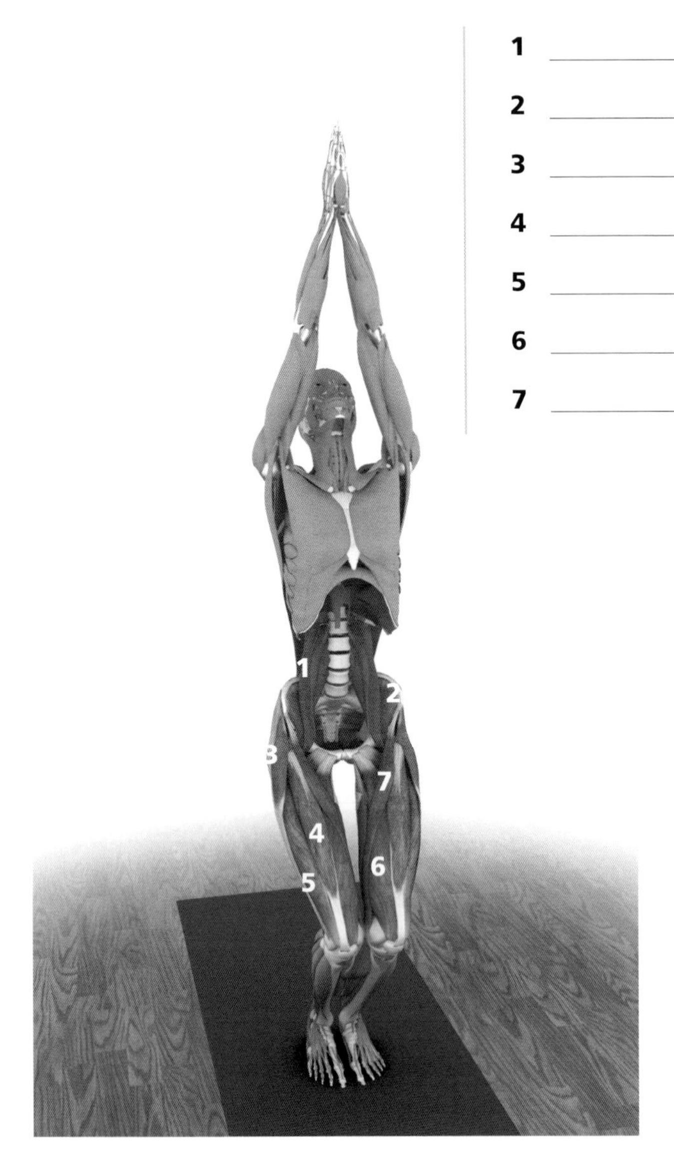

1 ______________

2 ______________

3 ______________

4 ______________

5 ______________

6 ______________

7 ______________

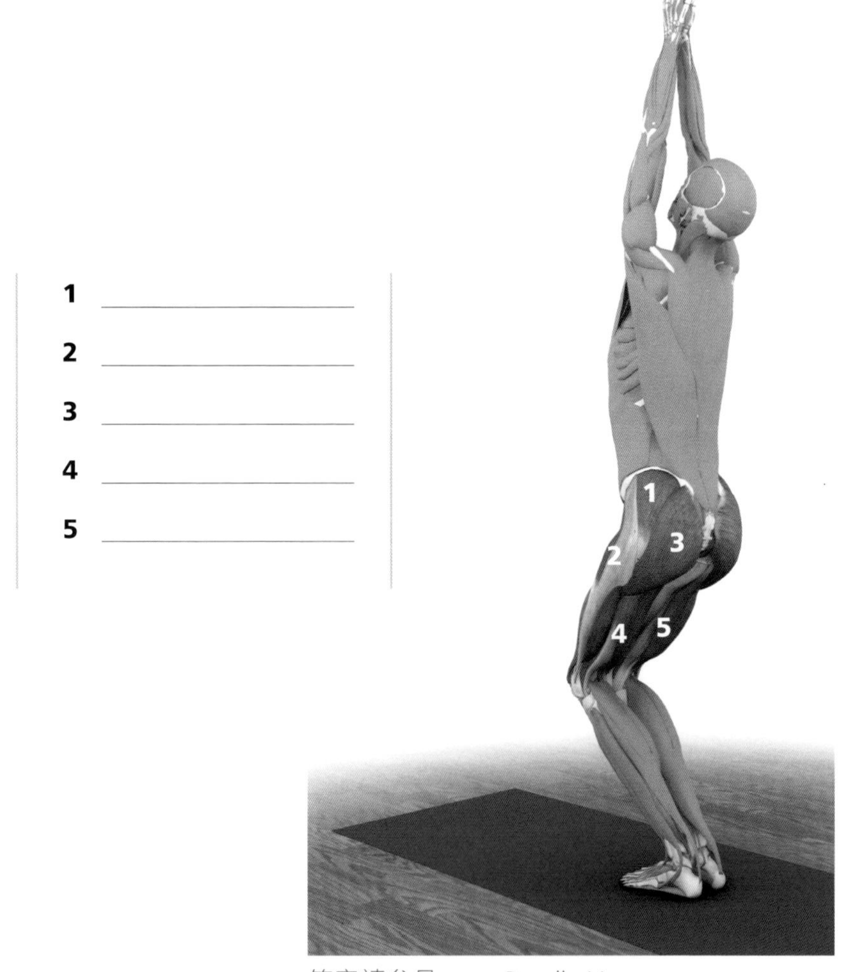

1 ______________

2 ______________

3 ______________

4 ______________

5 ______________

答案請參見www.BandhaYoga.com

Part 2

軀幹

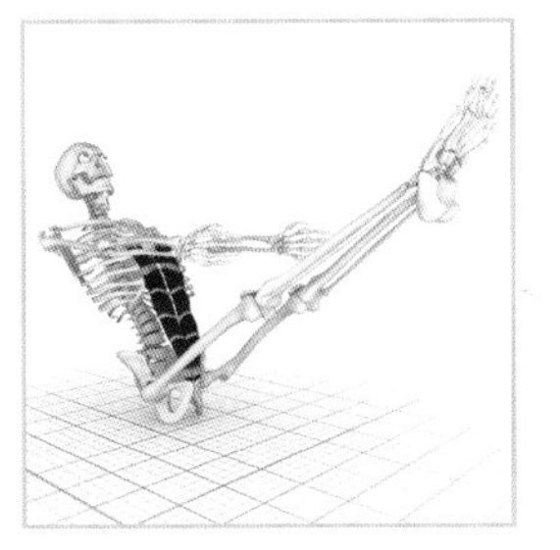
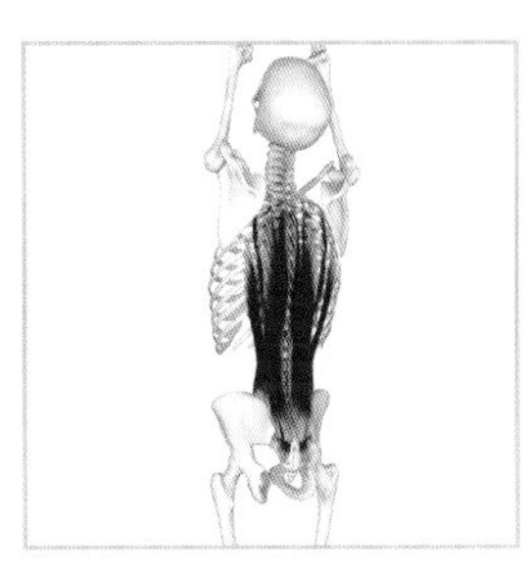
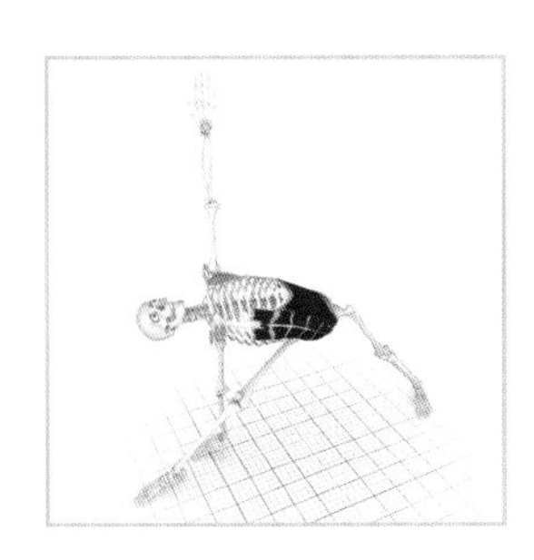
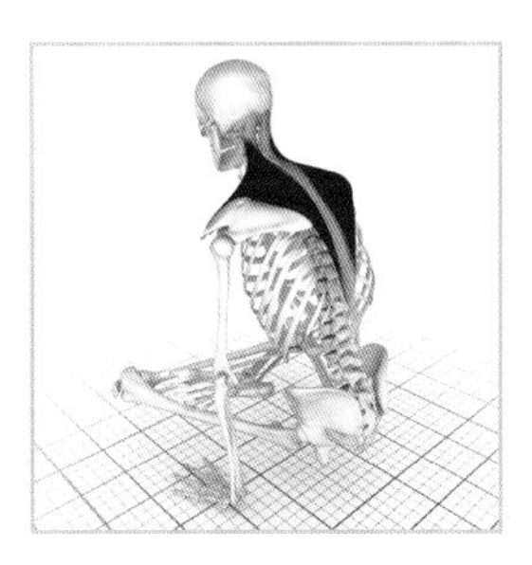
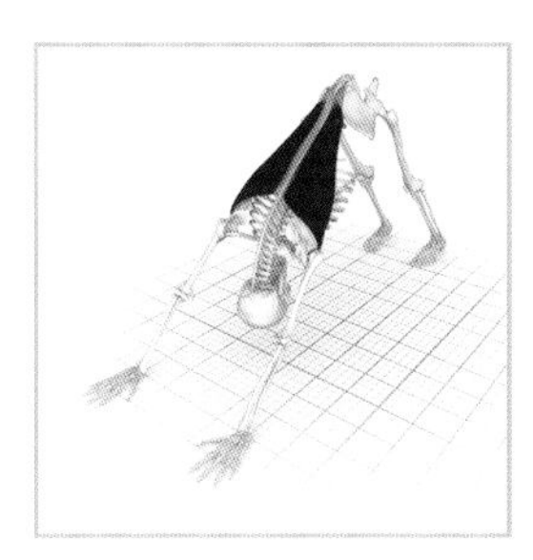
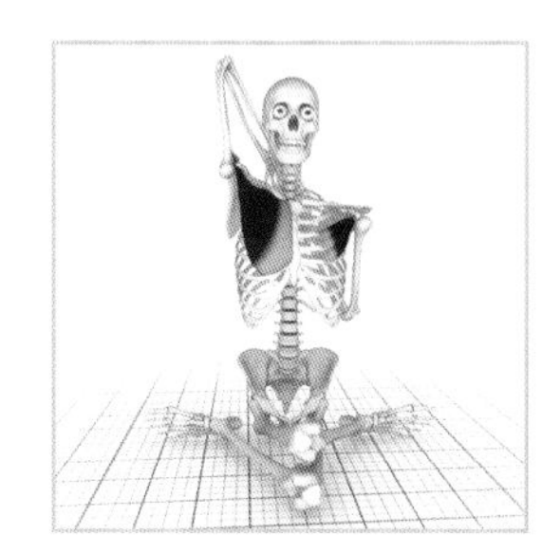

軀幹肌肉

1 胸大肌
2 腹外斜肌
3 腹直肌
4 胸小肌
5 肋間肌
6 腹內斜肌

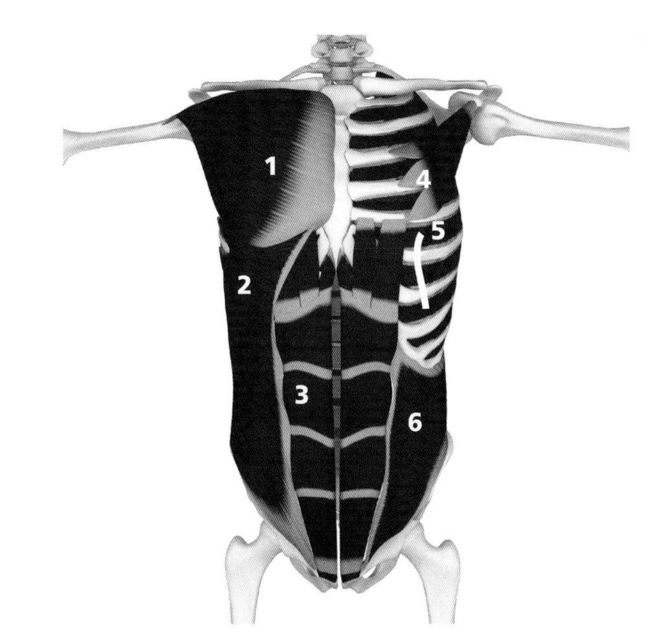

以下從左到右的四張圖解，顯示的是從深層到淺層的背部肌肉。

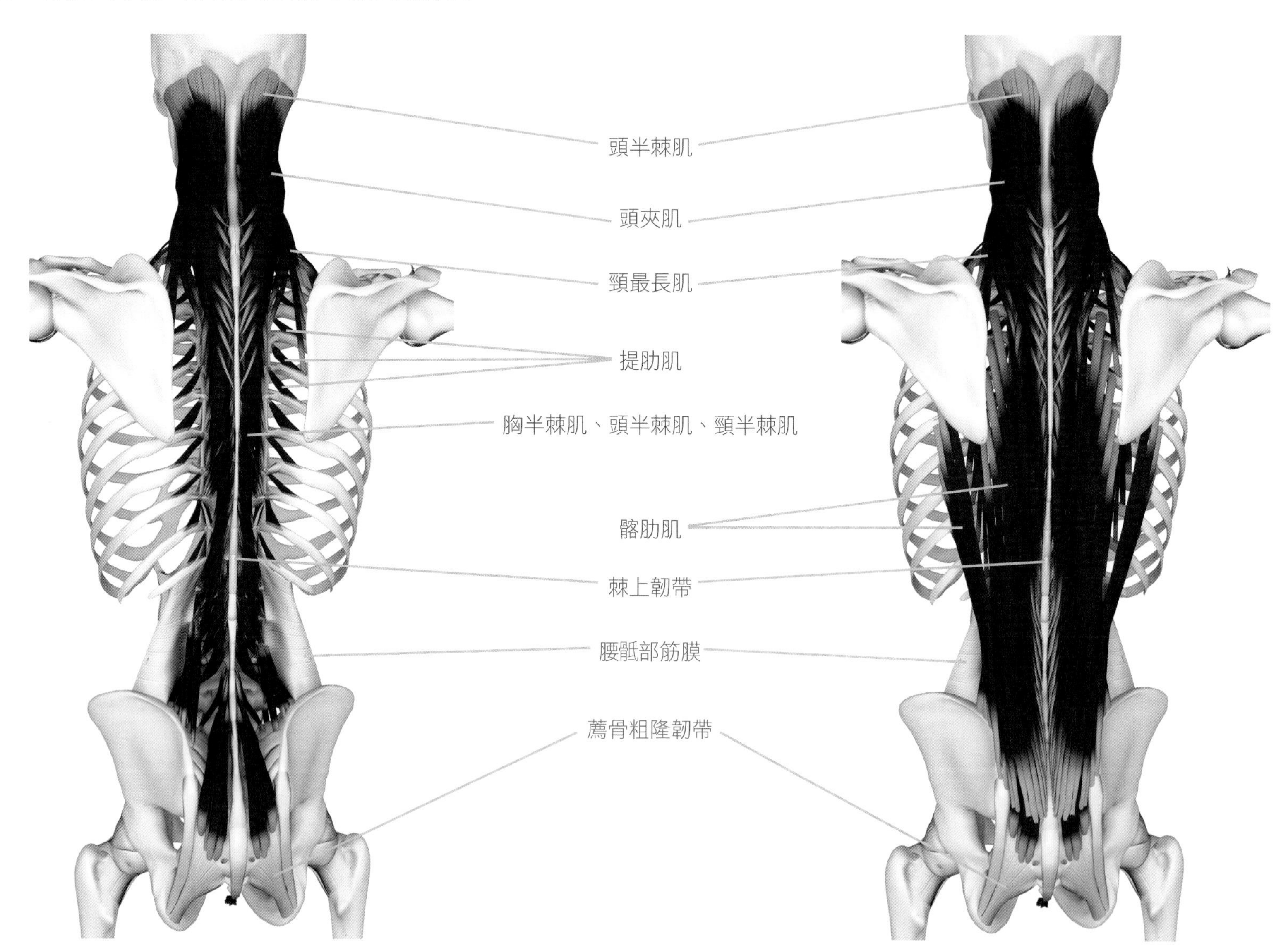

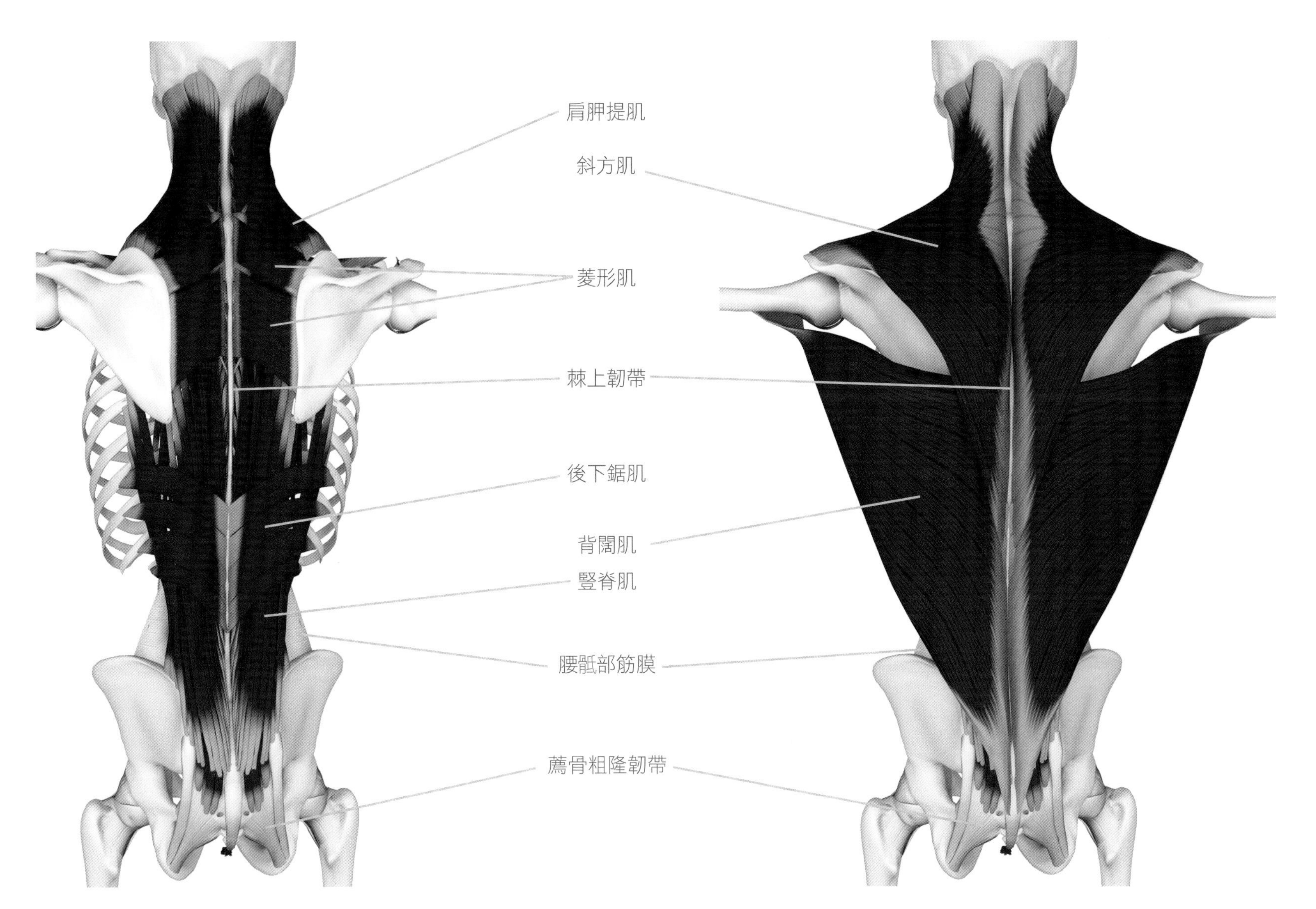
肩胛提肌
斜方肌
菱形肌
棘上韌帶
後下鋸肌
背闊肌
豎脊肌
腰骶部筋膜
薦骨粗隆韌帶

屈曲：

坐姿前彎式（Paschimottanasana）

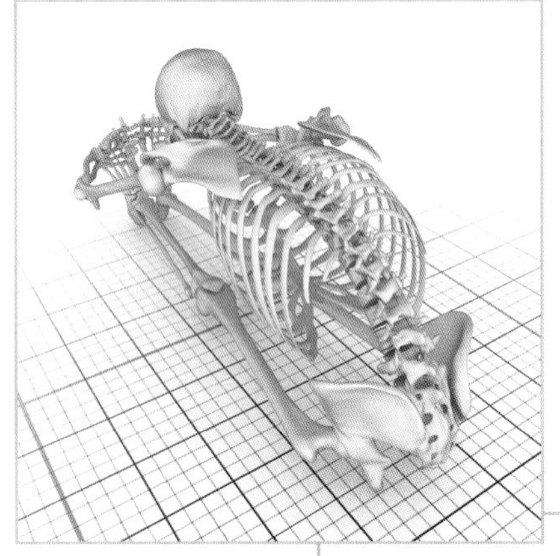

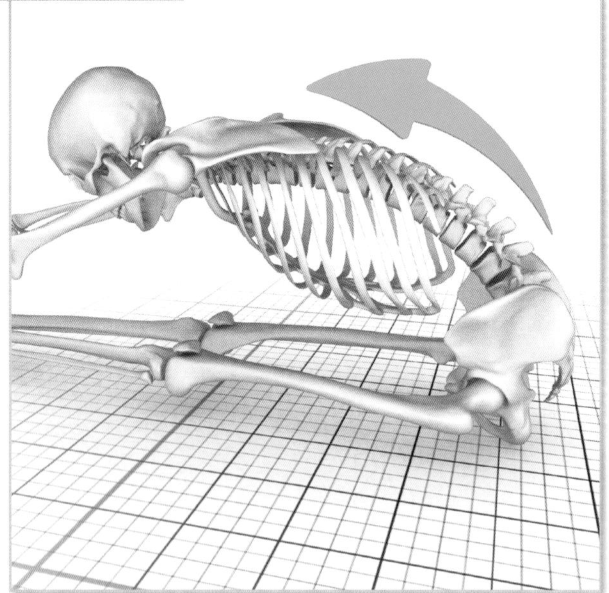

伸展：

輪式（Urdhva Dhanurasana）

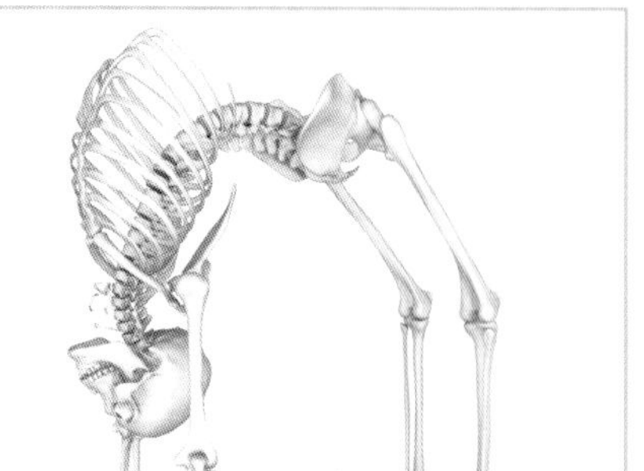

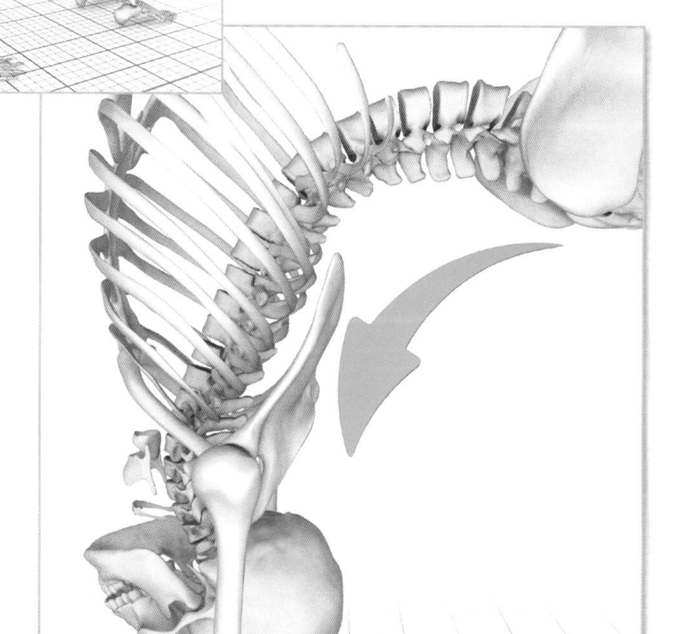

轉動：

反轉三角式（Parivrtta Trikonasana）

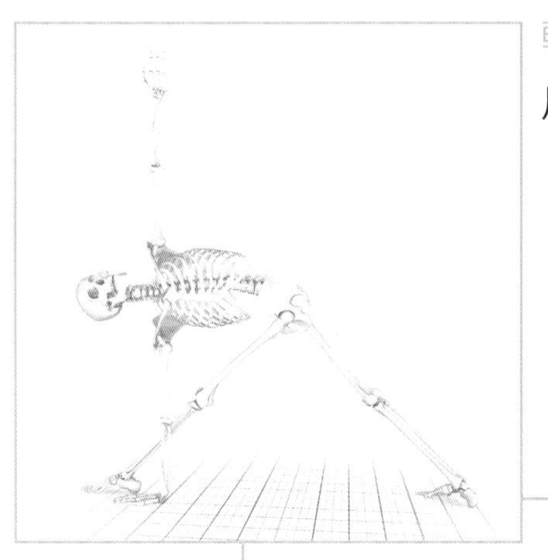

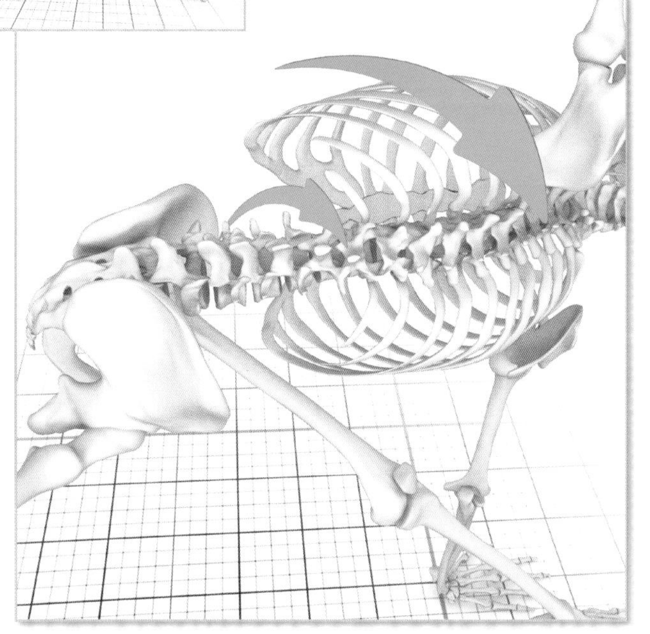

側彎：

三角式（Utthita Trikonasana）

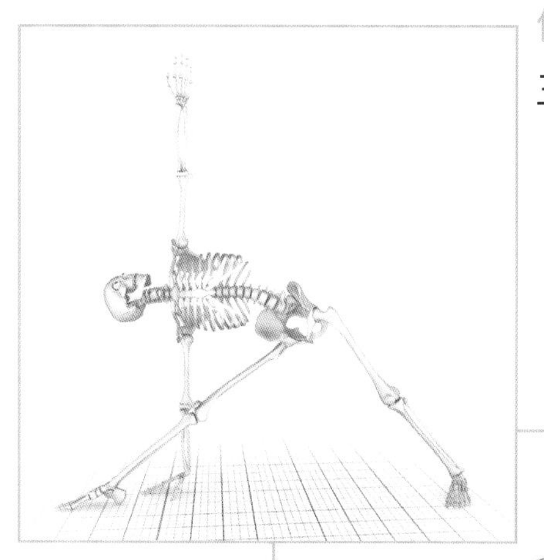

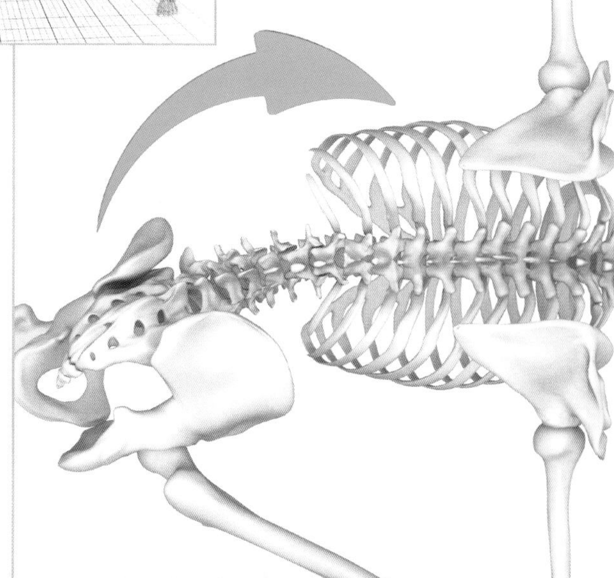

11 腹部肌肉 腹直肌、腹內斜肌、腹外斜肌、腹橫肌

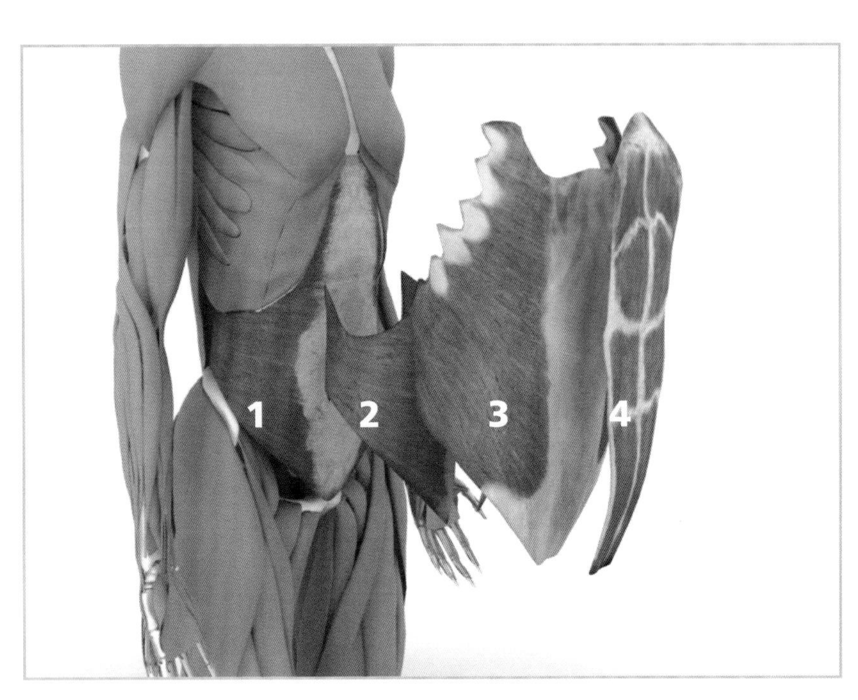

腹部肌肉

1 腹橫肌
2 腹內斜肌
3 腹外斜肌肌
4 腹直肌

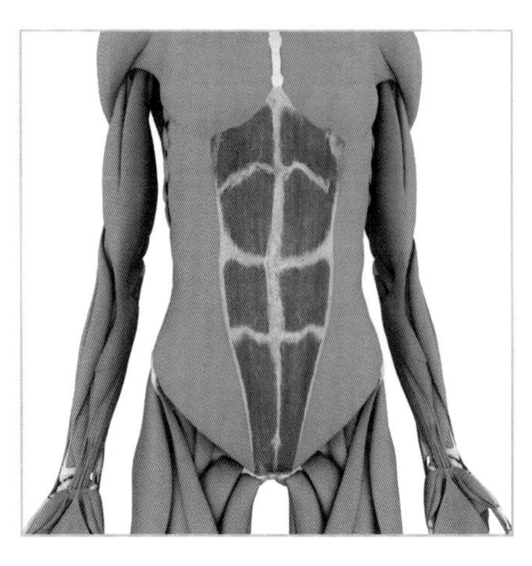

腹直肌

腹直肌是長扁形的肌肉，由水平的纖維帶分成四塊腹肌，看起來很像「洗衣板」。這束肌肉起自於恥骨聯合及恥骨嵴，終止於胸骨下方的劍突，並橫向延伸至第五、第六和第七肋骨的軟骨。

收縮腹直肌，軀幹會向前彎曲，如果腹直肌的止端固定不動，可以使骨盆向上提升。我們可以透過瑜伽體位的「站立前彎式」（Uttanasana）和「蓮花支撐式」（Tolasana），來了解腹直肌的作用。如果腹直肌太過僵緊，會限制身體的後彎姿勢，例如瑜伽體位的「輪式」（Urdhva Dhanurasana）和「前拉式」（Purvottanasana）的動作。

收縮腹直肌還會壓縮腹腔，產生「氣囊」效應，可以防止腰椎過度伸展，在腰椎延展（例如後彎體位）時提供保護。

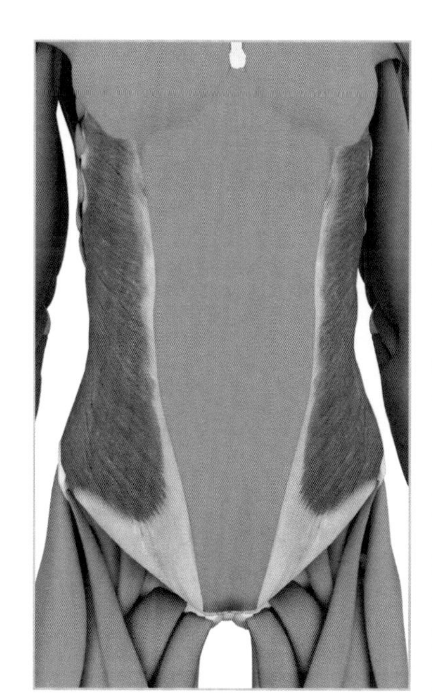

腹外斜肌

腹外斜肌是扁闊形的肌肉，有纖維與對面的腹內斜肌相連結。腹外斜肌比腹內斜肌體積大，覆蓋在腹內斜肌上方。它的前肌纖維在較上方，起自於肋骨前方，往前及向下斜著走，終止於白線[1]。腹外斜肌的橫向纖維位於較後方，起自於肋骨後面，一樣是向下向前斜走，最後終止於骨盆前方。

腹外斜肌收縮時，能夠帶動肩膀往前，這個動作需要對側的腹內斜肌一起收縮，可強化扭轉的姿勢。如果腹外斜肌太過僵緊，會限制動作延展的範圍。腹外斜肌的收縮會壓縮腹腔，形成「氣囊」效應，保護腰椎。

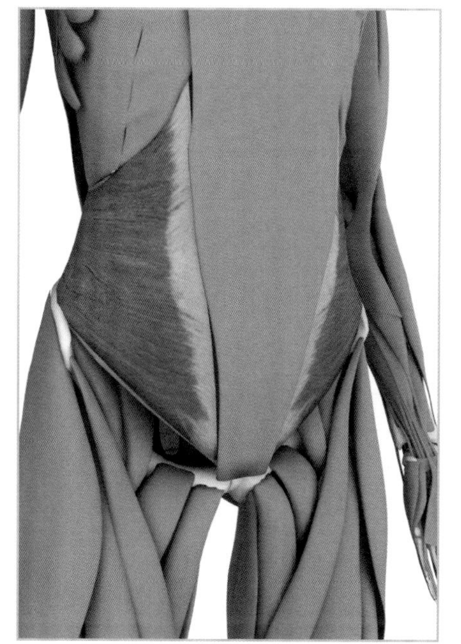

腹內斜肌

呈薄片狀的腹內斜肌位於軀幹側邊。它的肌纖維走向與腹外斜肌相反，從髂骨嵴出發向上向前斜走，終止於下方的肋骨和白線。

收縮腹內斜肌會帶動對側肩膀往前，使軀幹側彎。這個動作可以強化「反轉三角式」(Parivrtta Trikonasana)的扭轉姿勢。就像腹外斜肌一樣，收縮腹內斜肌也會形成「氣囊」效應。

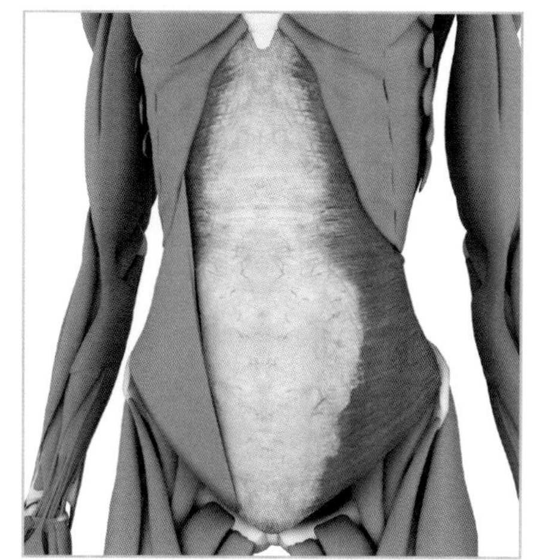

腹橫肌

腹橫肌是最深層的腹部肌肉。它的肌纖維以水平方向分布，起自於腸骨嵴（髂骨嵴）、腹股溝韌帶及胸腰筋膜，終止於較低位的肋軟骨。

收縮腹橫肌會壓縮腹腔，強健腹腔內的臟器。這片肌肉對收縮上腹部的「收腹收束法」（Udyana Bandha）及經脈（Nadi）都很重要。經常練習「船式」（Navasana）的瑜伽體位，可以鍛鍊及強化腹橫肌。

注1.人體腹部兩側肌肉和纖維層在肚子中央會合，形成一道垂直且強韌的帶狀組織，從胸骨下緣一直延伸到恥骨上緣，即為白線（linea alba）。

腹直肌的起端

恥骨聯合及恥骨。

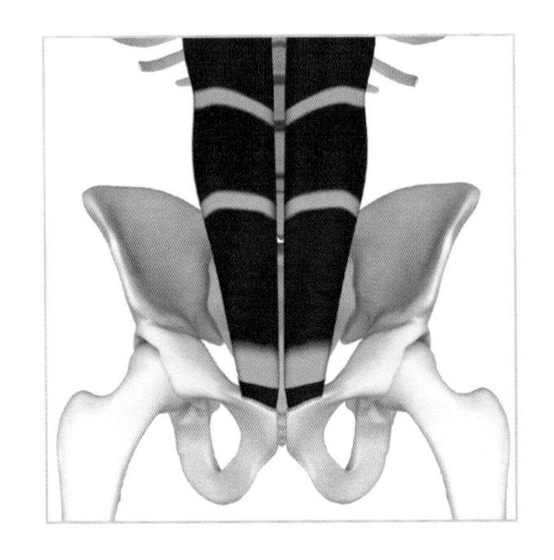

腹內斜肌起端

腹股溝韌帶外側三分之一下緣處、腸骨嵴（髂骨嵴）、胸腰筋膜及腹部白線。

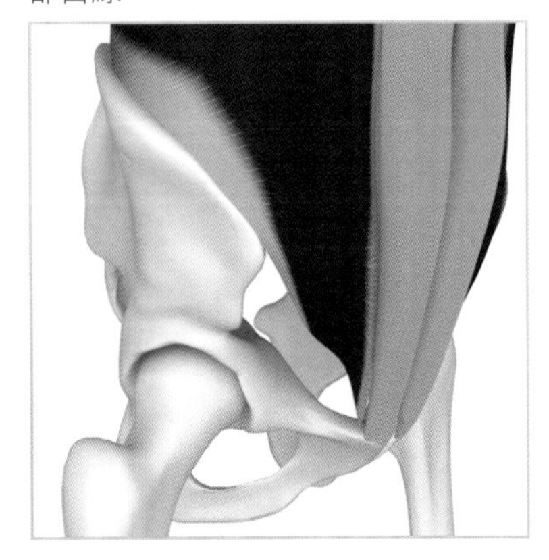

腹外斜肌起端

第五到第十二根肋骨，以及背闊肌的下方部位。

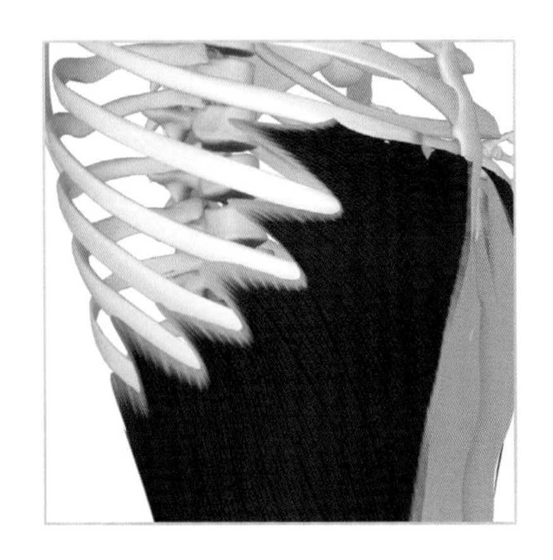

腹直肌的止端

劍突及第五、第六和第七肋軟骨。

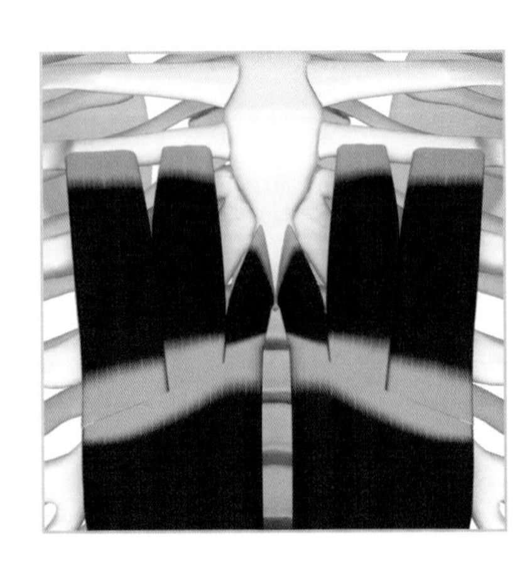

腹內斜肌止端

腹部白線及第九到第十二根肋骨。

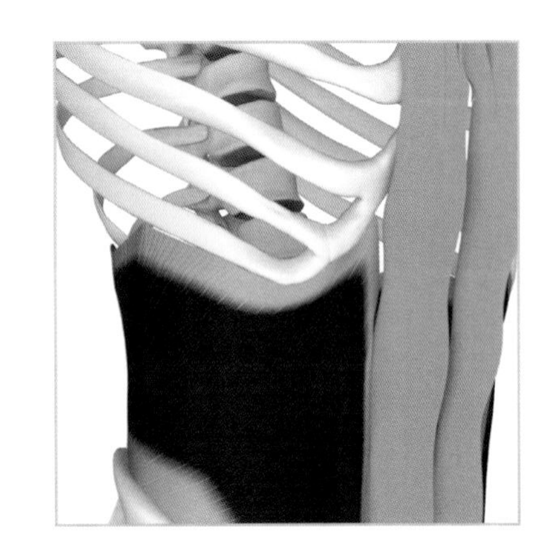

腹外斜肌止端

腹部白線、腹股溝韌帶及腸骨嵴（髂骨嵴）前方一半處。

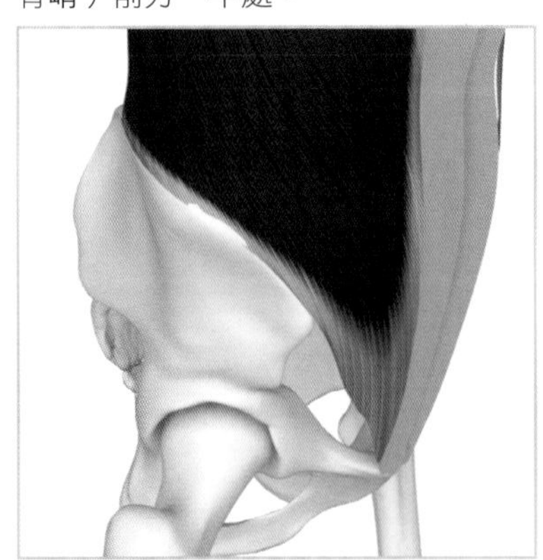

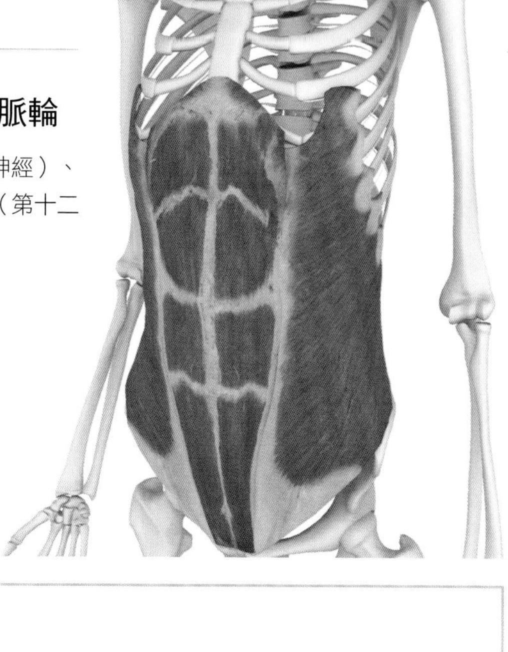

腹部肌肉的神經分布與脈輪

- 肋間神經（第七到第十二胸神經）、髂腹下神經和髂腹股溝神經（第十二胸神經和第一腰椎神經）。
- 圖中發亮部位：第三脈輪。

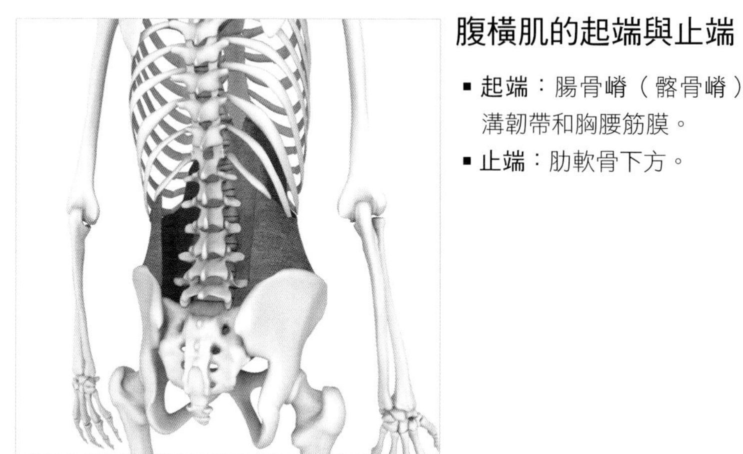

腹橫肌的起端與止端

- **起端**：腸骨嵴（髂骨嵴）、腹股溝韌帶和胸腰筋膜。
- **止端**：肋軟骨下方。

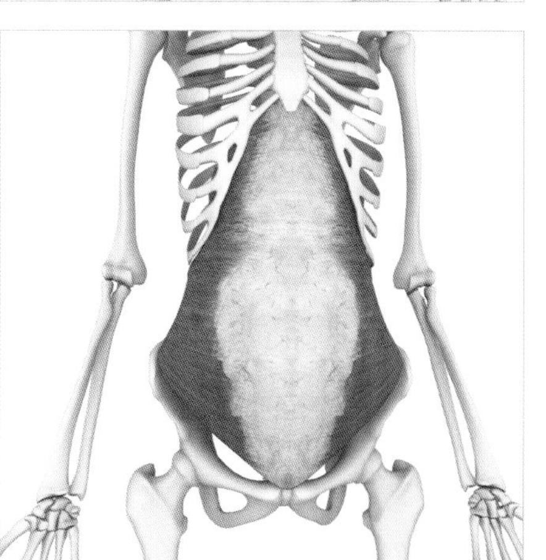

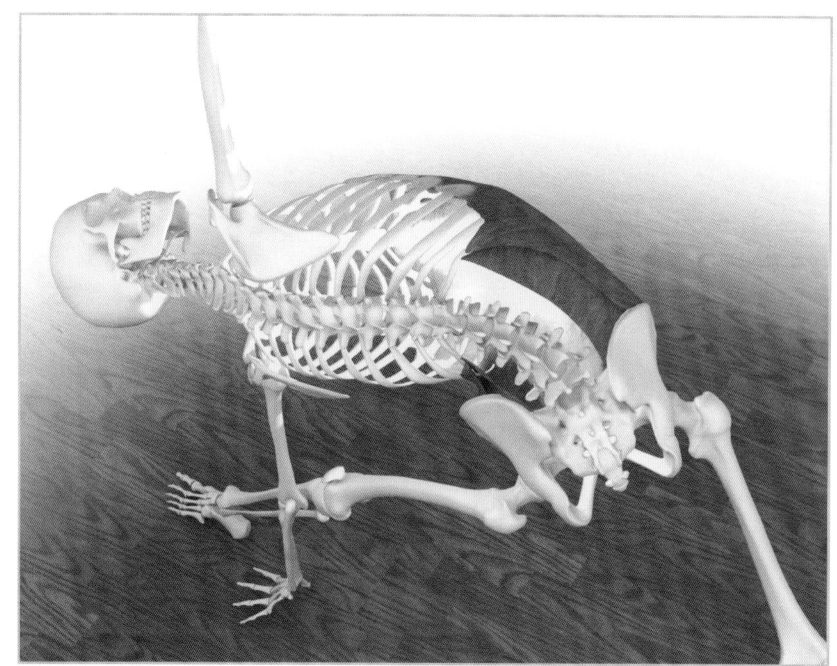

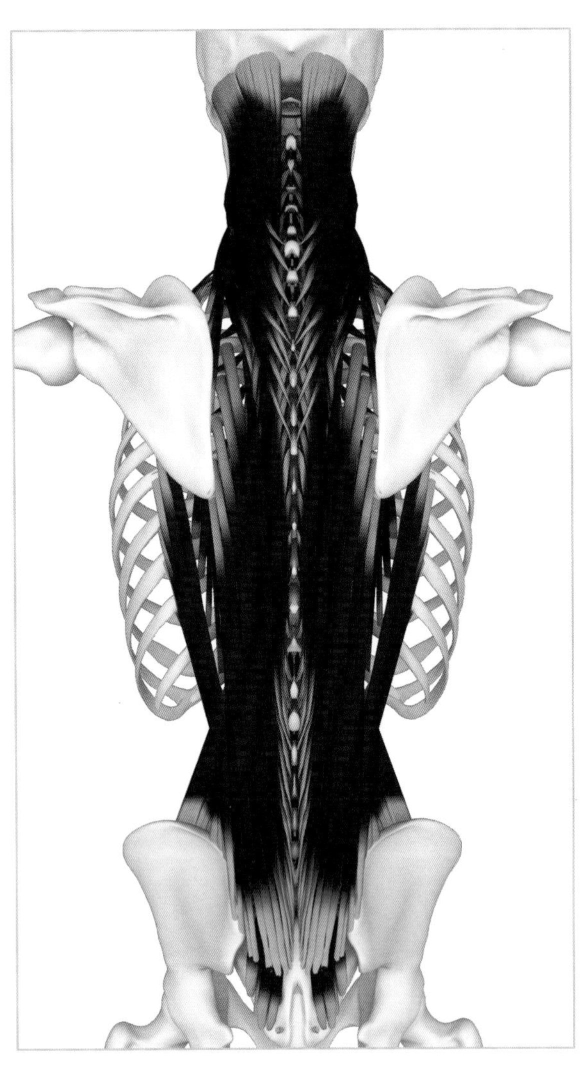

腹肌的拮抗肌

豎脊肌和腰方肌。

斜肌的拮抗肌

同側肌肉是旋轉時的拮抗肌。

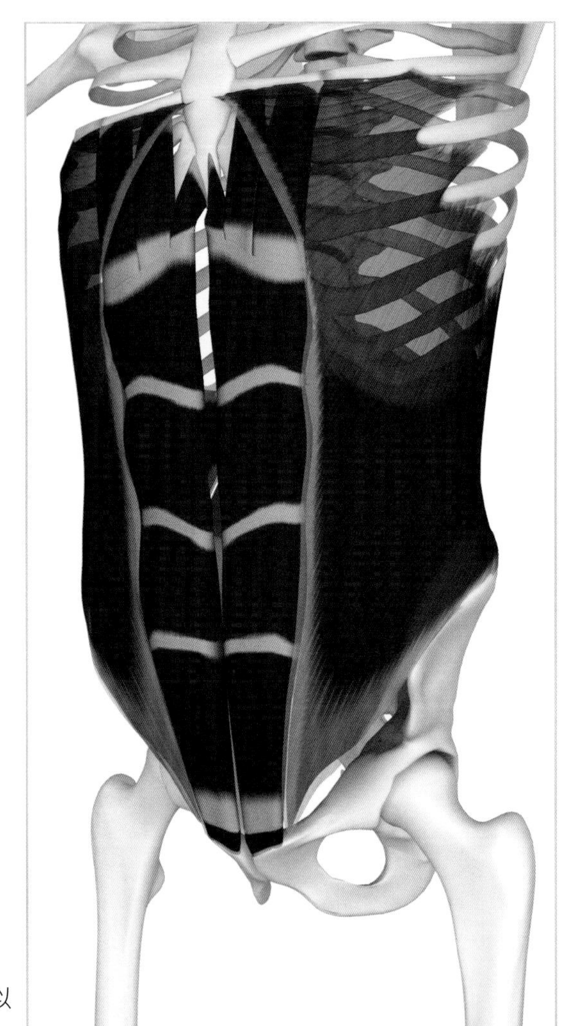

腹肌的協同肌

在腹部內縮時，是彼此的協同肌。

斜肌的協同肌

對側肌肉是旋轉時的協同肌，可以協助彼此的運作，轉動身體。

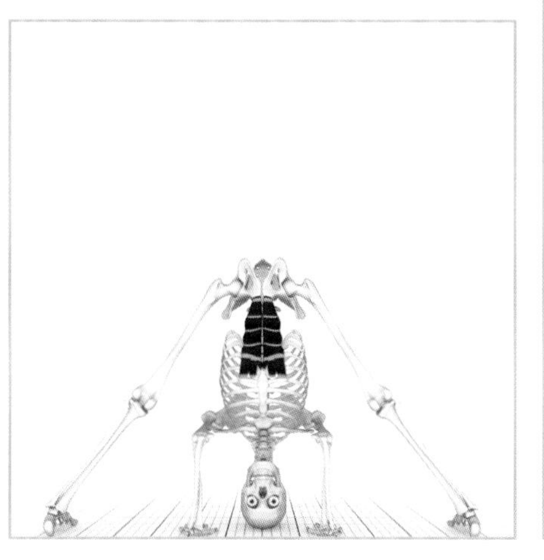

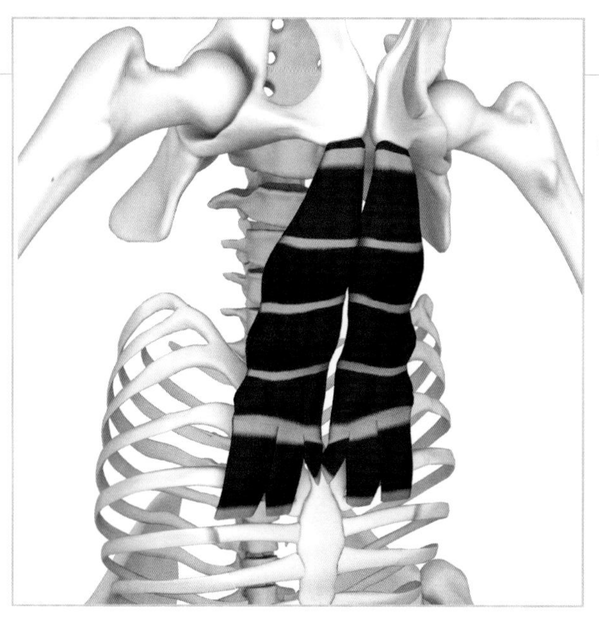

腹直肌的動作

- 屈曲軀幹、收縮腹部。
- 收縮腹直肌可以帶動軀幹往前，以及強化「分腿前彎式」（Prasarita Padottanasana）體位。收縮髂腰肌和股四頭肌，也能加強這個動作。

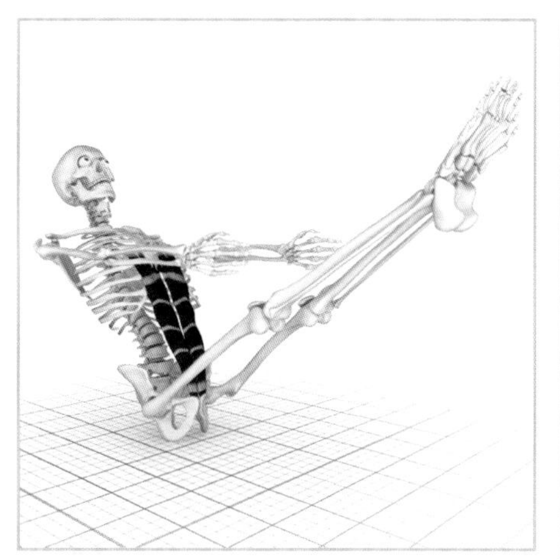

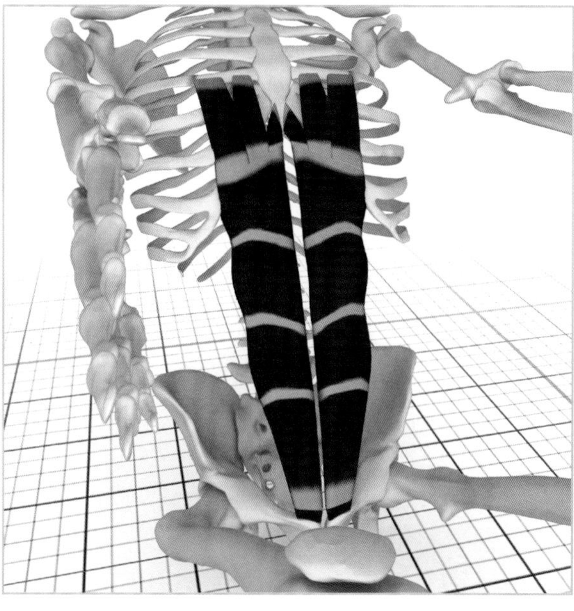

腹直肌的鍛鍊

「船式」（Navasana）的瑜伽體位可以用來強化腹直肌。

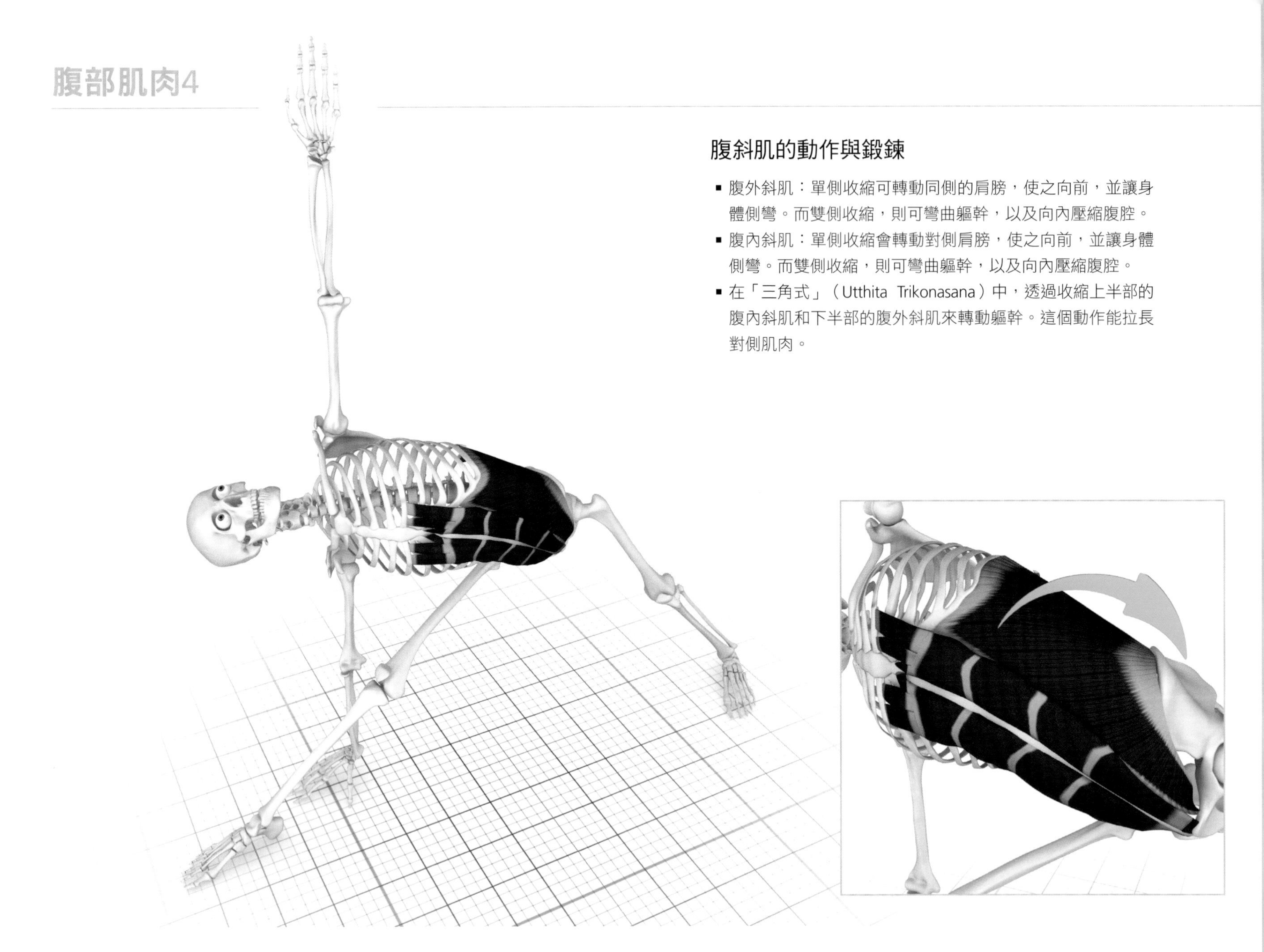

腹斜肌的動作與鍛鍊

- 腹外斜肌：單側收縮可轉動同側的肩膀，使之向前，並讓身體側彎。而雙側收縮，則可彎曲軀幹，以及向內壓縮腹腔。
- 腹內斜肌：單側收縮會轉動對側肩膀，使之向前，並讓身體側彎。而雙側收縮，則可彎曲軀幹，以及向內壓縮腹腔。
- 在「三角式」（Utthita Trikonasana）中，透過收縮上半部的腹內斜肌和下半部的腹外斜肌來轉動軀幹。這個動作能拉長對側肌肉。

「氣囊」效應

收縮腹部肌肉可以壓縮腹部臟器，提供腰椎周圍肌肉額外的支撐力量。在提重物或憋氣用力[2]時，就會產生這個調節機制。此一概念也可運用在瑜伽練習上，只需要輕輕收縮就能有所獲益。

在後彎姿勢的瑜伽體位中，稍微收縮腹肌就可保護腰椎不會過度伸展，且能強健腹肌（透過離心收縮的方式）。收縮腹肌可以活化「收腹收束法」（太陽神經叢的部位）。下圖中的發亮部位是第三脈輪。

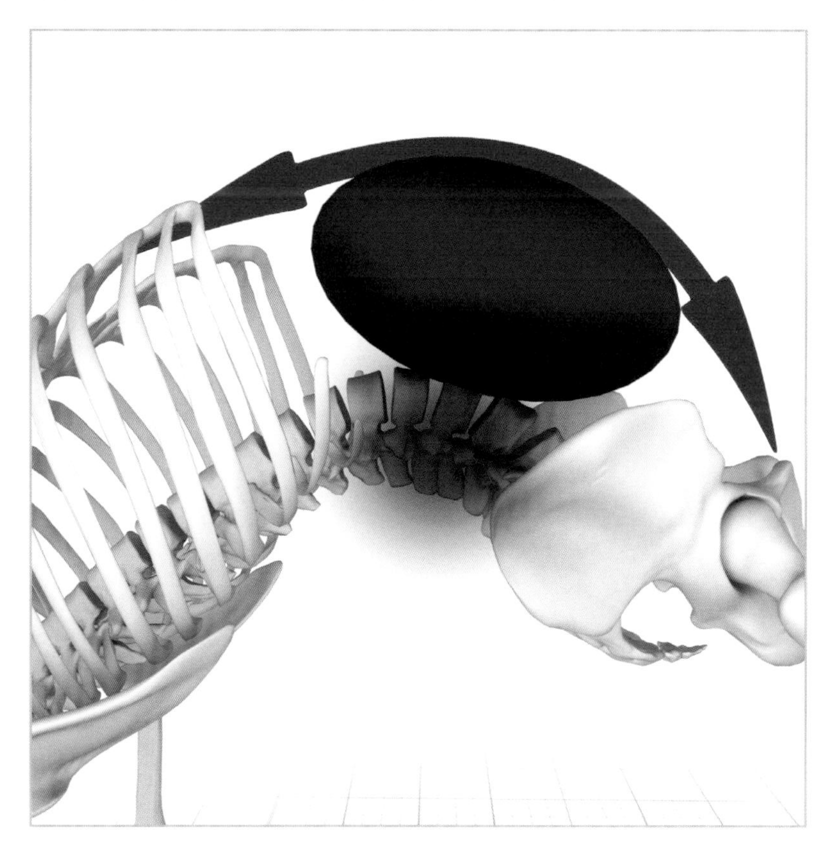

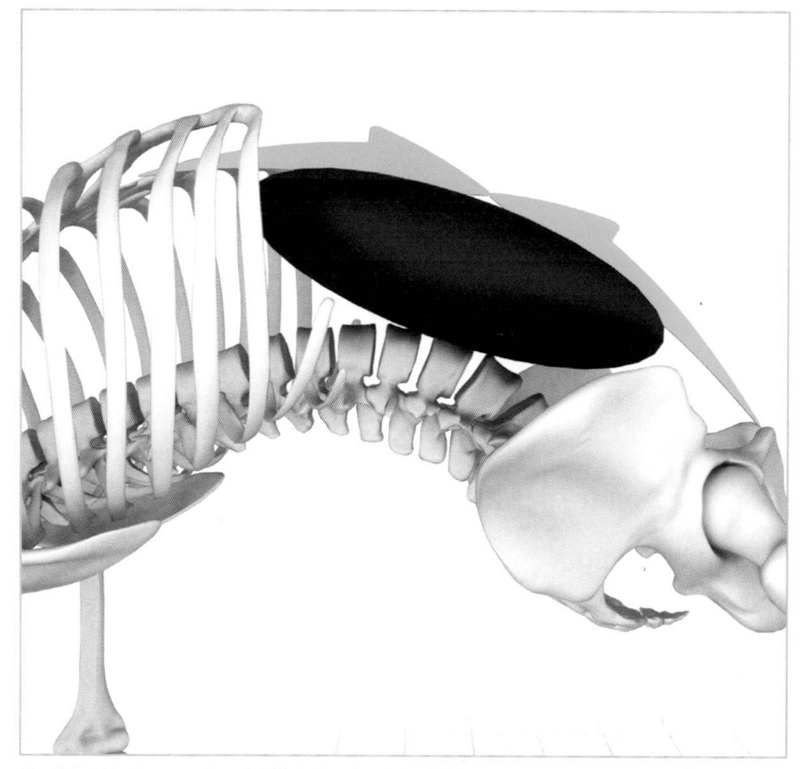

注2.憋氣用力（Valsalva）又中譯為努責現象，透過強制性閉氣及憋氣來增加腹壓。一般搭乘飛機耳鳴時會透過閉口、捏鼻、鼓氣等一連串動作來消除，就是一種努責現象。

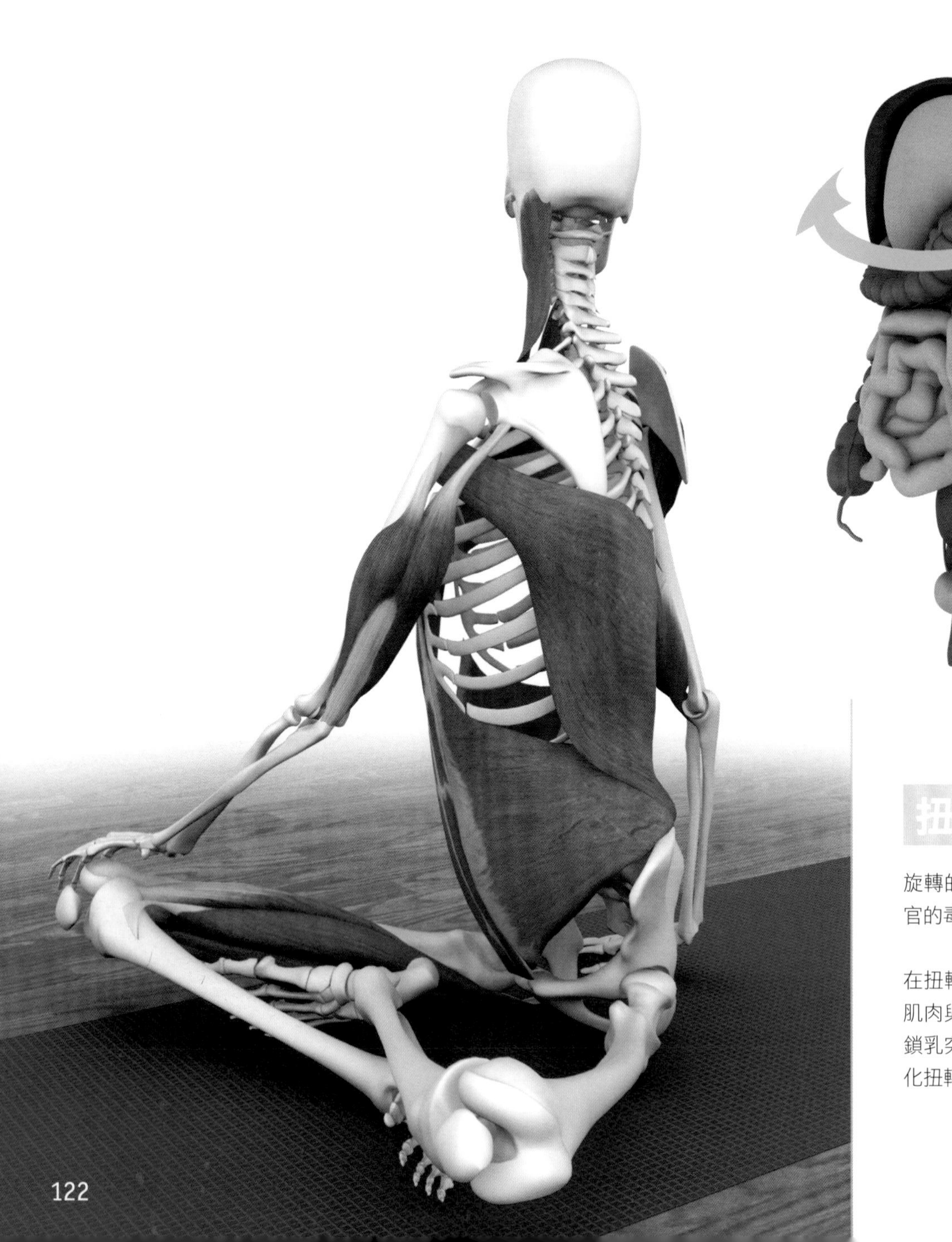

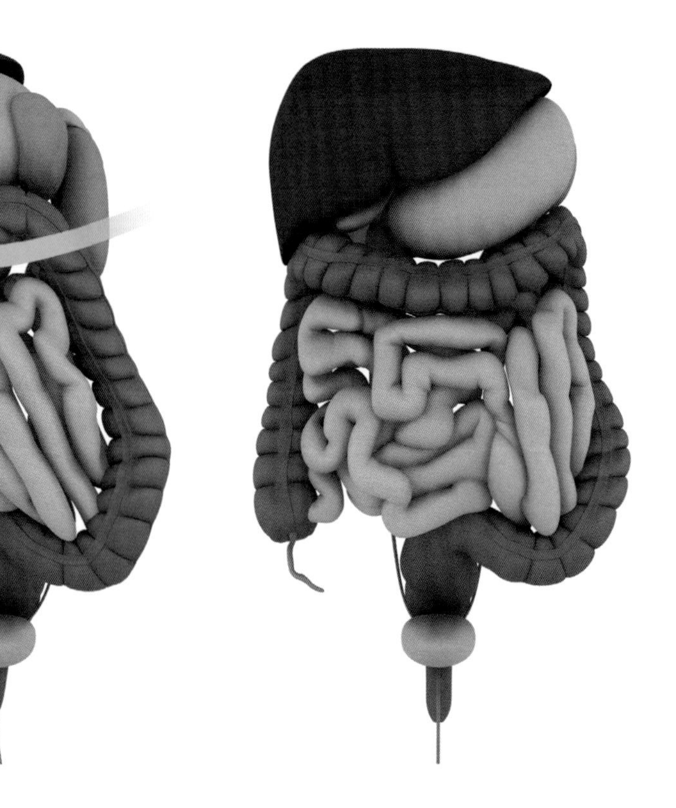

扭轉與排毒

旋轉的姿勢可以產生「擰轉」腹腔臟器的效果，藉以排除肝臟和其他器官的毒素，將血液和淋巴液導入較大的血管支脈，將臟器毒素排出體外。

在扭轉的姿勢中，腹肌扮演了最重要的角色。身體扭轉時需要結合腹部肌肉與其協同肌一起運作。以「完美式」（Siddhasana）的扭轉來說，胸鎖乳突肌、背闊肌和肱三頭肌都能協助二頭肌和另一側的髖旁肌，來強化扭轉的姿勢。

協同作用

結合不同肌肉的動作，可以在瑜伽姿勢中建立起協同作用。協同肌的收縮可以延展拮抗肌。

下面兩張圖的動作是「分腿前彎式」(Prasarita Padottanasana)的姿勢，可以看到收縮腹直肌、髂腰肌、肌四頭肌、三角肌時，能夠伸展豎脊肌、膕旁肌和腓腸肌。

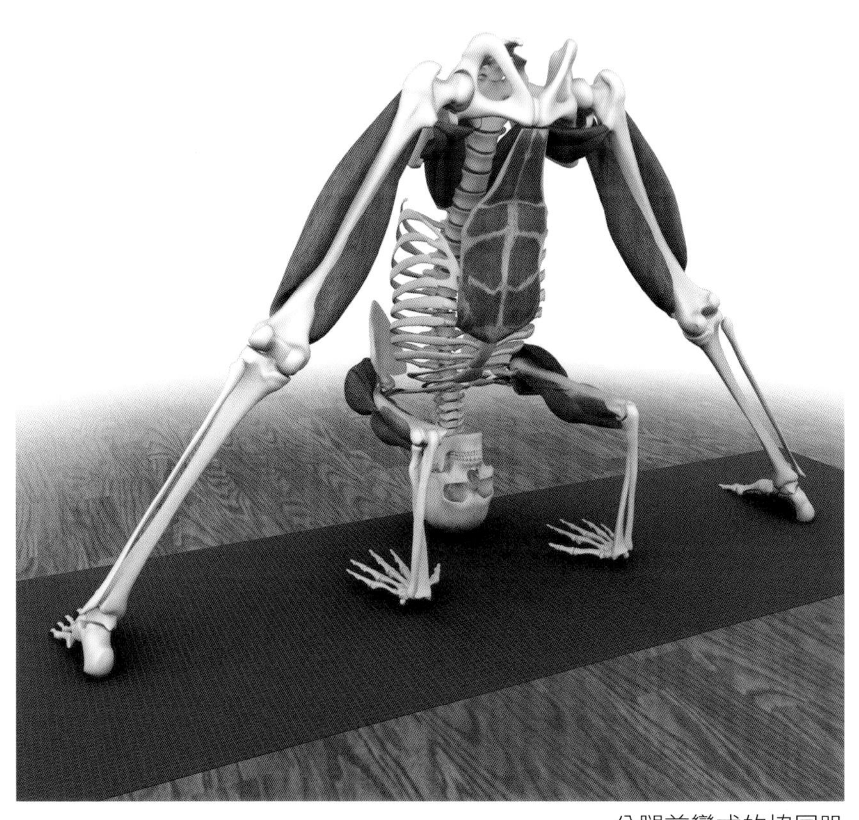

分腿前彎式的協同肌

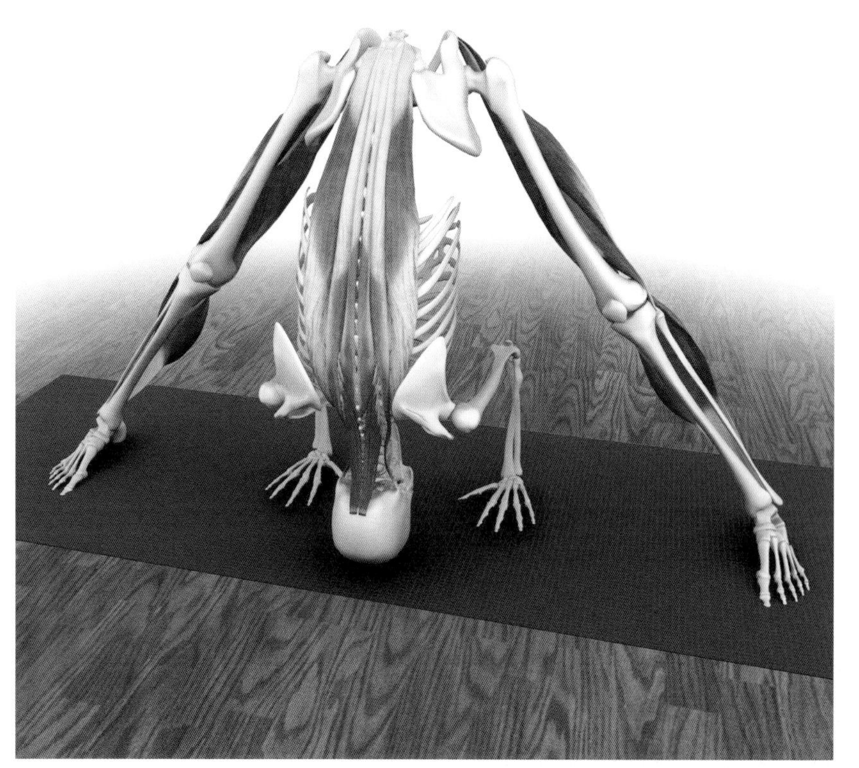

分腿角前彎式的拮抗肌

12 背部肌肉

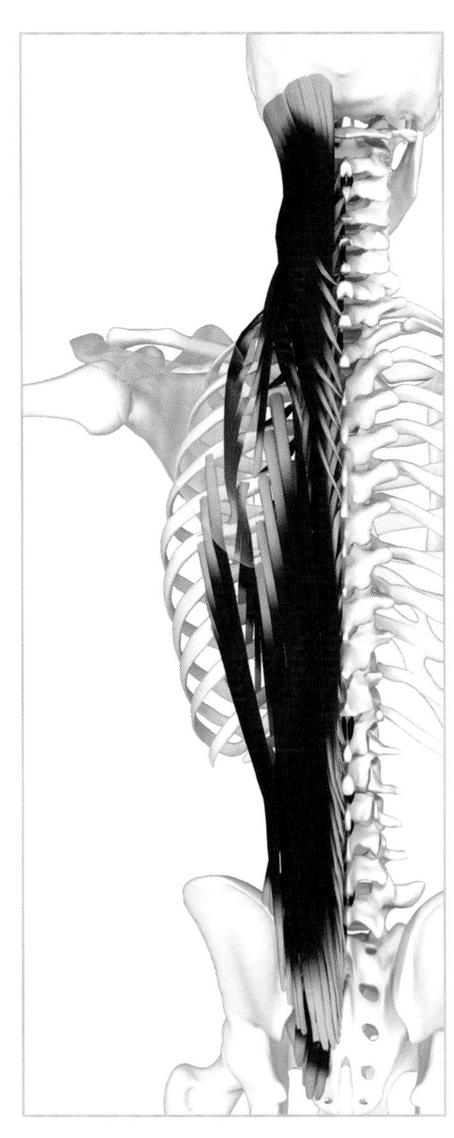

豎脊肌

這個肌肉群由髂肋肌、最長肌及棘肌三組肌肉組成，與脊柱平行。棘肌沿著一個一個的棘突分布，從背部中心往上走；最長肌從髂骨（腸骨）、橫突一直延伸到肋骨；髂肋肌位於最外側，連接每一根肋骨。在哈達瑜伽的山式（Tadasana）體位中，收縮這些肌肉，能夠拉直脊椎；而在三角式（Utthita Trikonasana）中，收縮外側的最長肌和髂肋肌能使身體朝側面彎曲。至於收縮任一側的豎脊肌，則可以在扭轉體位中產生旋轉的作用。

站立前彎式（Uttanasana）和龜式（Kurmasana）的前彎體位，可以伸展到這些肌肉群。當肌肉拉伸到最大長度時，藉由拉動髂骨（腸骨）後側，可以使骨盆往前傾。這個前傾動作，會拉動坐骨結節往上，並伸展膕旁肌。此外，像輪式（Urdhva Dhanurasana）的後彎體位，則可讓這些肌肉得到伸展。

腰方肌

方形的腰方肌位於豎脊肌深處，共有五個頭，其肌肉起端都是從腸骨嵴後方開始，再分成四個部分，止端位於腰椎橫突處及第十二節肋骨的後方。在三角式的體位中，收縮腰方肌，可讓身體往單側彎曲。練習輪式時，同時收縮兩側的腰方肌，可以延展腰椎。

當骨盆屈曲時，收縮腰方肌可讓胸腔往下移動，這個動作可運用在深呼吸的練習上面。

包覆腰椎的腰方肌和腰大肌，能穩定腰椎的平衡。收縮腰方肌、腰大肌和腹直肌，在後彎體位中，可以保護腰椎。

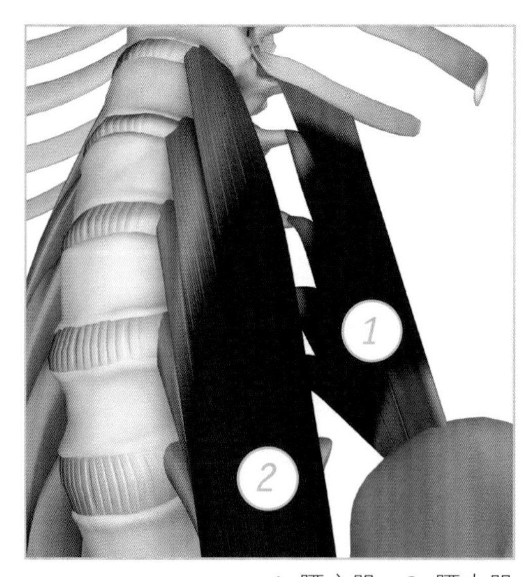

1. 腰方肌　2. 腰大肌

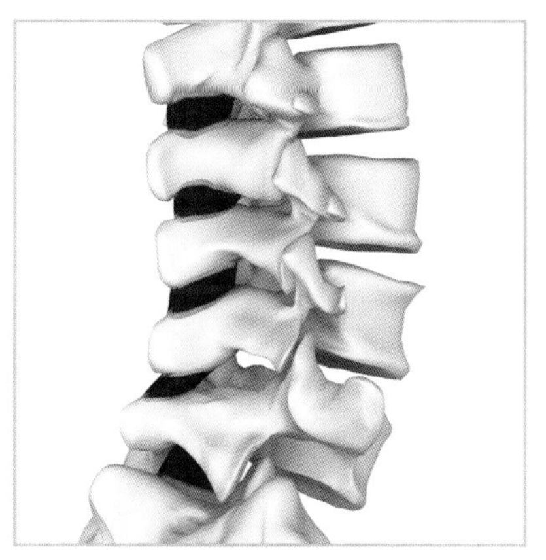

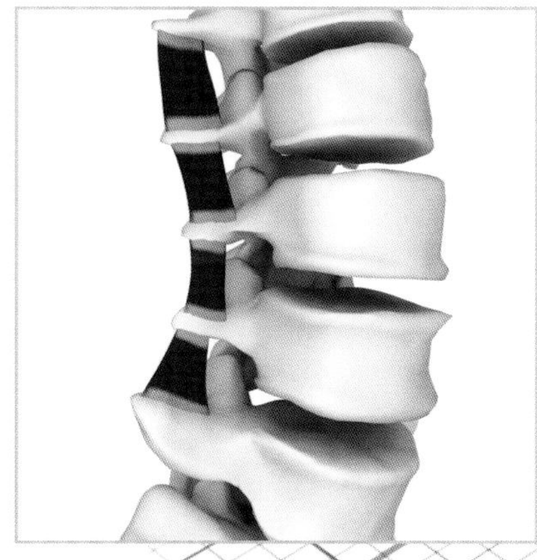

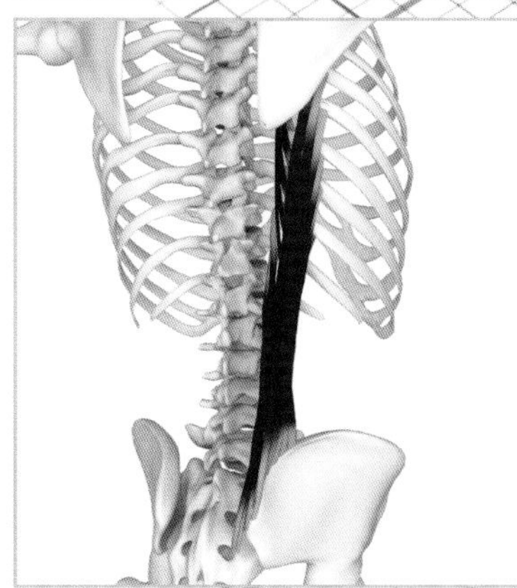

起端

- **棘間肌**（紅色）：脊椎骨上的棘突。
- **橫突間肌**（綠色）：脊椎骨上的橫突。
- **髂肋肌**（藍色）：骶骨和肋骨。

止端

- **棘間肌**（紅色）：上方脊椎骨的棘突。
- **橫突間肌**（綠色）：上方脊椎骨的橫突。
- **髂肋肌**（藍色）：上方肋骨。

止端

起端

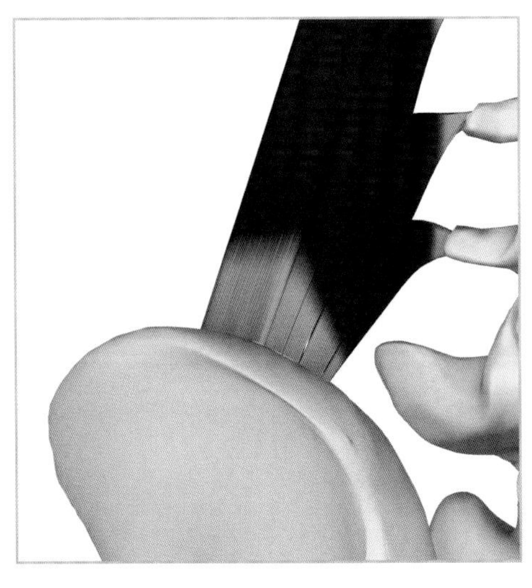

腰方肌的起端

腸骨嵴內側。

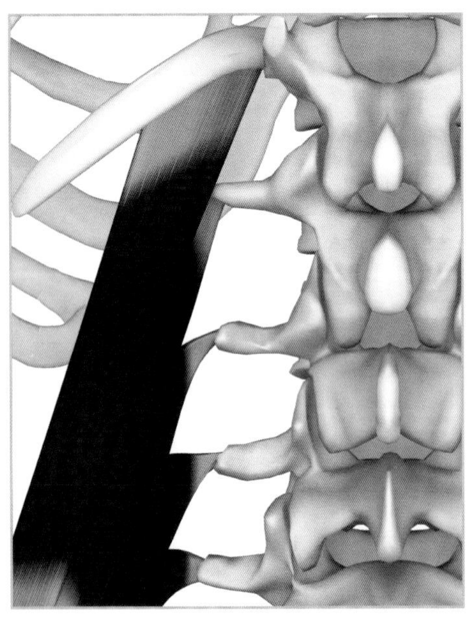

腰方肌的止端

第十二節肋骨的下緣，及第一到第四腰椎的橫突。

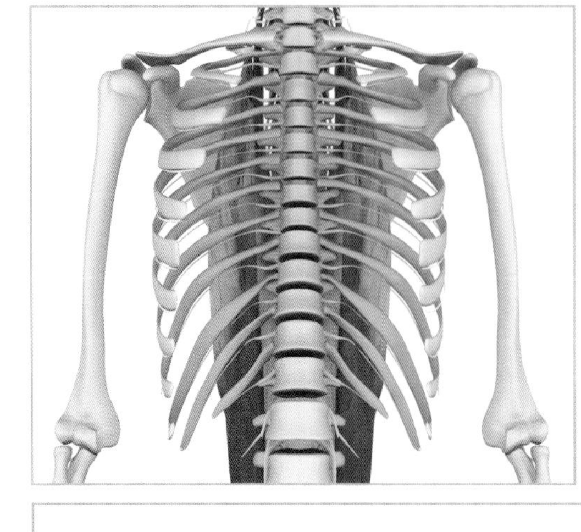

背部肌肉的神經分布與脈輪

- 下胸椎神經和上腰椎神經。
- 圖中發亮部位：第三和第四脈輪。

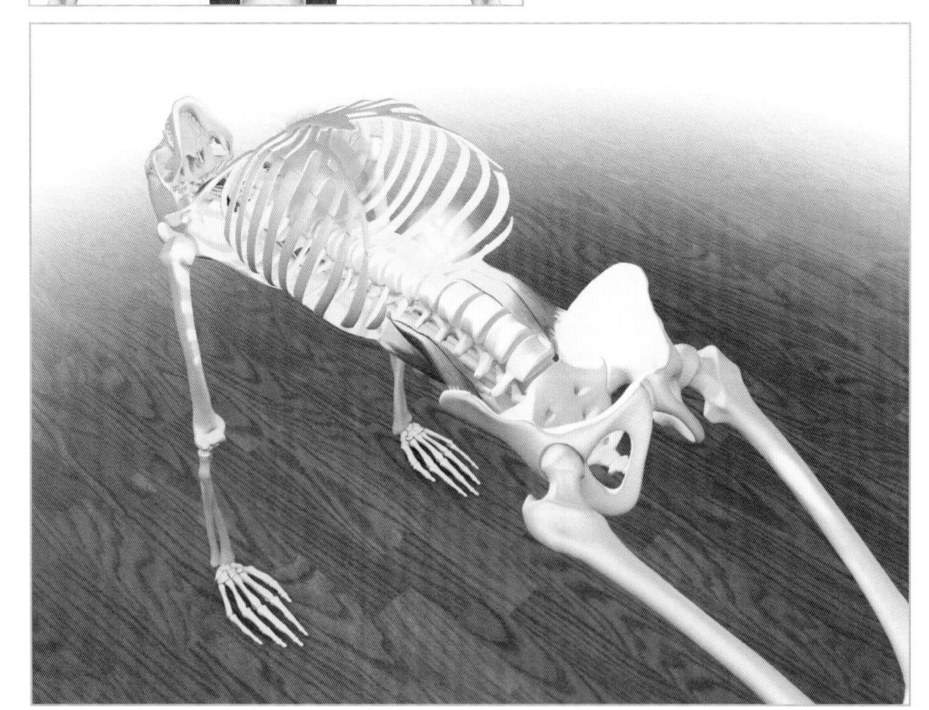

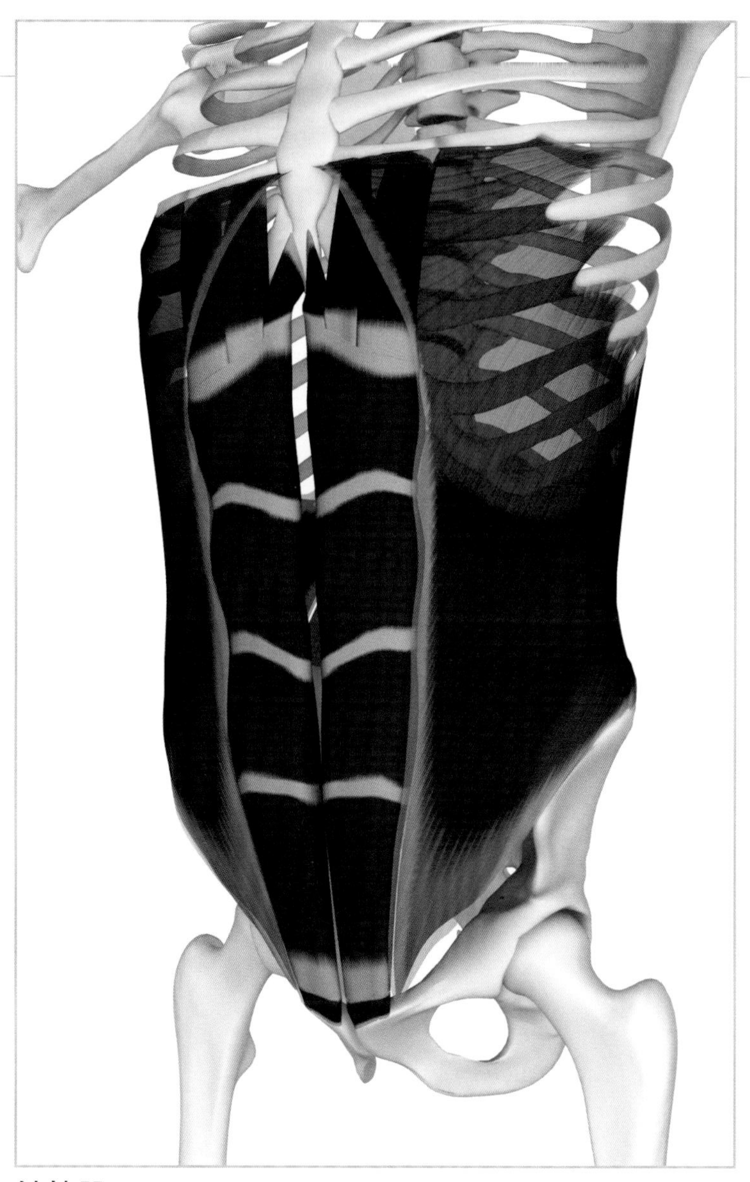

拮抗肌

腹肌。

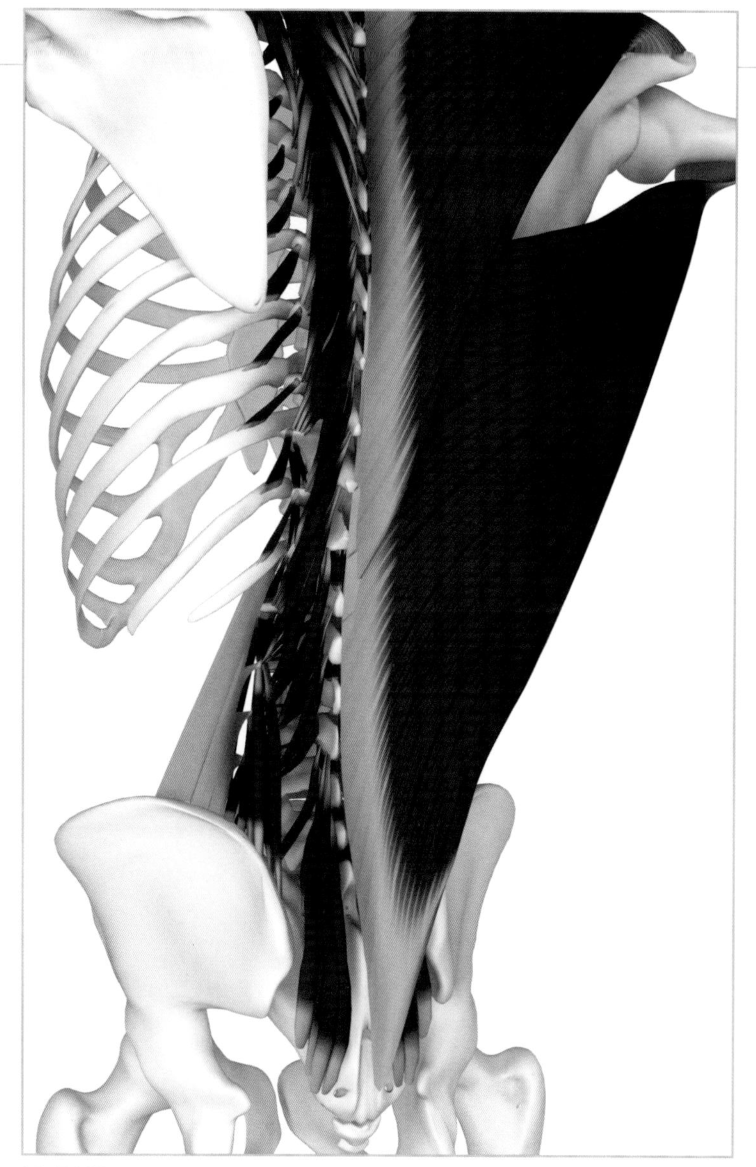

協同肌

背闊肌、斜方肌；背部肌肉也是彼此的協同肌。

動作

- 背部肌肉能夠延展、側彎及協助脊柱轉動。
- 以「聖哲馬里奇第三式」(Marichyasana III)的瑜伽體位為例，透過豎脊肌及深處腰方肌的收縮，可以轉動背部及抬高腎臟的位置。
- 在「山式」(Tadasana)體位中，豎脊肌和腰方肌可以提高和拉直脊柱。
- 深呼吸時，腰方肌的開放鏈收縮，會使肋骨向下移動。

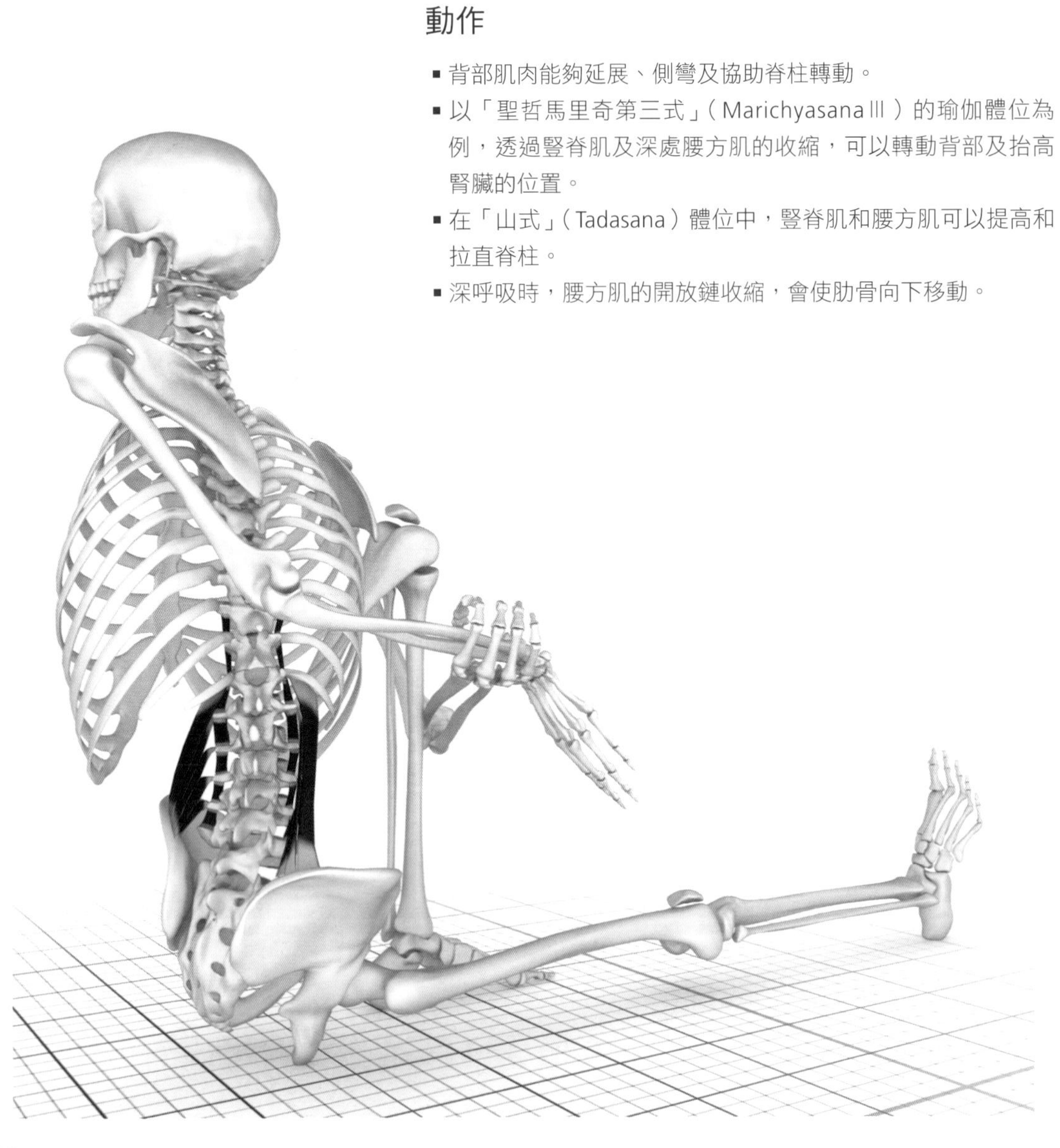

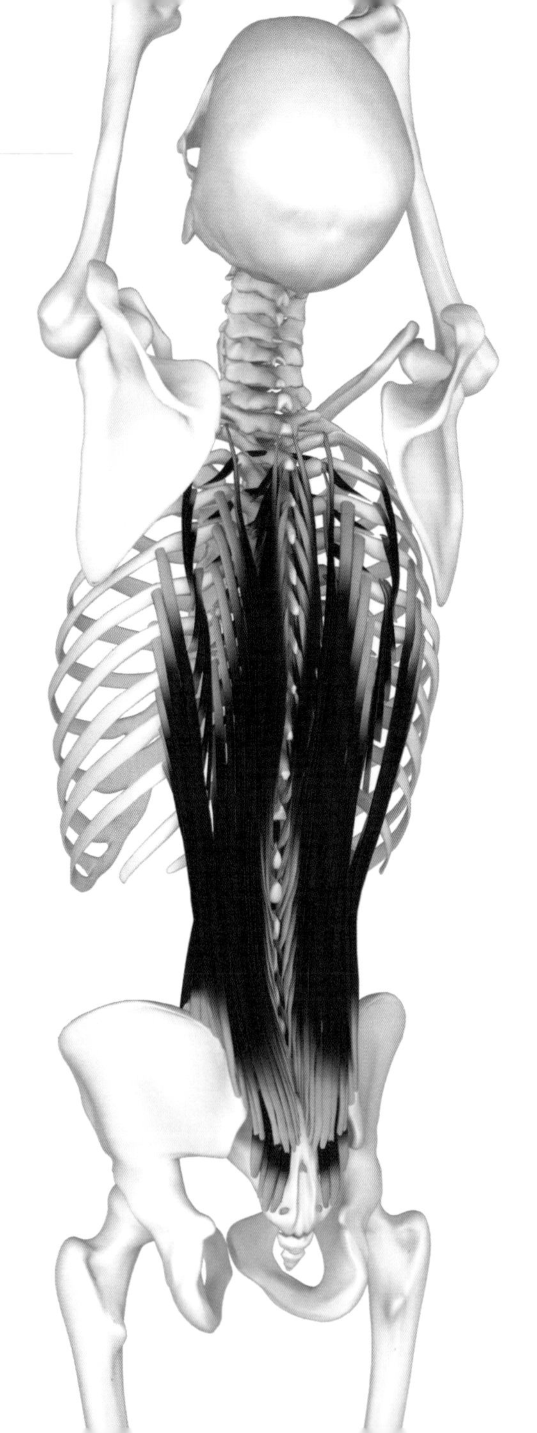

協同作用

在後彎的「前拉式」(Purvottanasana)體位中，豎脊肌是產生動作的關鍵肌肉。豎脊肌的收縮，會與這個體位的協同肌一同運作，包括股四頭肌、臀大肌和三頭肌，從而伸展股直肌、髂腰肌、腹直肌、胸大肌、二頭肌和頸部前方肌肉。

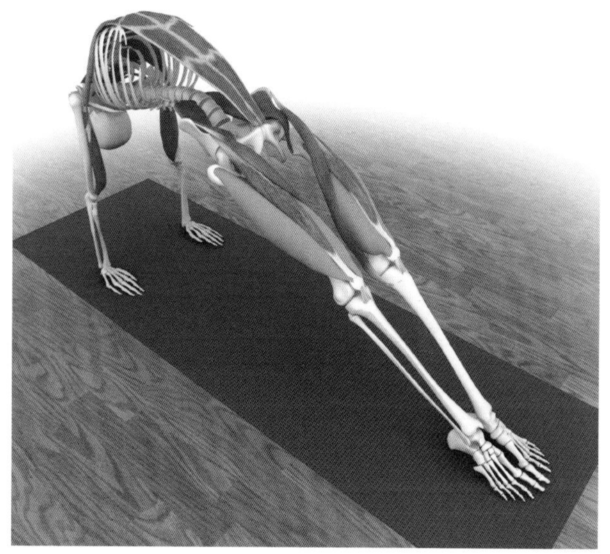

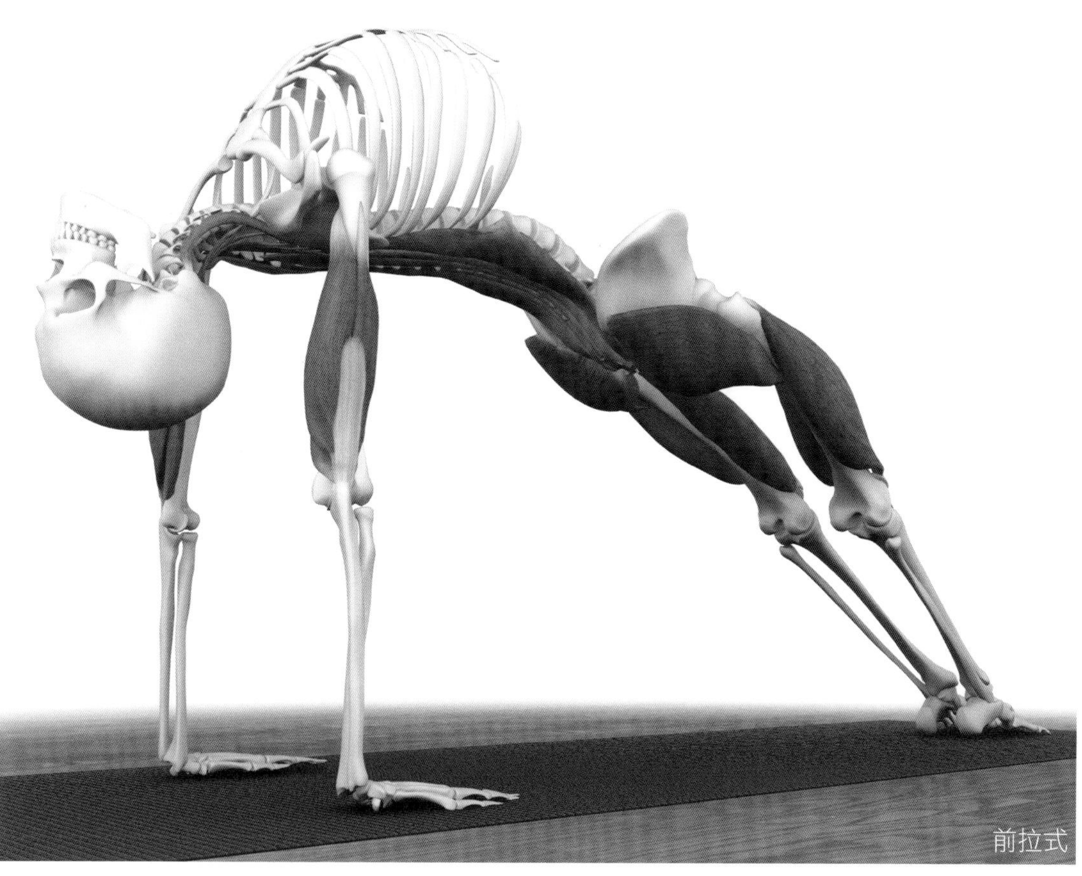

前拉式

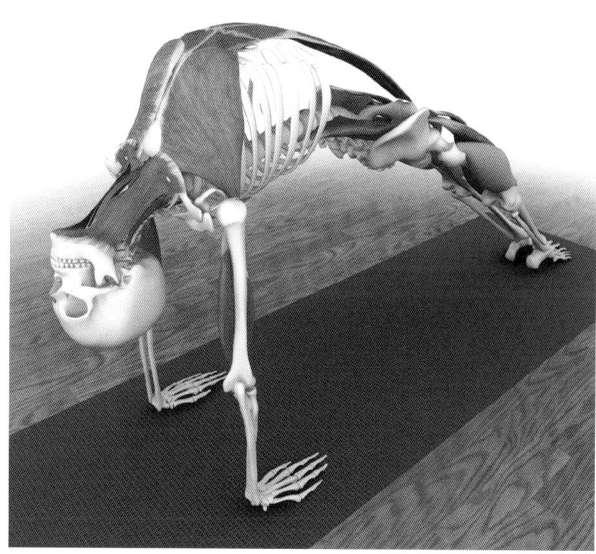

13 背闊肌

背闊肌占了背部淺層肌肉三分之二的面積，起自於腸骨嵴後部、骶骨和胸腰筋膜，轉了180度後，止於近端肱骨的內側；而此一「扭轉」也增加了背闊肌收縮時產生的力量。

背闊肌可以讓手臂從高過頭部的位置，做出往下和朝身體移動的動作，讓肱骨向內旋轉。在某些扭轉動作或上犬式（Urdhva Mukha Svanasana）體位，當肱骨固定時，背闊肌的收縮可以帶動胸腔往前，使之得以擴展。

一旦背闊肌僵緊，就會限制雙手高舉過頭的動作，比如勇士式第一式（Virabhadrasana I）、輪式（Urdhva Dhanurasana）及下犬式（Adho Mukha Svanasana）。

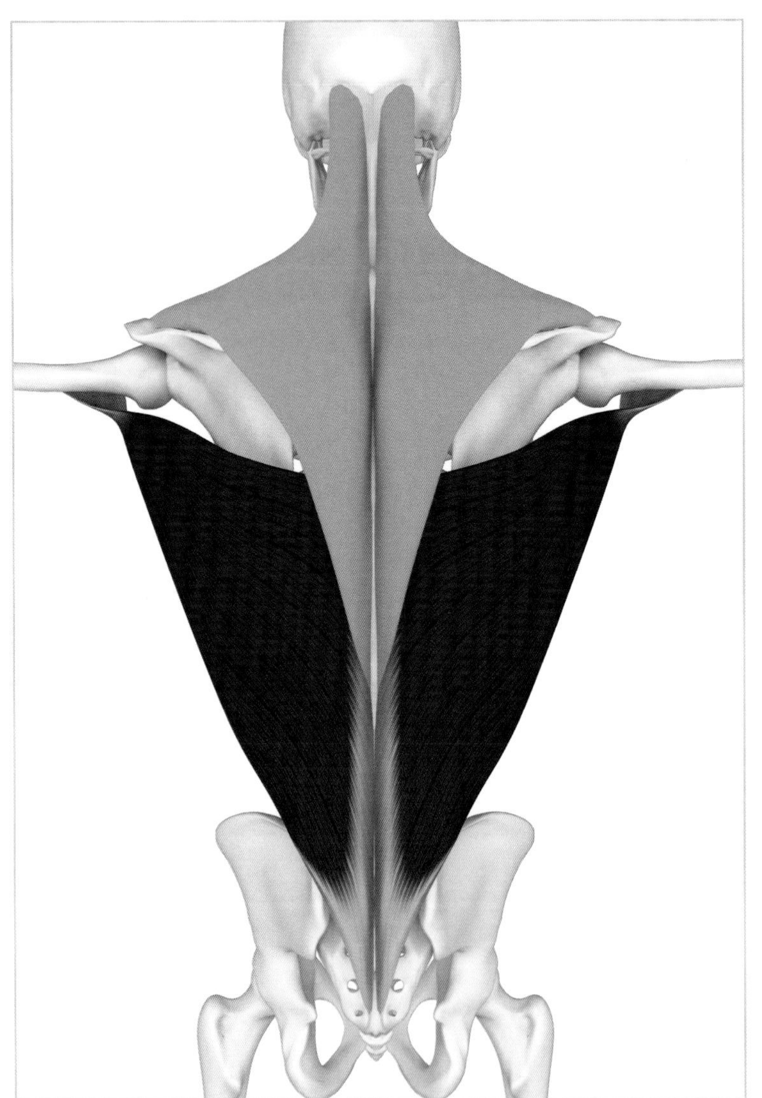

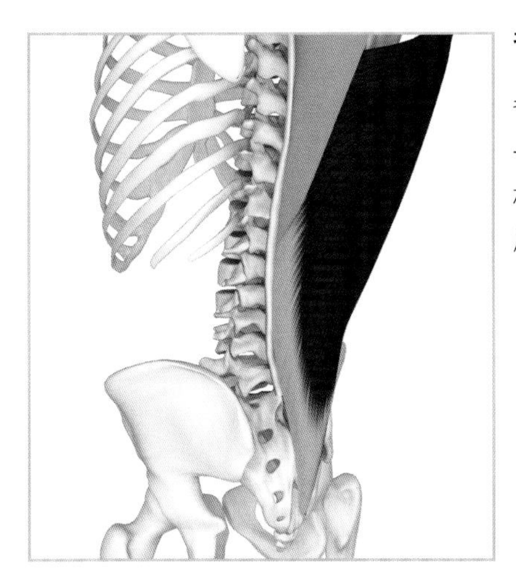

背闊肌的起端（後視圖）

背闊肌起於腸骨嵴後部、胸腰筋膜、第一到第五節薦椎棘突、第一到第五節腰椎、第七到第十二胸椎、下三根肋骨及肩胛骨下角。

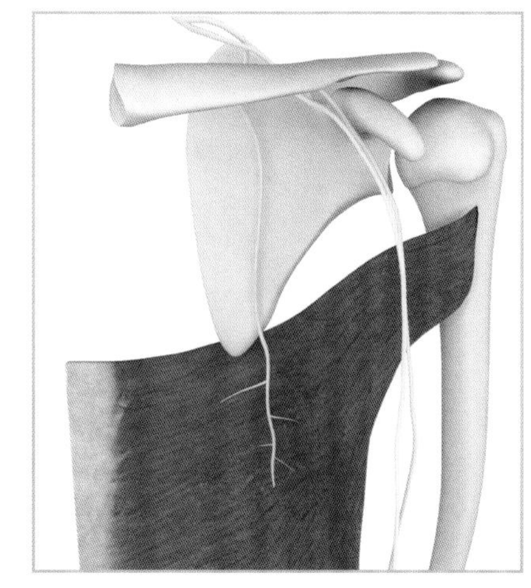

背闊肌的神經分布與脈輪

- 胸背神經（第六、第七到第八頸椎神經）。
- 圖中發亮部位：第四脈輪。

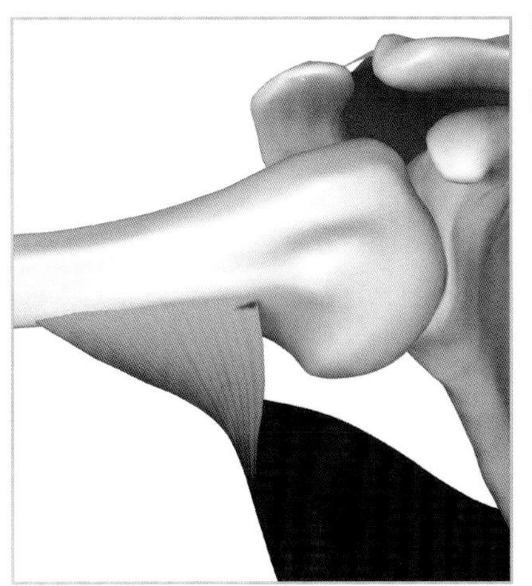

背闊肌的止端（前視圖）

終止於肱骨的肱二頭肌溝底層。

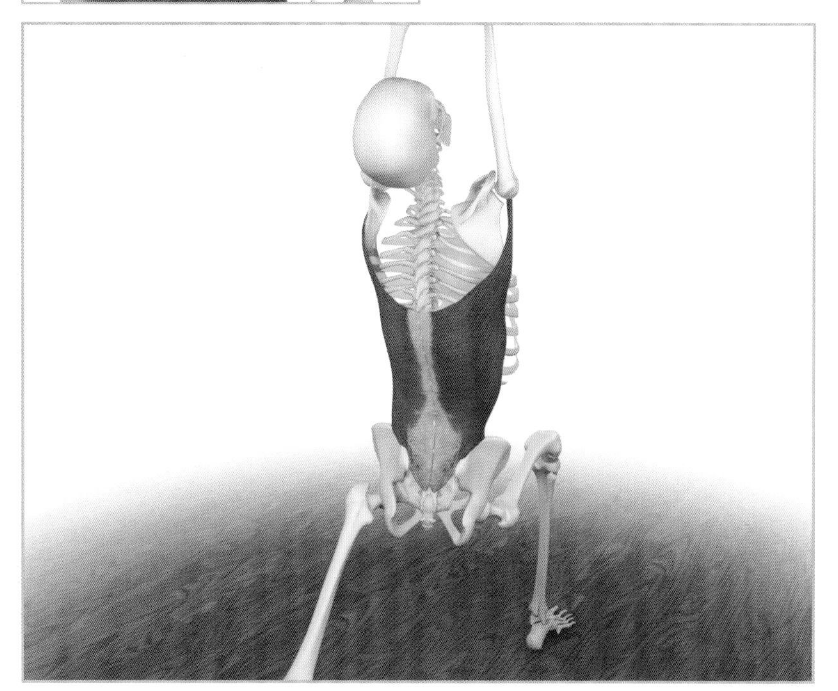

拮抗肌

前三角肌、胸大肌（鎖骨部分）和肱二頭肌長頭。

協同肌

後三角肌和胸大肌（延展肱骨的胸肋部位），以及肱三頭肌長頭。

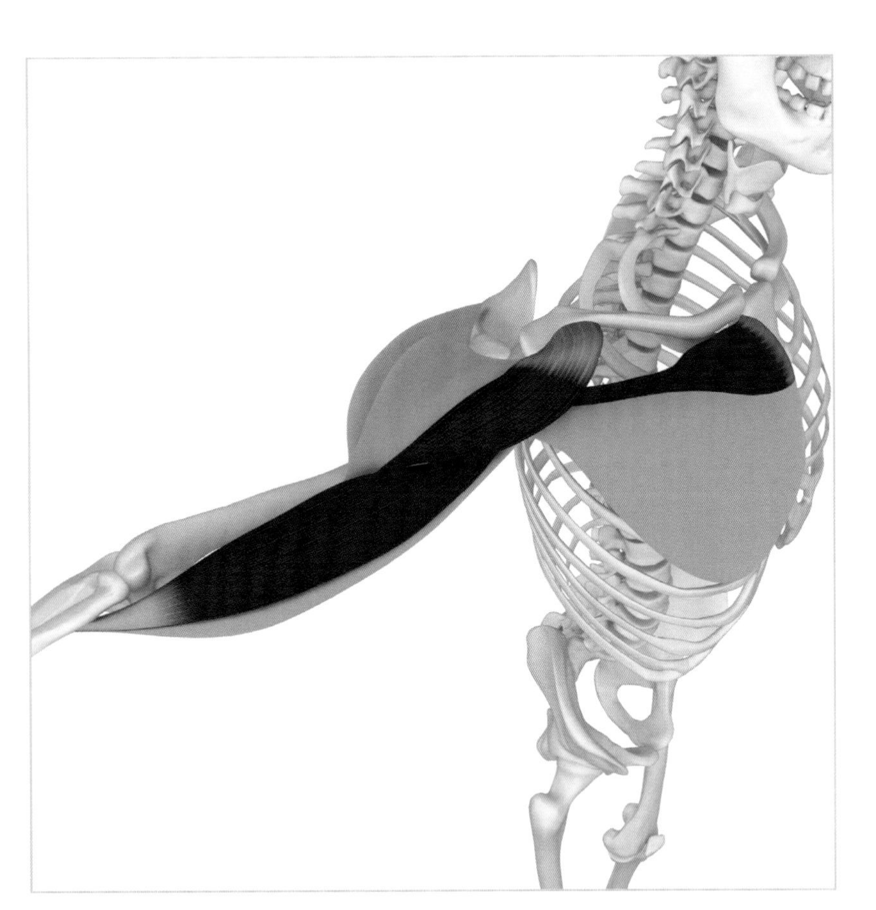

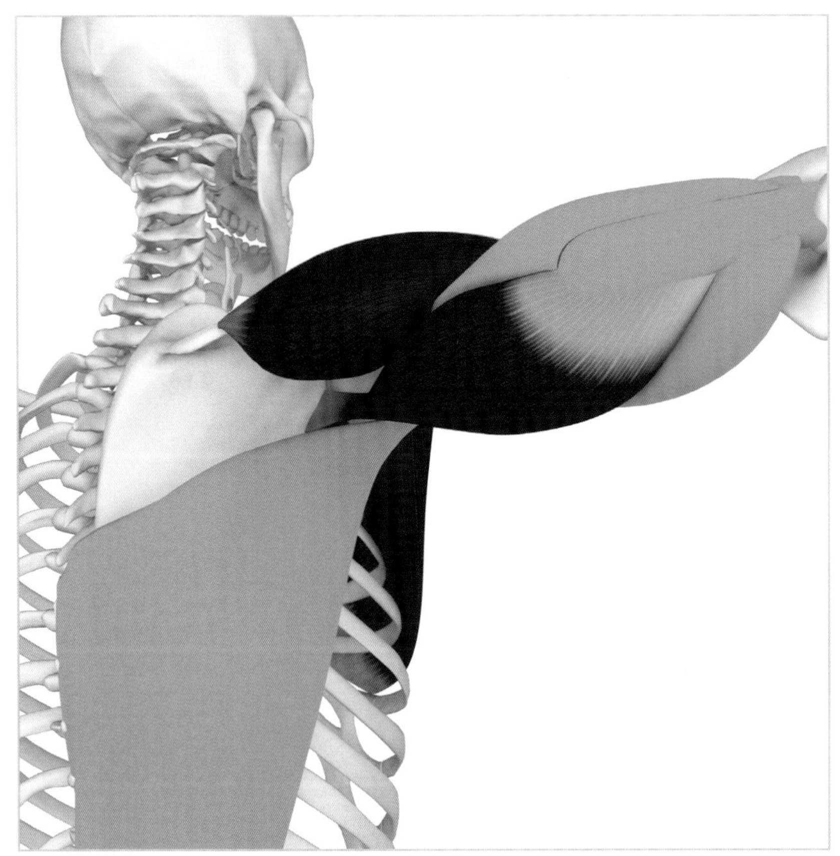

動作

- 背闊肌能夠從一個前彎姿勢伸展手臂，以及使肱骨內收、內旋及後伸。當上肢上舉固定時，可以引體向上。
- 在「上犬式」（Urdhva Mukha Svanasana）中，收縮背闊肌，可以將下背往上提高，擴展胸腔。

鍛鍊

- 「下犬式」（Adho Mukha Svanasana）的體位，可以充分伸展背闊肌。
- 背闊肌和胸大肌一起運作，經由雙臂可以在從下犬式轉換成上犬式時引體向前。

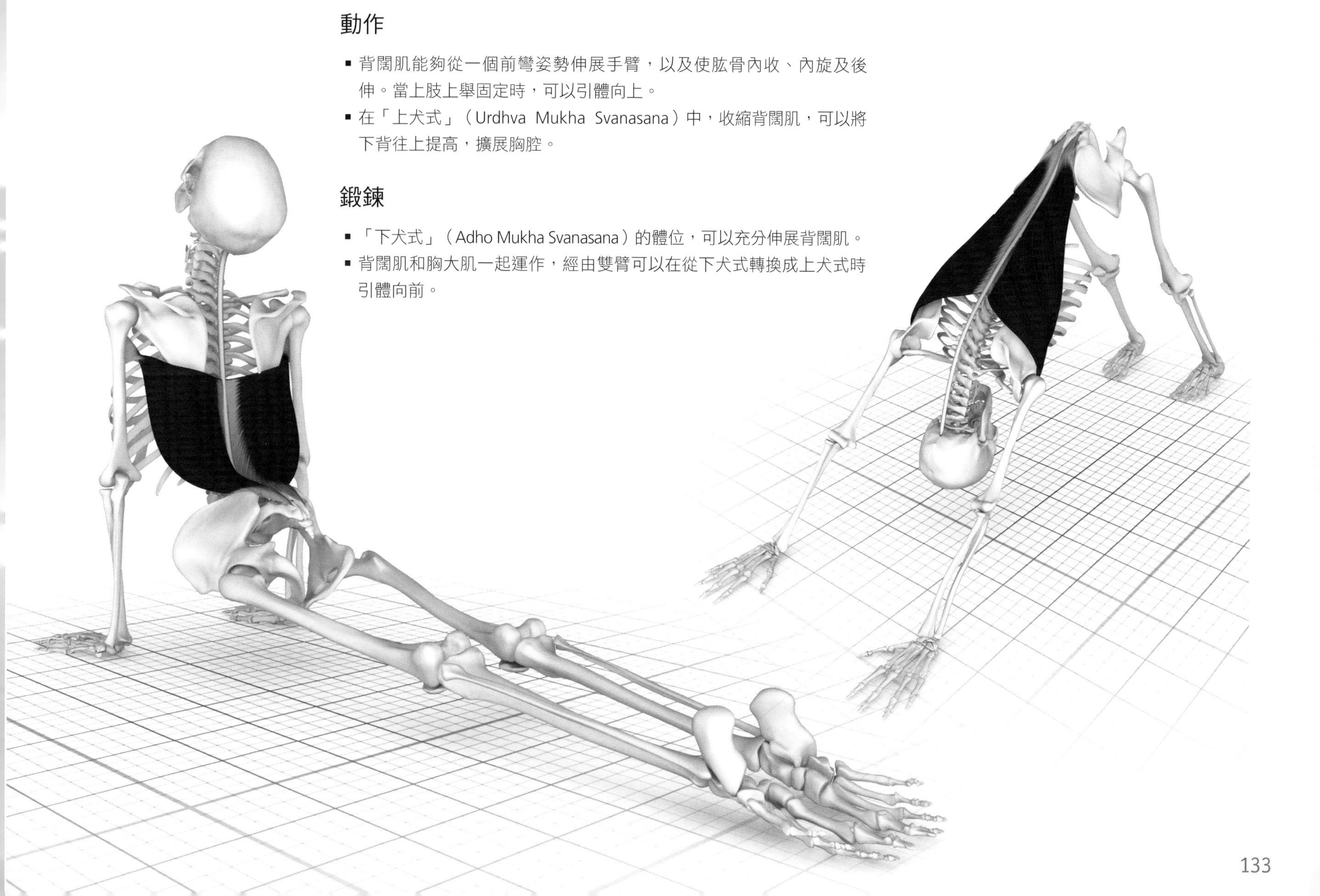

14 斜方肌

斜方肌是由兩片寬三角形的肌肉所組成，起自於背部中心，從下胸椎向上延伸到顱骨底，止端位於肩胛骨和鎖骨。收縮斜方肌的下肌纖維，會拉動肩胛骨向下；收縮上肌纖維，可以上提和轉動肩胛骨，這個動作可以幫助肱骨頭和肩臼窩骨在做高過頭部的動作時收縮，比如手倒立的動作。至於收縮斜方肌的中肌纖維，則會讓肩胛骨內收，協助菱形肌擴展胸腔。

如果斜方肌的中肌纖維僵緊，會讓瑜伽體位動作伸展不開，比如「牛面式第二式」（Gomukhasana B）；如果是上肌或下肌纖維無力，則會分別減弱「蓮花支撐式」（Tolasana）及「樹式」（Vrksasana）雙手撐地的動作。

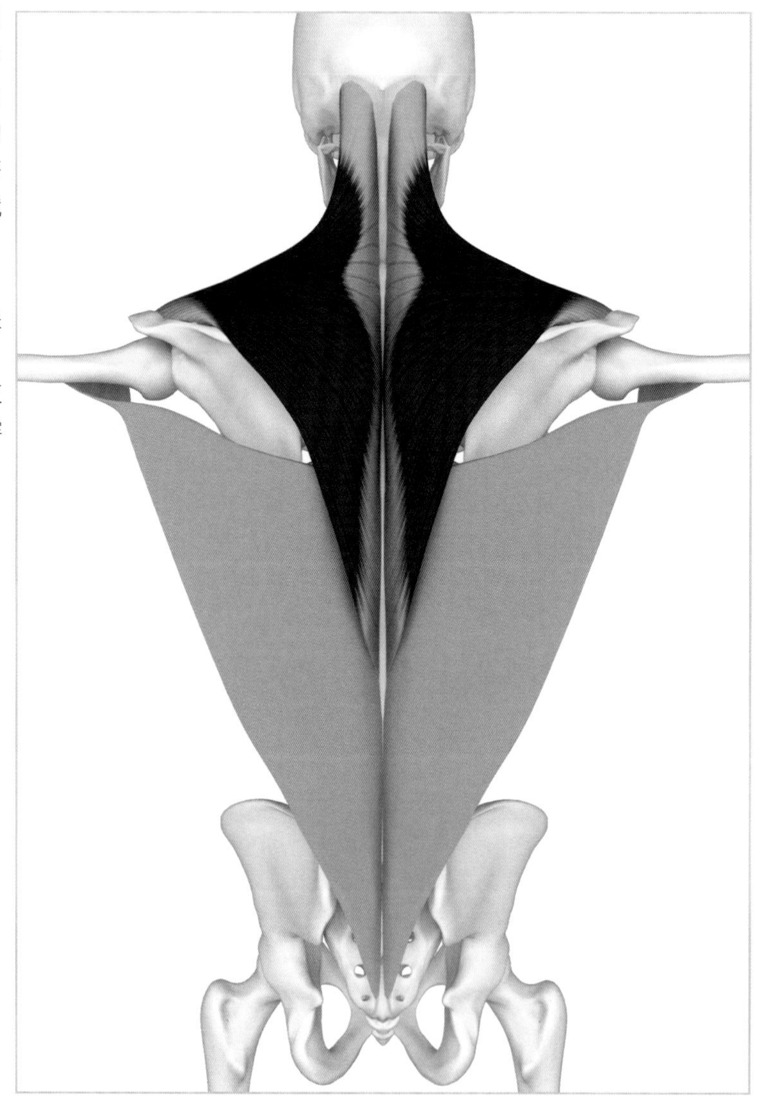

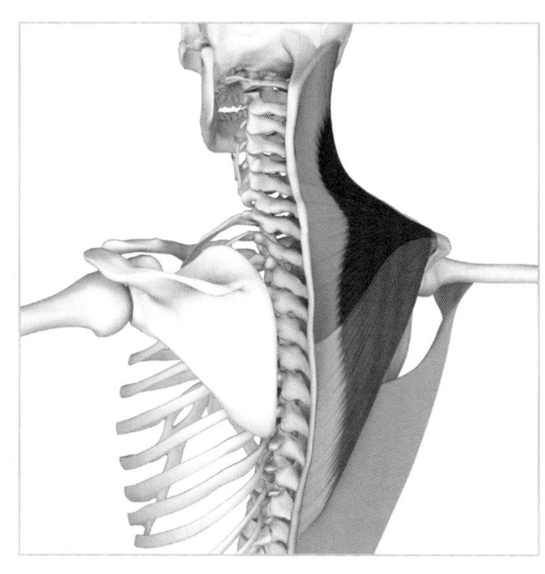

斜方肌的起端

起自於從顱骨底、頸部的後韌帶，以及第二頸椎棘突到第十二節的胸椎棘突。（圖中可看出斜方肌的上、中及下肌纖維）

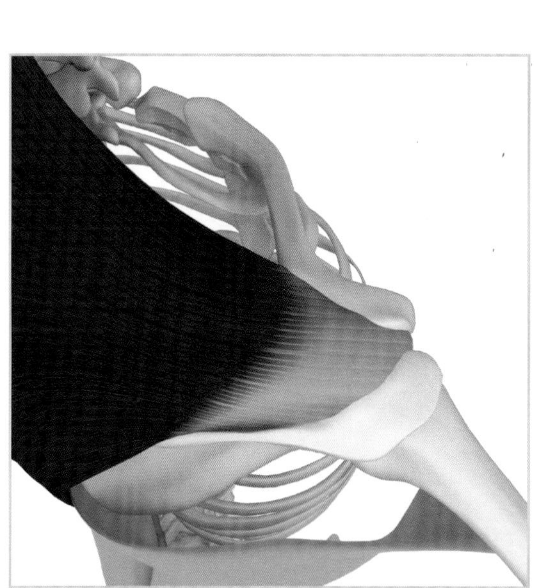

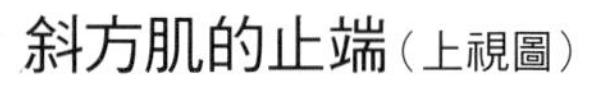

斜方肌的止端（上視圖）

止端位於鎖骨的外側三分之一背面、肩峰內緣及肩胛骨上棘。

斜方肌的神經分布與脈輪

- 副神經（第十一對腦神經，和第三、第四頸椎神經）。
- 圖中發亮部位：第五脈輪。

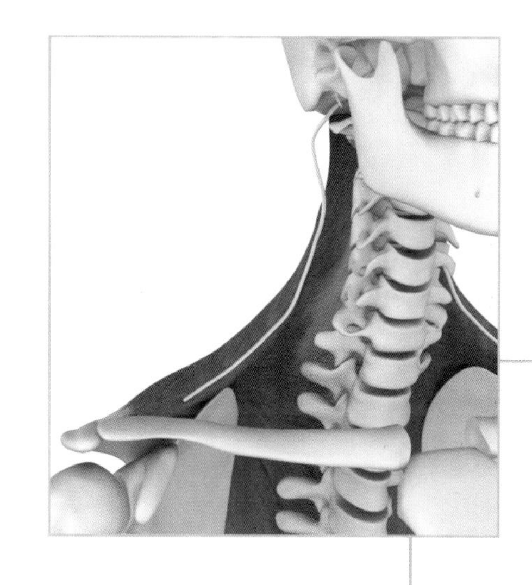

斜方肌下肌纖維的拮抗肌

斜方肌的上肌纖維、大菱形肌、小菱形肌和胸鎖乳突肌。

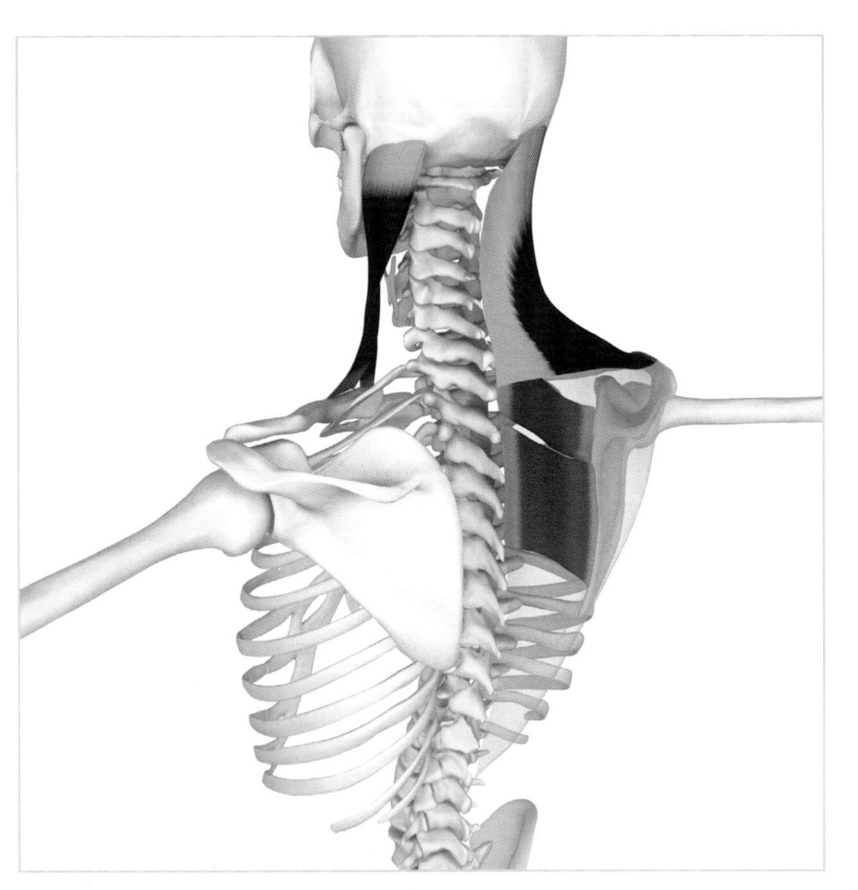

斜方肌上肌纖維的拮抗肌

斜方肌的下肌纖維、胸小肌、胸大肌和背闊肌。

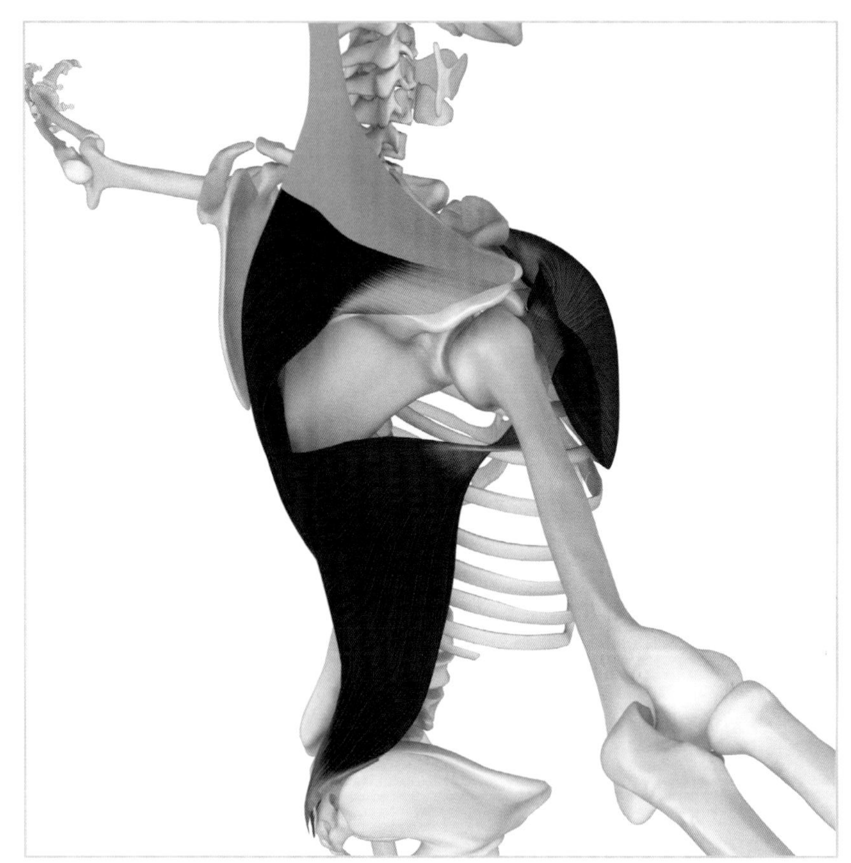

斜方肌下肌纖維的協同肌

胸小肌、胸大肌和背闊肌。

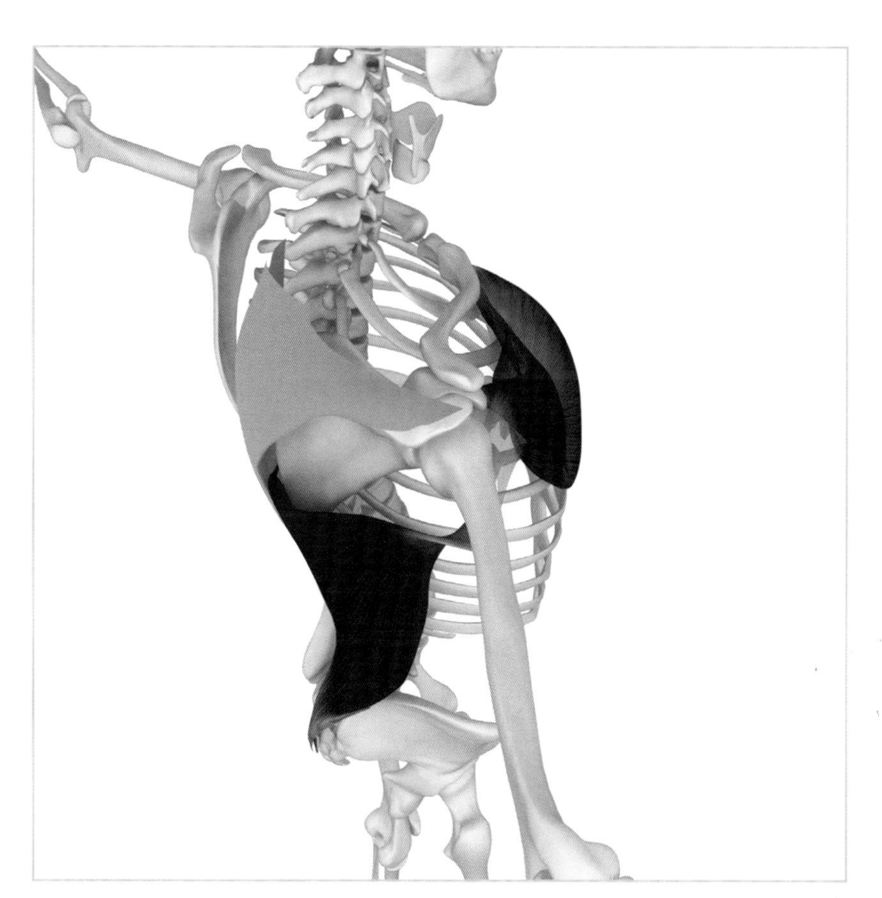

斜方肌上肌纖維的協同肌

前三角肌、側三角肌、大菱形肌、小菱形肌和胸鎖乳突肌。

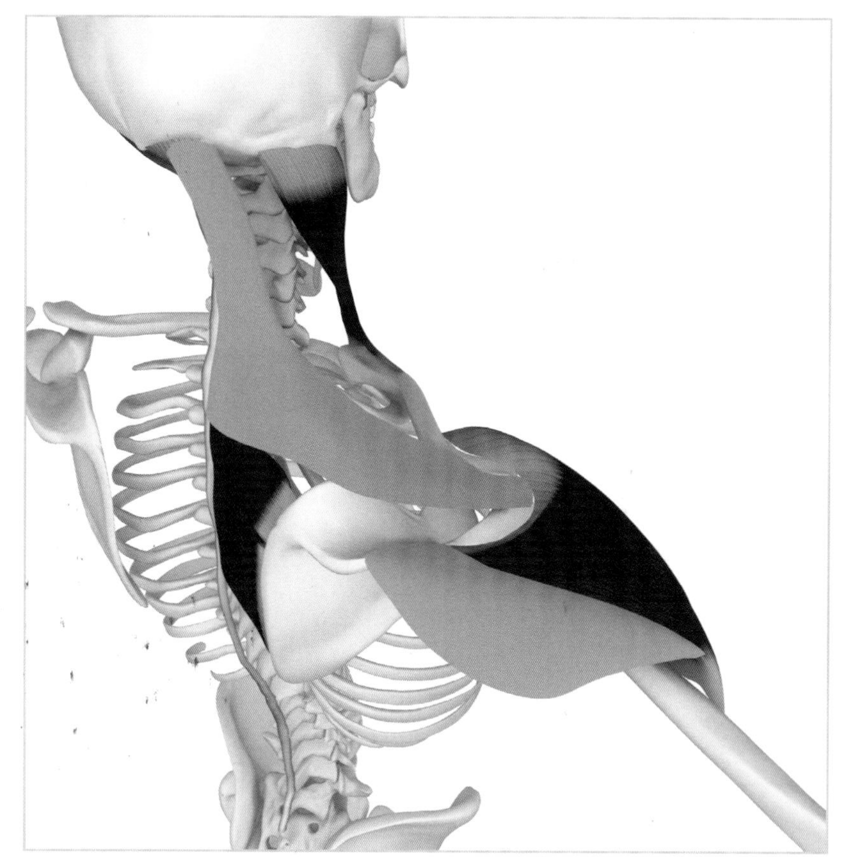

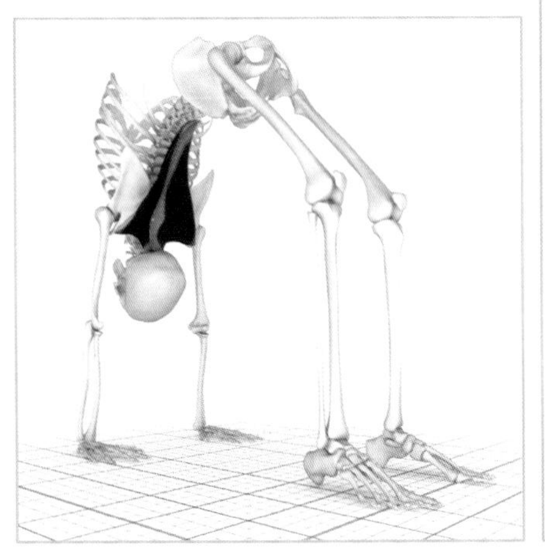

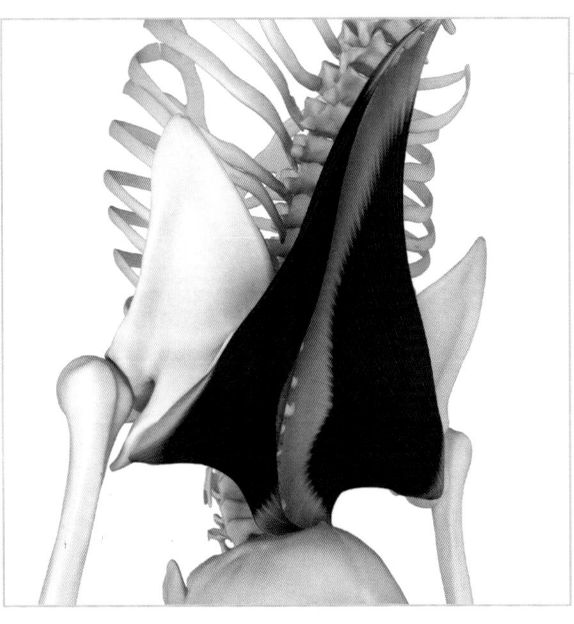

動作

在輪式（Urdhva Dhanurasana）體位中，斜方肌的上肌纖維收縮，協助身體抬起上半身、向外轉動肩胛骨，並讓肱骨頭能靠緊肩胛骨的肩臼窩部位，穩定肩關節。

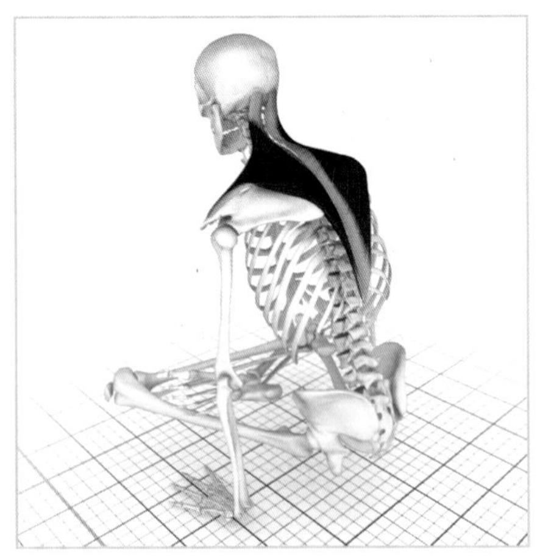

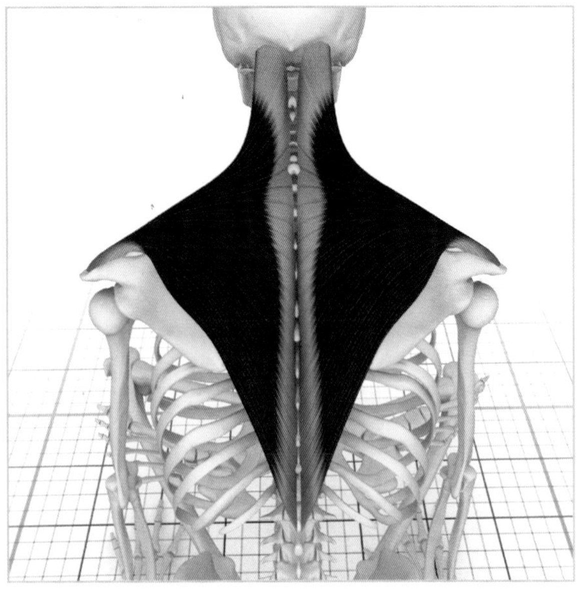

鍛鍊

在「蓮花支撐式」（Tolasana）的體位中，收縮斜方肌的中肌纖維和下肌纖維，可引體向上，使肩胛骨往內和向下縮。如果肌力不足，會讓「蓮花支撐式」的動作受限。

15 胸大肌與胸小肌

胸小肌

這是一束三頭的小肌肉，深處於胸大肌下方，起自於第三、第四和第五肋骨，終止於肩胛骨喙突。胸小肌在開放鏈的動作中，可以往下和往前拉動肩胛骨；而胸小肌的閉鎖鏈收縮，能夠穩定肩胛骨，在深呼吸時提高胸腔位置。

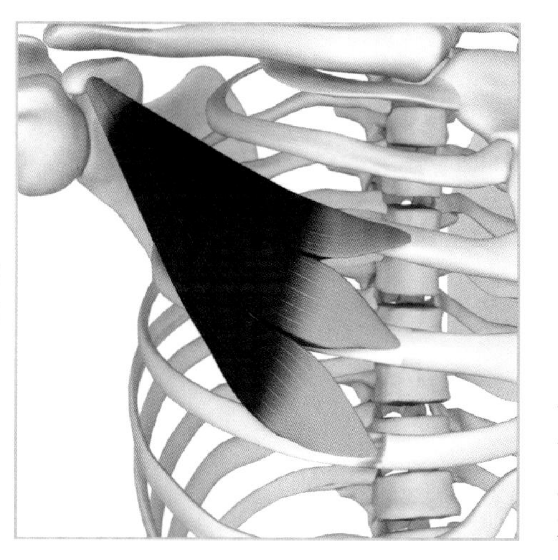

胸大肌

胸大肌位於前胸，呈扁平扇形，分裂成兩大部分，其中較大的胸肋部位起自於胸骨體，而較小的鎖骨部位則起自於內側鎖骨。兩個部位併合成一束肌腱，終止於近端肱骨內側。

胸大肌的連動閉鎖鏈收縮，可以帶動身體往前，比如從下犬式（Adho Mukha Svanasana）轉換成上犬式（Urdhva Mukha Svanasana）；在牛面式第二式（Gomukhasana B）的體位中，胸大肌的兩個部位都能內收肱骨。此外，胸大肌也是做伏地挺身會使用到的關鍵肌肉，比如鱷魚式（Chaturanga Dandasana）的體位。胸肋部位的胸大肌，在做「輪式」（Urdhva Dhanurasana）等架空動作時則會伸展。同樣的，胸大肌如果僵緊，會讓這些動作的深度受到限制。

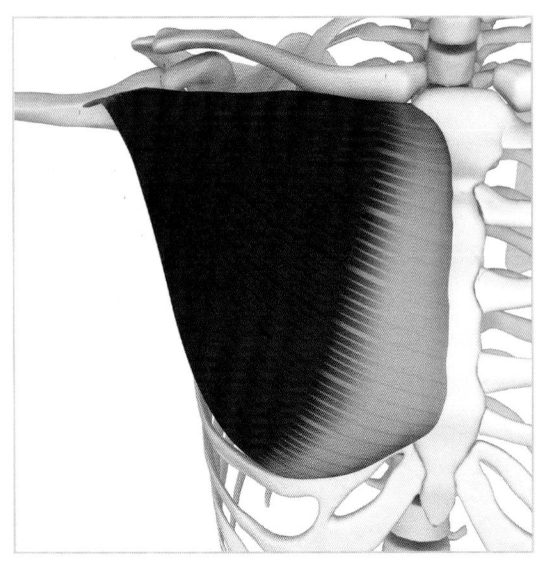

胸大肌的起端

鎖骨內側三分之一、胸骨前方、第一至六肋軟骨及腹外斜肌腱膜。

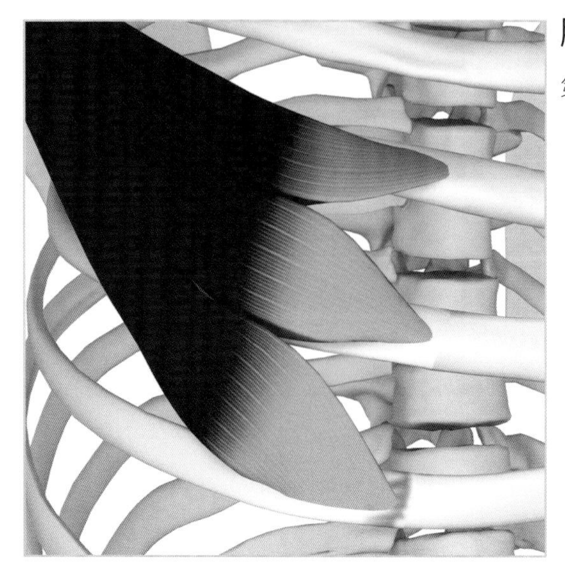

胸小肌的起端

第二到第五肋骨的外緣。

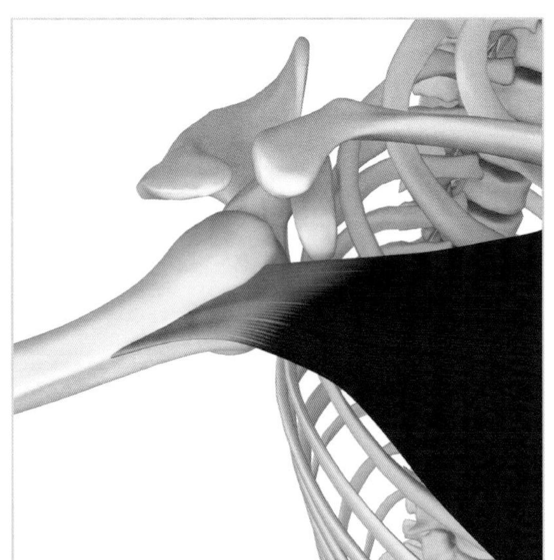

胸大肌的止端

肱二頭肌溝外側緣（在鎖骨部位的胸大肌，止端離身體較遠；在胸骨部位的胸大肌，止端離身體較近）。

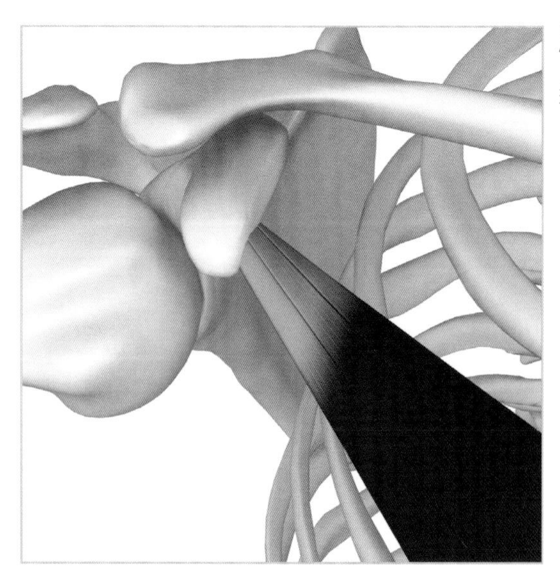

胸小肌的止端

終止於肩胛骨喙突。

胸大肌的拮抗肌

中三角肌、棘上肌、棘下肌和肱二頭肌長頭。

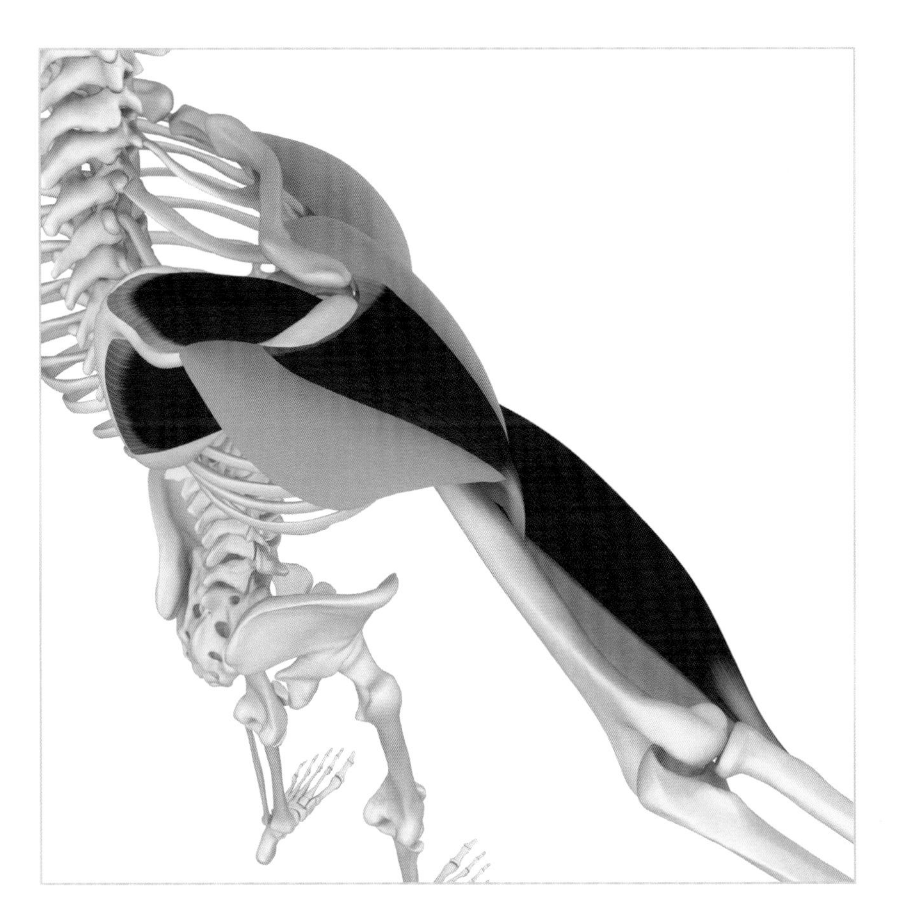

胸大肌的協同肌

背闊肌和肱三頭肌長頭。

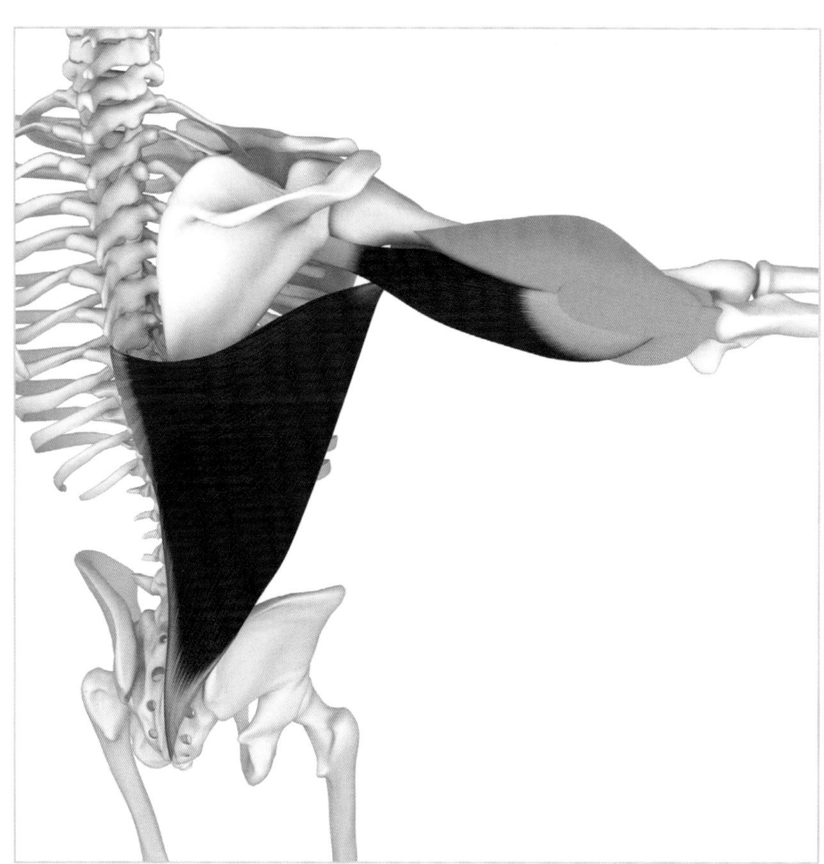

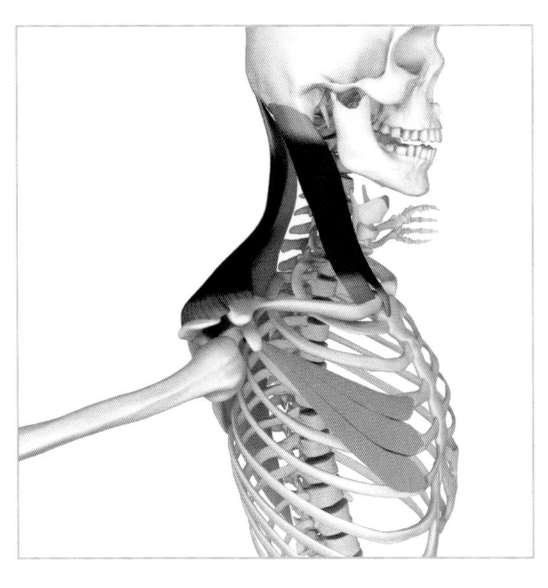

胸小肌的拮抗肌

胸鎖乳突肌及斜方肌的上肌纖維。

胸大肌與胸小肌的神經分布與脈輪

- **胸大肌**：鎖骨部位為外側胸神經（第五到第七對頸神經）；胸骨部位為內側胸神經（第八對頸神經到第一對胸神經）。
- **胸小肌**：內側胸神經（第八對頸神經到第一對胸神經）。
- 圖中發亮部位：第五脈輪。

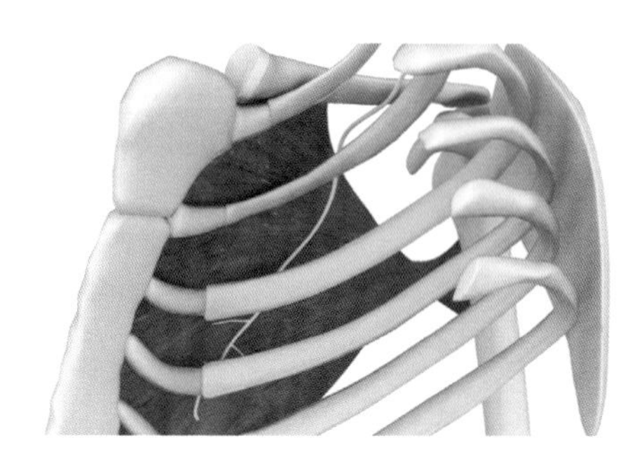

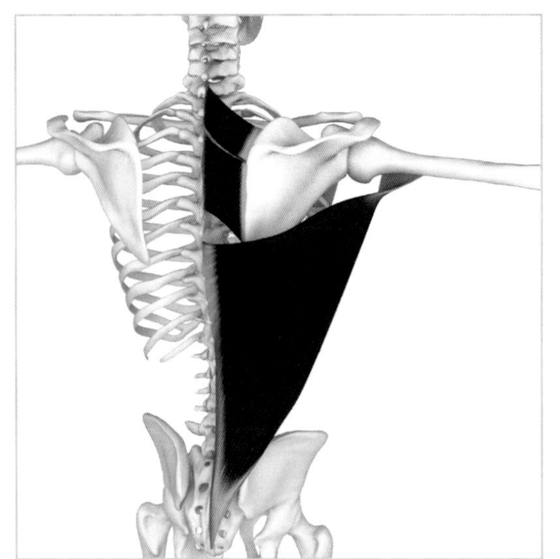

胸小肌的協同肌

小菱形肌、大菱形肌及背闊肌。

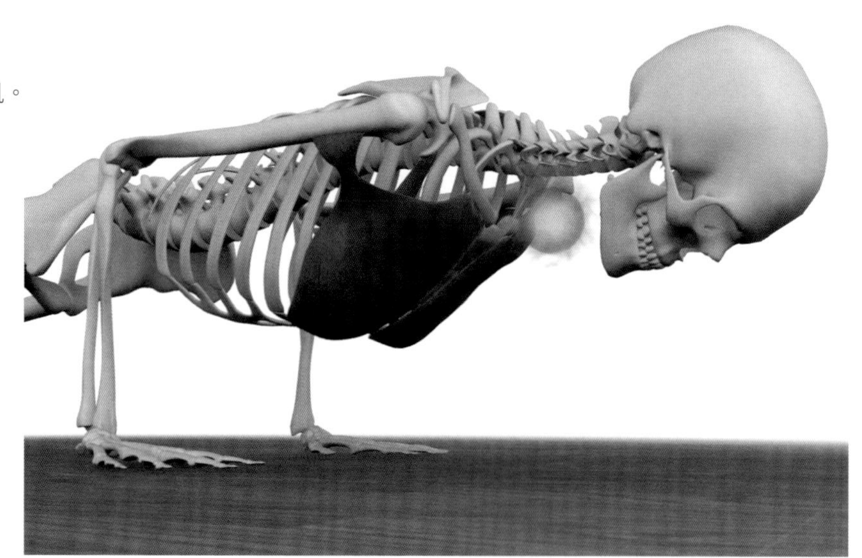

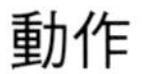

動作

- 能夠內收及內旋手臂。
- 在伸展姿勢時，彎曲手臂。
- 向下壓低手臂和肩膀。
- 在前拉式體位中，能夠拉伸並鍛鍊胸大肌及胸小肌。

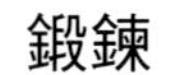

鍛鍊

鱷魚式體位：穩定上半身靠的是胸大肌及胸小肌（與前鋸肌一起協同作用）。

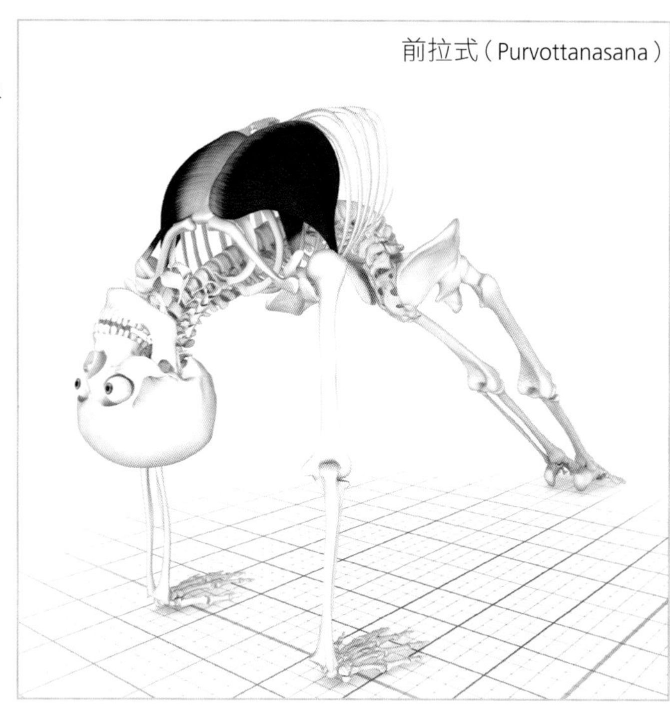

前拉式（Purvottanasana）

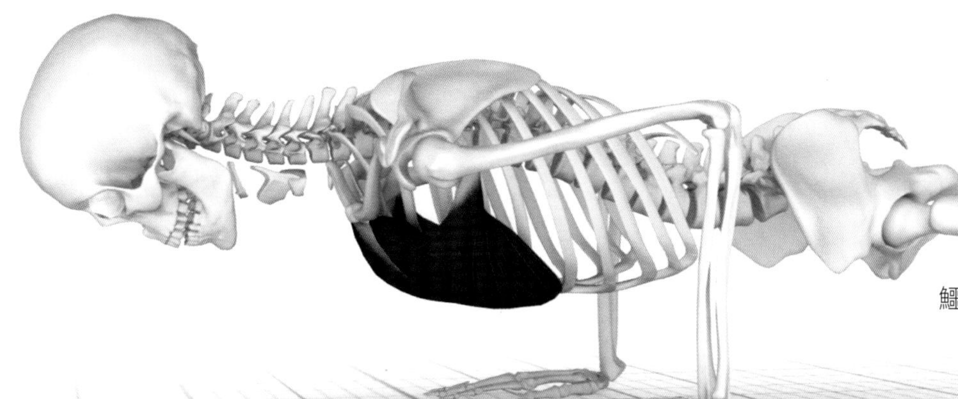

鱷魚式（Chaturanga Dandasana）

伸展和收縮

上面的那隻手臂可以拉直胸大肌的下肌纖維；胸小肌收縮，將下面那隻手臂的肩胛骨往前拉動。藉由收縮下面手臂的菱形肌，可以穩定肩胛骨、提高胸腔。上面手臂的胸大肌做離心收縮，有助於牛面式第二式的伸展動作。

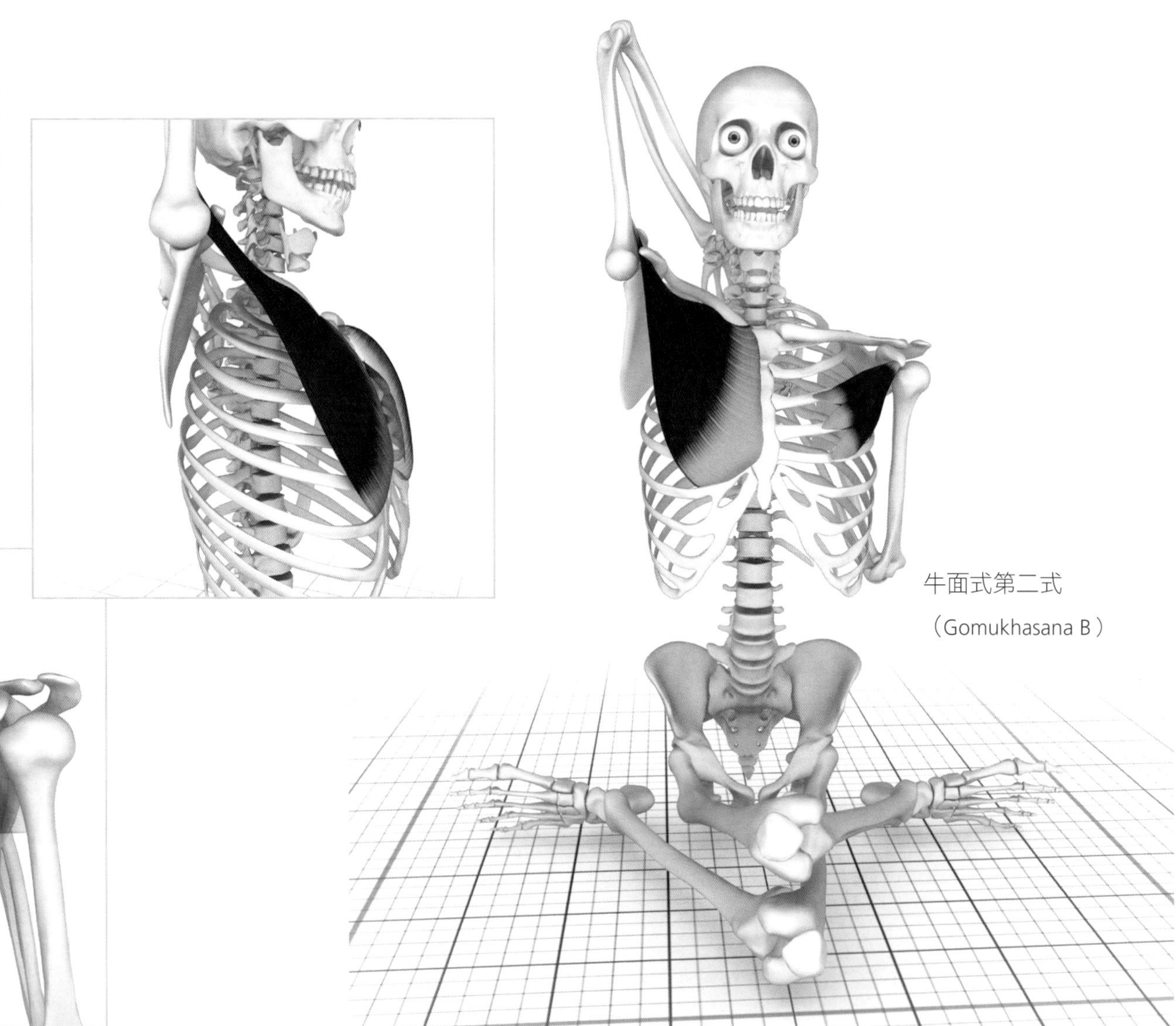

牛面式第二式
（Gomukhasana B）

小測試：考考你的解剖學知識

1 ____________________

2 ____________________

3 ____________________

4 ____________________

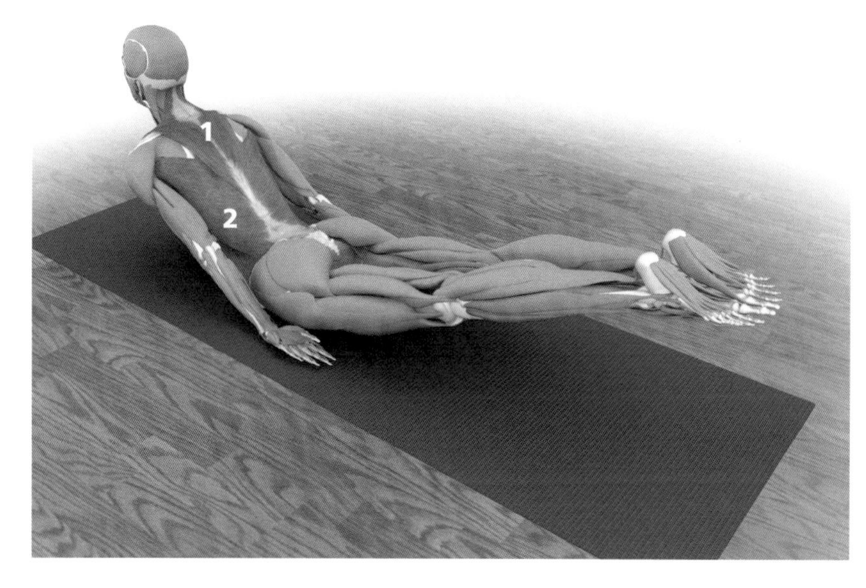

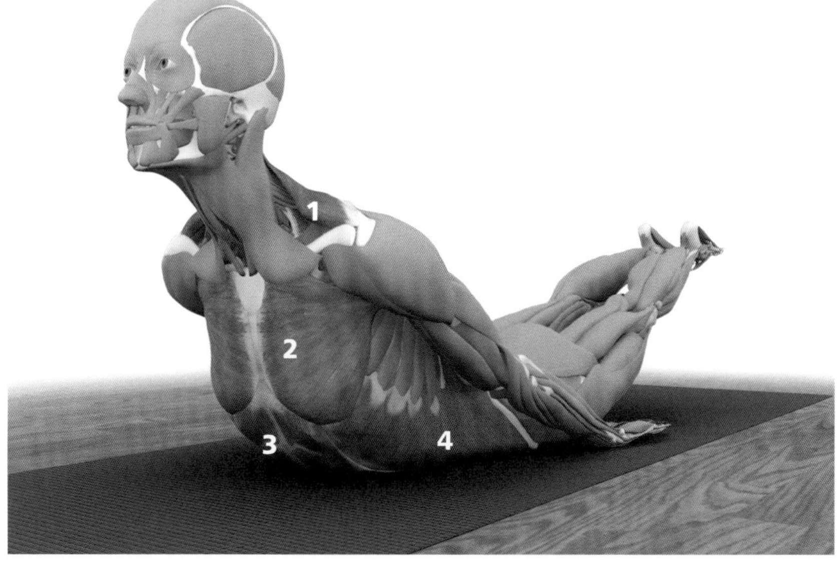

1 ____________________

2 ____________________

答案請參見www.BandhaYoga.com

Part 3

肩胛帶與上臂

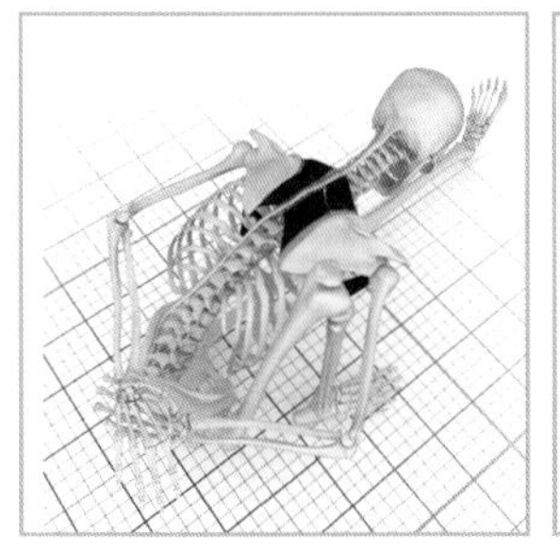
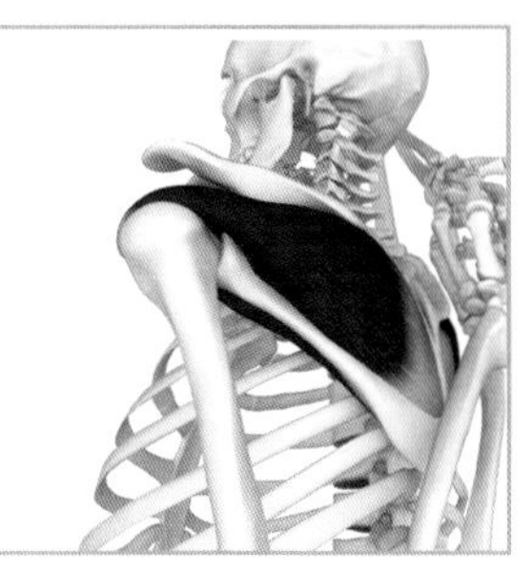
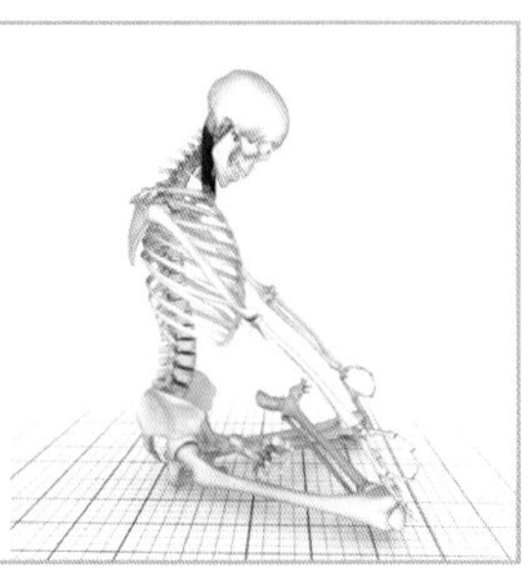
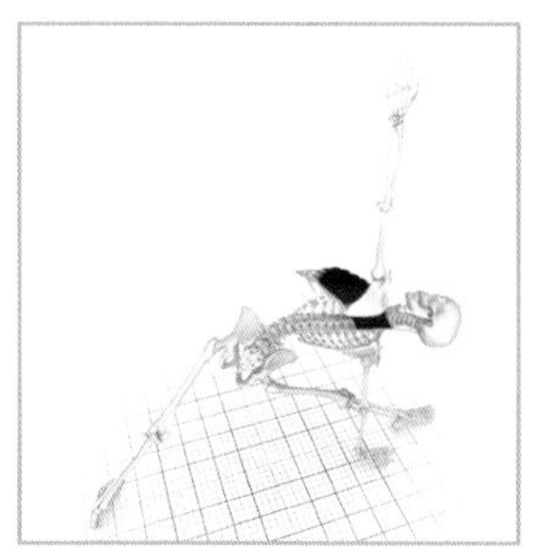
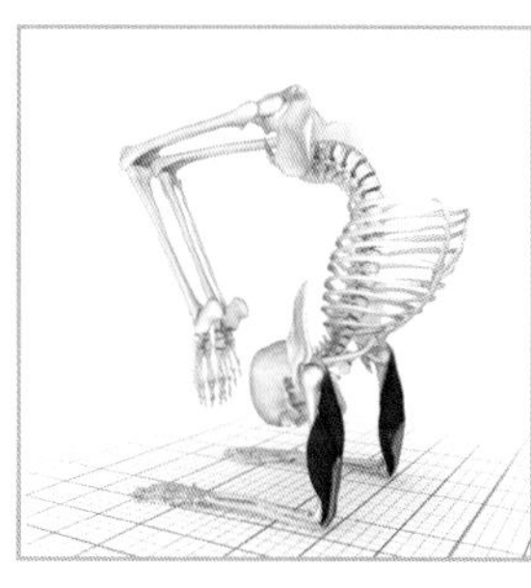
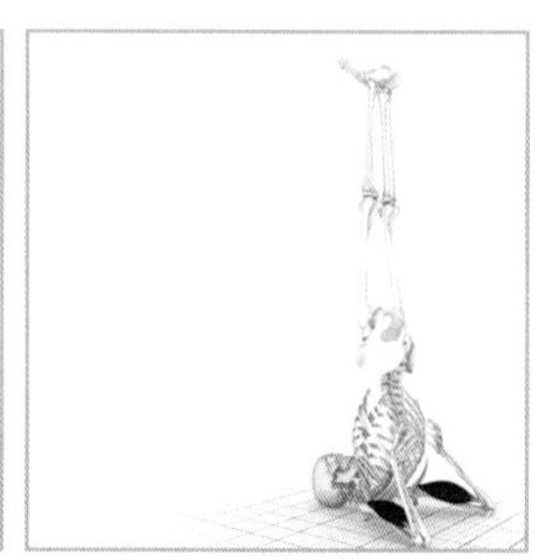

旋轉肌群

1 肩胛下肌
2 棘上肌
3 棘下肌
4 小圓肌
5 大圓肌

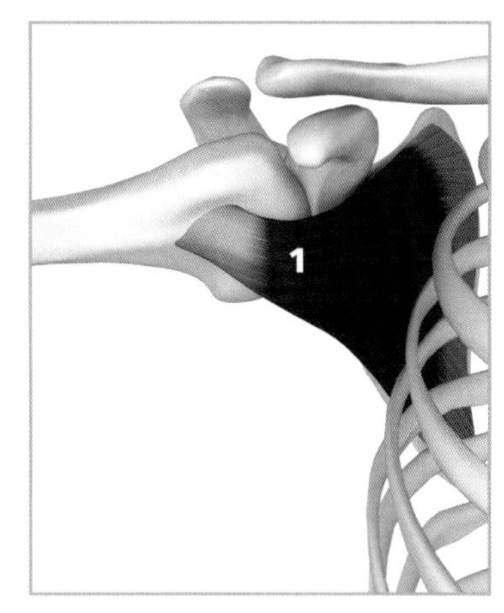

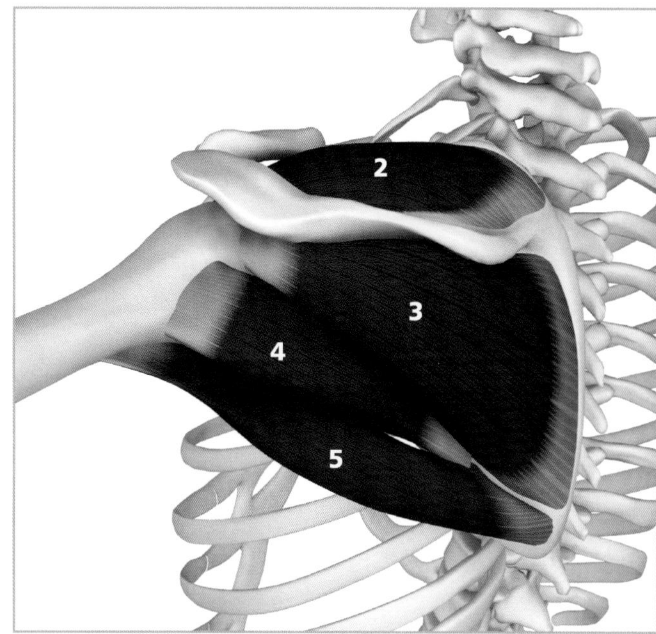

肩胛骨與上臂肌肉

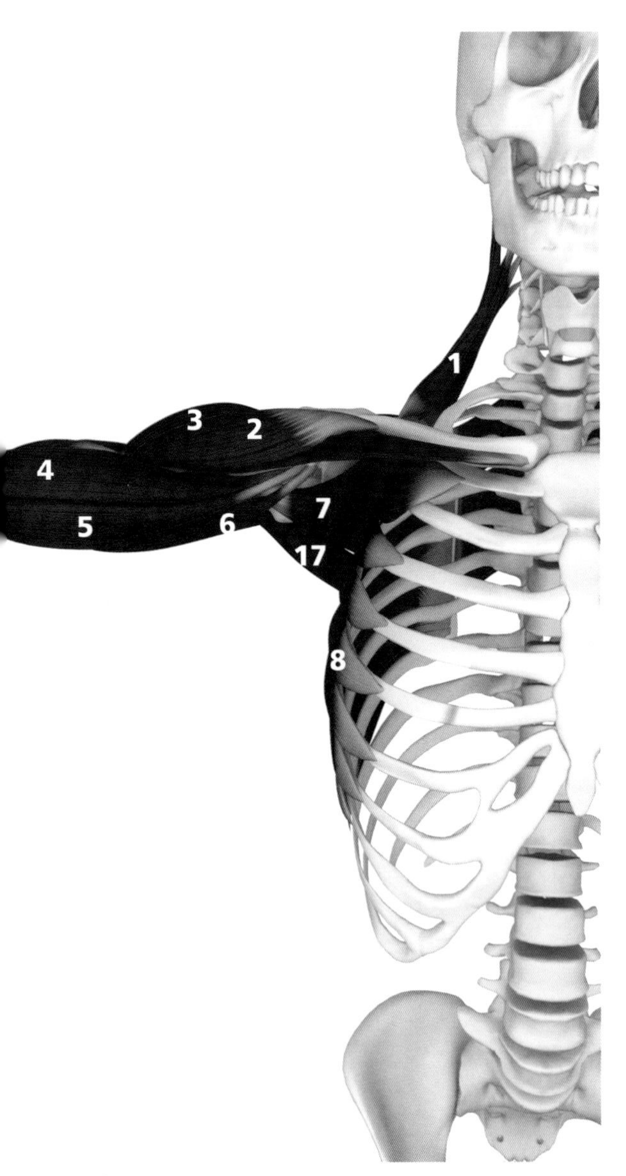

1 提肩胛肌

2 前三角肌

3 側三角肌

4 肱二頭肌（長頭）

5 肱二頭肌（短頭）

6 喙肱肌

7 肩胛下肌

8 前鋸肌

9 小菱形肌

10 大菱形肌

11 棘上肌

12 後三角肌

13 肱三頭肌（短頭）

14 肱三頭肌（長頭）

15 棘下肌

16 小圓肌

17 大圓肌

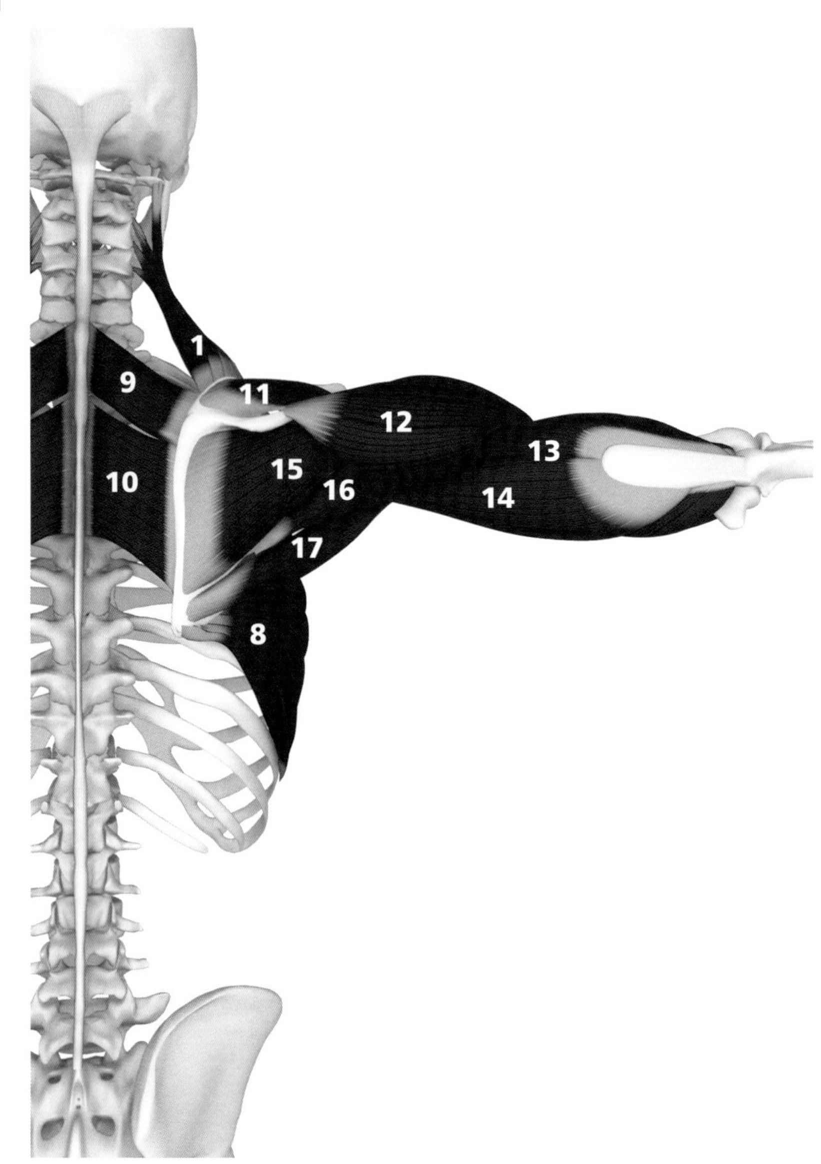

肩胛骨動作1

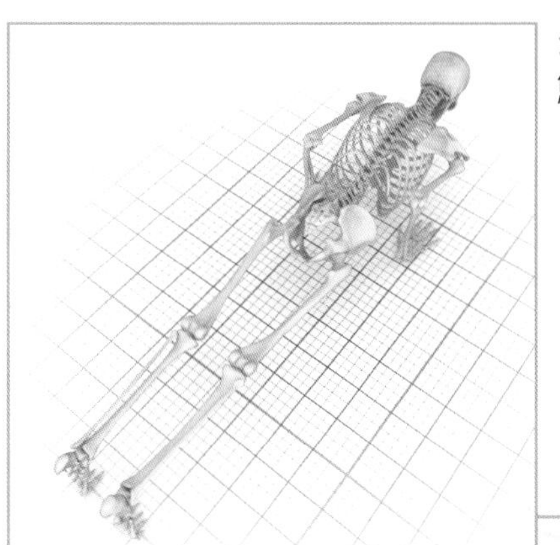

外展：
鱷魚式（Chaturanga Dandasana）。

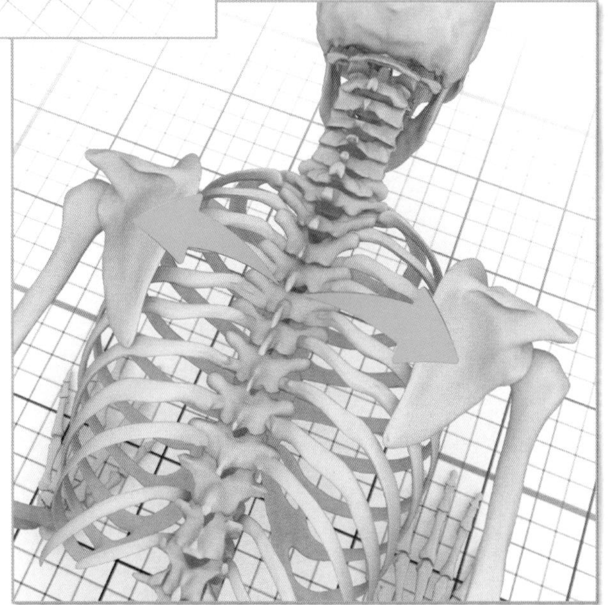

內收：
勇士式第二式（Virabhadrasana II）。

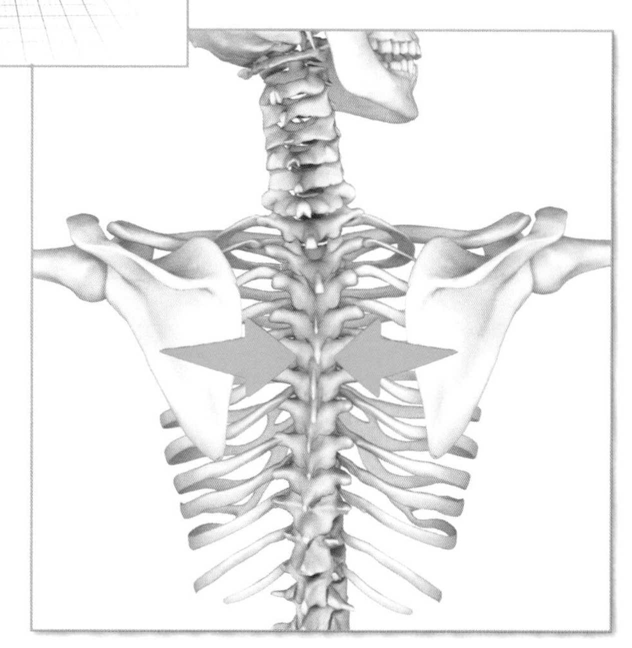

肩胛骨動作2

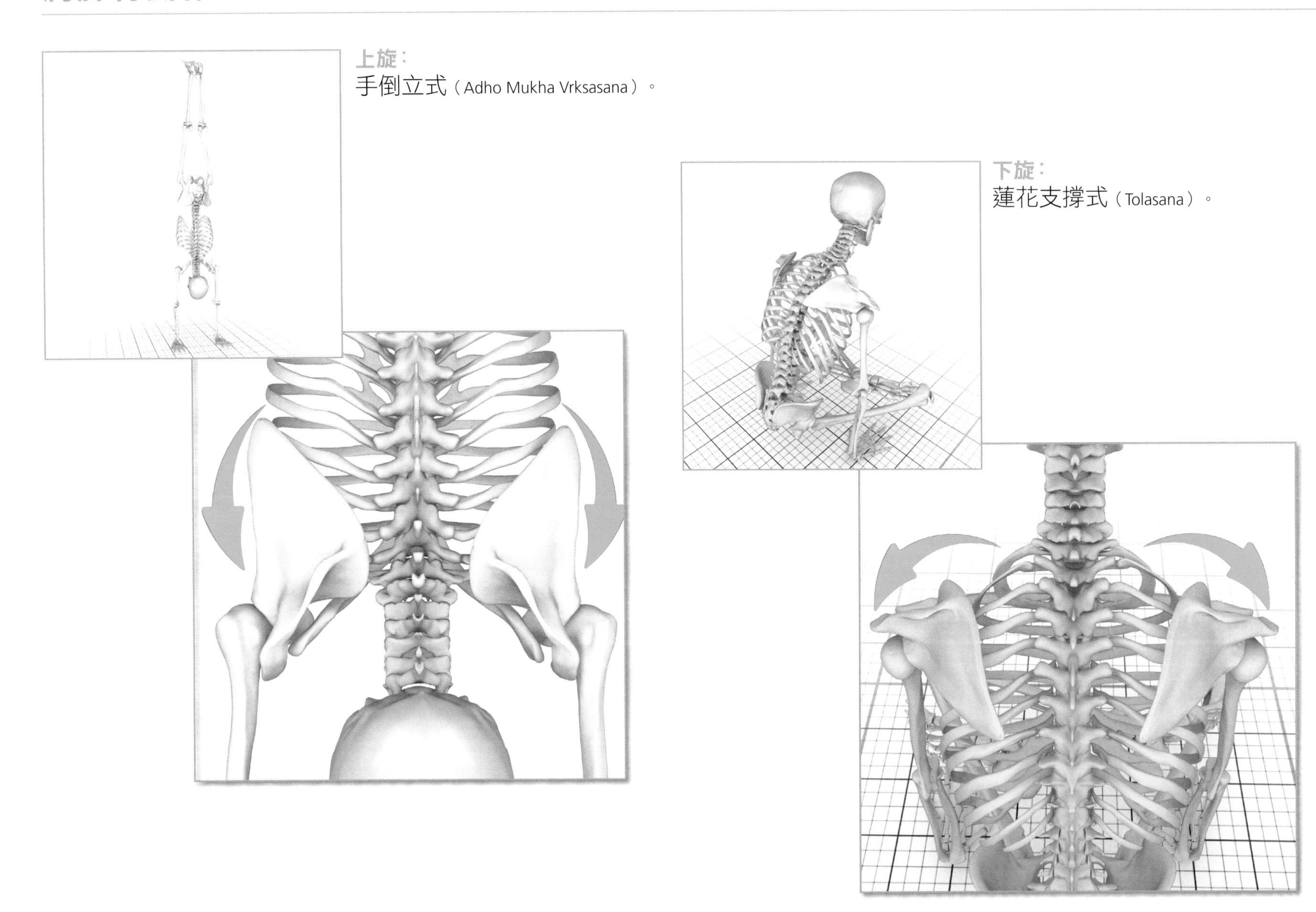

上旋：
手倒立式（Adho Mukha Vrksasana）。

下旋：
蓮花支撐式（Tolasana）。

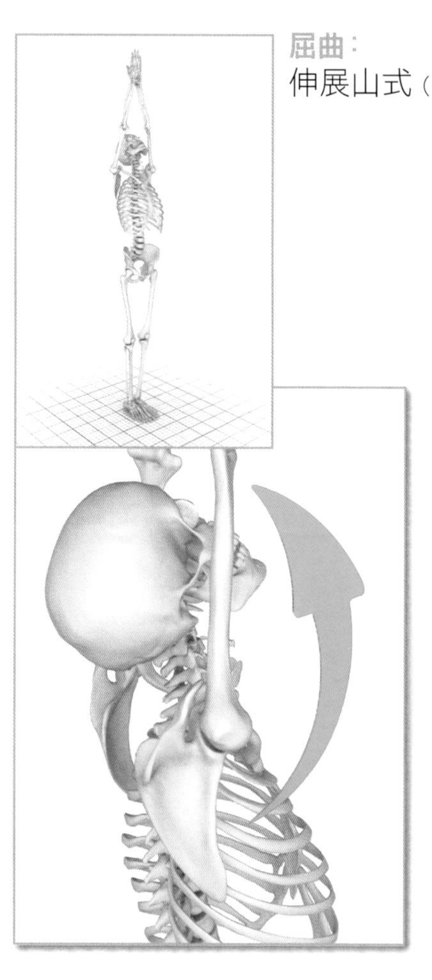

屈曲：
伸展山式（Urdhva Hastasana）。

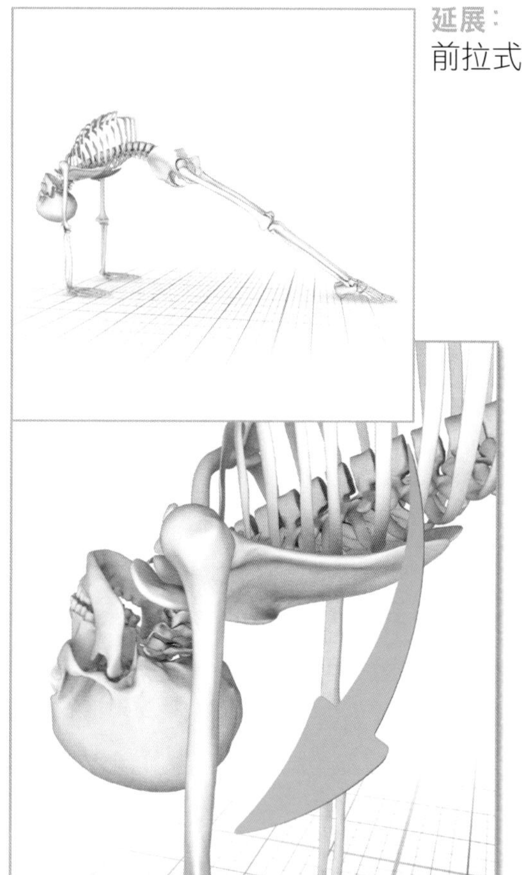

延展：
前拉式（Purvottanasana）。

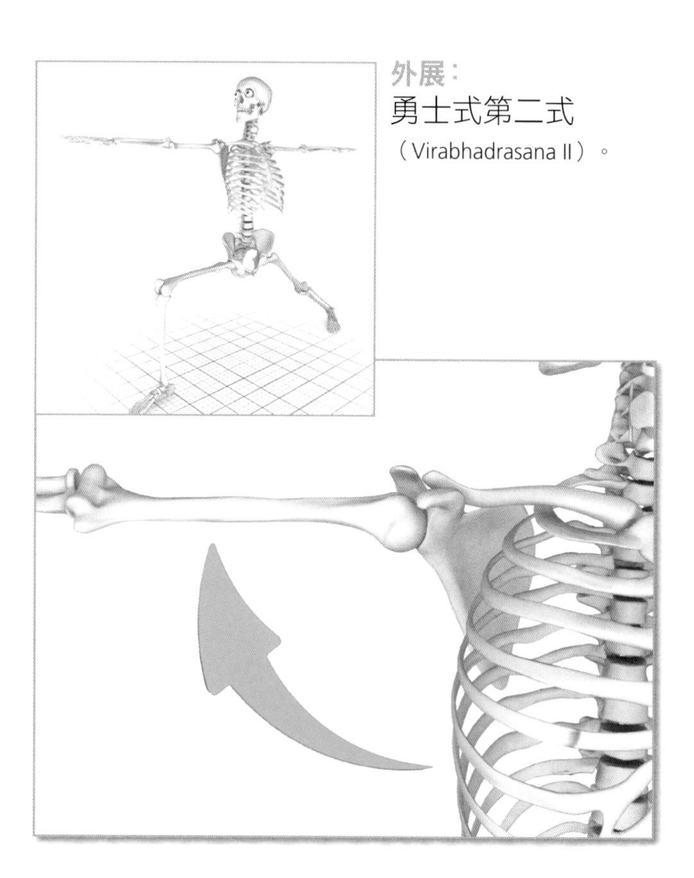

外展：
勇士式第二式
（Virabhadrasana II）。

內收：
馬面式
（Vatayanasana）。

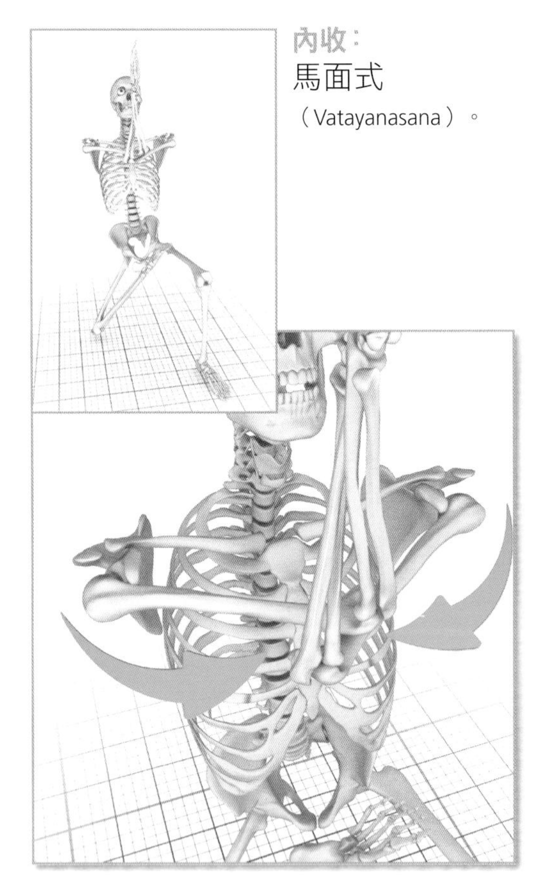

外旋：
牛面式第二式
（Gomukhasana B）。

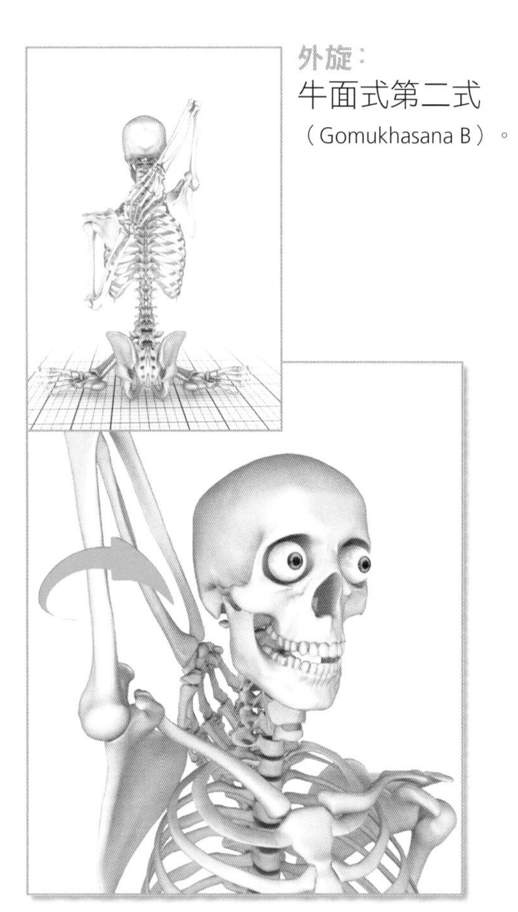

內旋：
側面舒展式
（Parsvottanasana）。

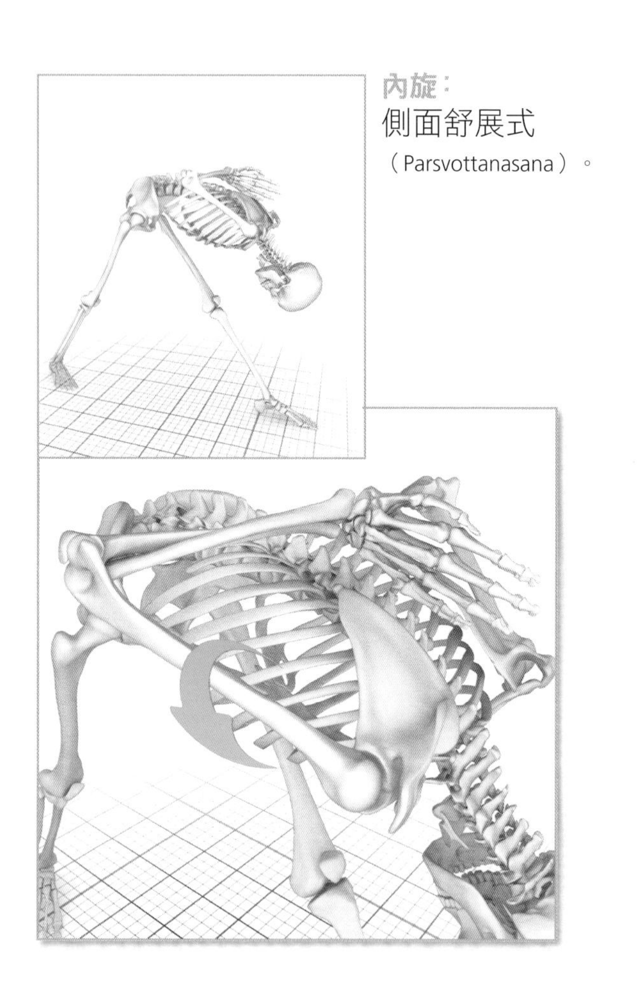

16 菱形肌

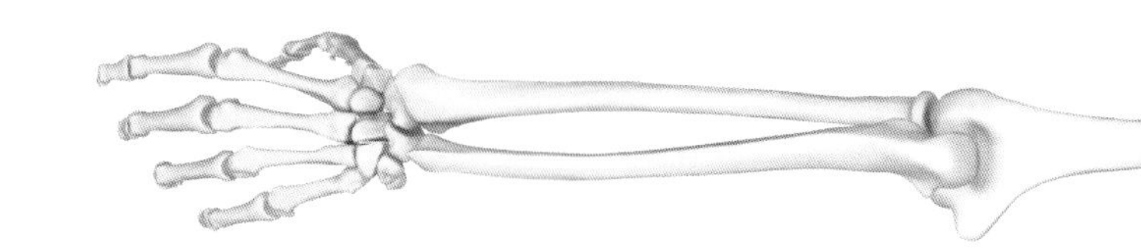

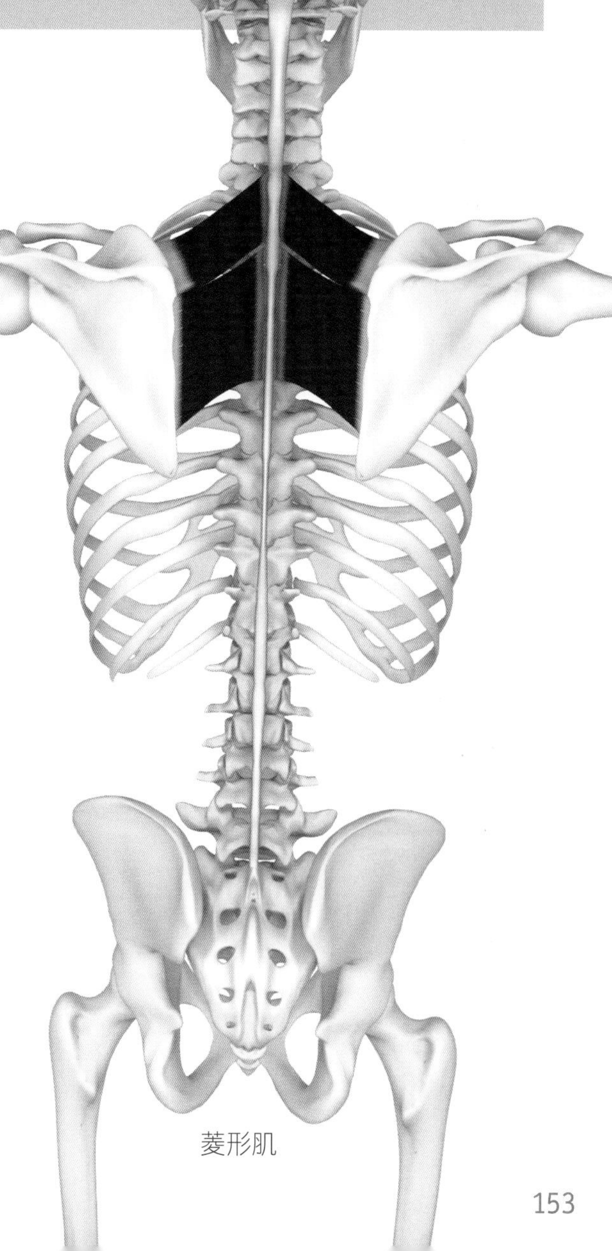

菱形肌

大菱形肌與小菱形肌都是扁平的長方形肌肉，兩塊肌肉都起自於椎棘突和背部中線的韌帶，終止於肩胛骨內側緣。菱形肌收縮時，可以使肩胛骨往中線靠近及擴展胸部。像「鷹式」（Garudasana）這類的瑜伽體位，可以拉展菱形肌。收縮菱形肌，加上胸小肌的閉鎖鏈收縮可以穩定肩胛骨及提高胸腔位置。菱形肌是前鋸肌的直接拮抗肌；而提肩胛肌則可協助抬高及轉動肩胛骨。

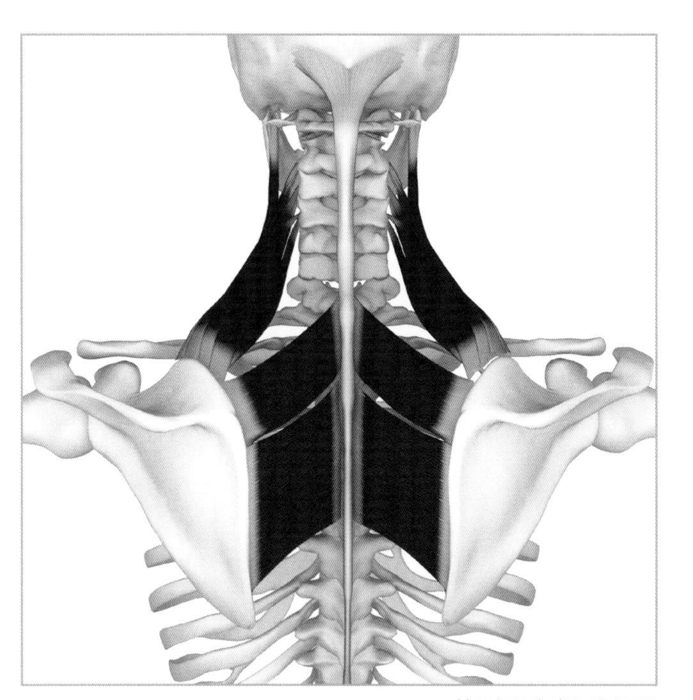

菱形肌與提肩胛肌

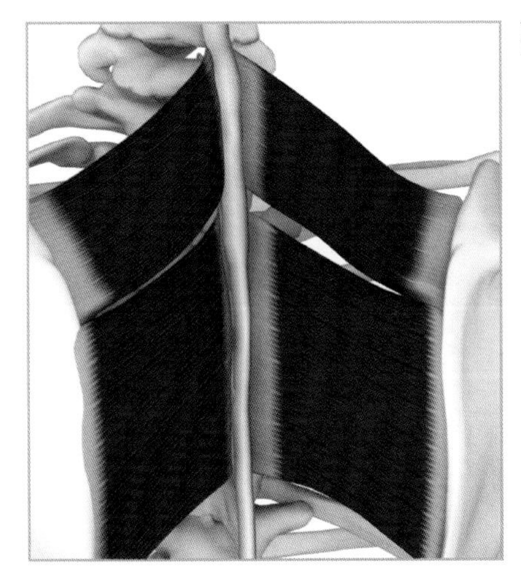

菱形肌的起端

- **大菱形肌**：第二到第五節胸椎棘突，以及棘上韌帶。
- **小菱形肌**：第七頸椎棘突、第一節胸椎棘突、頸韌帶以及棘上韌帶。

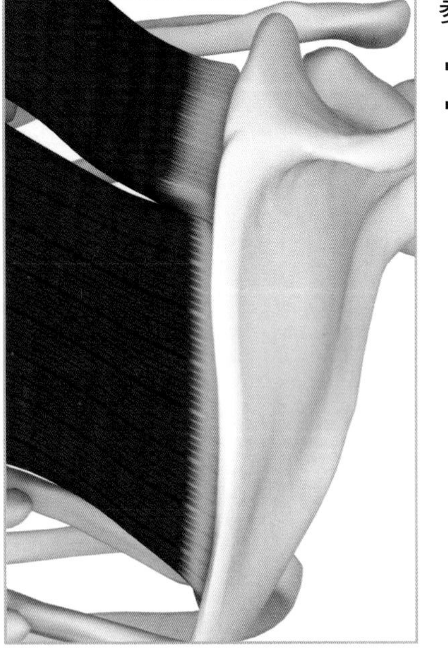

菱形肌的止端

- **大菱形肌**：肩胛骨內緣到肩胛骨下角。
- **小菱形肌**：肩胛骨內緣上端。

菱形肌的神經分布與脈輪

- 背肩胛神經（第五頸椎神經）。
- 圖中發亮部位：第五脈輪。

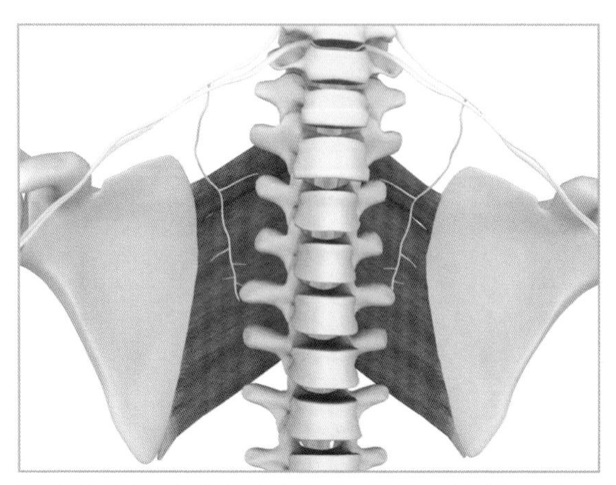

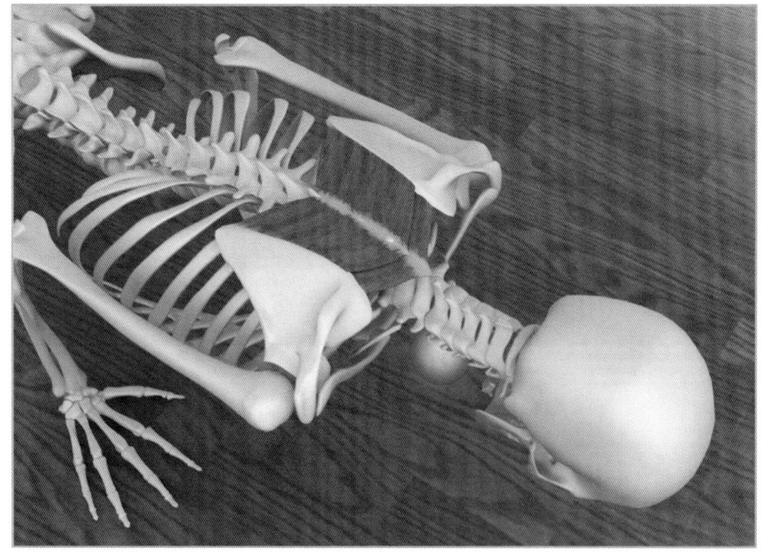

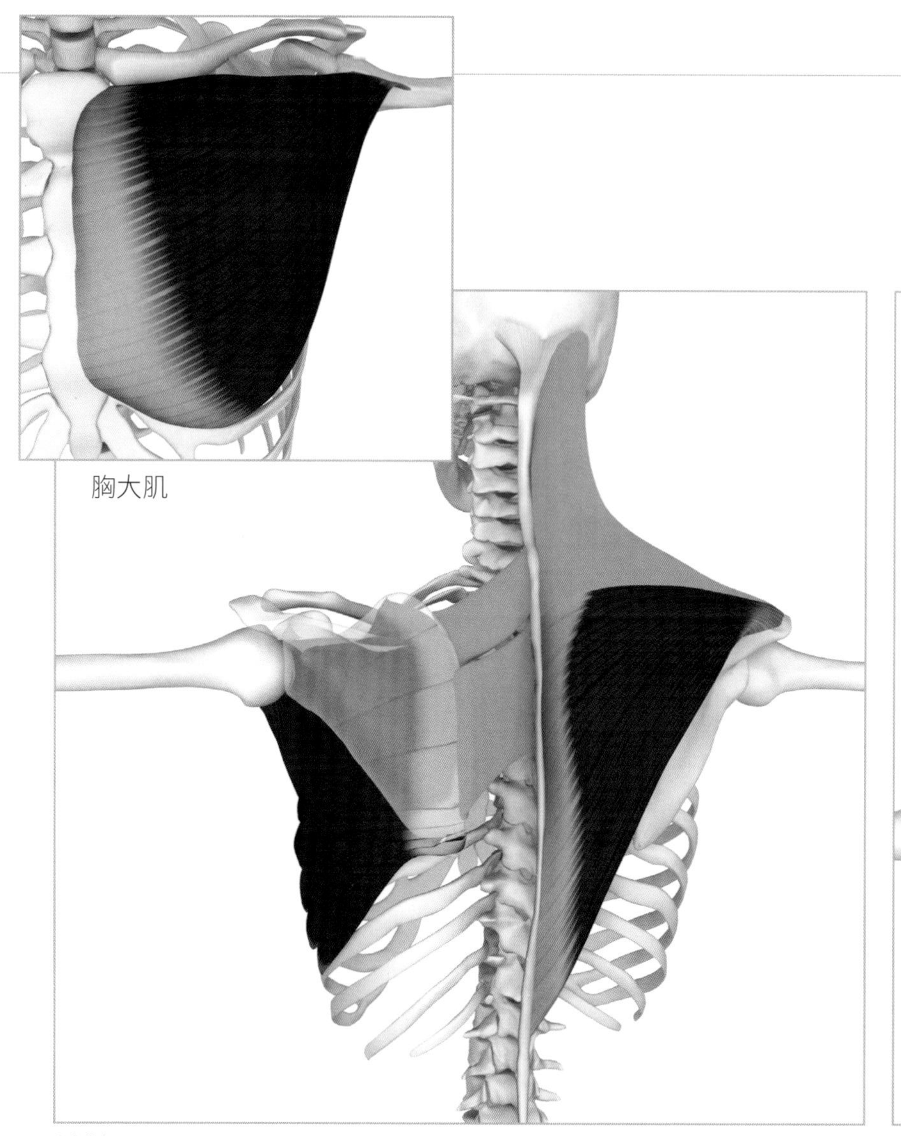

胸大肌

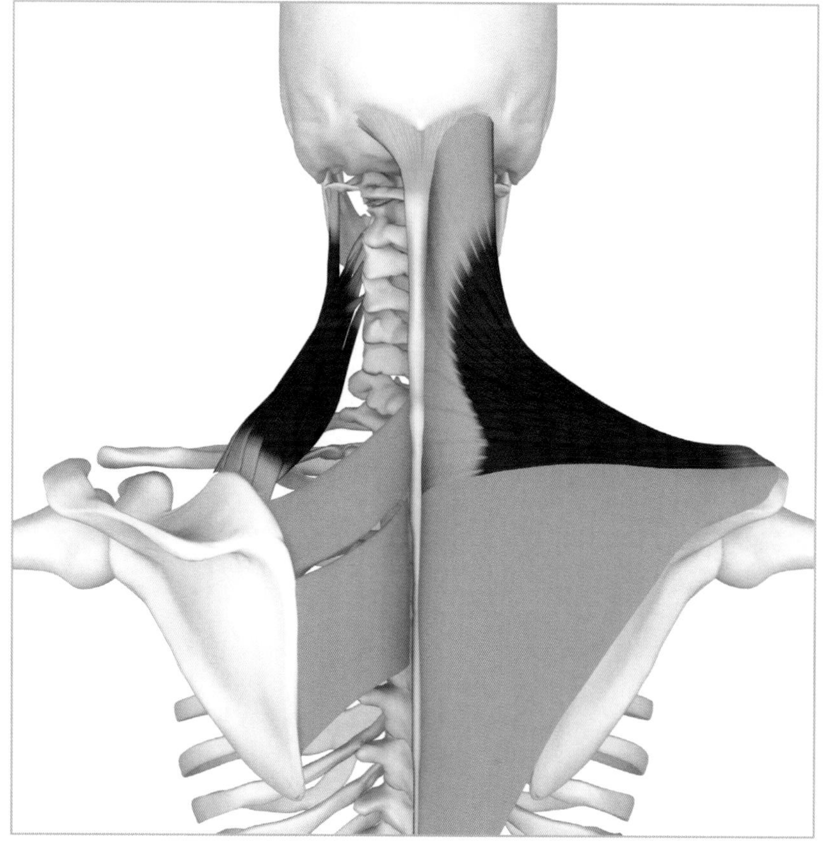

拮抗肌

前鋸肌（肩胛骨下方）、斜方肌（下肌纖維）和胸大肌（胸骨部位，見左上方小圖）。

協同肌

提肩胛肌和斜方肌（上肌纖維）。

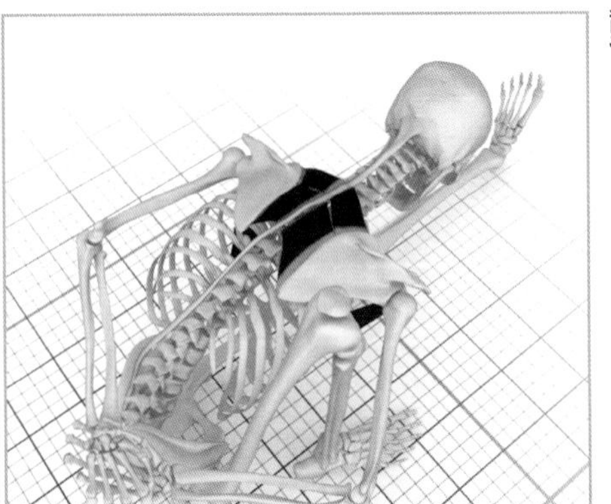

動作

- 菱形肌能夠穩定、內收肩胛骨（肩胛骨向脊椎靠近），以及讓肩胛骨向下轉動。
- 幫助擴胸。
- 在「聖哲馬里奇第一式」（Marichyasana Ⅰ）和「勇士式第二式」（Virabhadrasana Ⅱ）中，收縮菱形肌可擴展胸腔。

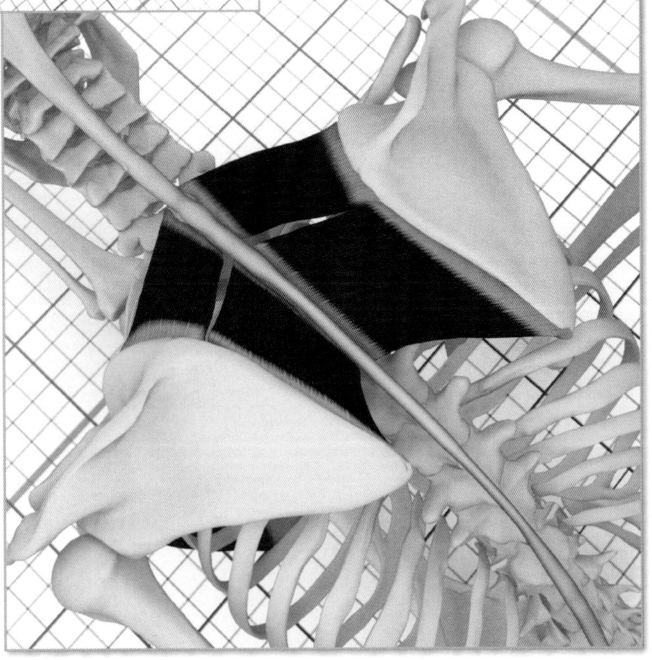

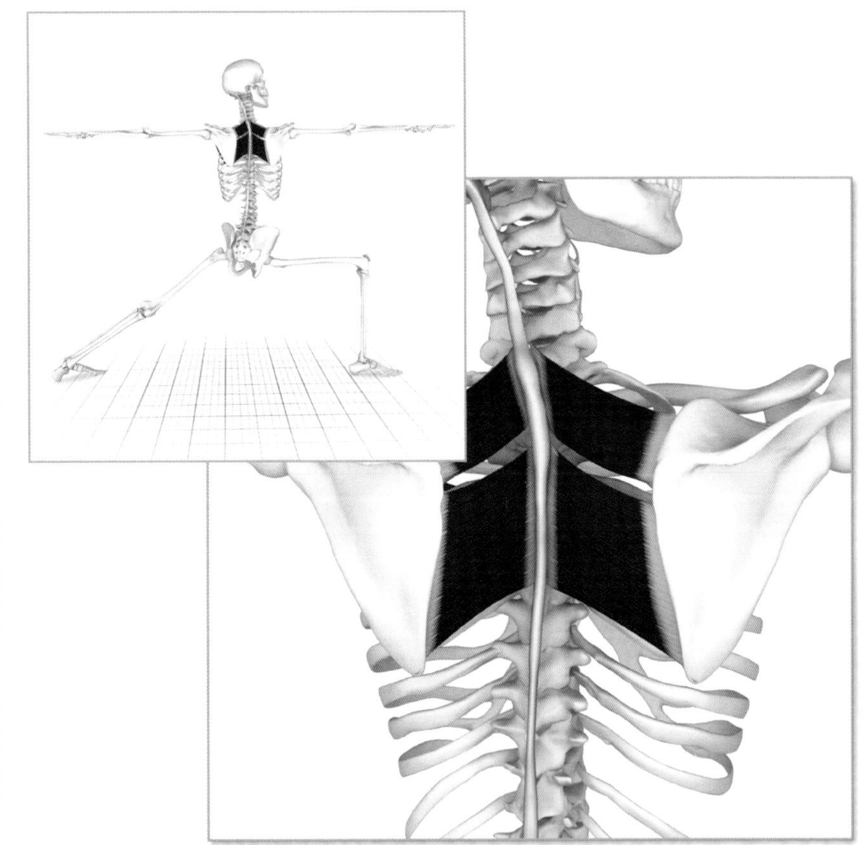

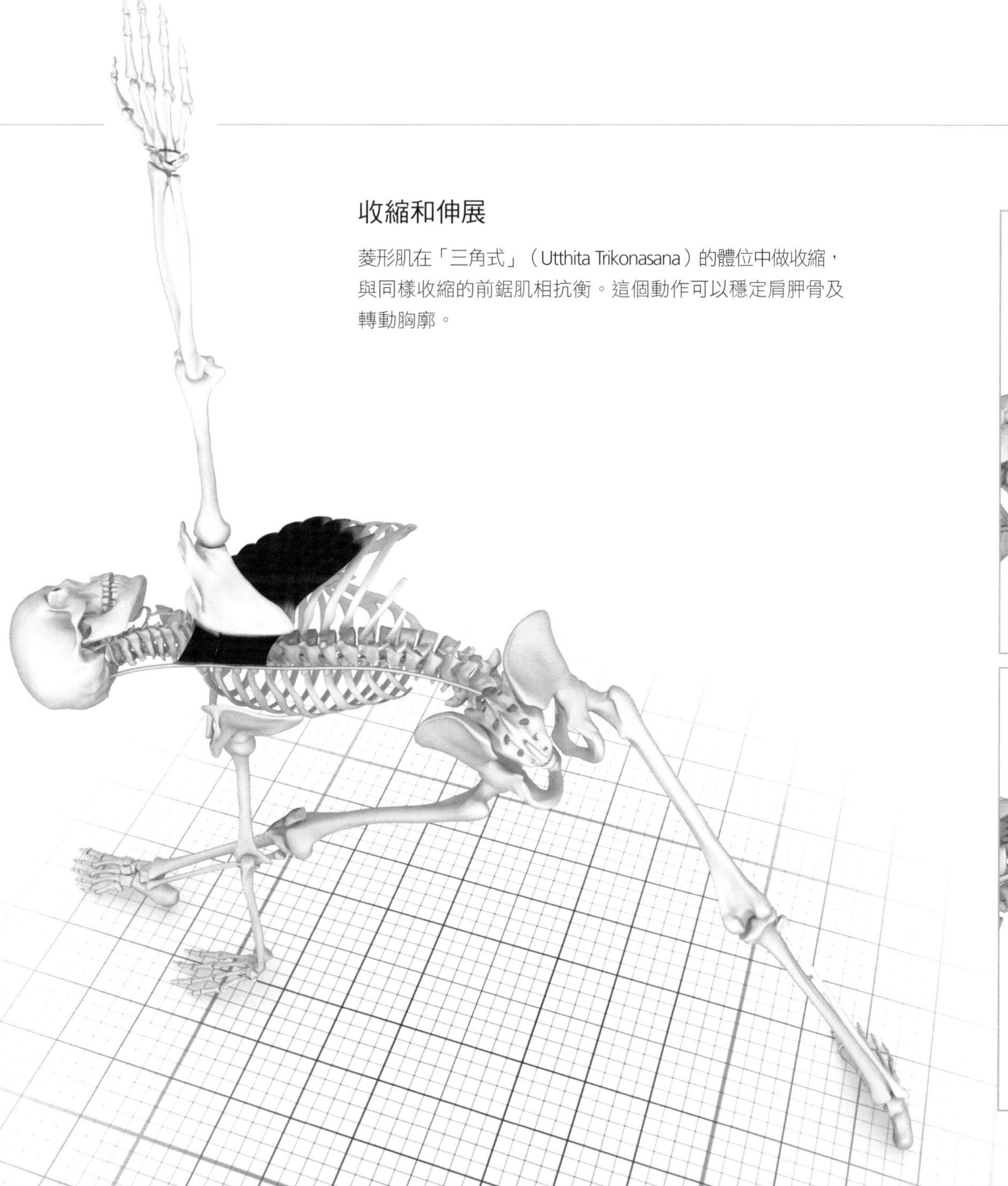

收縮和伸展

菱形肌在「三角式」（Utthita Trikonasana）的體位中做收縮，與同樣收縮的前鋸肌相抗衡。這個動作可以穩定肩胛骨及轉動胸廓。

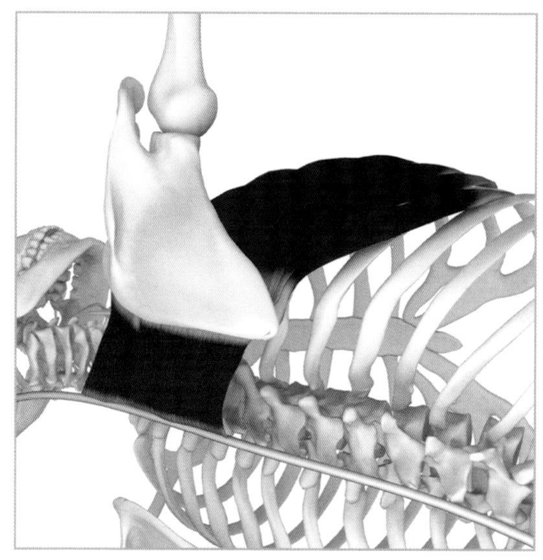

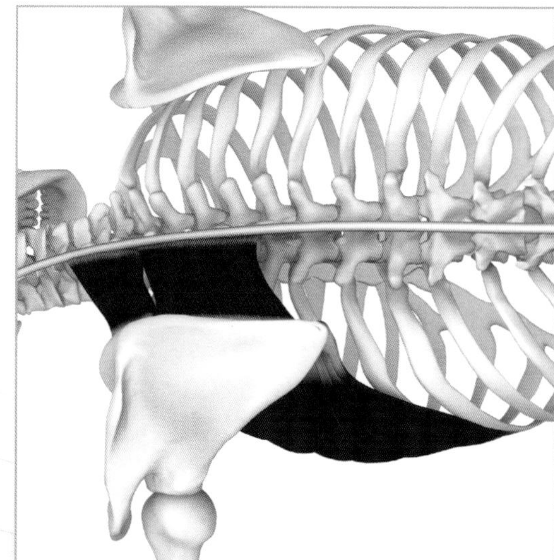

17 前鋸肌

前鋸肌位於胸腔外側，有多個起點，呈鋸齒形狀，從胸前部的第九肋骨上緣開始繞著體側延伸到肩胛骨。收縮前鋸肌會牽動肩胛骨從背部中線往前伸；放鬆前鋸肌時，肩胛骨會往背部中線靠攏，擴展胸廓。

如果前鋸肌的肌力不足，會造成肩胛脊椎緣遠離肋廓，而形成肩胛骨翼狀聳出（肩胛骨內緣外掀），在練習瑜伽鱷魚式（Chaturanga Dandasana）體位時，動作會受到限制。

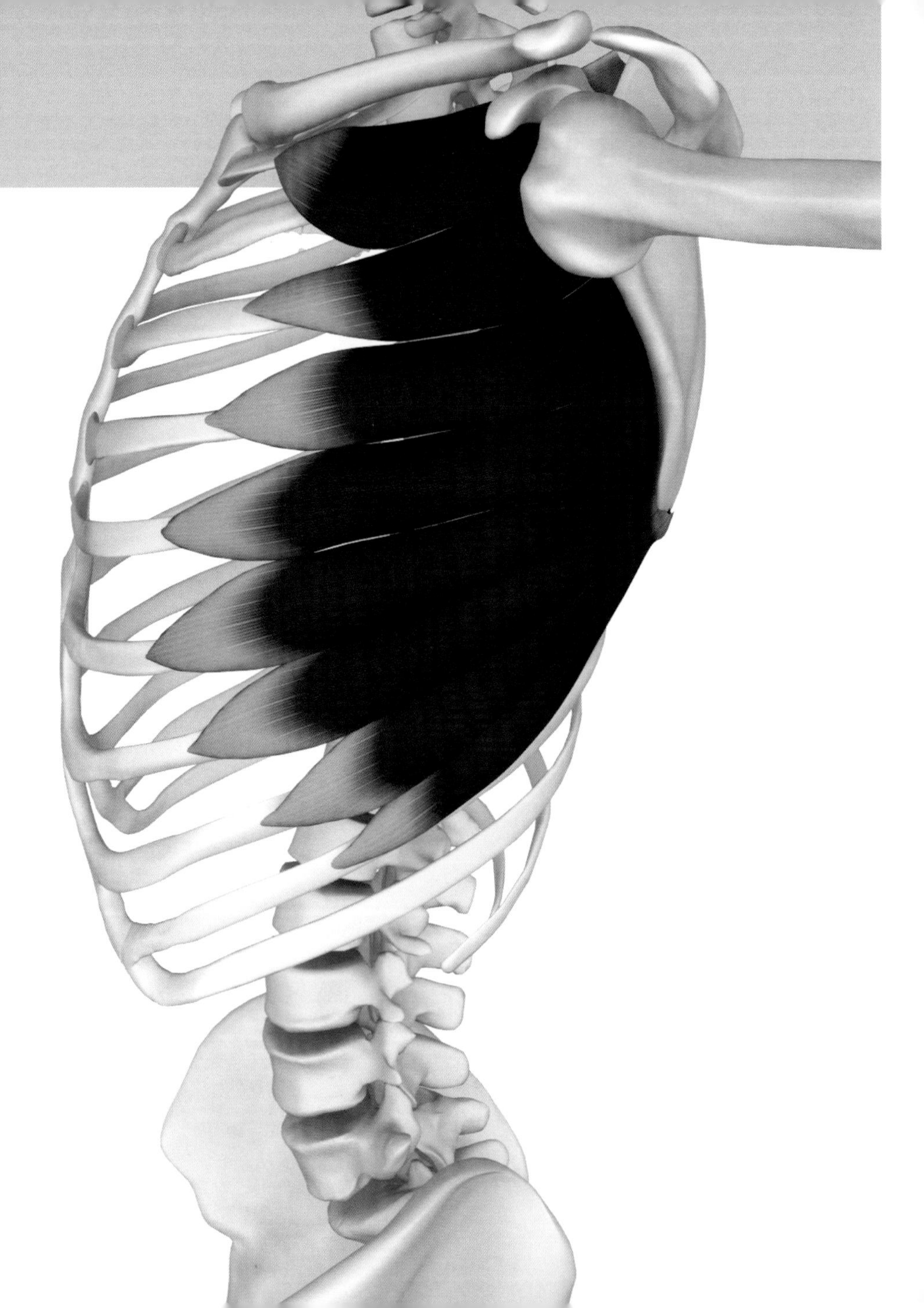

前鋸肌1

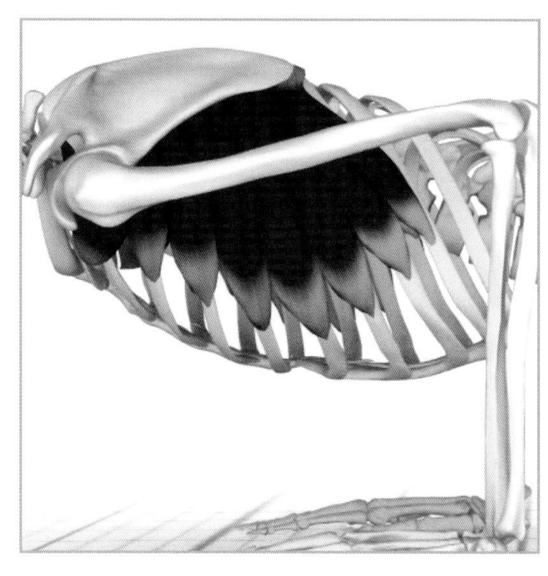

前鋸肌的起端

起始於第一肋骨到第九肋骨的外側面。

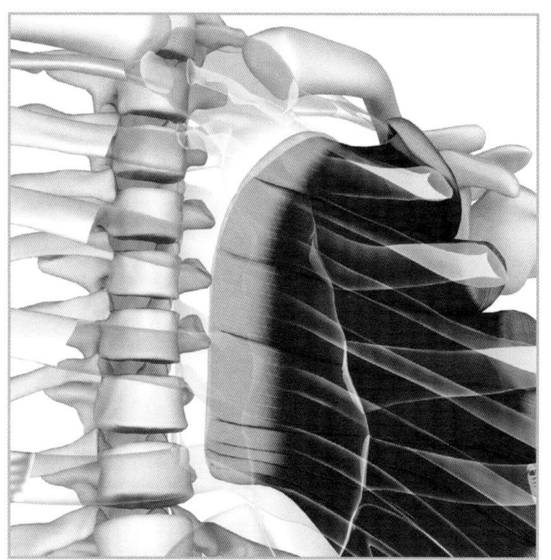

前鋸肌的止端

終止於肩胛骨的內側肋面。

前鋸肌的神經分布與脈輪

- 長胸神經（第五、第六及第七頸椎神經）。
- 圖中發亮部位：第五脈輪。

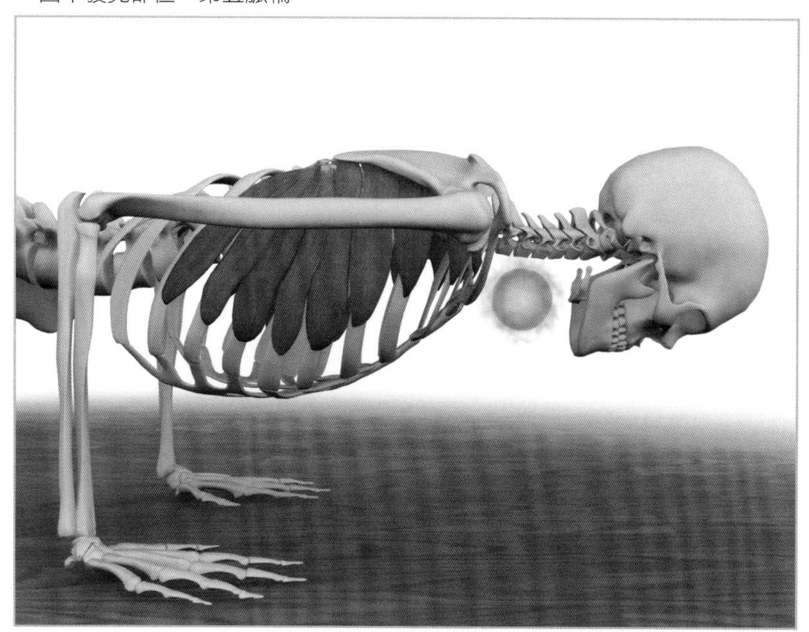

前鋸肌2

拮抗肌

小菱形肌、大菱形肌及斜方肌（中肌纖維）。

協同肌

胸大肌和胸小肌。

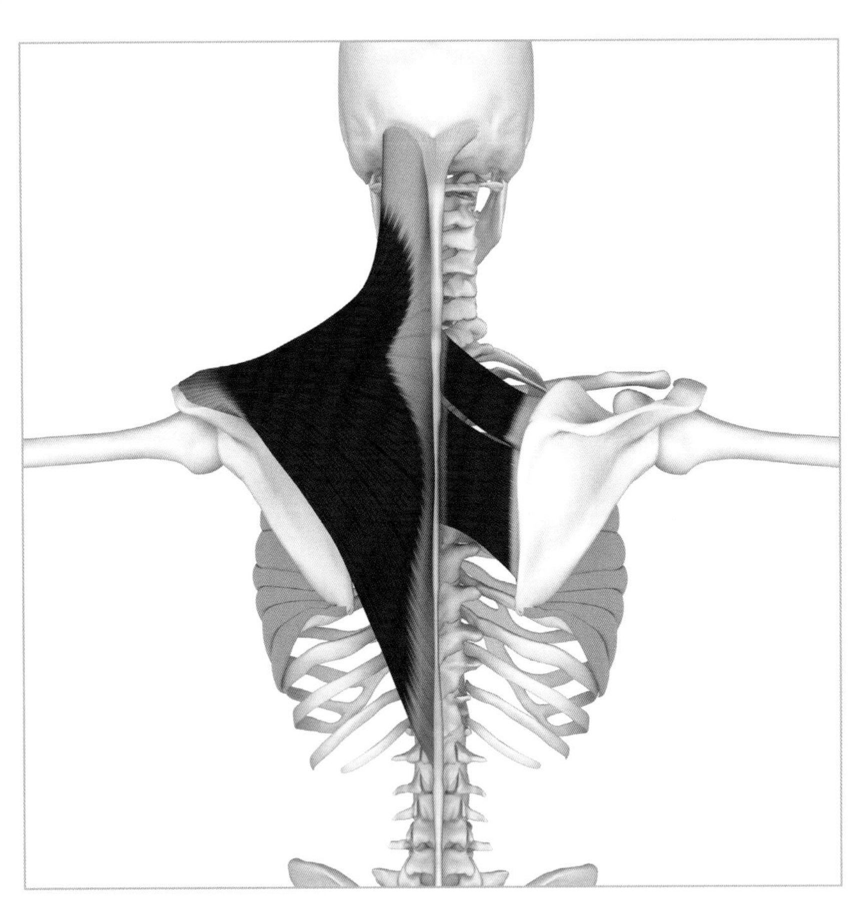

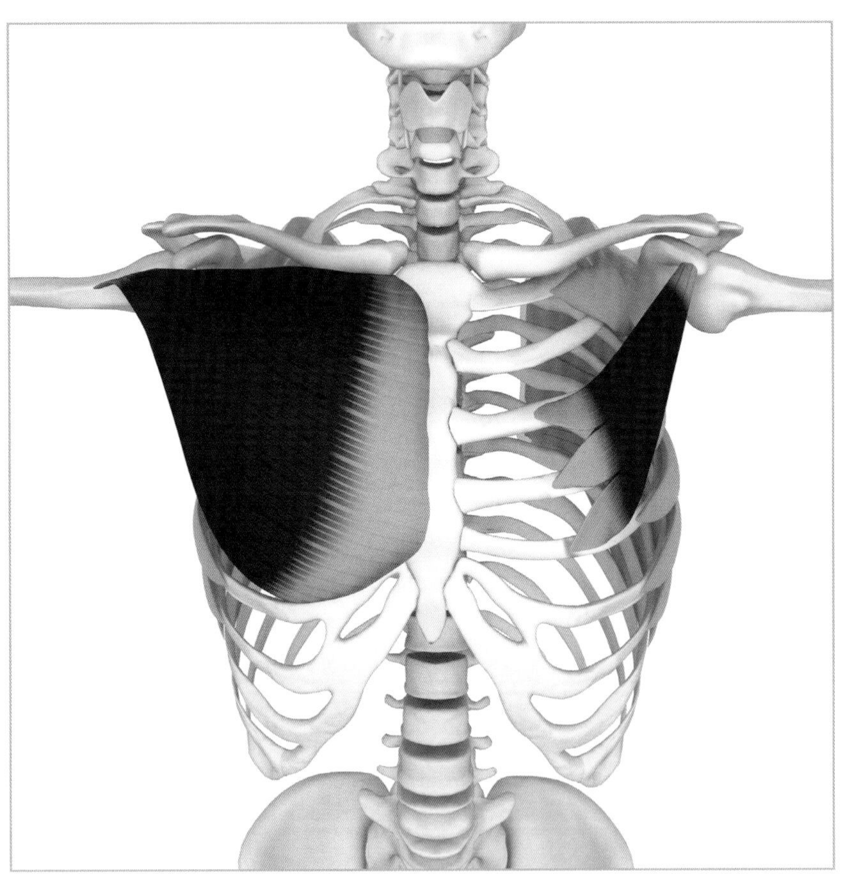

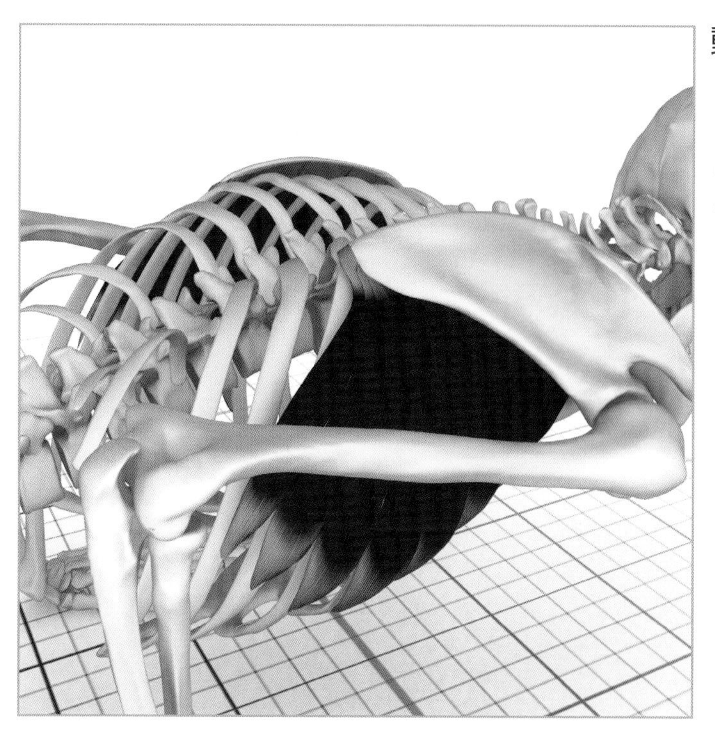

動作

- 前鋸肌的作用在於穩定及伸展肩胛骨，避免在做伏地挺身的姿勢時，造成肩胛骨翼狀聳出（肩胛骨內緣外掀）。
- 輔助肩胛骨轉動。
- 在練習鱷魚式（Chaturanga Dandasana）體位時，收縮前鋸肌可避免肩胛骨上抬而形成翼狀聳出。

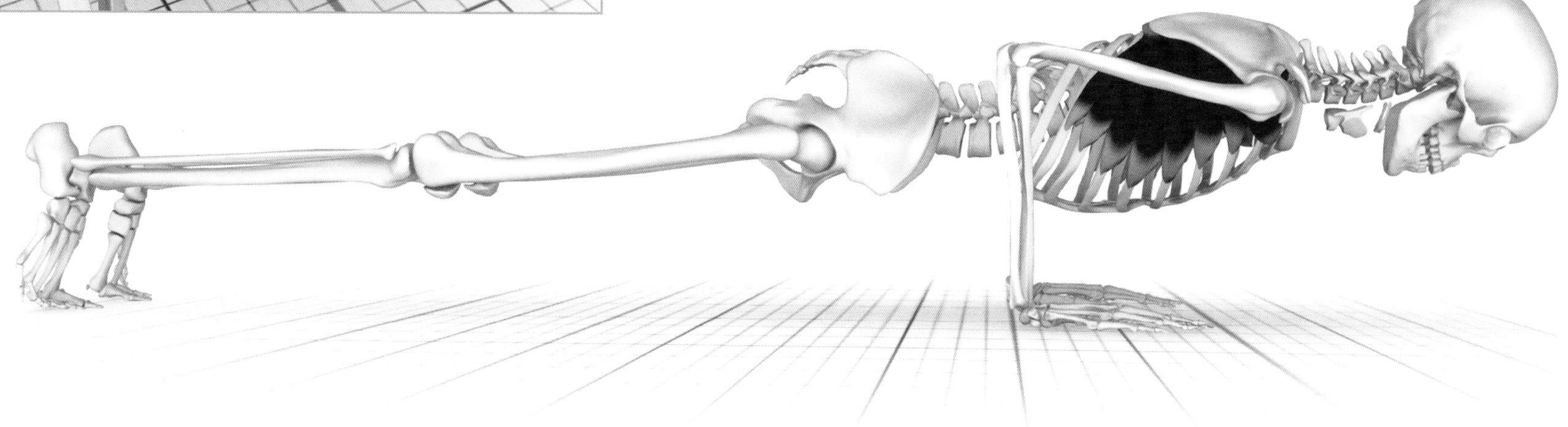

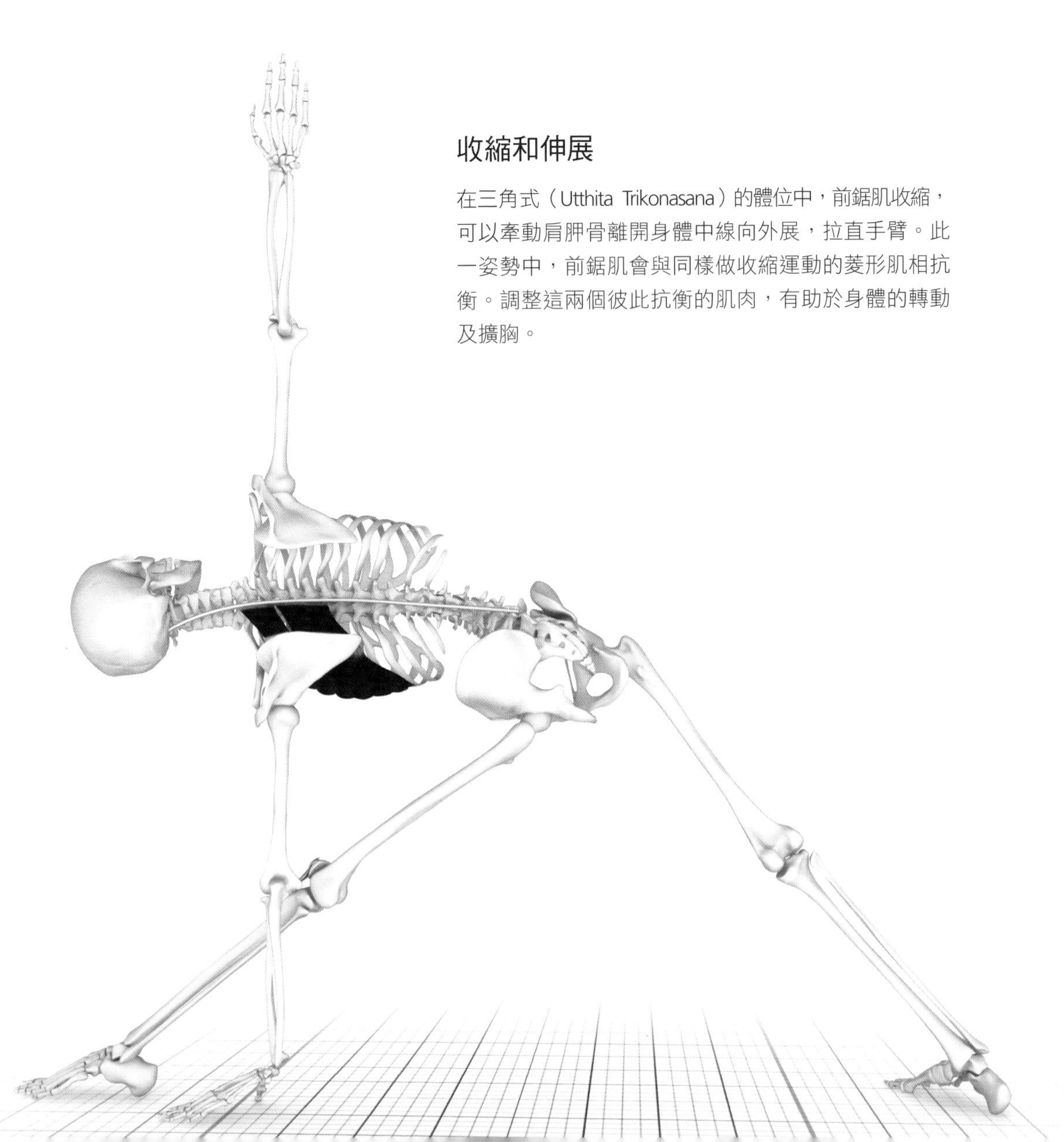

收縮和伸展

在三角式（Utthita Trikonasana）的體位中，前鋸肌收縮，可以牽動肩胛骨離開身體中線向外展，拉直手臂。此一姿勢中，前鋸肌會與同樣做收縮運動的菱形肌相抗衡。調整這兩個彼此抗衡的肌肉，有助於身體的轉動及擴胸。

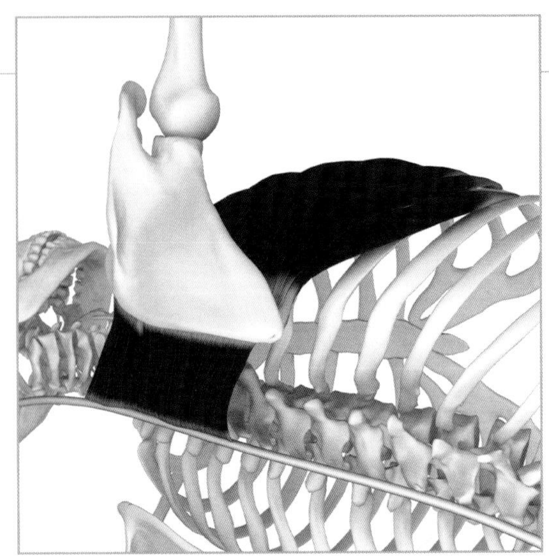

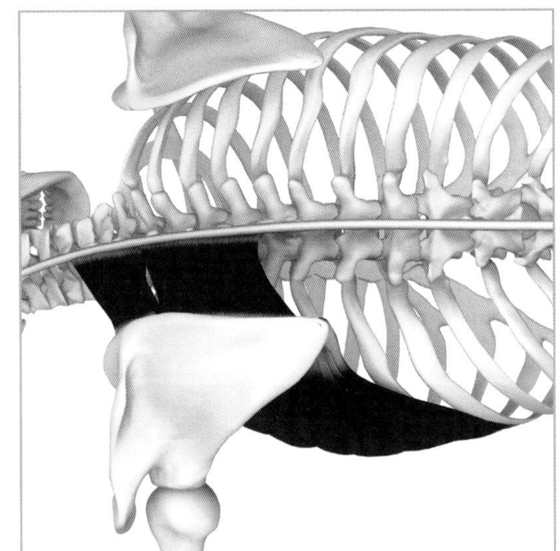

18 三角肌

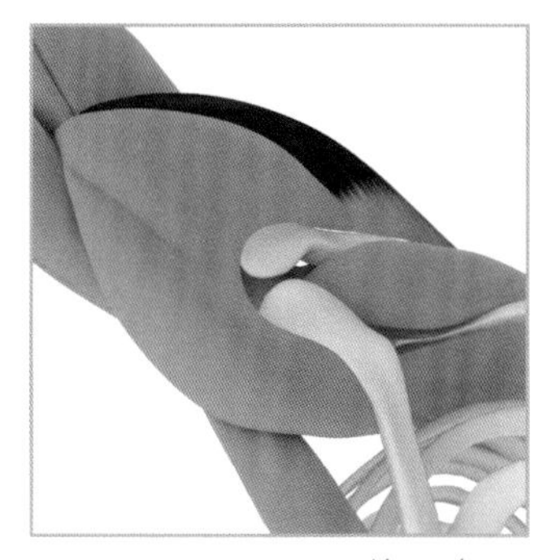
後三角肌

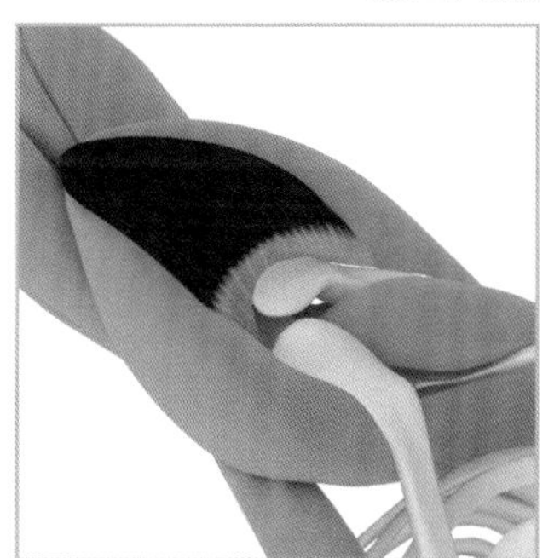
側三角肌

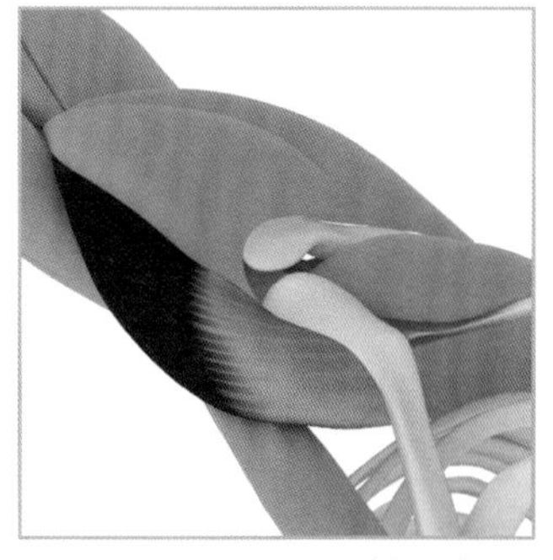
前三角肌

三角肌包括前三角肌、側三角肌及後三角肌三個部分，起端分別在鎖骨、肩峰和肩胛骨；止端則位於肱骨外側。前三角肌能將手臂向前抬，後三角肌讓手臂可以向後延展；這兩個部分的肌肉互為拮抗肌，也就是其中一條收縮，另一條則會伸展。側三角肌則是能讓手臂外展。

如果前三角肌僵緊，會限制手臂往後延展的範圍，例如練習前拉式（Purvottanasana）體位。如果後三角肌太過僵緊的話，會限制手臂高舉過頭的動作，比如「輪式」（Urdhva Dhanurasana）和「勇士式第一式」（Virabhadrasana Ⅰ）。側三角肌僵緊的話，則會影響橫越身體的動作，像是「鷹式」（Garudasana）。三角肌無力，無法用雙手撐舉身體的重量。經常練習手臂平衡式（Arm Balances）的體位，可以鍛鍊及強化三角肌。

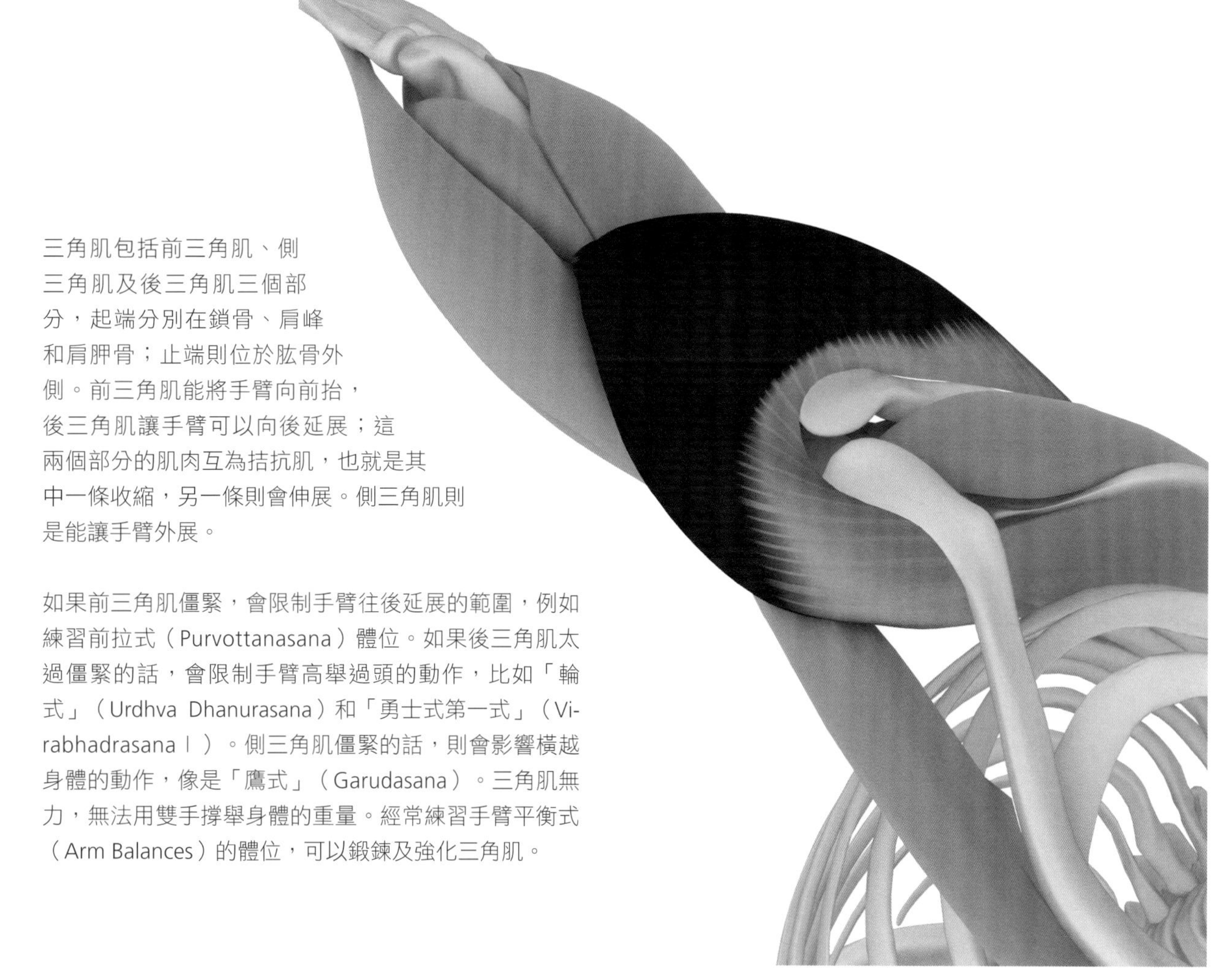

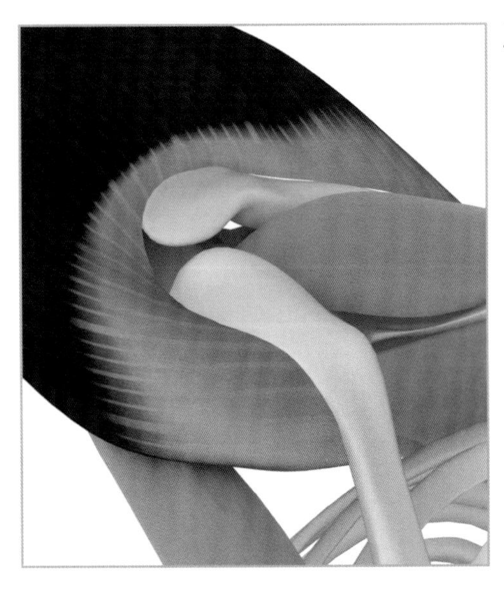

三角肌的起端

- **前三角肌**：鎖骨外側三分之一的前緣。
- **側三角肌**：肩胛骨肩峰突的外緣。
- **後三角肌**：肩胛棘。

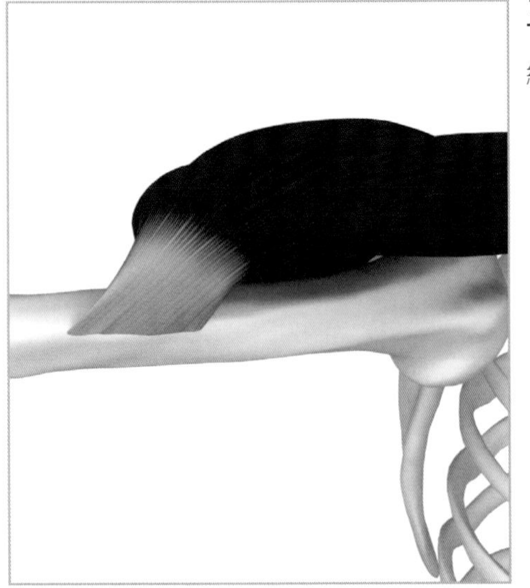

三角肌的止端

終止於肱骨外側表面的三角肌粗隆。

三角肌的神經分布與脈輪

- 腋神經（第五和第六頸椎神經根）。
- 圖中發亮部位：第五脈輪。

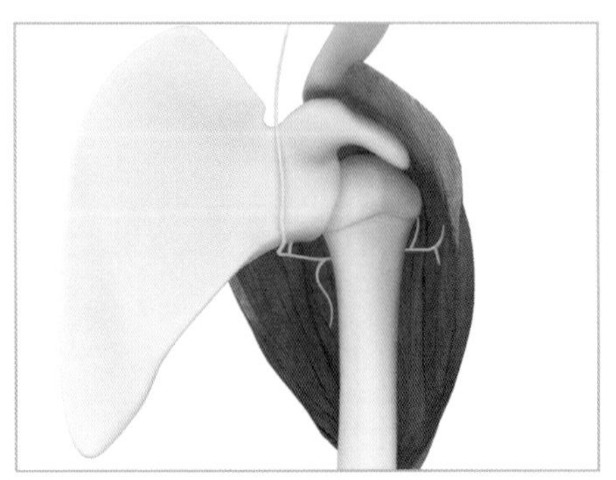

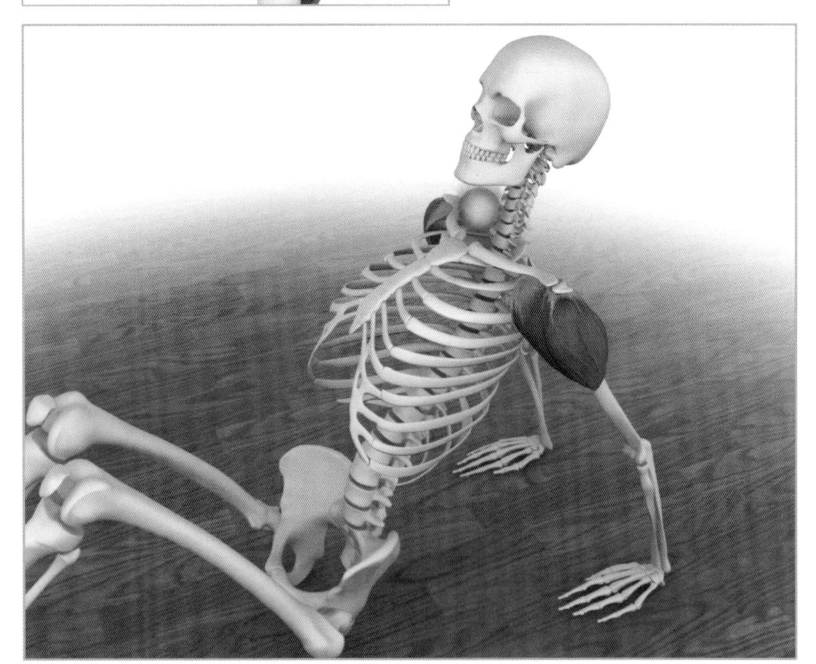

前三角肌的拮抗肌

後三角肌、背闊肌和胸大肌（胸骨部位）。

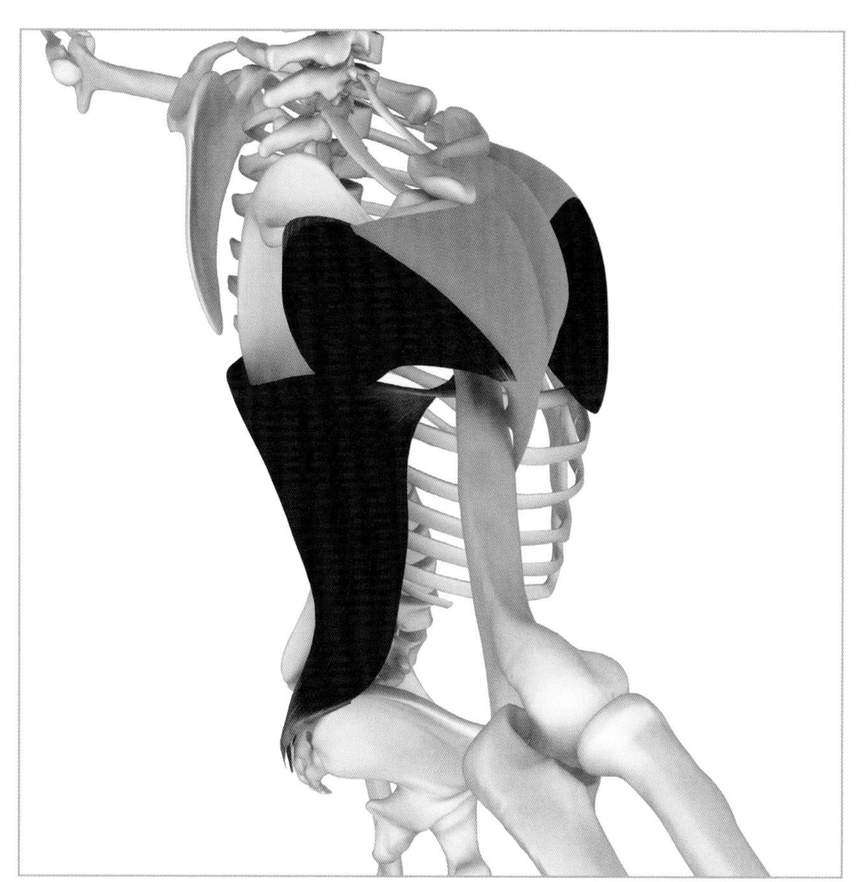

前三角肌的協同肌

胸大肌（鎖骨部位）。

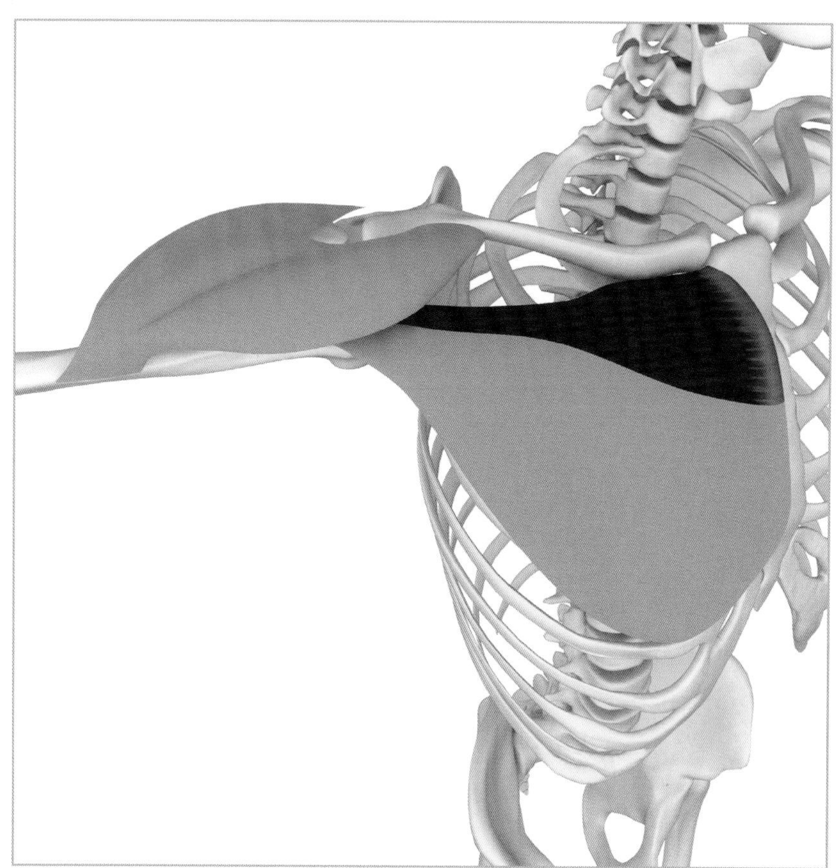

側三角肌的拮抗肌

胸大肌、背闊肌和肱三頭肌（長頭）。

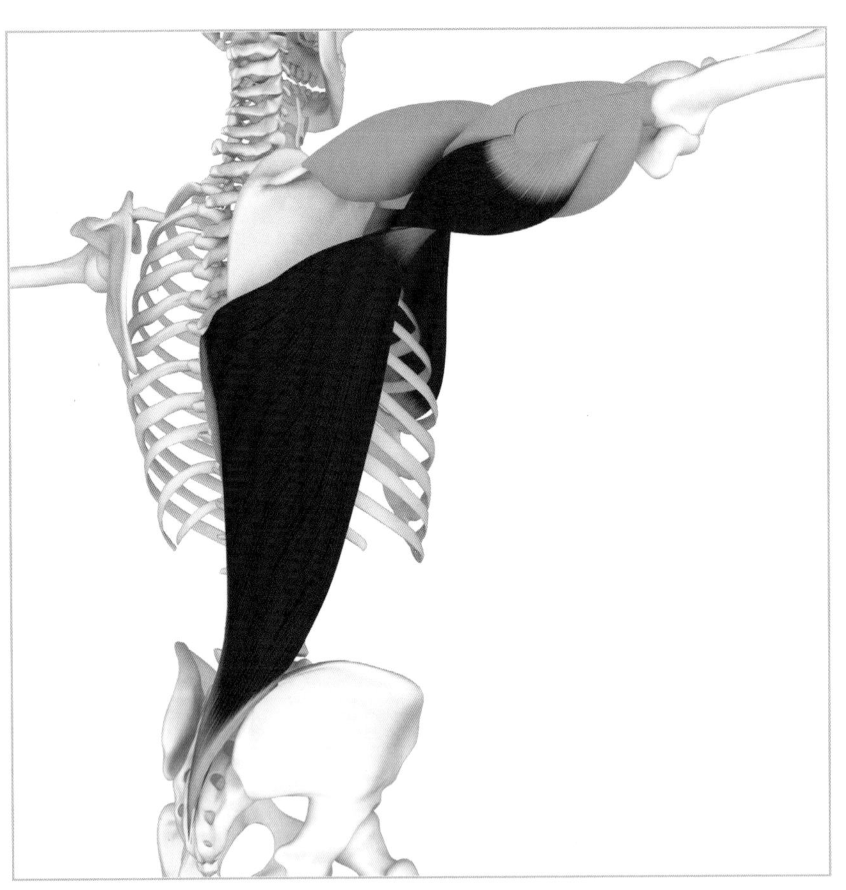

側三角肌的協同肌

棘上肌和肱二頭肌（長頭）。

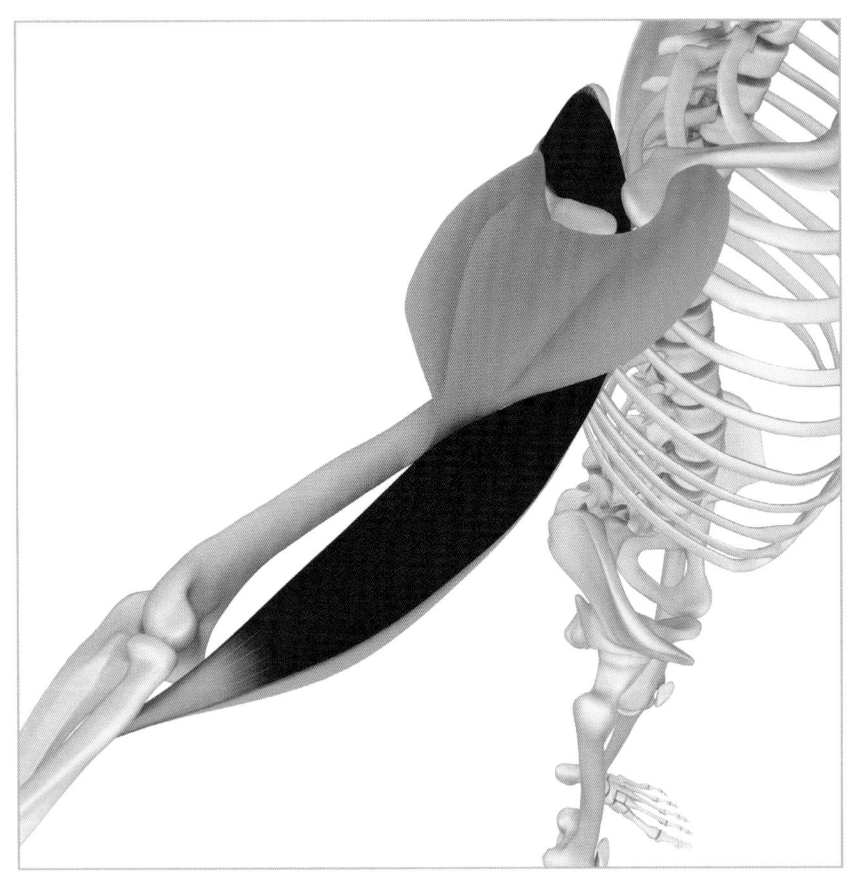

後三角肌的拮抗肌

前三角肌、肱二頭肌（長頭）及胸大肌（鎖骨部位）。

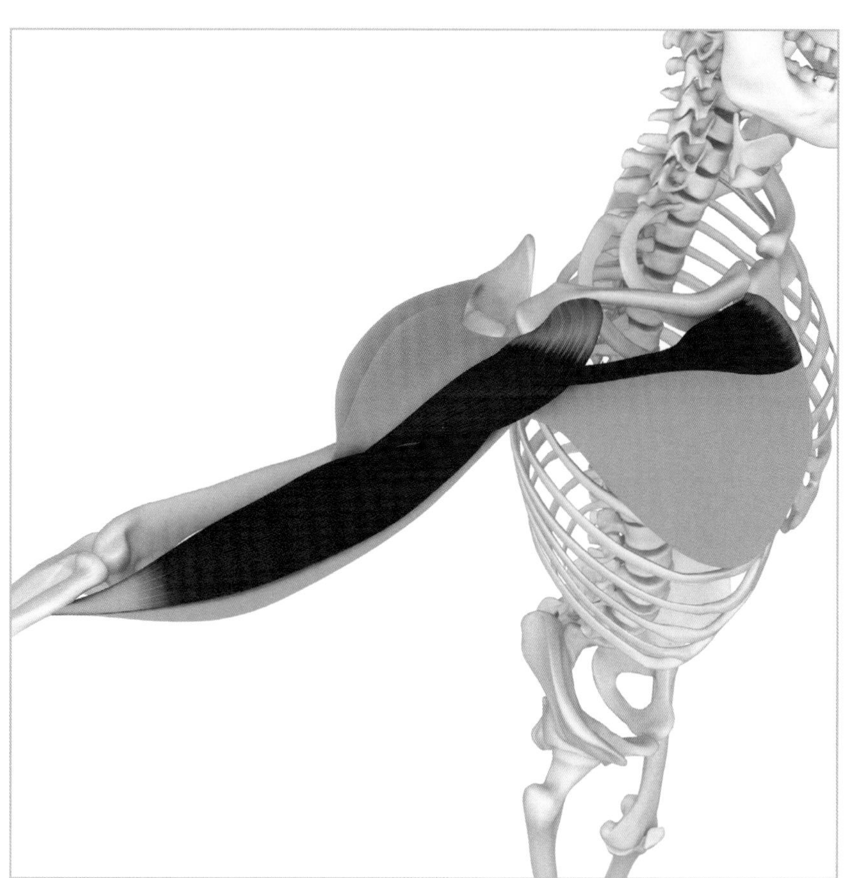

後三角肌的協同肌

背闊肌及肱三頭肌（長頭）。

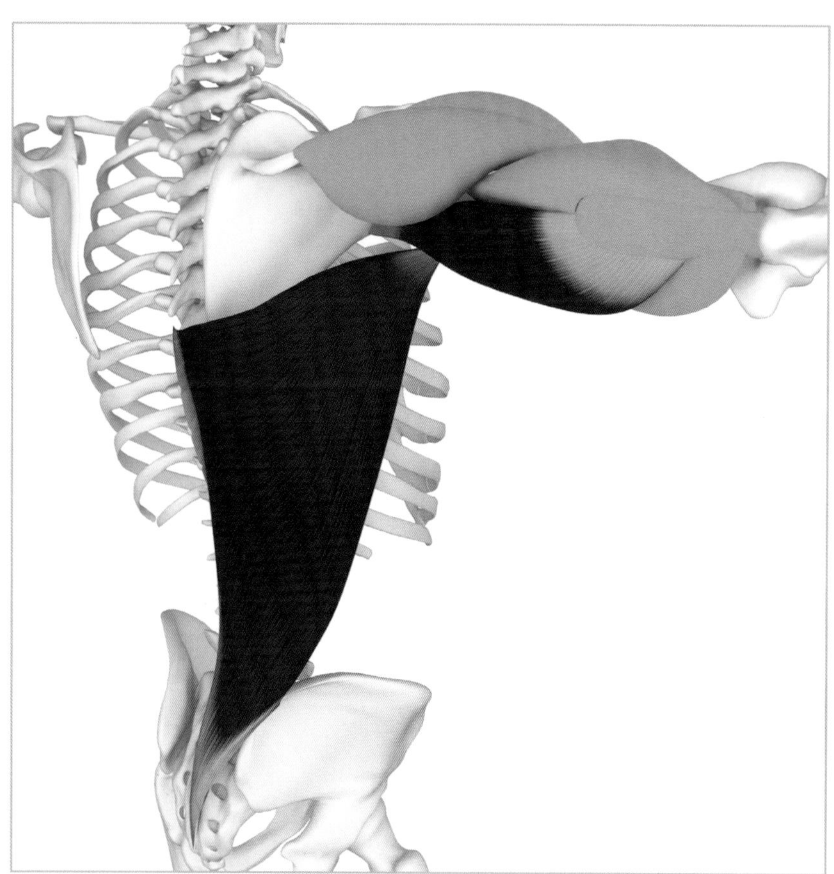

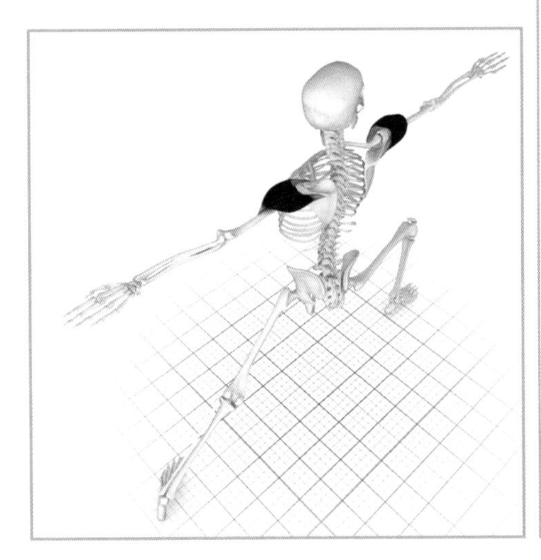

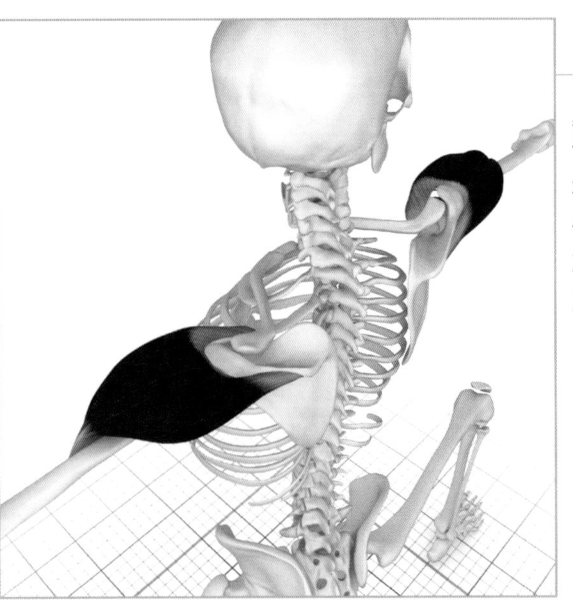

動作

在勇士式第二式（Virabhadrasana II）中，收縮側三角肌，能夠使手臂向外伸展。旋轉肌群的棘上肌是這個動作的起始者，提供肩關節外展的功能。

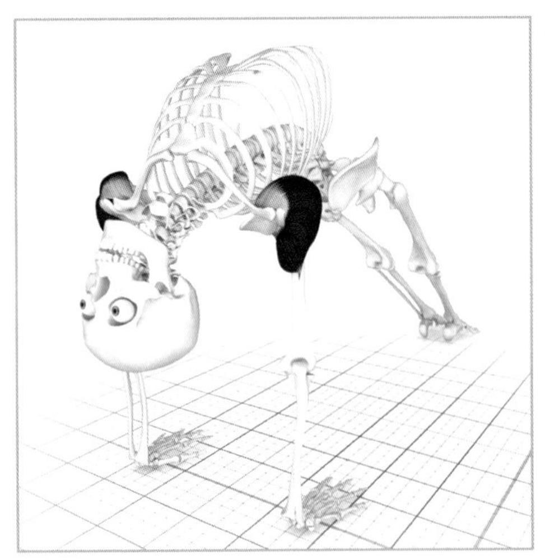

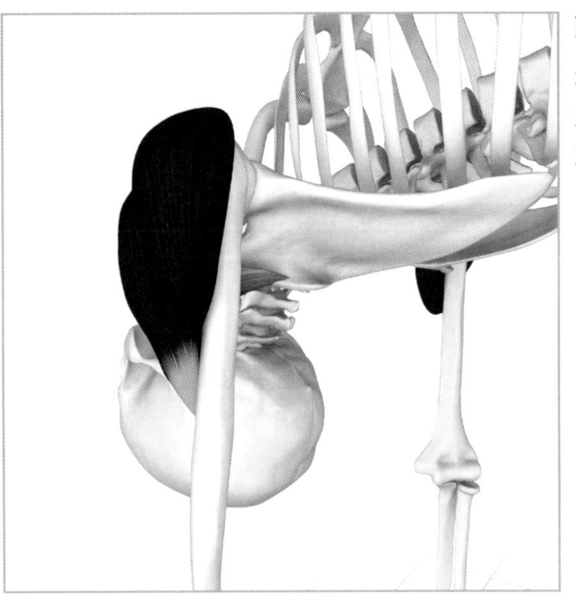

鍛鍊

在前拉式（Purvottanasana）的體位中，後三角肌收縮，讓手臂延展開來，拉長前三角肌、肱二頭肌和胸大肌。

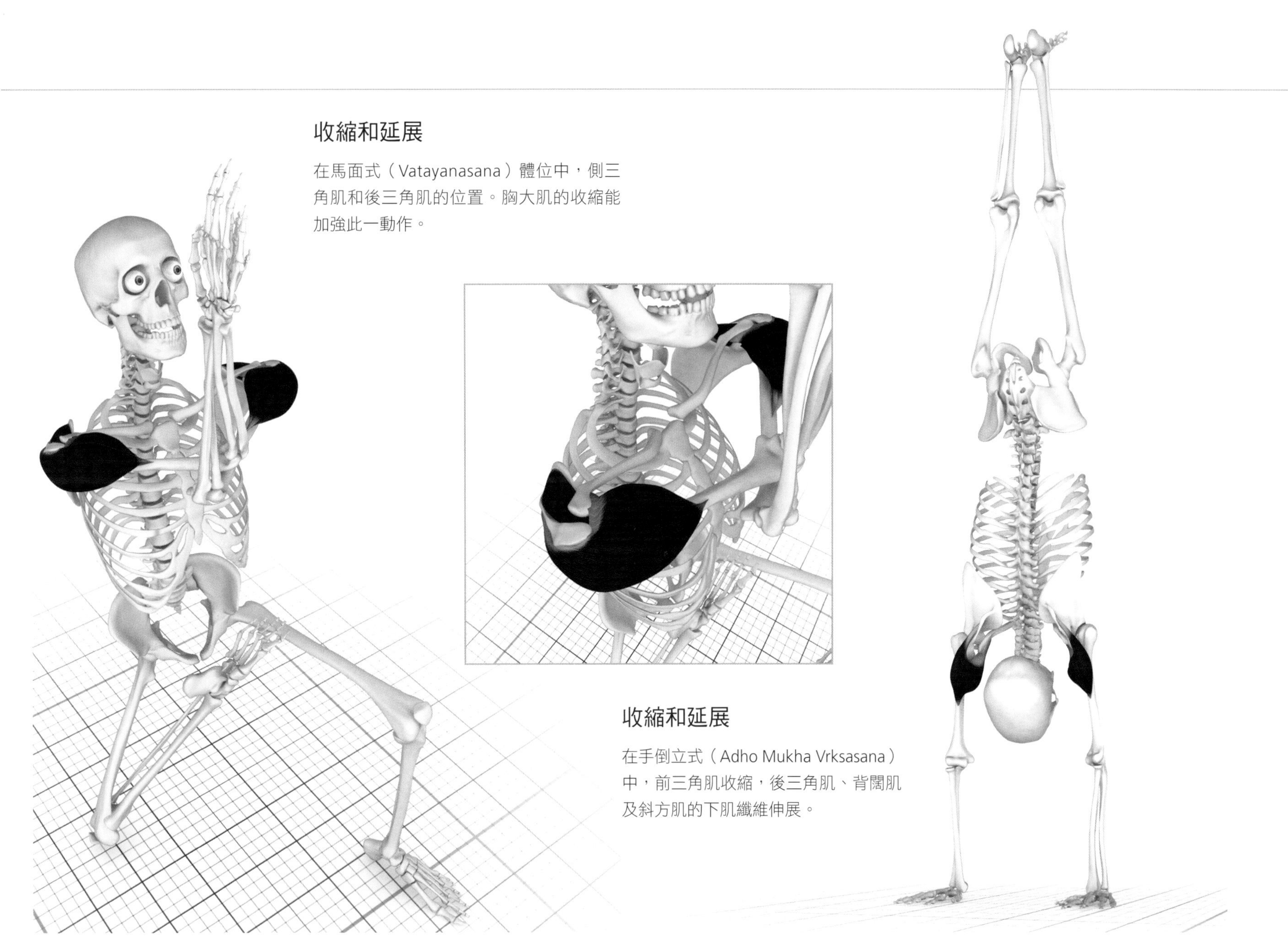

收縮和延展

在馬面式（Vatayanasana）體位中，側三角肌和後三角肌的位置。胸大肌的收縮能加強此一動作。

收縮和延展

在手倒立式（Adho Mukha Vrksasana）中，前三角肌收縮，後三角肌、背闊肌及斜方肌的下肌纖維伸展。

19 旋轉肌群

肩關節的旋轉肌群又稱「旋轉肌袖」，由四條肌肉所組成：肩胛下肌、棘上肌、棘下肌和小圓肌。肩胛下肌和棘下肌互為拮抗肌；而小圓肌是棘下肌的協同肌。

肩關節屬球窩關節，由球狀的肱骨頭（肩膀的球狀部位）和肩胛骨的肩臼窩骨共同構成。比起其他關節，肩關節的轉動範圍最大，但穩定度最低，也最容易脫臼（就像陰陽一樣，可動性越高，穩定度就越低）。旋轉肌群包繞在肱骨頭周圍，使之在肩關節中有足夠的穩定度。

就像骨盆的深層肌肉，每天我們都會使用到旋轉肌群，卻沒能察覺到它們的存在。某些瑜伽體位可以喚醒我們對這群肌肉的覺知，讓我們可以善用旋轉肌群的收縮與放鬆，讓瑜伽姿勢更到位，也更完美。

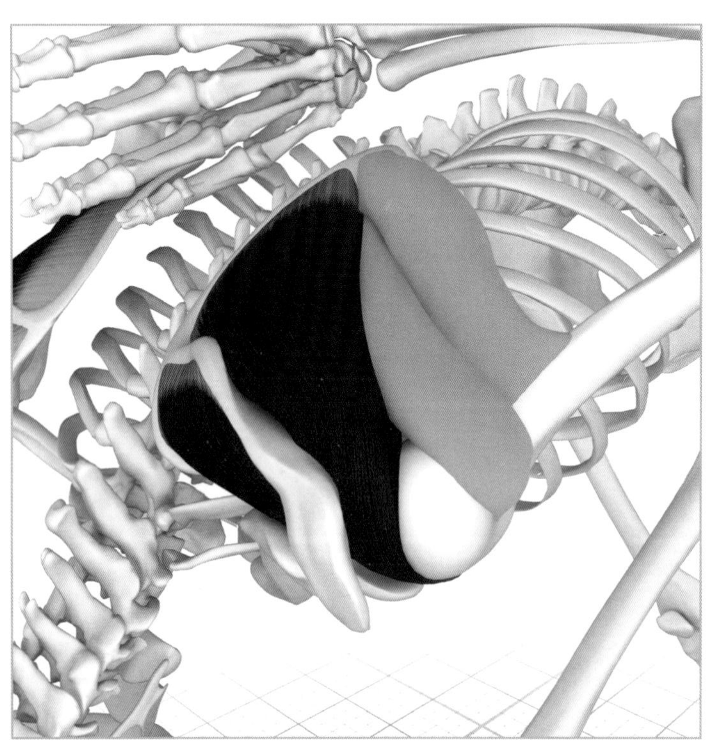

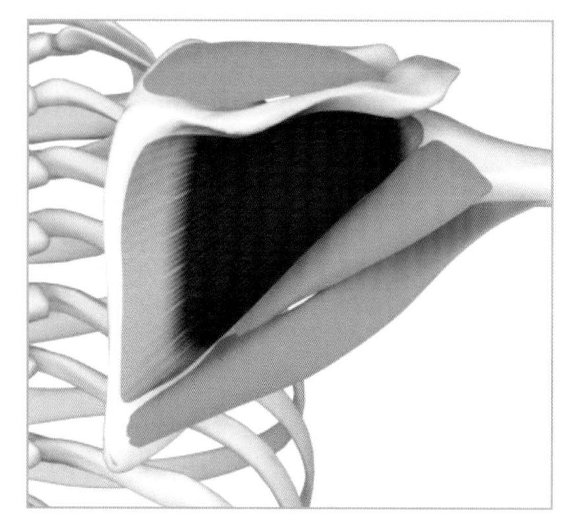

棘下肌

棘下肌起始於肩胛骨後方，終止於較外側的大肱骨結節。收縮棘下肌可以使上臂向外轉動。肩胛下肌和棘下肌互為彼此的拮抗肌。棘下肌若是過緊，會限制肱骨向內旋的動作，尤其是像「側面舒展式」（Parsvottanasana）一類的體位。肌肉無力的話，也無法做出到位的外轉動作，如輪式。

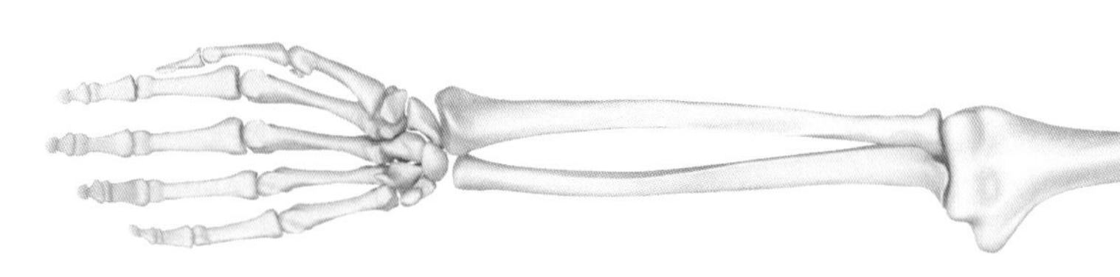

棘上肌

棘上肌起自於肩胛骨背面，終止於棘下肌前面的肱骨大結節。棘上肌收縮會產生肩關節外展動作；在使用斜方肌和三角肌等輔助肌肉來完成肩關節外展動作時，棘上肌常會受傷。

在所有旋轉肌群中，棘上肌是最常受傷的一條小肌肉，這是因為棘上肌會受到肩胛骨肩峰下表面的肌腱所夾擊。在瑜伽體位中，像是輪式（Urdhva Dhanurasana）和上下犬式就會發生夾擊情形。不過，只要向外轉動肱骨、向內轉動肩胛骨，就能防範此一問題。

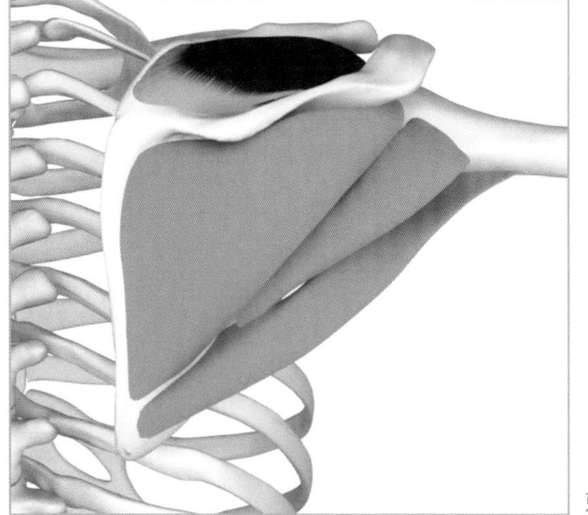

棘上肌僵緊的話，會限制手臂的跨胸動作，例如鷹式（Garudasana）體位。棘上肌受傷，則會限制手臂的外展動作而導致聳肩，比如勇士式第二式（Virabhadrasana II）的動作。

棘上肌（後視圖）

肩胛下肌

三角形的肩胛下肌起始於肩胛骨下窩，終止於肱骨頭的球狀構造小結節。收縮肩胛下肌，可以使肱骨向內旋轉。如果肩胛下肌僵緊，會限制上手臂向外轉動的範圍，比如輪式（Urdhva Dhanurasana）體位。如果是肩胛下肌的肌力不足的話，則無法做好「側三角背後合掌式」（Parsvottonasana）的瑜伽姿勢。

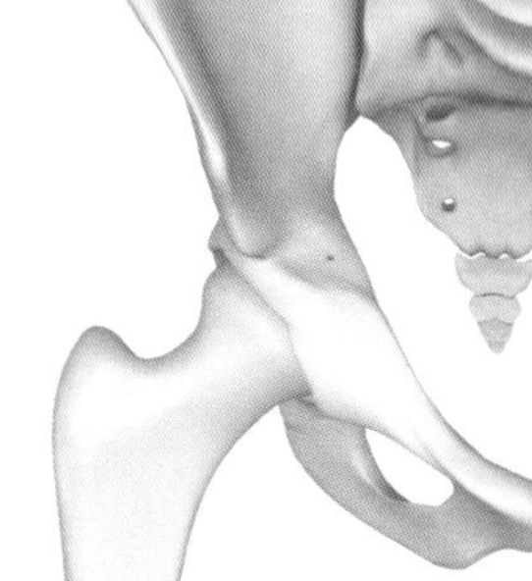

肩胛下肌

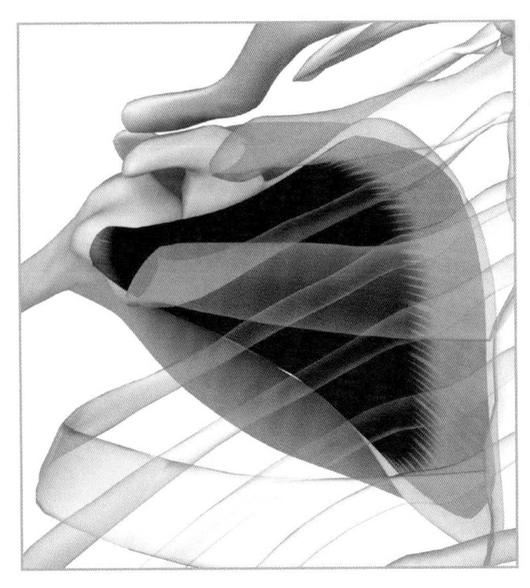

肩胛下肌的起端

肩胛骨前表面的肩胛下窩。

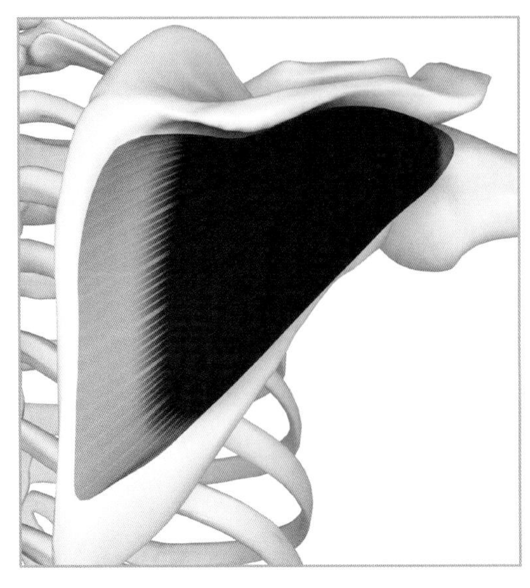

棘下肌的起端

肩胛骨的棘下窩。

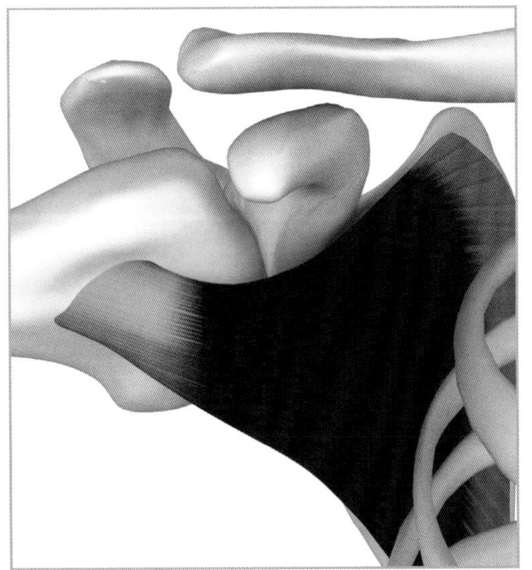

肩胛下肌的止端

肱骨小結節及肩關節的關節囊（下方）。

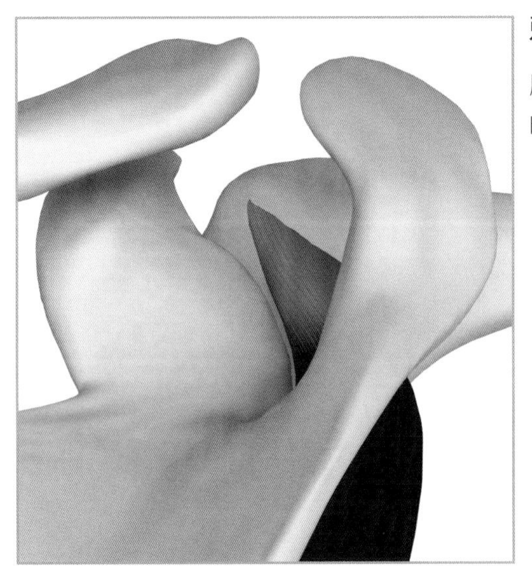

棘下肌的止端

肱骨大結節的中部，及肩關節的關節囊（左圖為上視圖）。

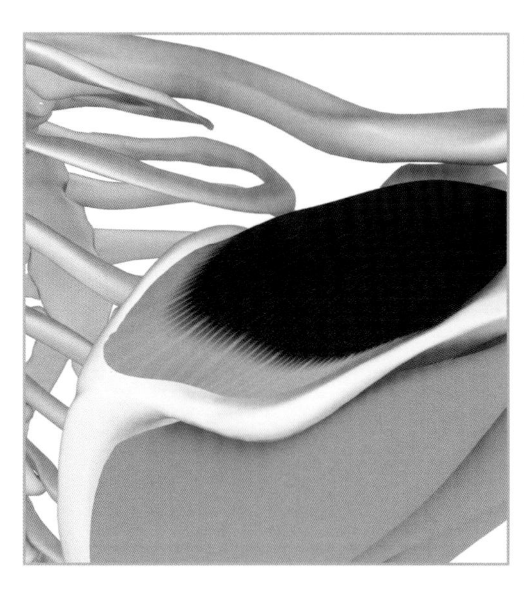

棘上肌的起端（後視圖）

肩胛骨的棘上窩。

旋轉肌群的神經分布與脈輪

- 肩胛下肌：上下肩胛下神經（第五和第六頸神經）。
- 棘下肌：肩胛上神經（第五和第六頸神經）。
- 棘上肌：肩胛上神經（第五和第六椎神經）。
- 圖中發亮部位：第五脈輪。

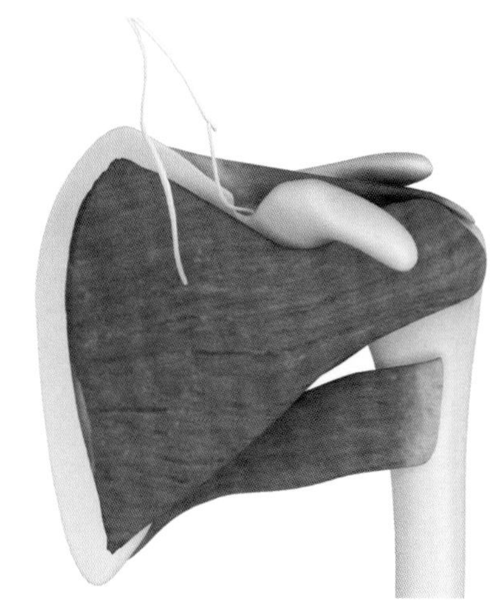

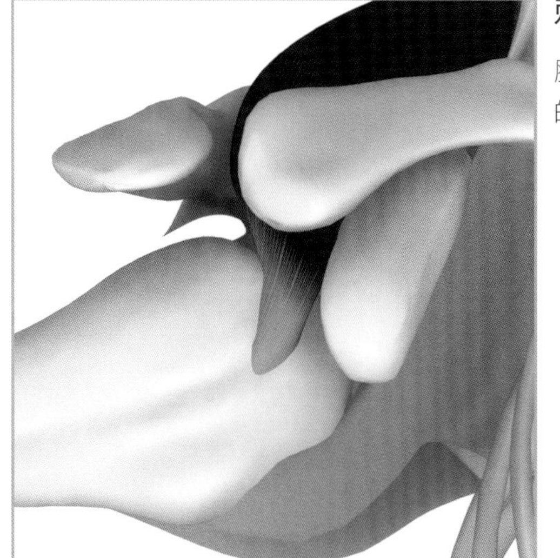

棘上肌的止端（前視圖）

肱骨大結節的上部，及肩關節的關節囊。

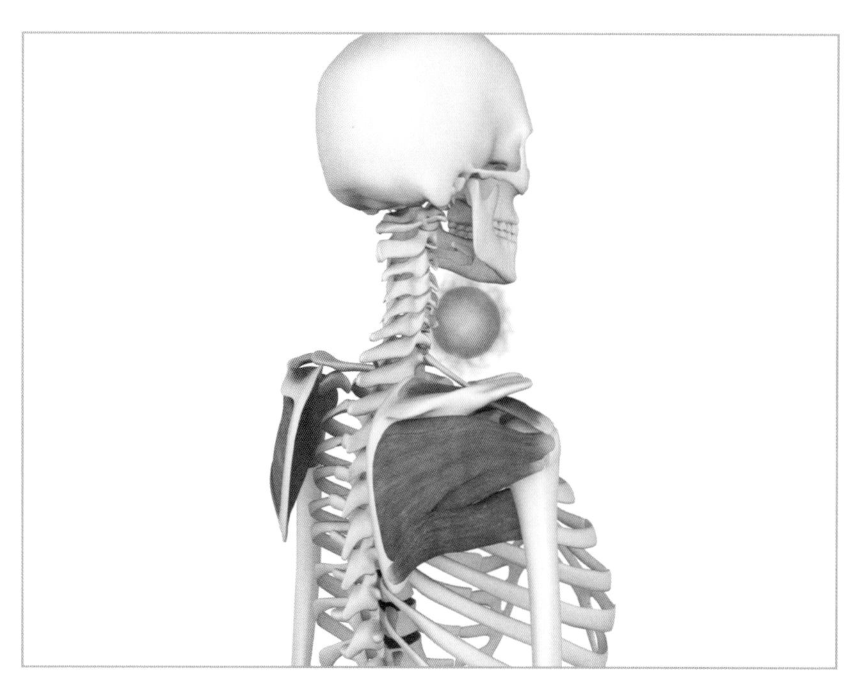

旋轉肌群2

肩胛下肌的拮抗肌

棘下肌、後三角肌和小圓肌。

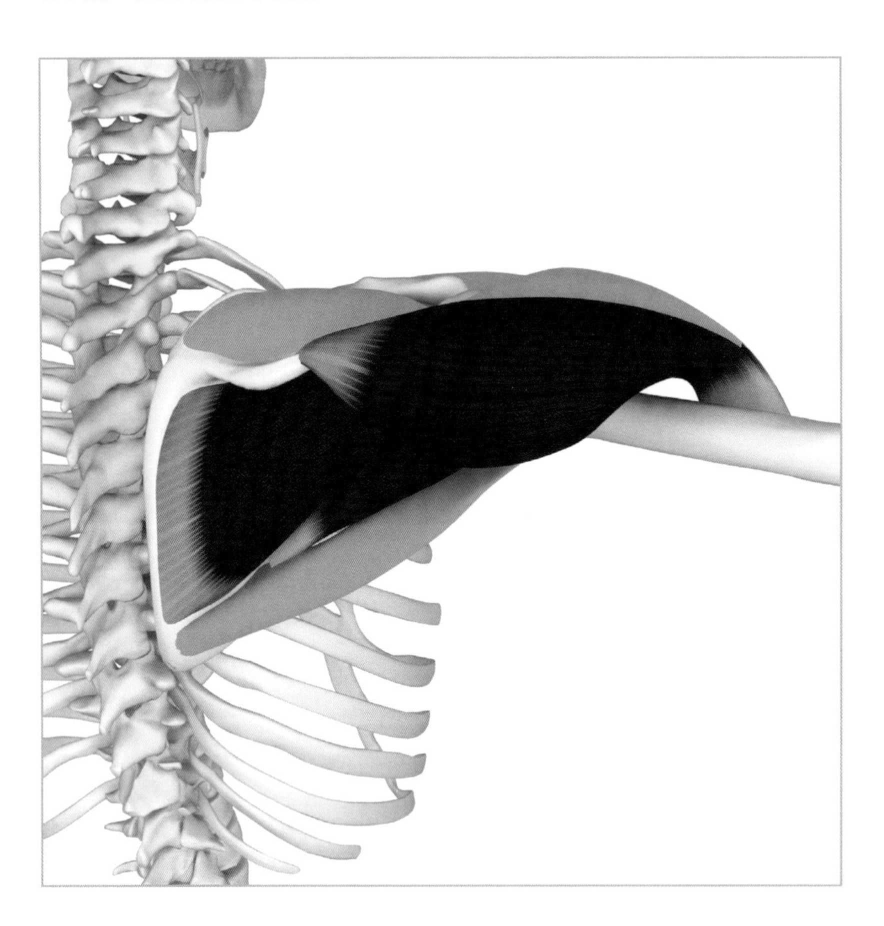

肩胛下肌的協同肌

胸大肌、背闊肌和前三角肌。

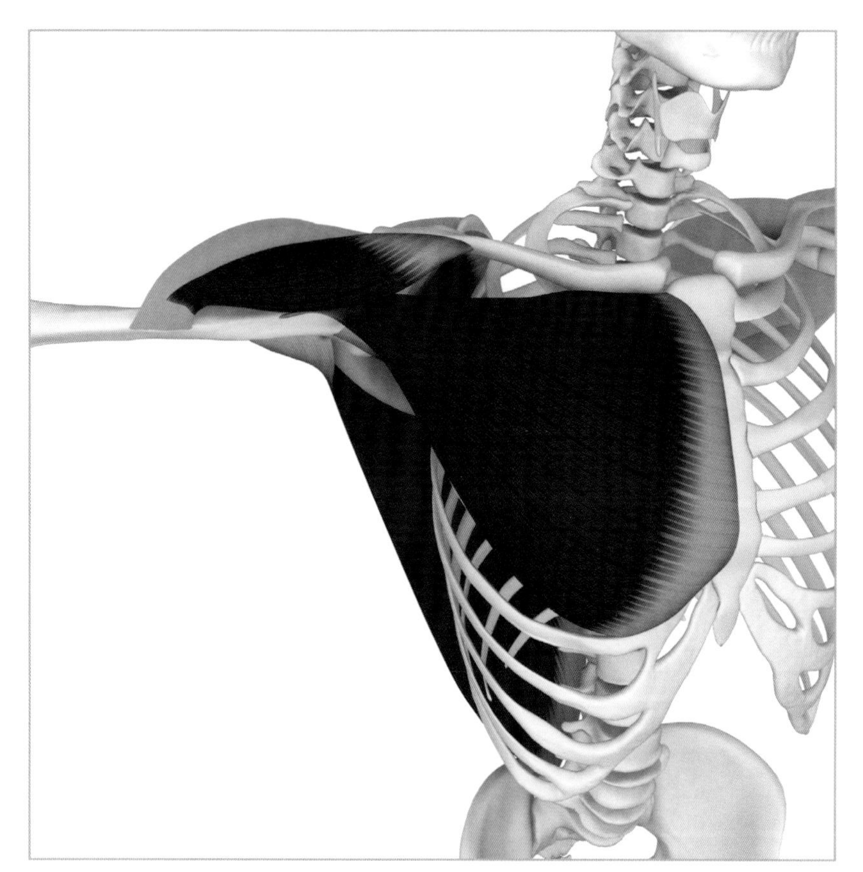

棘下肌的拮抗肌

肩胛下肌、背闊肌、胸大肌和前三角肌。

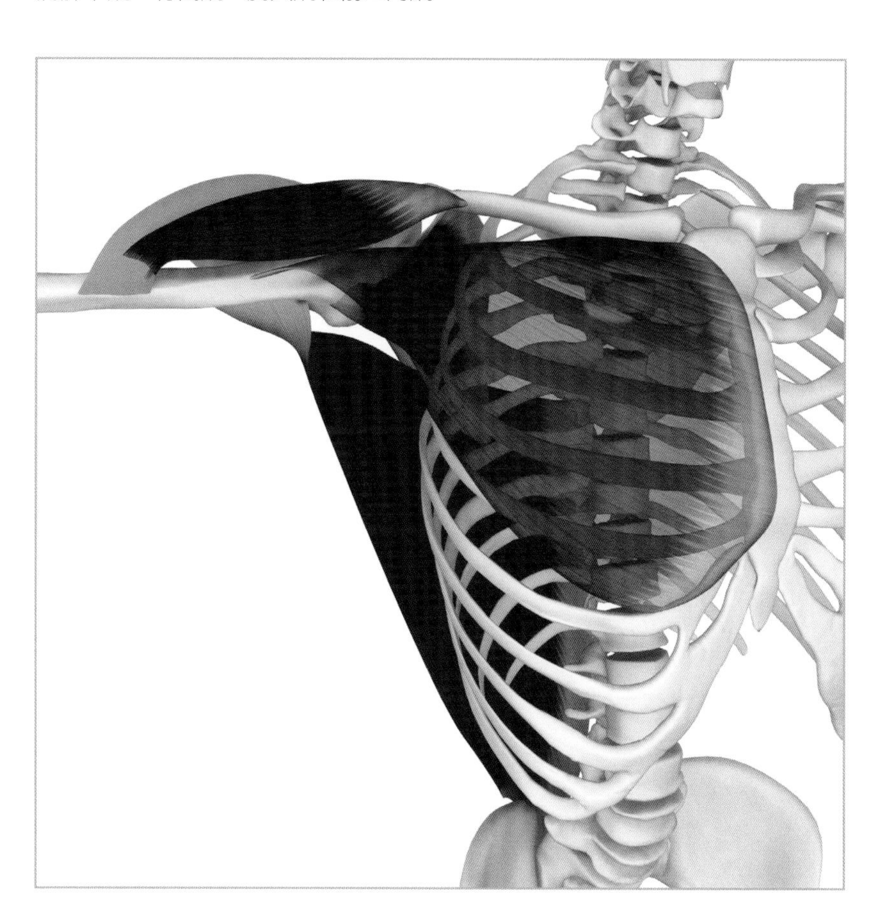

棘下肌的協同肌

小圓肌和後三角肌。

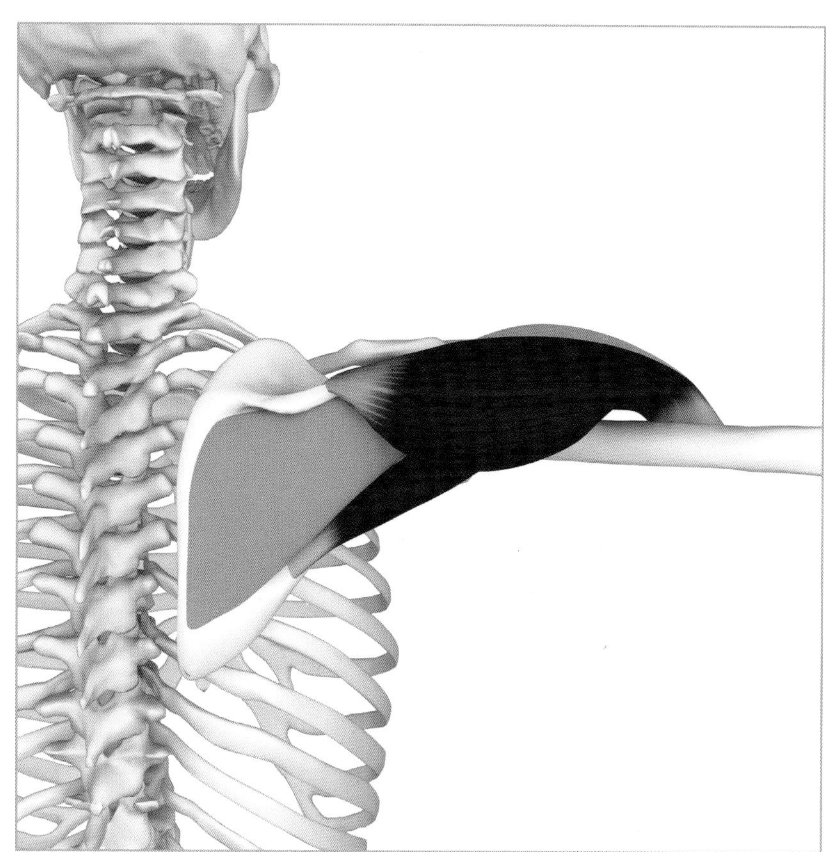

棘上肌的拮抗肌

胸大肌、背闊肌和肱三頭肌（長頭）。

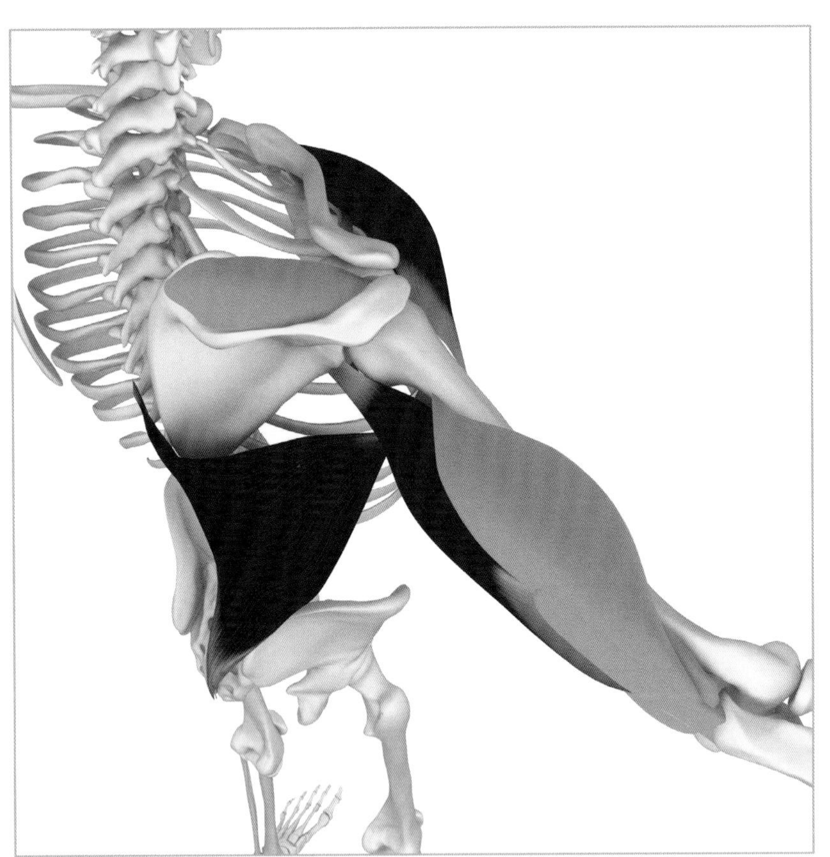

棘上肌的協同肌

側三角肌和肱二頭肌（長頭）。

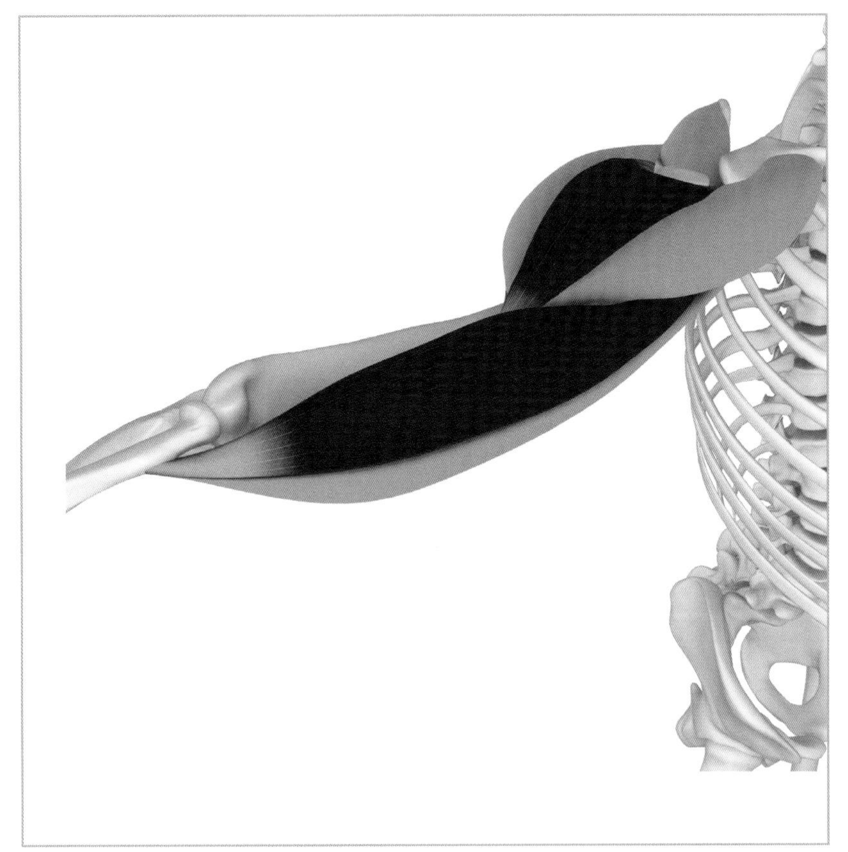

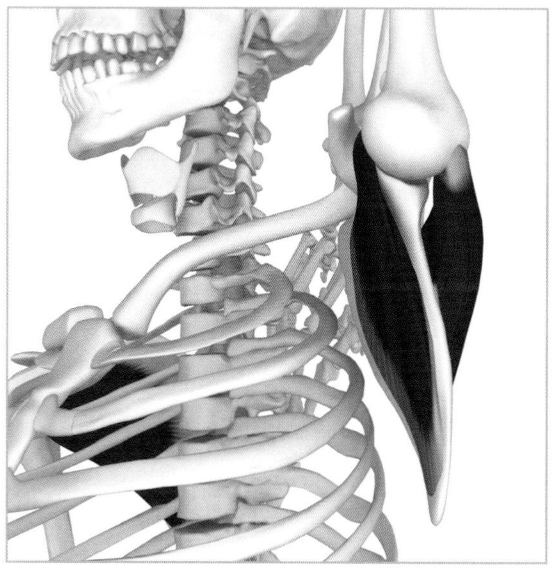

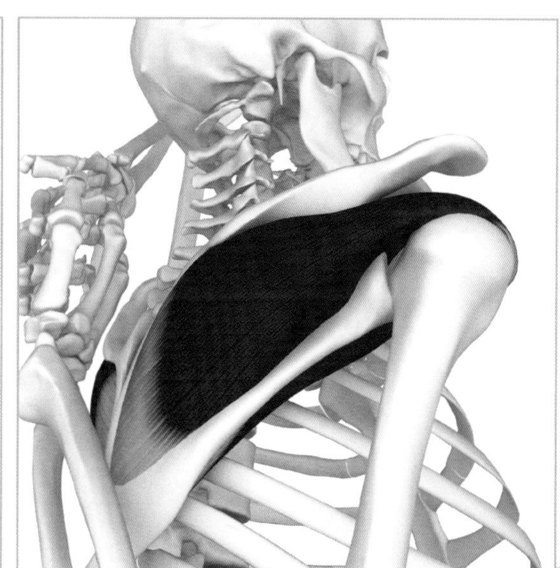

肩胛下肌與棘下肌的收縮和伸展

牛面式第二式（Gomukhasana B）：上面那隻手臂的棘下肌收縮，伸展肩胛下肌；下面那隻手臂的肩胛下肌收縮，伸展棘下肌。

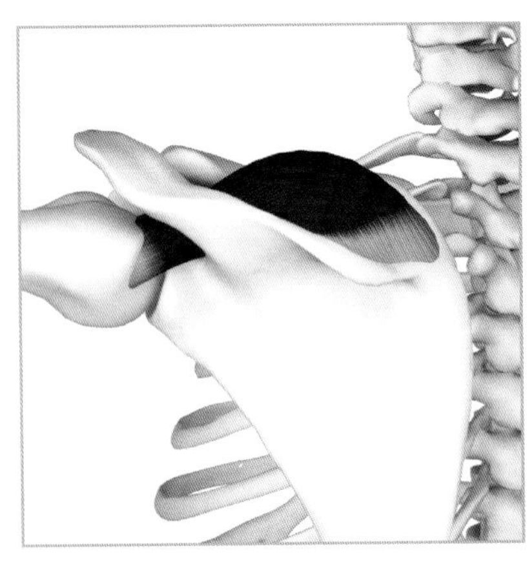

棘上肌的收縮

- 棘上肌的作用在外展手臂，以及維持盂肱關節的穩定。
- 棘上肌的收縮啟動了「勇士式第二式」（Virabhadrasana II）的外展動作；而側三角肌能夠強化並維持這個動作。

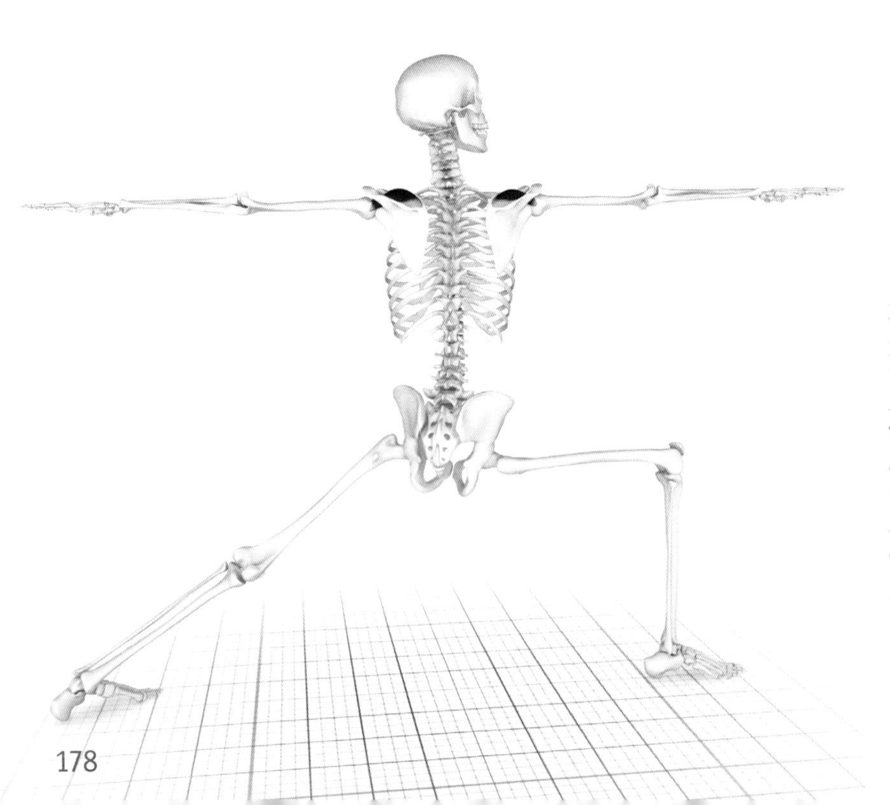

棘上肌的伸展

練習馬面式（Vatayanasana）可以伸展棘上肌，同時透過收縮同邊的胸大肌來加大手臂橫過身體的幅度，讓此一姿勢做得更到位。

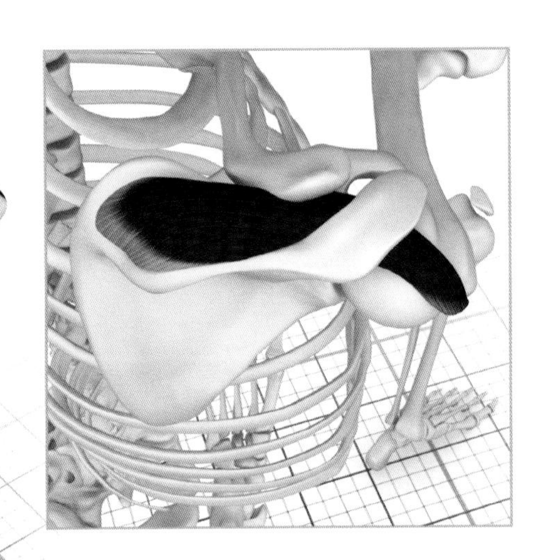

肩膀的生物力學

肩膀的活動需要三個關節的配合：盂肱關節、肩胛胸廓關節及肩鎖關節。肩關節是人體活動度最大的一個關節，也是結構最不穩定的一個關節。肩膀的外展和肱骨的抬升，都要先穩定肩胛骨；然後盂肱關節的棘上肌起始收縮，肩關節開始外展約30度。等到外展幅度加大，棘上肌提供外展的功能漸漸由三角肌取代，三角肌可以使外展動作維持在大約120度。最後由斜方肌靠著向外轉動肩胛骨，來完成肩膀的外展動作。

在不同的瑜伽體位中，這個手臂動作可能是向上抬升或向外開展。

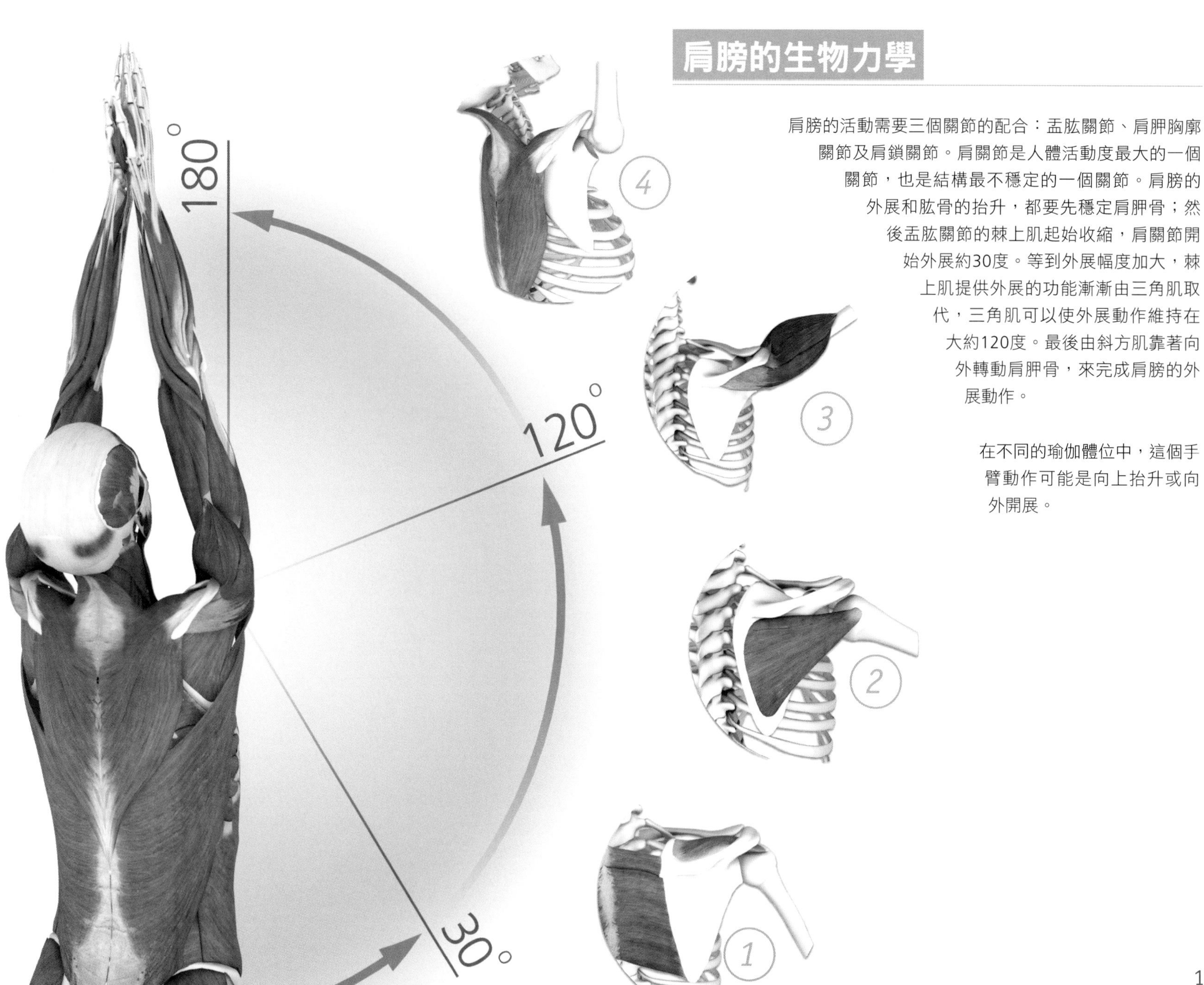

肩關節疼痛的肇因：夾擊

肩峰下滑液囊是一個充滿液體的袋狀構造，能夠輔助肩旋轉肌群在肩峰下滑行。當肩峰下滑液囊受到肱骨大結節和肩峰壓迫時，就會產生夾擊問題，而造成肩膀疼痛。

收縮棘下肌向外轉動肱骨，可以將肱骨大結節帶離肩峰；而收縮肱三頭肌的長頭，可將肩峰往身體中線轉動，轉離肱骨大結節。收縮這兩條肌肉，可以在肩峰與大結節之間騰出空間，避免肩峰下滑液囊受到夾擊。

瑜伽體位中凡是雙臂高舉過頭的動作，都要收縮這些肌肉，以便外旋肱骨和肩胛骨。

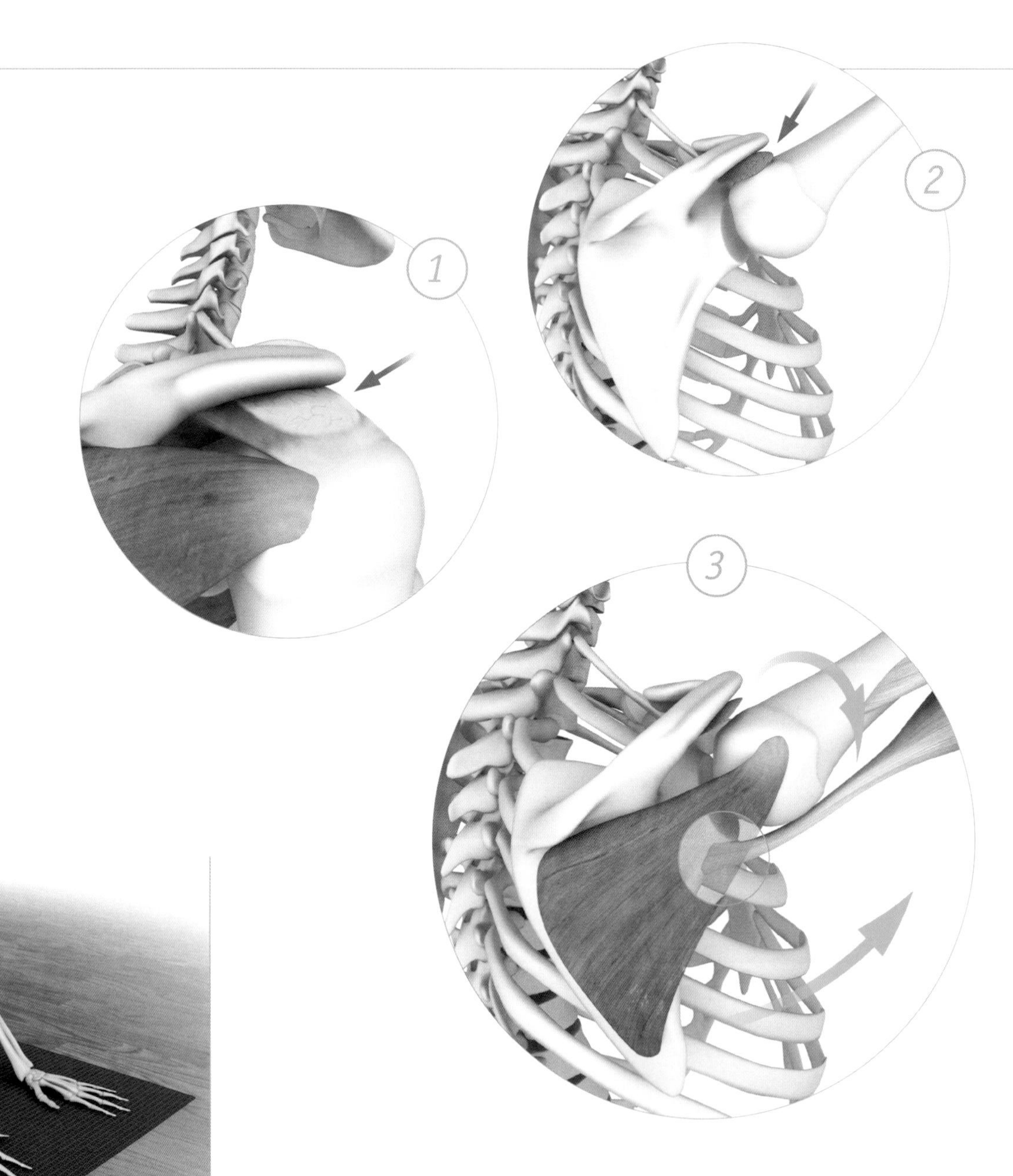

下犬式（Adho Mukha Svanasana）

20 肱二頭肌

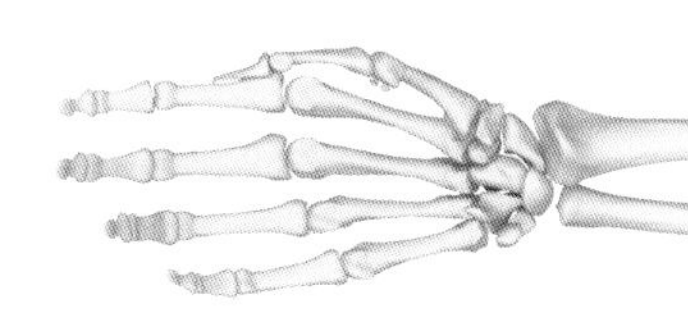

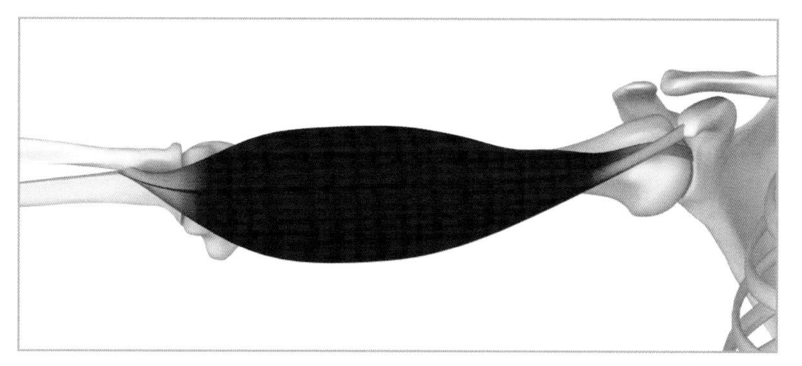

肱二頭肌

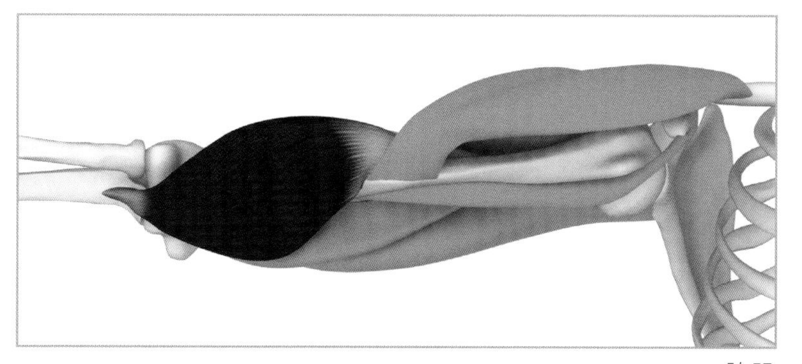

肱肌

這是一條雙頭的梭形肌肉，短頭起始於肩胛骨的喙突，接近胸小肌的止端；長頭起自於肩胛骨的肩盂頂，向下越過肱骨頭，進入肱二頭肌溝（一個由韌帶拴住的凹槽）。手肘固定不定時，收縮短頭，肩胛骨會向前傾斜；收縮肱二頭肌的長頭可壓迫肱骨頭、使之穩定地進入關節處。

肱二頭肌橫跨肩關節與肘關節，其長短頭肌肉在肱骨中部併成一束肌腱，終止於橈骨結節。肱二頭肌收縮時，前臂會轉成掌心向上，進一步收縮則會屈曲手肘。

如果肱二頭肌太過僵緊，會限制某些瑜伽體位的動作，例如前拉式（Purvottanasana）。如果是肱二頭肌肌力不足，也無法完成某些體位的要求，比如肩立式（Sarvangasana）。

肱肌和肱二頭肌互為協同肌，主要功能是屈曲手肘。

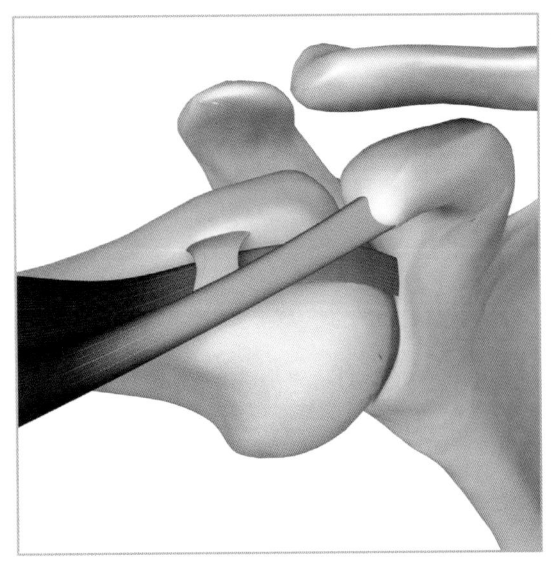

肱二頭肌的起端

- 長頭：盂上結節。
- 短頭：肩胛骨的喙突頂端。

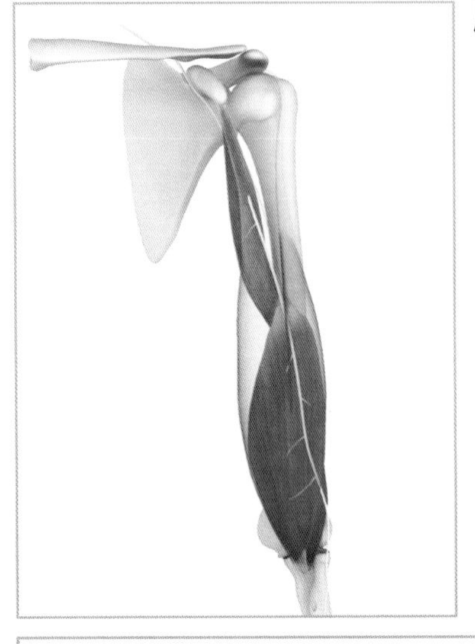

肱二頭肌的神經分布與脈輪

- 肌皮神經（第五和第六對頸神經）。
- 圖中發亮部位：第五脈輪。

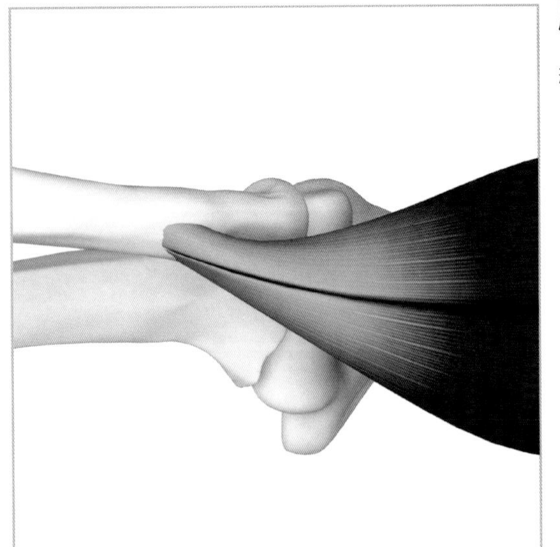

肱二頭肌的止端

終止於橈骨結節。

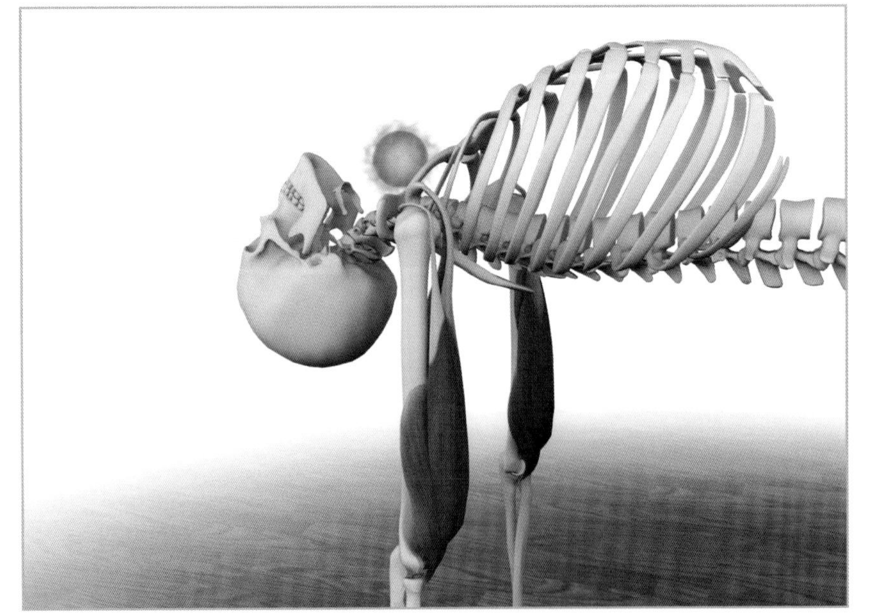

拮抗肌

肱三頭肌和後三角肌。

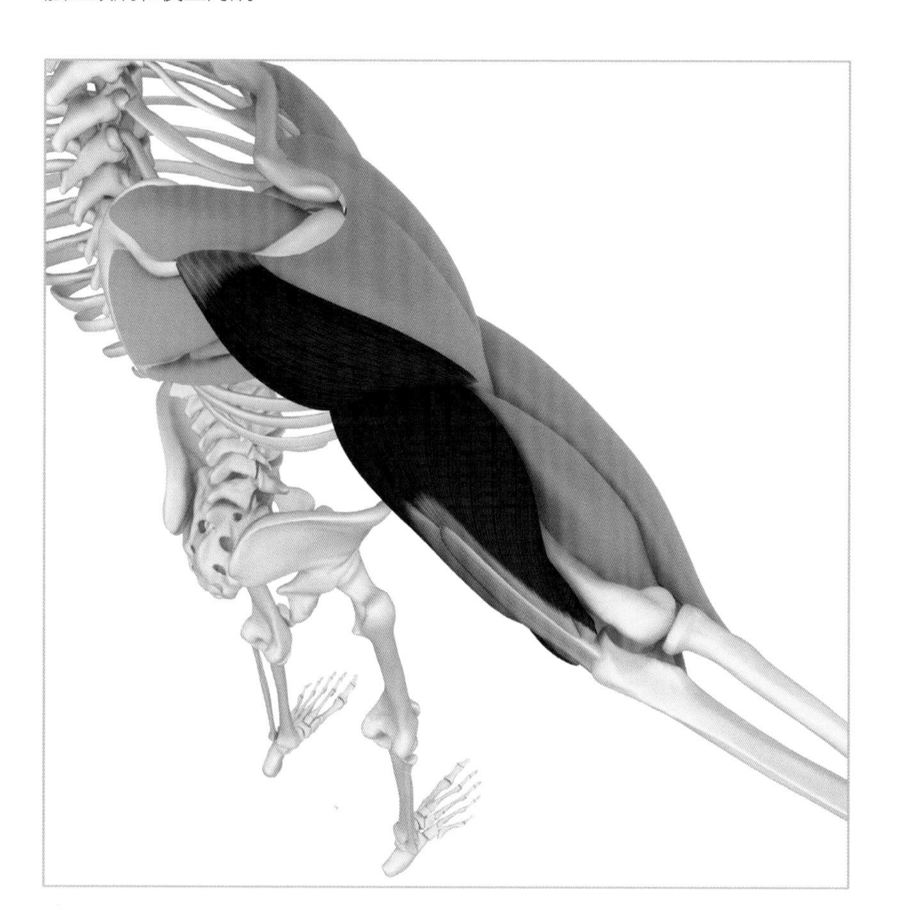

協同肌

前三角肌和胸大肌（胸骨部位）。

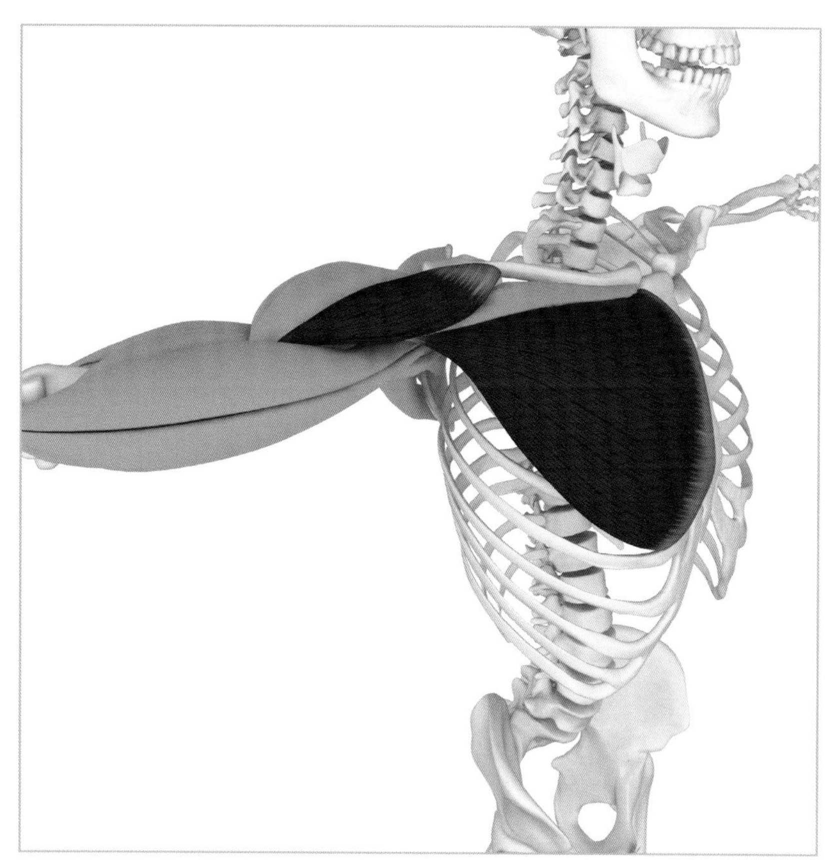

肱二頭肌2

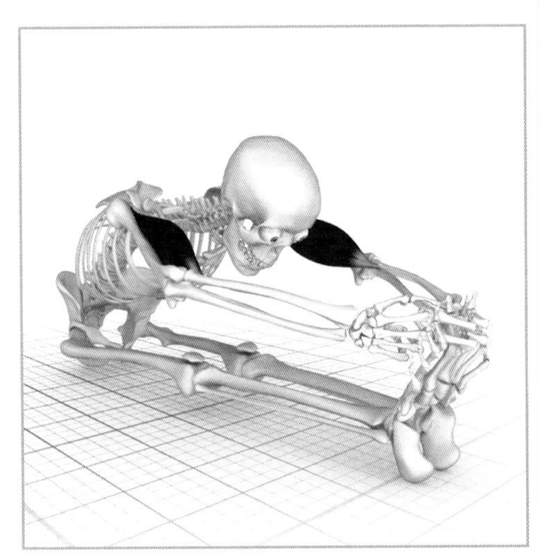

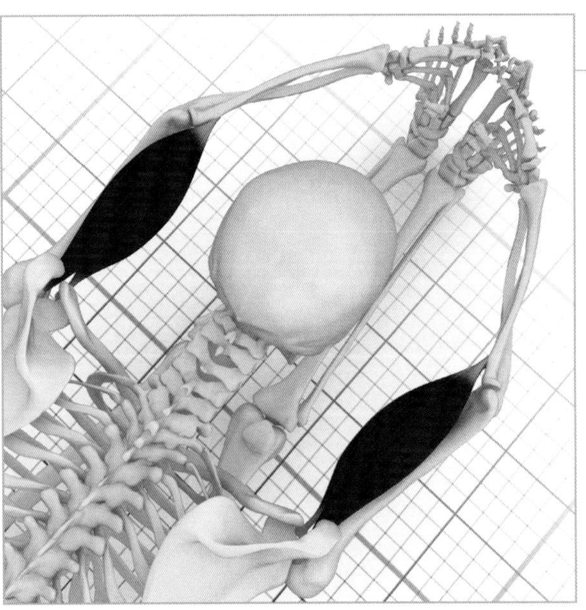

收縮

在坐姿前彎式（Paschimottanasana）中，收縮肱二頭肌會屈曲手肘，帶動上半身前傾。這個動作產生的力量，能影響骨盆前傾的位置，也能牽動坐骨結節往後，伸展膕旁肌。

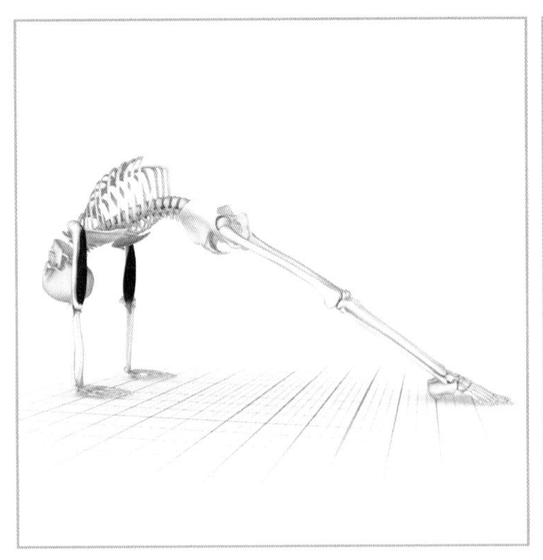

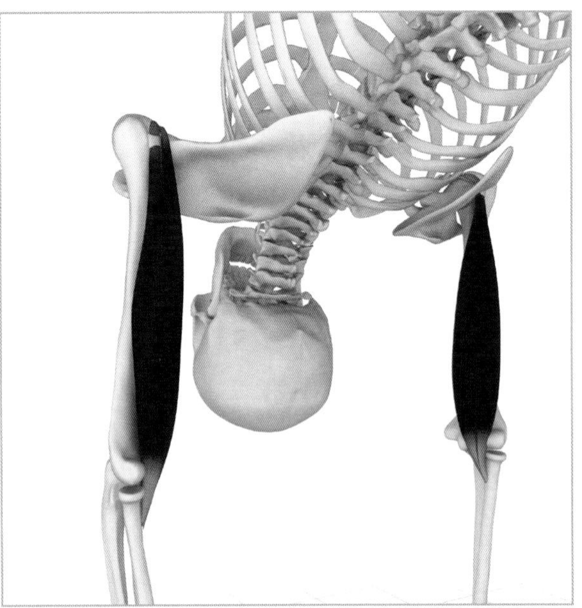

伸展

在前拉式（Purvottanasana）的體位，肱二頭肌伸展，而收縮肱三頭肌和後三角肌能強化這個動作。

動作與鍛鍊

在肩立式（Sarvangasana）中，收縮二頭肌屈曲手肘，並使前臂旋後、掌心向上。這個動作可以穩定背部，強化肱二頭肌和肱肌。

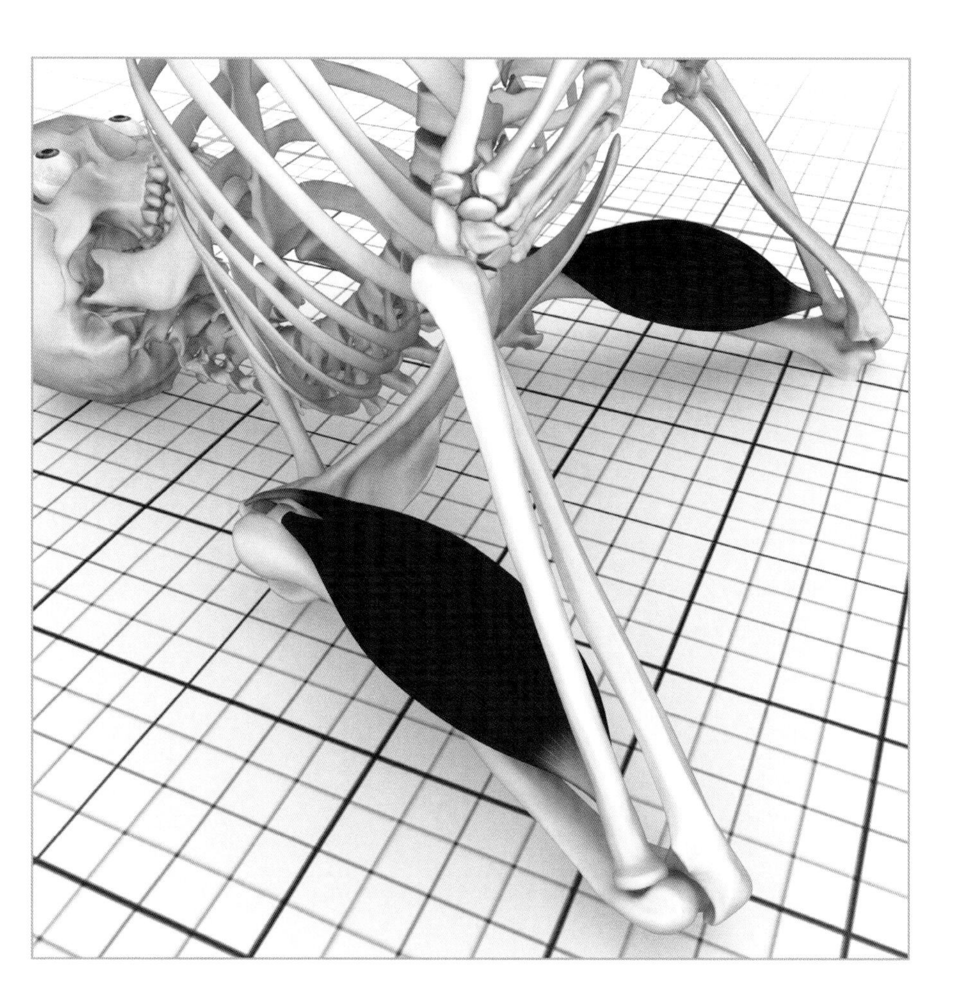

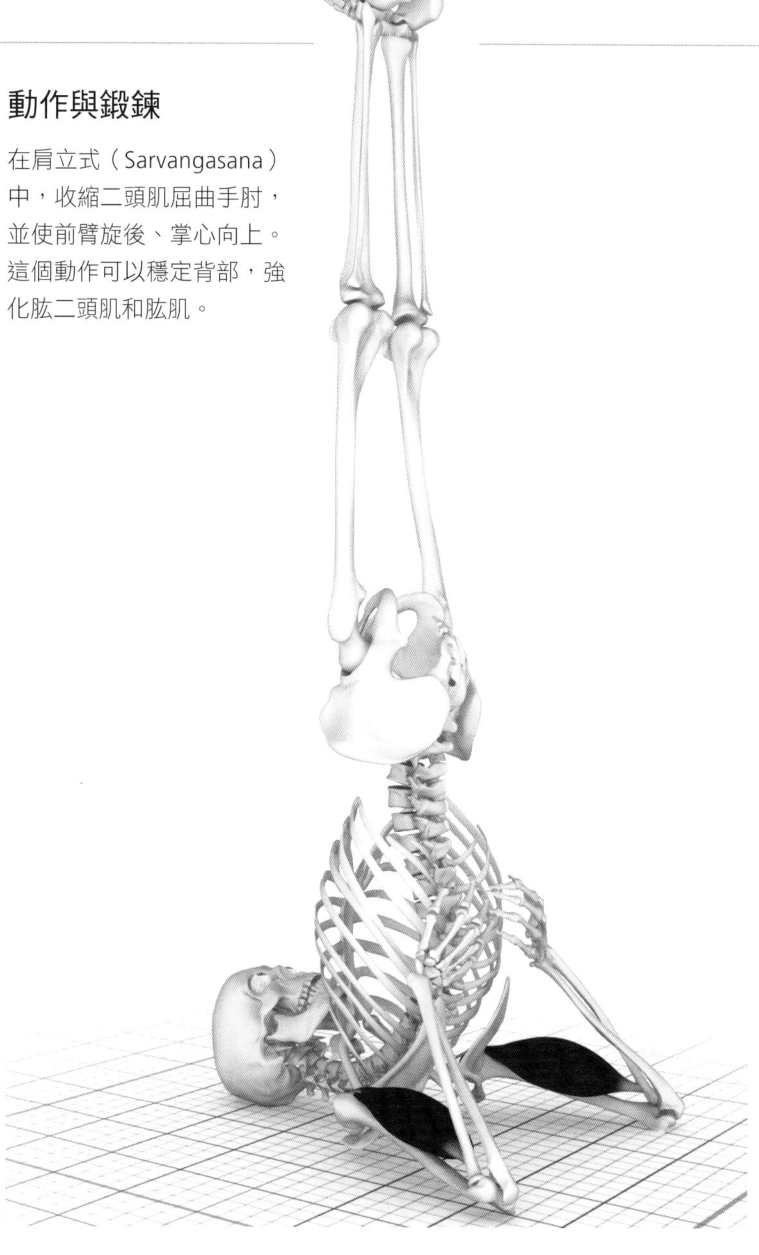

21 肱三頭肌

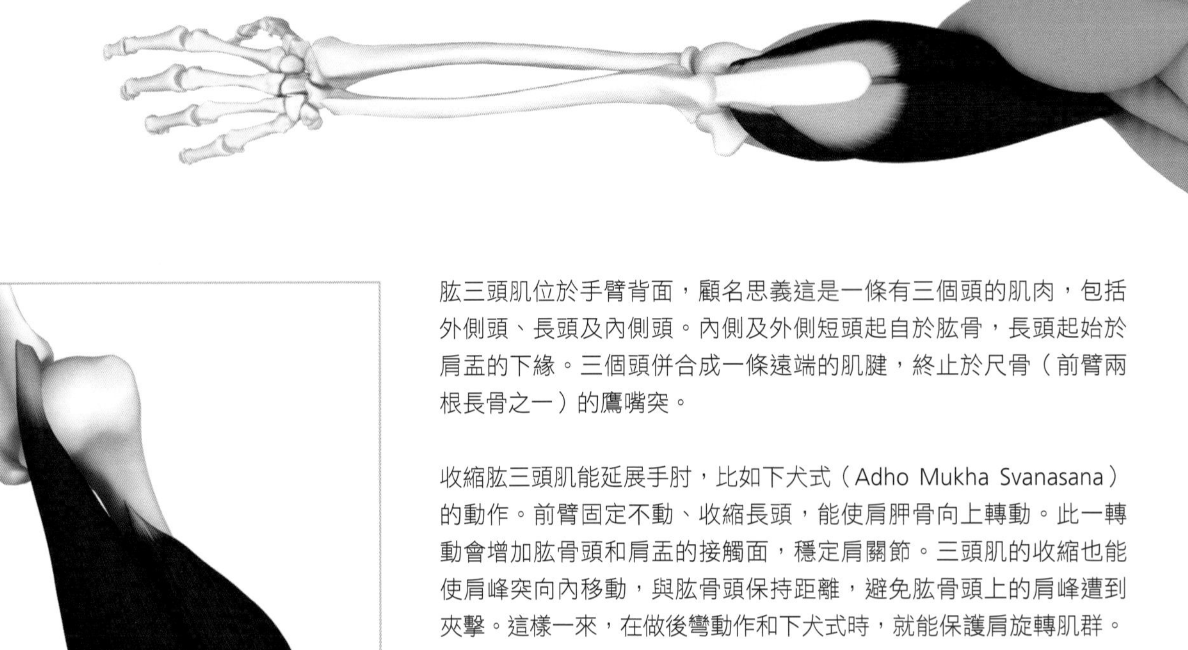

肱三頭肌位於手臂背面，顧名思義這是一條有三個頭的肌肉，包括外側頭、長頭及內側頭。內側及外側短頭起自於肱骨，長頭起始於肩盂的下緣。三個頭併合成一條遠端的肌腱，終止於尺骨（前臂兩根長骨之一）的鷹嘴突。

收縮肱三頭肌能延展手肘，比如下犬式（Adho Mukha Svanasana）的動作。前臂固定不動、收縮長頭，能使肩胛骨向上轉動。此一轉動會增加肱骨頭和肩盂的接觸面，穩定肩關節。三頭肌的收縮也能使肩峰突向內移動，與肱骨頭保持距離，避免肱骨頭上的肩峰遭到夾擊。這樣一來，在做後彎動作和下犬式時，就能保護肩旋轉肌群。

三頭肌收縮會伸展手肘，釋放手肘次要脈輪的滯礙不通。如果三頭肌無力，會限制手臂各種平衡動作的表現能力。

肱三頭肌1

肱三頭肌的起端

1. **外側頭**：肱骨的背面上半。
2. **內側頭**：肱骨後方的橈神經溝遠端。
3. **長頭**：肩胛骨的盂下結節（在腋下處）。

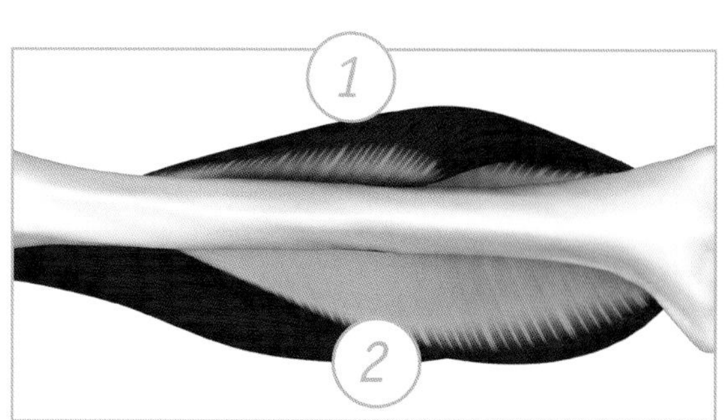

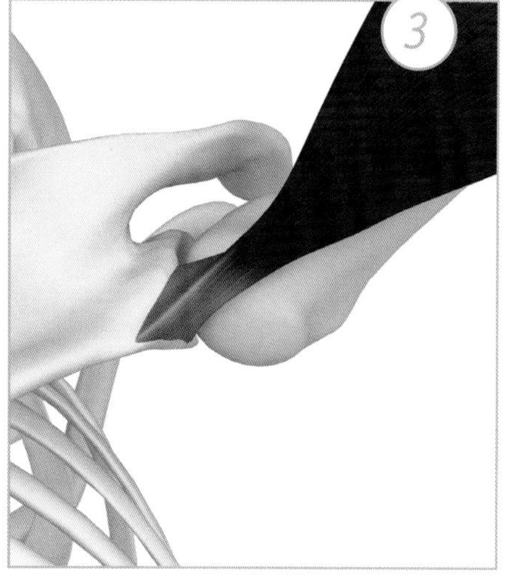

肱三頭肌的止端

終止於尺骨鷹嘴突的背面（後視圖）。

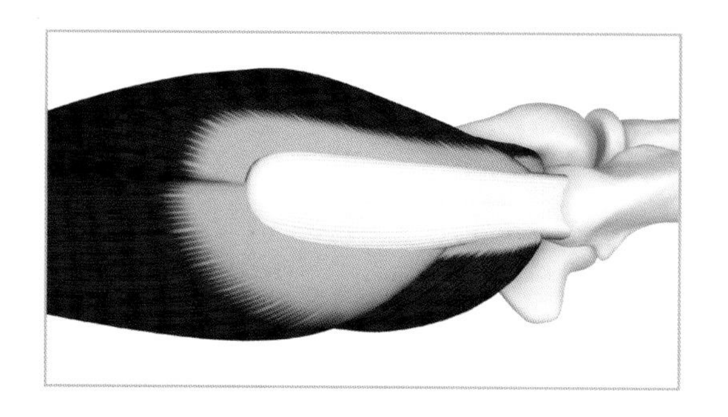

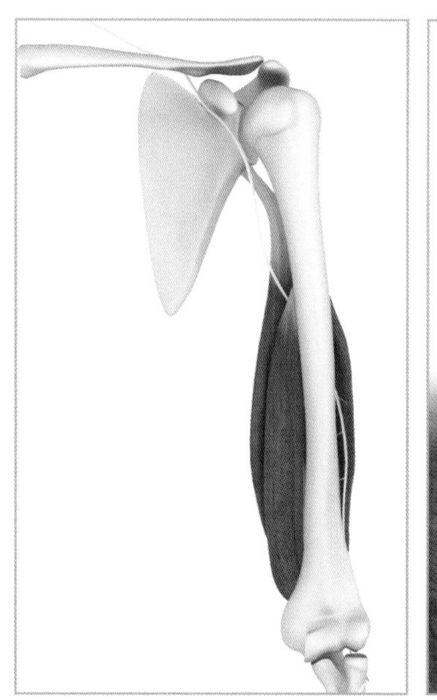

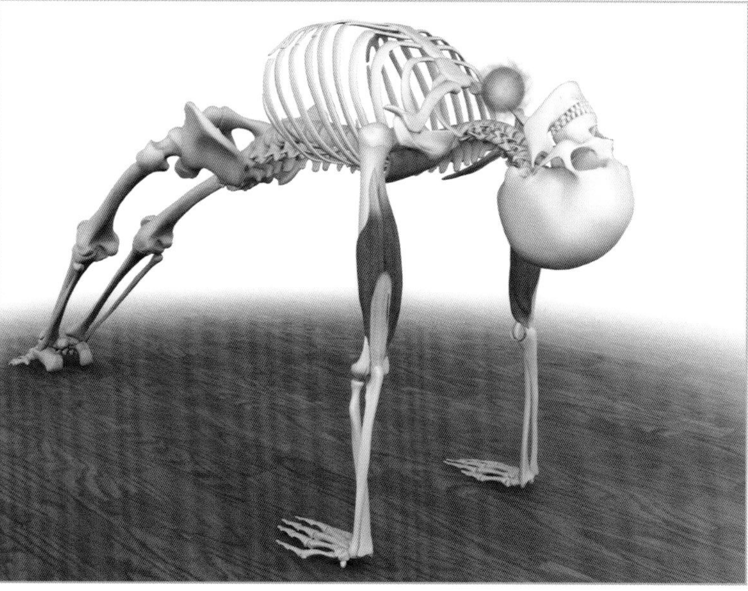

肱三頭肌的神經分布與脈輪

- 橈神經（第七和第八頸神經）。
- 圖中發亮部位：第五脈輪。

肱三頭肌2

拮抗肌

肱二頭肌和前三角肌。

協同肌

背闊肌和後三角肌。

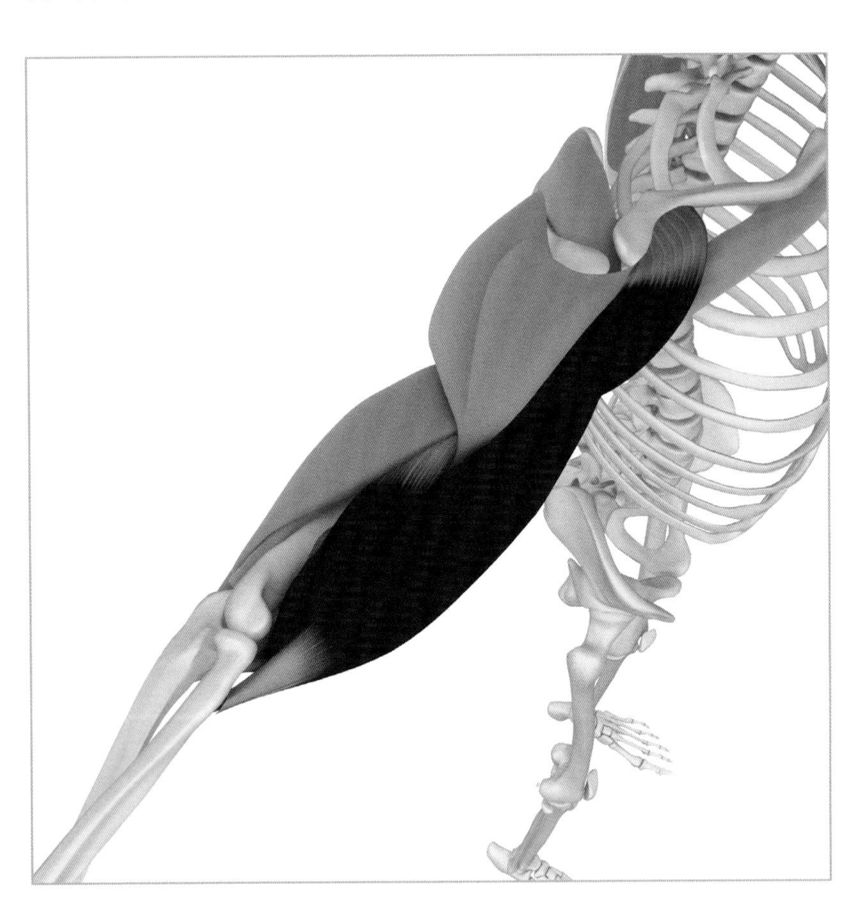

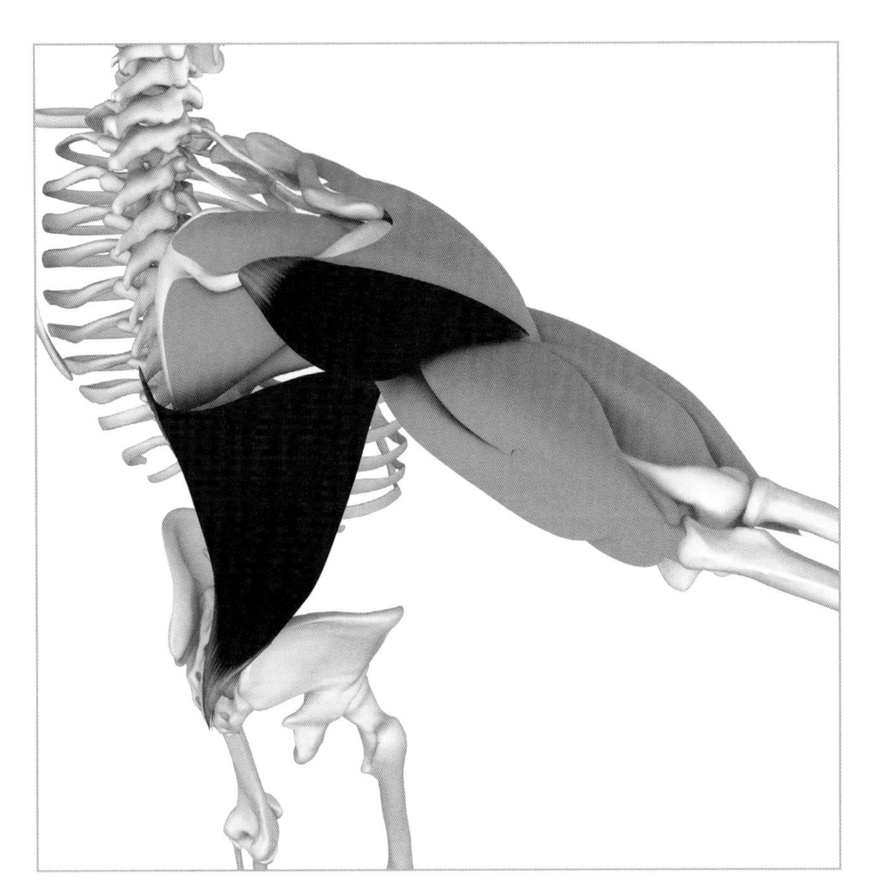

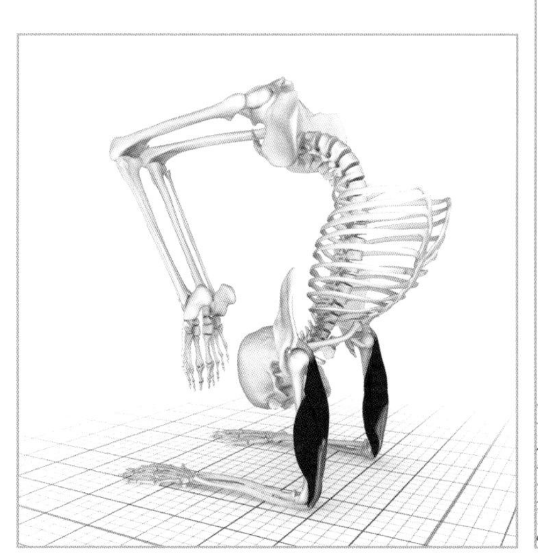

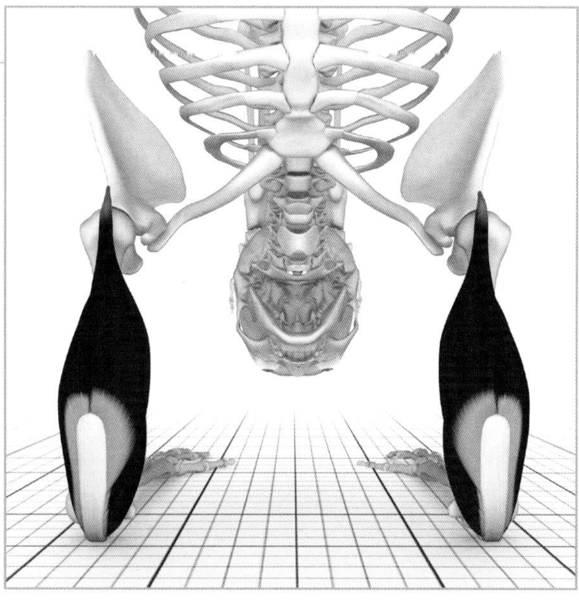

收縮

在做蠍子式（Vrschikasana）及孔雀式（Pincha Mayurasana）等其他類似的體位時，收縮三頭肌，能穩定上臂和肩膀。

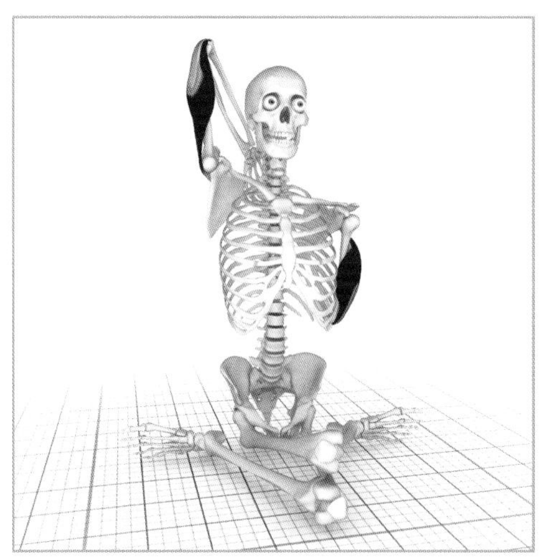

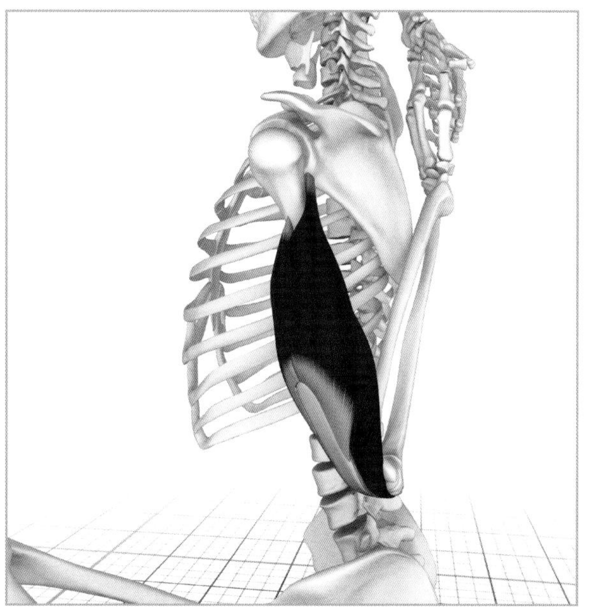

伸展

牛面式第二式（Gomukhasana B），可以伸展上下兩隻手臂的三頭肌。

肱三頭肌3

動作與鍛鍊

- 輪式（Urdhva Dhanurasana）的體位，三頭肌收縮，手肘往外伸展。
- 三頭肌的長頭會使肩胛骨向上轉動，增加肱骨頭和肩盂的接觸面。如此一來，就能避免肩峰上的肱骨頭受到夾擠。
- 在上犬式（Urdhva Mukha Svanasana）中，三頭肌收縮，手肘往外伸展。這個動作所產生的力量能夠輔助膝蓋伸展，拉直膕旁肌。

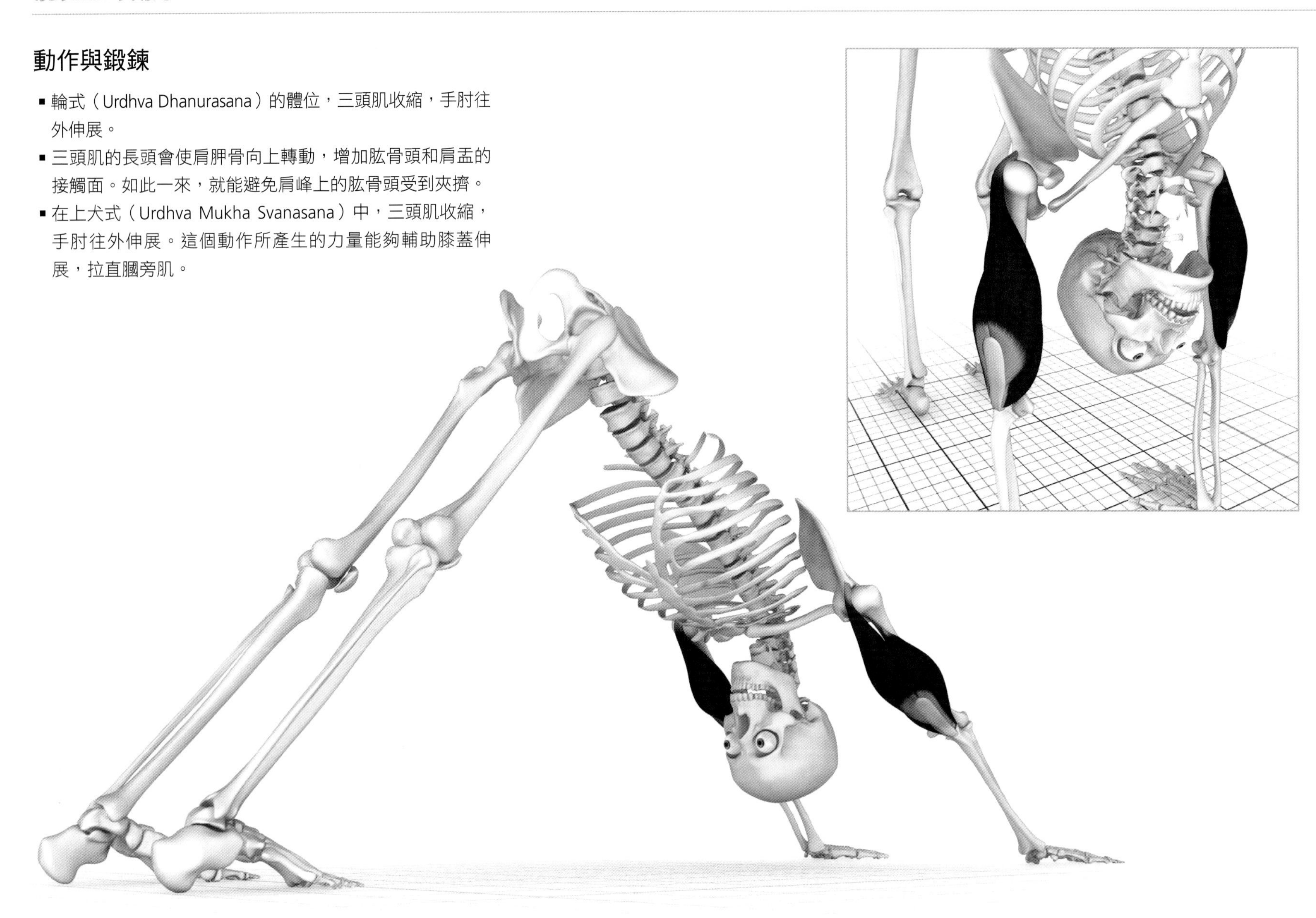

小測試1：考考你的的解剖學知識

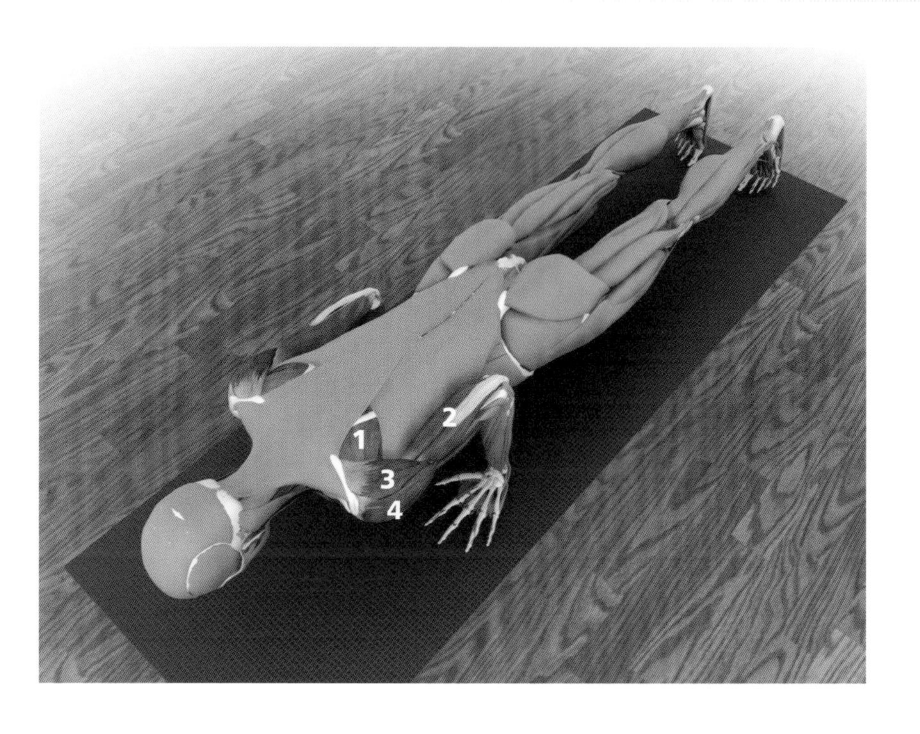

1 ______________

2 ______________

3 ______________

4 ______________

5 ______________

6 ______________

1 ______________

2 ______________

3 ______________

4 ______________

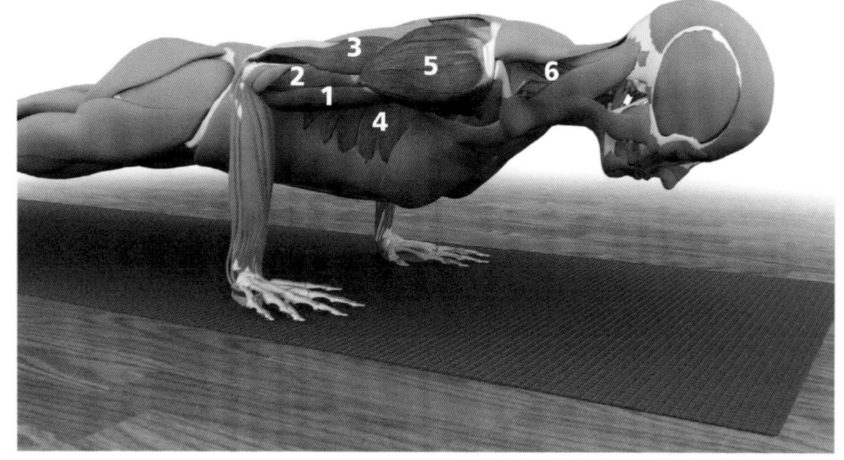

答案請參見www.BandhaYoga.com

小測試2：考考你的的解剖學知識

1 ____________

2 ____________

3 ____________

4 ____________

5 ____________

6 ____________

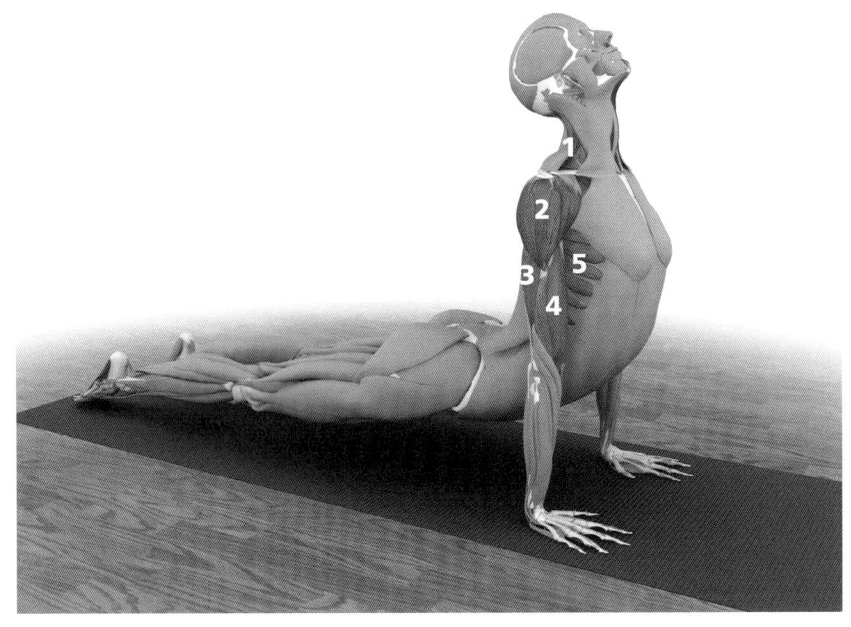

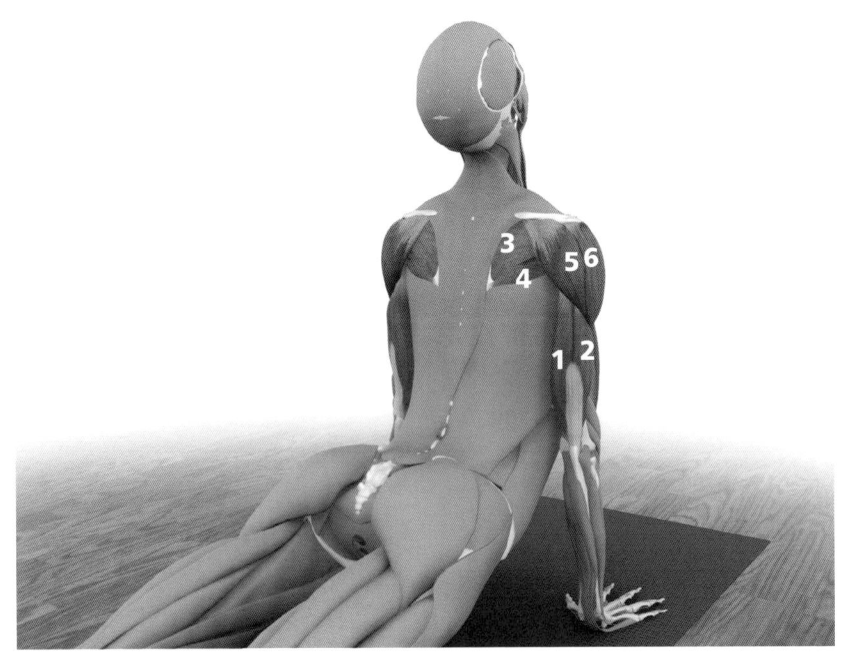

1 ____________

2 ____________

3 ____________

4 ____________

5 ____________

答案請參見www.BandhaYoga.com

22 胸鎖乳突肌

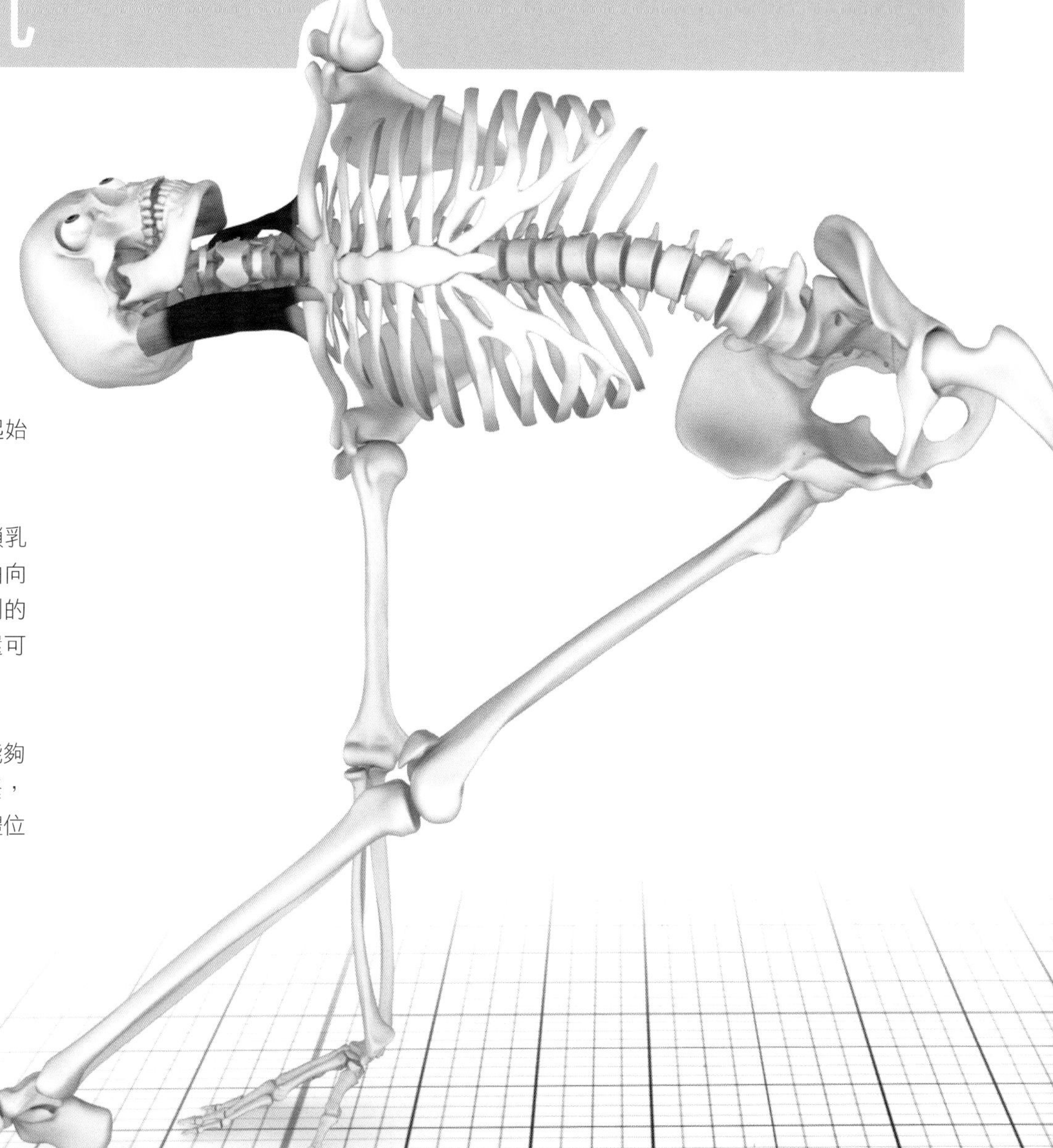

胸鎖乳突肌是一條兩個頭的帶狀肌肉，分別位於頸部前方兩側，起始於胸骨和鎖骨，終止於顱骨（耳朵後方的乳突處）。

胸鎖乳突肌負責頭頸各方向的運動，當頭部固定不動時，收縮胸鎖乳突肌會提高胸腔；當頭部自由轉動時，胸鎖乳突肌能夠使頸部彎曲向前。收縮其中一側的胸鎖乳突肌，會讓頭部往一邊傾斜，伸展對側的肌肉。例如轉動頭部向右看時，左邊的胸鎖乳突肌就會被拉緊，還可以摸到這條肌肉。

這條肌肉對於練習「扣胸鎖印」的呼吸法（見221頁）很重要，它能夠鎖住肌肉，讓胸腔在深呼吸時可以抬高。如果胸鎖乳突肌太過僵緊，在練習三角式（Utthita Trikonasana）或前拉式（Purvottanasana）的體位時，會限制頭部的轉動或延展的程度。

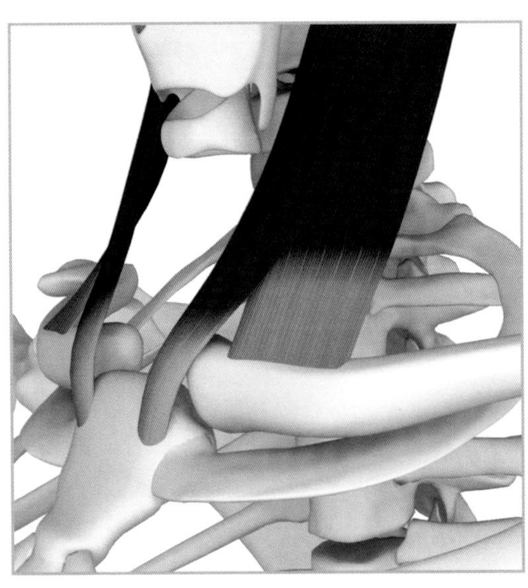

胸鎖乳突肌的起端

起始點在胸骨柄及鎖骨內側。

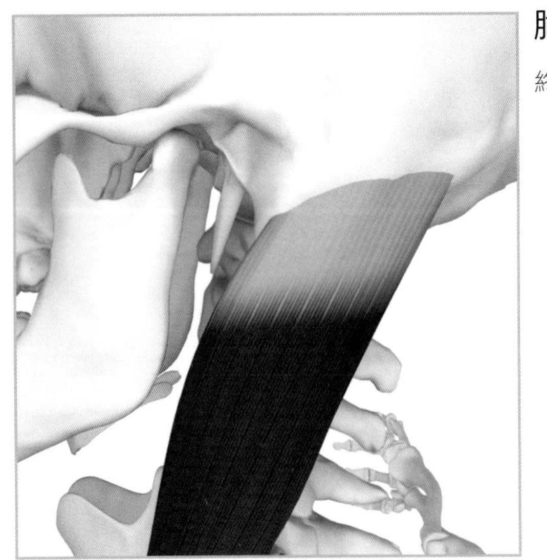

胸鎖乳突肌的止端

終止於乳突。

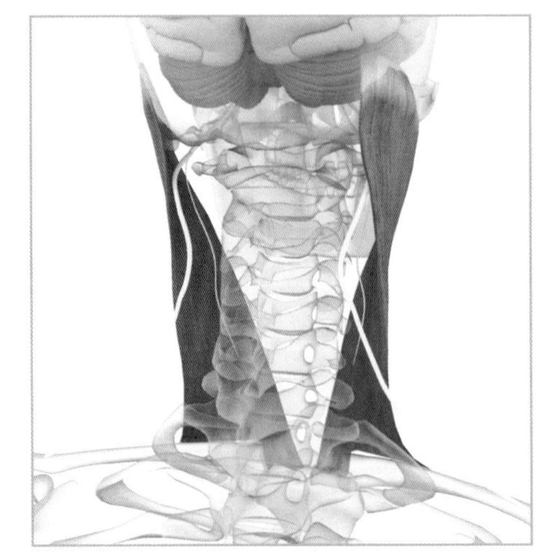

胸鎖乳突肌的神經分布與脈輪

- 脊髓副神經（第十一對腦神經及第二、第三對頸神經）。
- 圖中發亮部位：第五脈輪。

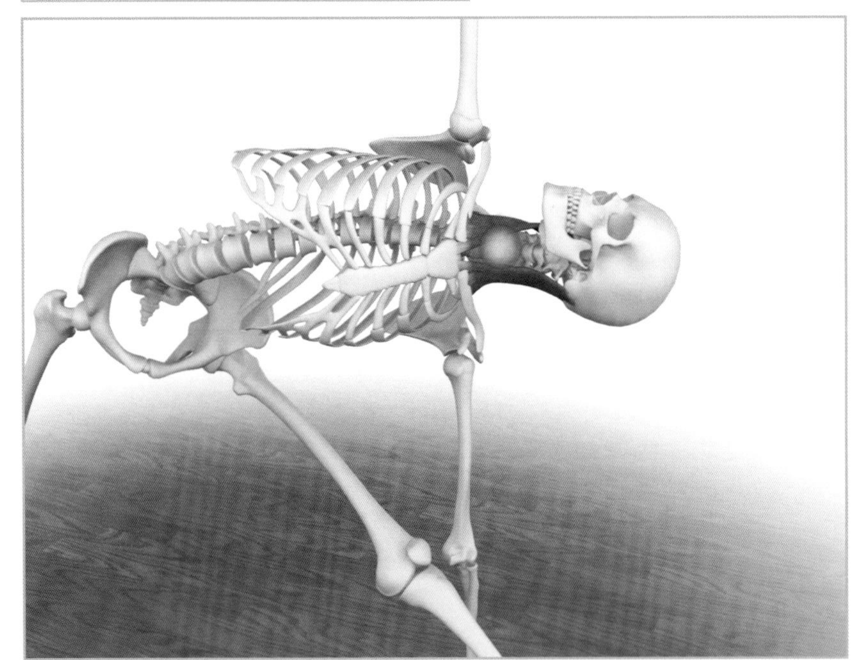

拮抗肌

斜方肌、頸背肌肉。

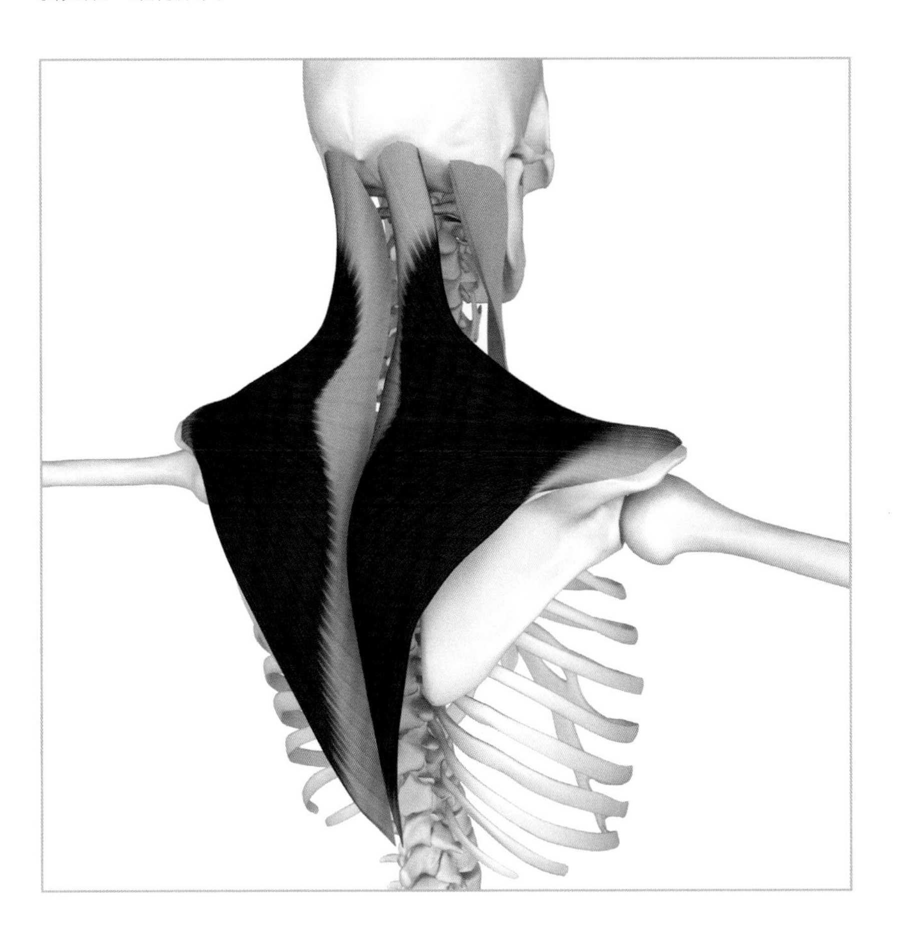

協同肌

胸骨甲狀肌及斜角肌。

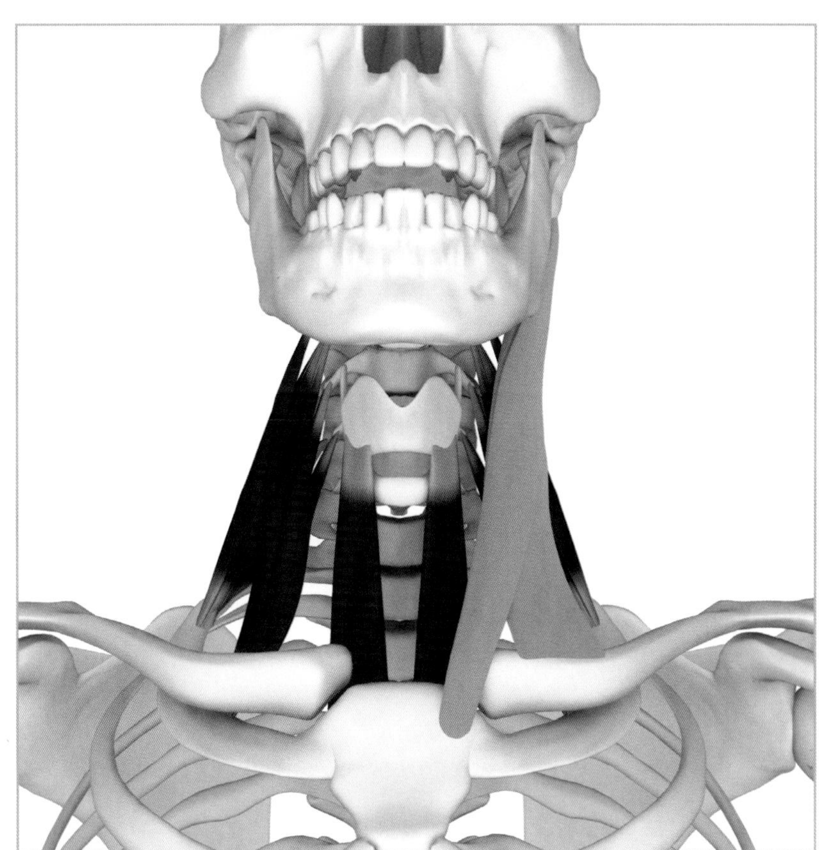

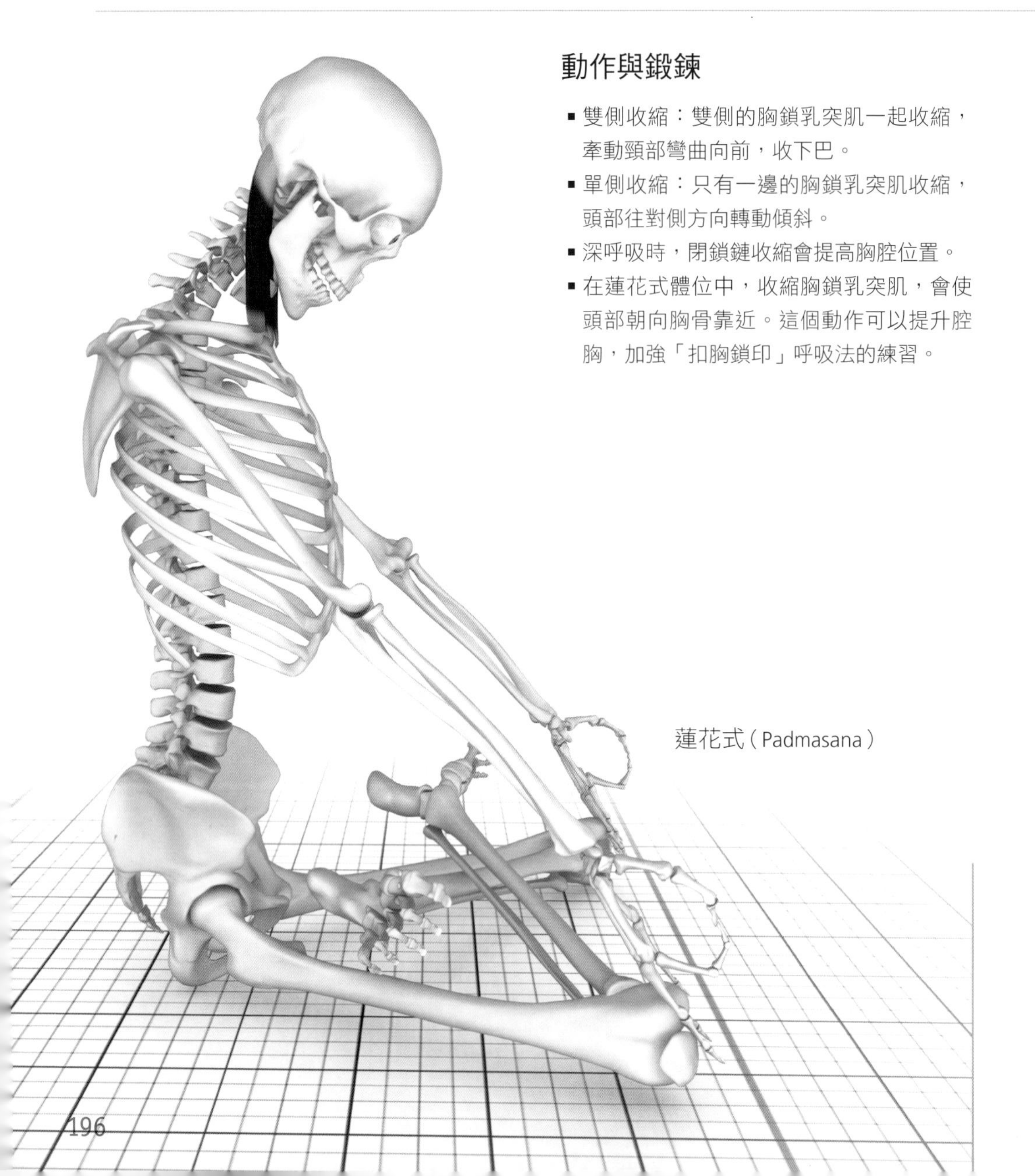

蓮花式（Padmasana）

動作與鍛鍊

- 雙側收縮：雙側的胸鎖乳突肌一起收縮，牽動頸部彎曲向前，收下巴。
- 單側收縮：只有一邊的胸鎖乳突肌收縮，頭部往對側方向轉動傾斜。
- 深呼吸時，閉鎖鏈收縮會提高胸腔位置。
- 在蓮花式體位中，收縮胸鎖乳突肌，會使頭部朝向胸骨靠近。這個動作可以提升腔胸，加強「扣胸鎖印」呼吸法的練習。

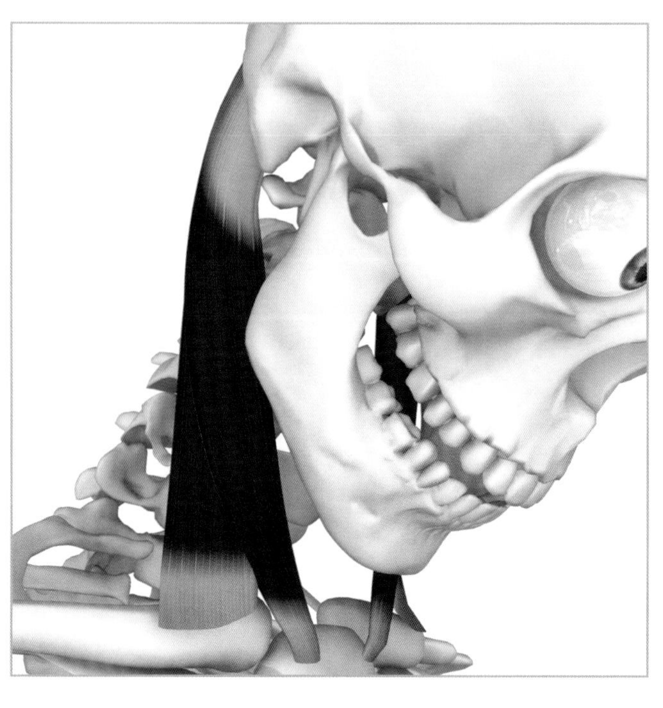

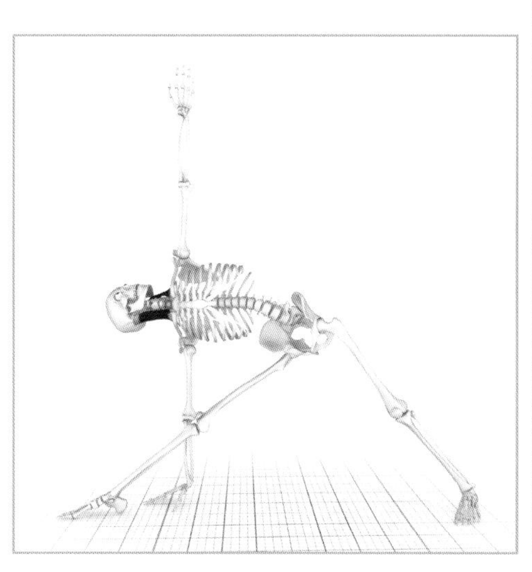

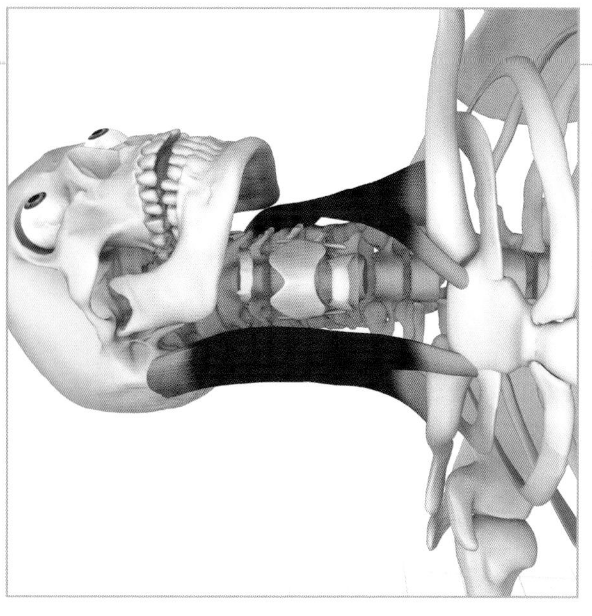

收縮

在三角式（Utthita Trikonasana）中，收縮下邊的胸鎖乳突肌，可以拉長上邊的胸鎖乳突肌及轉動頭部。

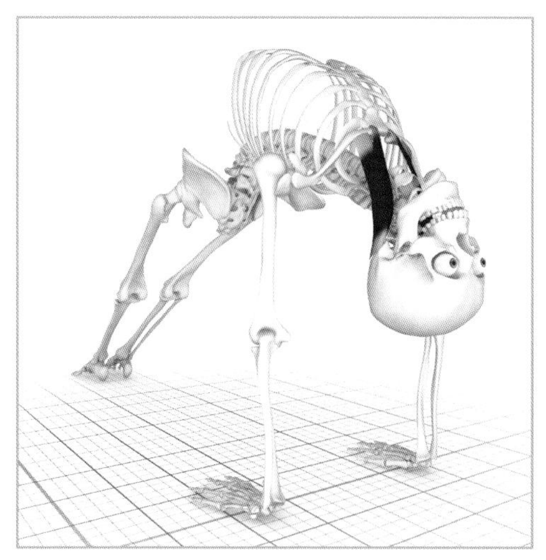

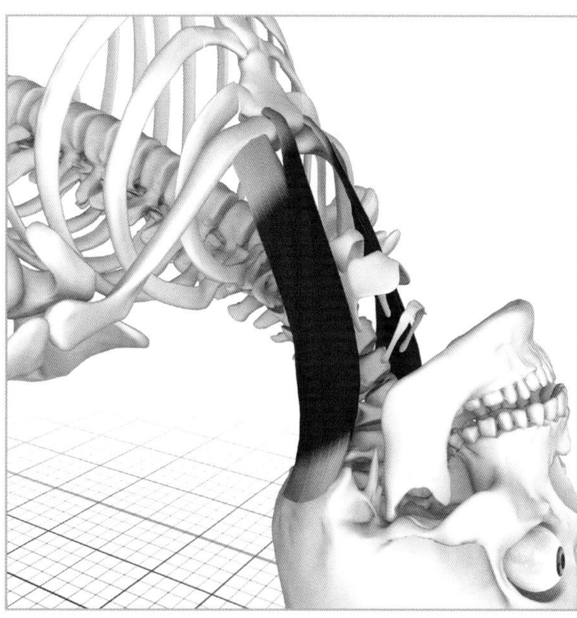

伸展

在前拉式（Purvottanasana）中，收縮頸背肌肉和斜方肌上部，可以伸展頸部兩側的胸鎖乳突肌。

Part 4 四肢的其他部位

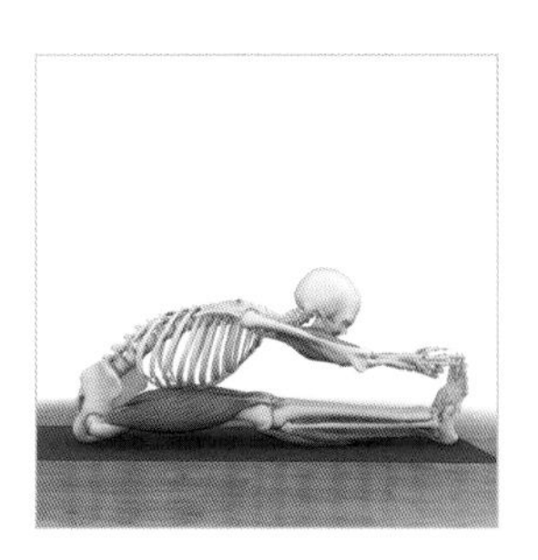
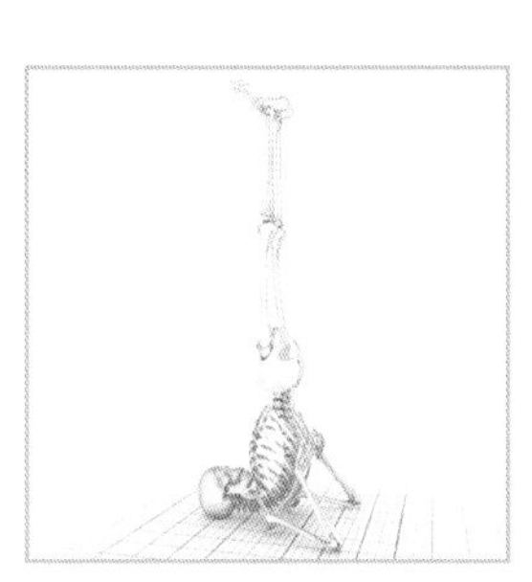
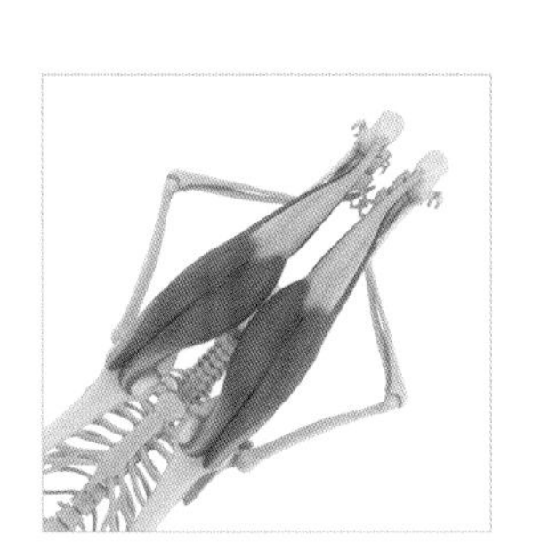
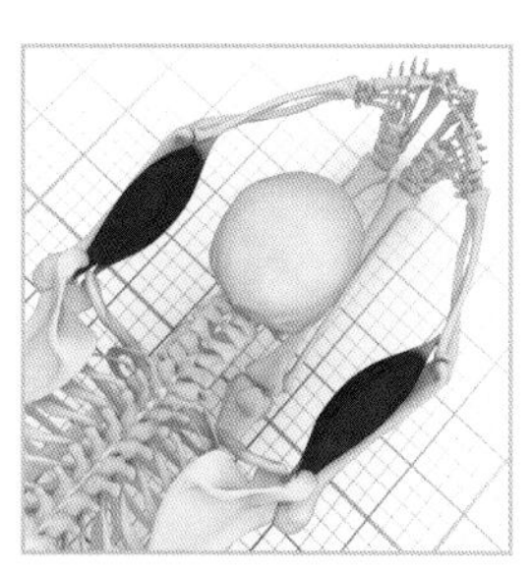
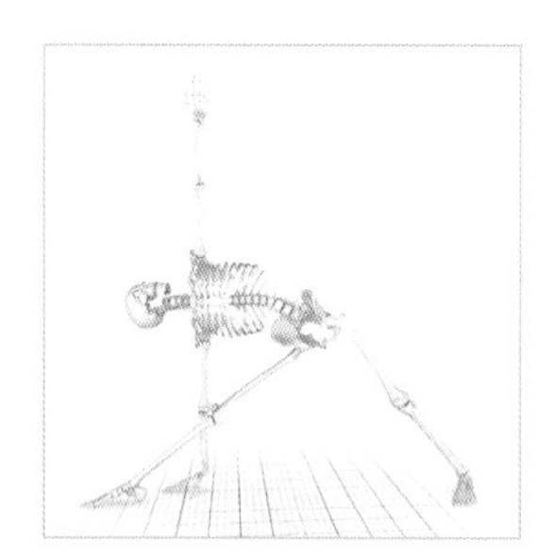
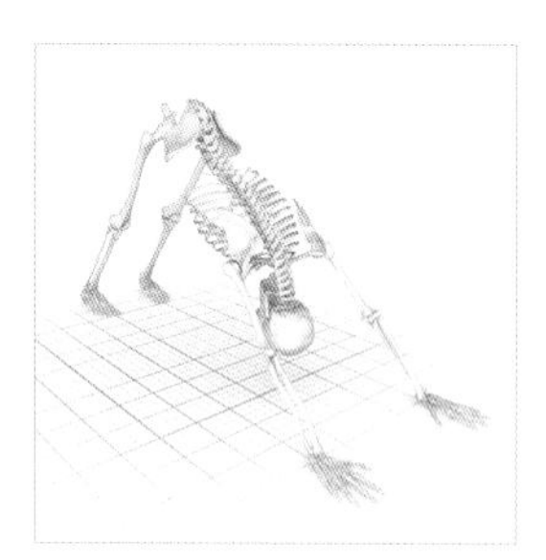

23 小腿與足部

小腿和雙腳是許多瑜伽體位的組成基本，了解這個部位的主要肌肉群十分重要。此外，位於腿部的次要脈輪，對於強化第一和第二脈輪也有很大的幫助。

為了便於了解小腿與雙腳的肌肉，本章以功能性來劃分肌肉部位，而其中最主要的功能包括屈曲、延展、外翻及內翻足部。足部的肌肉，可分為伸趾及屈趾兩類，下圖會一一顯示產生這些動作的主要肌肉群。

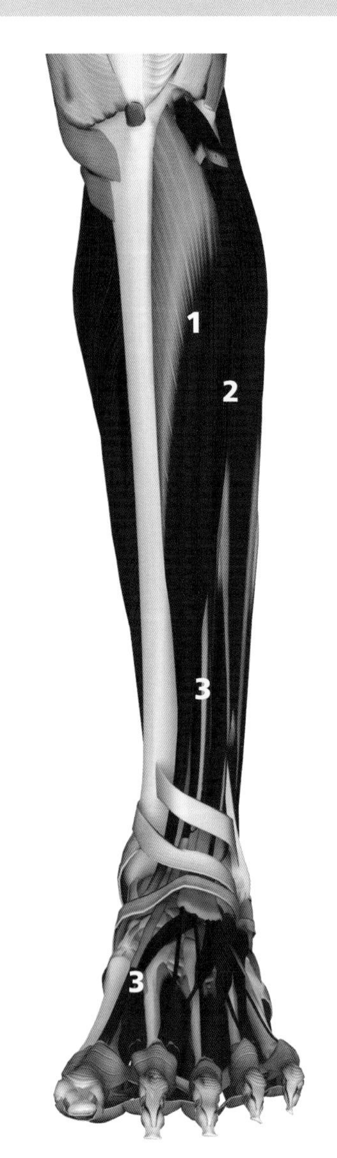

足部的伸肌

1 脛前肌
2 伸趾長肌
3 伸拇長肌
4 腓骨長肌
5 腓骨短肌
6 外展小趾肌

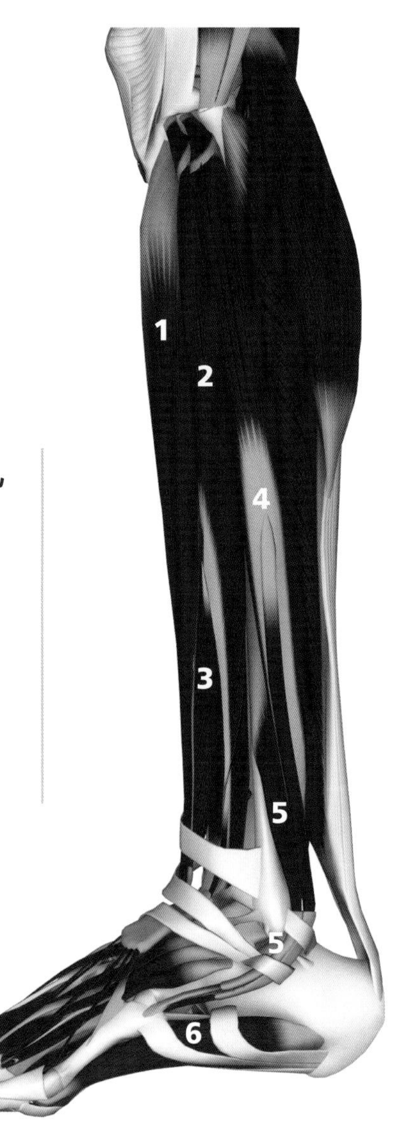

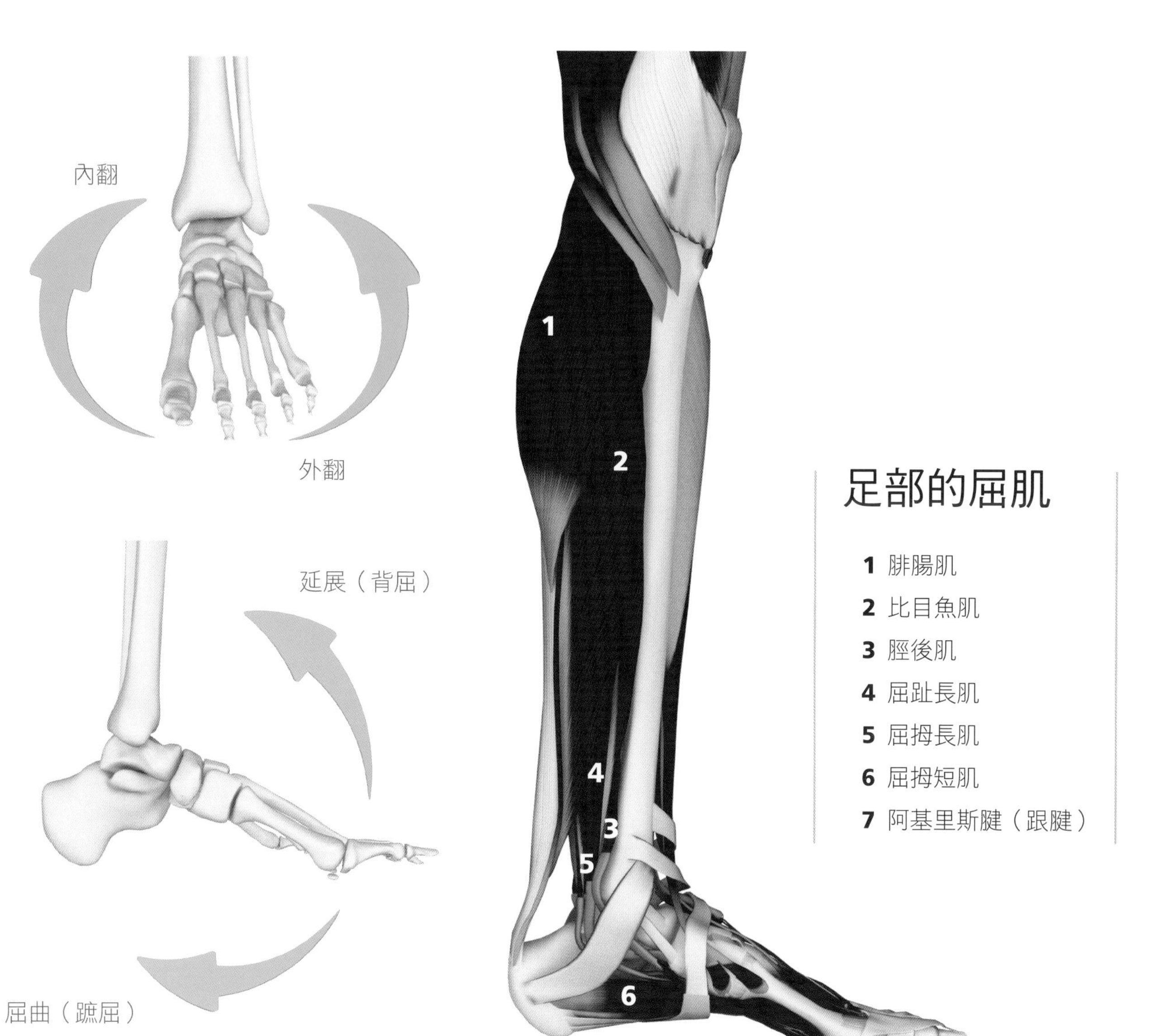

足部的屈肌

1 腓腸肌
2 比目魚肌
3 脛後肌
4 屈趾長肌
5 屈拇長肌
6 屈拇短肌
7 阿基里斯腱（跟腱）

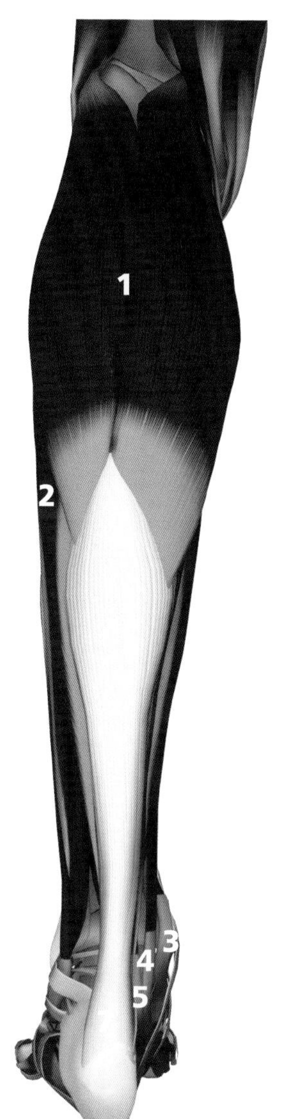

足部動作

外翻：
肩立式（Sarvangasana）

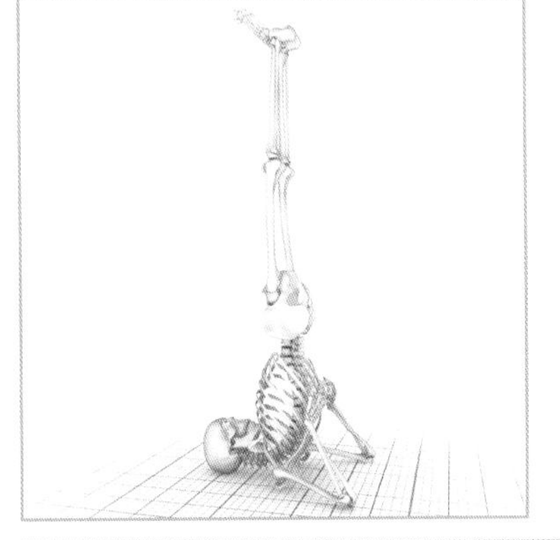

內翻：
三角式（Utthita Trikonasana）

蹠屈：
前拉式（Purvottanasana）

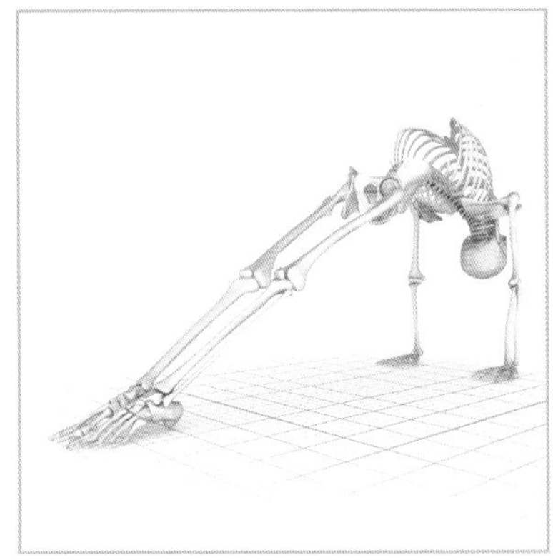

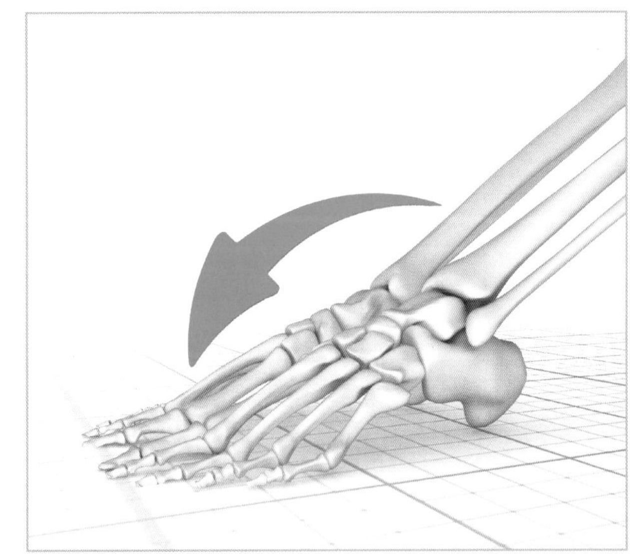

小腿肌肉：腓腸肌

腓腸肌位於小腿後面表層，呈梭子形，有內側及外側兩個頭，起始於股骨髁的背面，下行後與比目魚肌併合成阿基里斯腱（跟腱），終止於跟骨。腓腸肌最主要的功能是協助比目魚肌做腳掌屈曲（蹠屈，即踮腳尖）的動作，以及協助大腿肌肉做膝蓋彎曲的動作，走路時在後腳蹬起時，可以彎曲膝蓋，讓身體往前驅動。

就和膕旁肌僵緊一樣，如果腓腸肌僵緊，也會限制膝蓋的伸展。訓練腓腸肌的伸展幅度，可以在膝蓋打直時讓身體盡量前彎。比如「坐姿前彎式」可讓腓腸肌拉到最大的長度，再用雙手把腳趾往身體方向拉（蹠屈動作，腳掌不要彎曲）。這個動作維持幾秒後，再伸展膝蓋，將雙腳往前拉動。

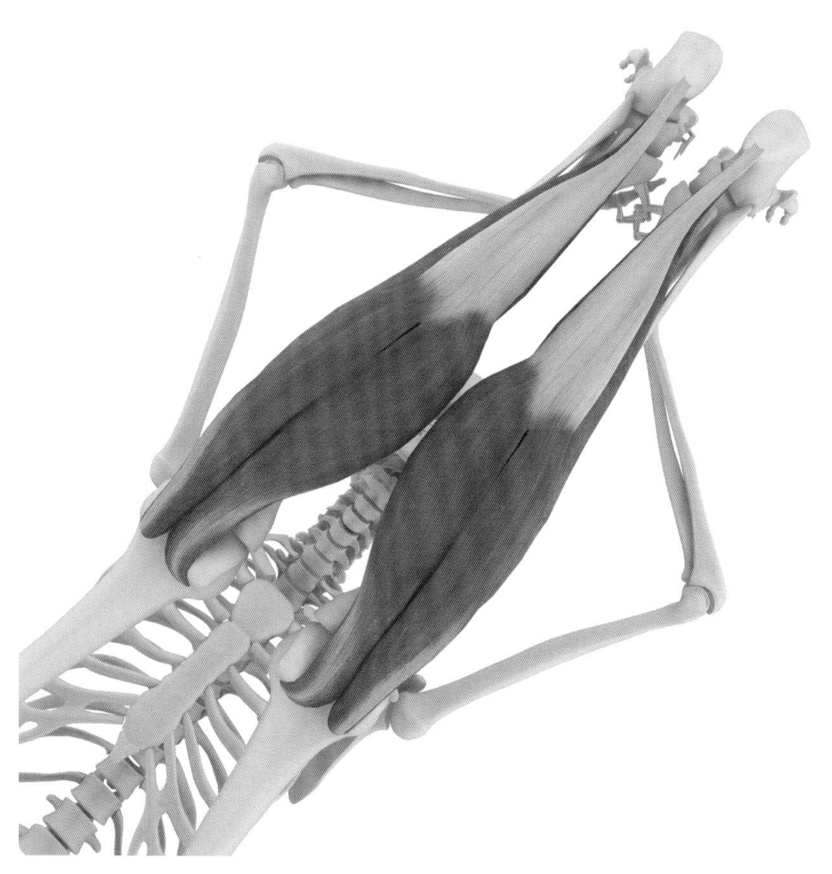

從後視圖中，可以看出腓腸肌這個雙關節肌肉的特性：起始於股骨髁，跨越過膝蓋後，經過阿基里斯腱，終止於跟骨。

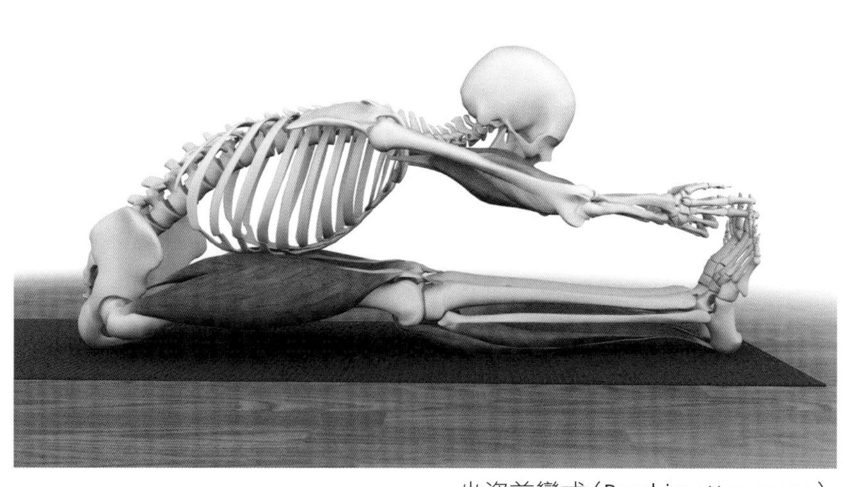

坐姿前彎式（Paschimottanasana）

從「坐姿前彎式」的體位可以看出，收縮股四頭肌可以延展腓腸肌、伸展膝蓋；雙手則用以執行踝關節背屈的動作（腳底板往上翹，朝向身體方向）。

24 前臂與手部

在瑜伽的各式體位中，前臂和手部的肌肉可以串連上半身與下半身，在平衡和倒立的姿勢中也可以維持身體的穩定。此外，位於手部的次要脈輪，會讓第四和第五脈輪更明亮。

為了便於瞭解前臂和手部的肌肉，本章以功能性來劃分，最主要的功能包括屈曲及延展手腕，還有手部和手指的精細動作。

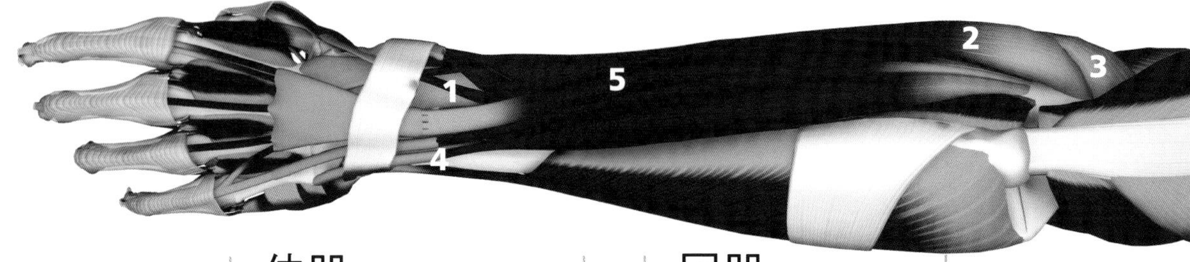

伸肌

1 伸拇長肌
2 橈側伸腕短肌
3 橈側伸腕長肌
4 伸小指肌
5 伸指肌

屈肌

6 尺側屈腕肌
7 屈指深肌
8 旋前圓肌
9 屈指淺肌
10 橈側屈腕肌

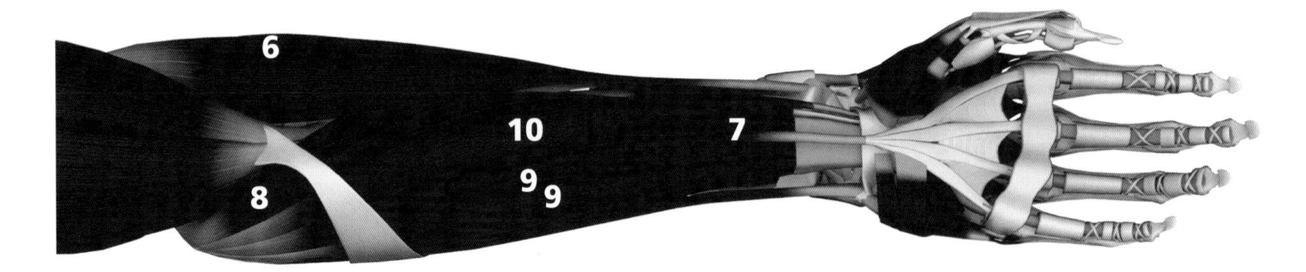

動作1

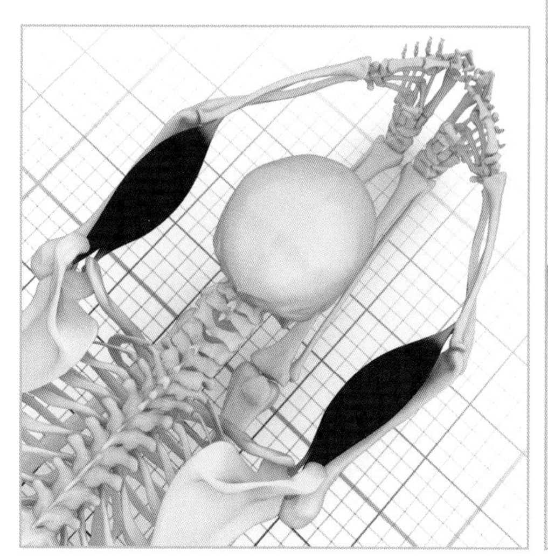

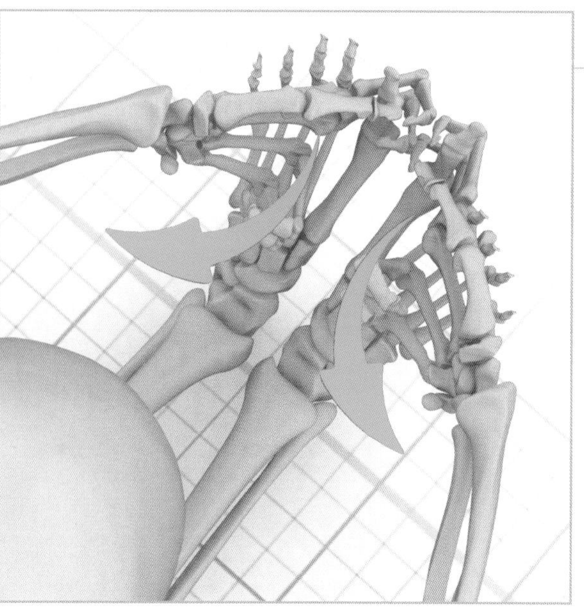

屈曲

練習前彎的瑜伽動作時，屈曲手指、手腕及前臂來捉住雙腳，可以讓身體的前彎姿勢更到位。

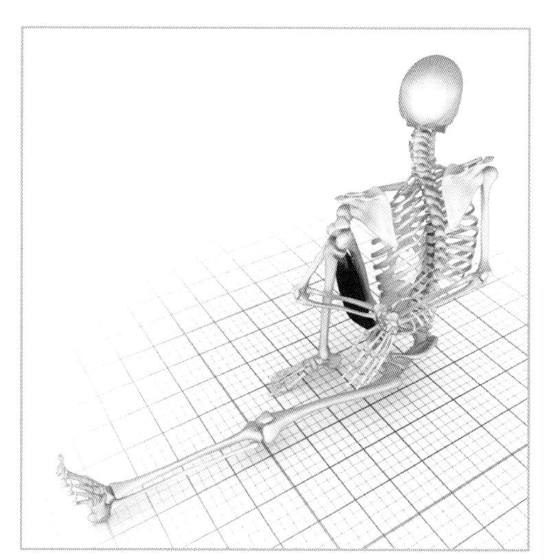

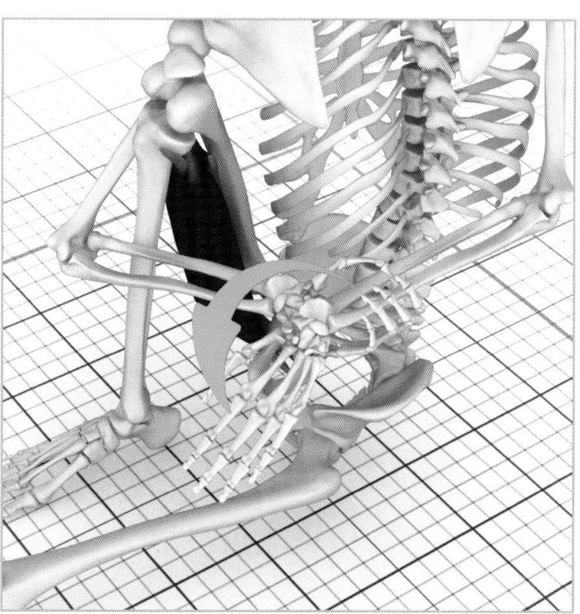

延展

練習扭轉身體的動作時，可延展手腕形成叩鎖，用以固定身體的姿勢。

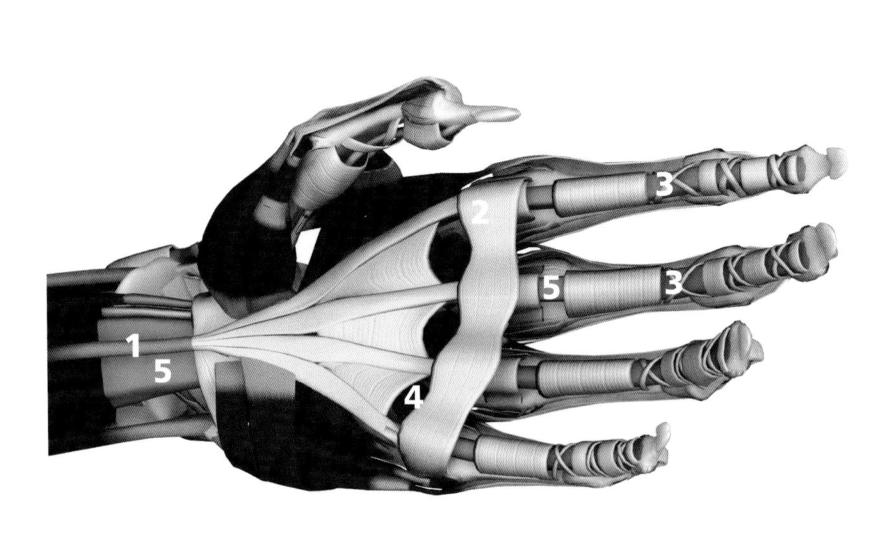

1 支配掌長肌
2 掌弓
3 屈指深肌
4 掌內肌群
（內收肌和外展肌）

5 屈指淺肌
6 伸拇肌和外展拇肌
7 伸指肌
8 伸小指肌
9 指腱鞘

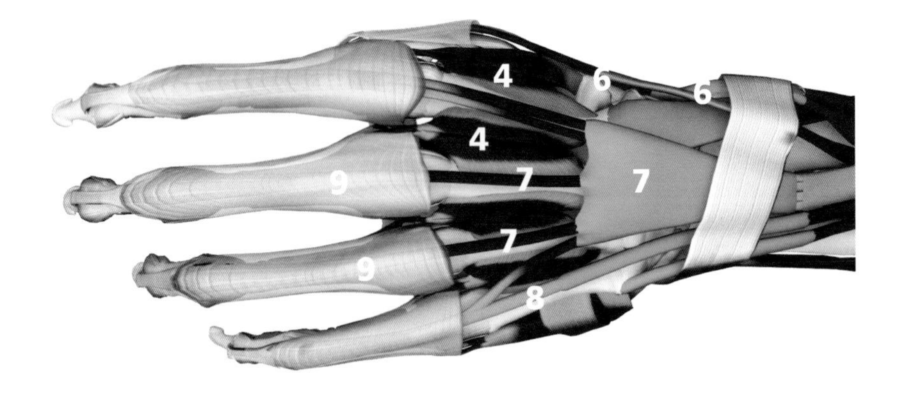

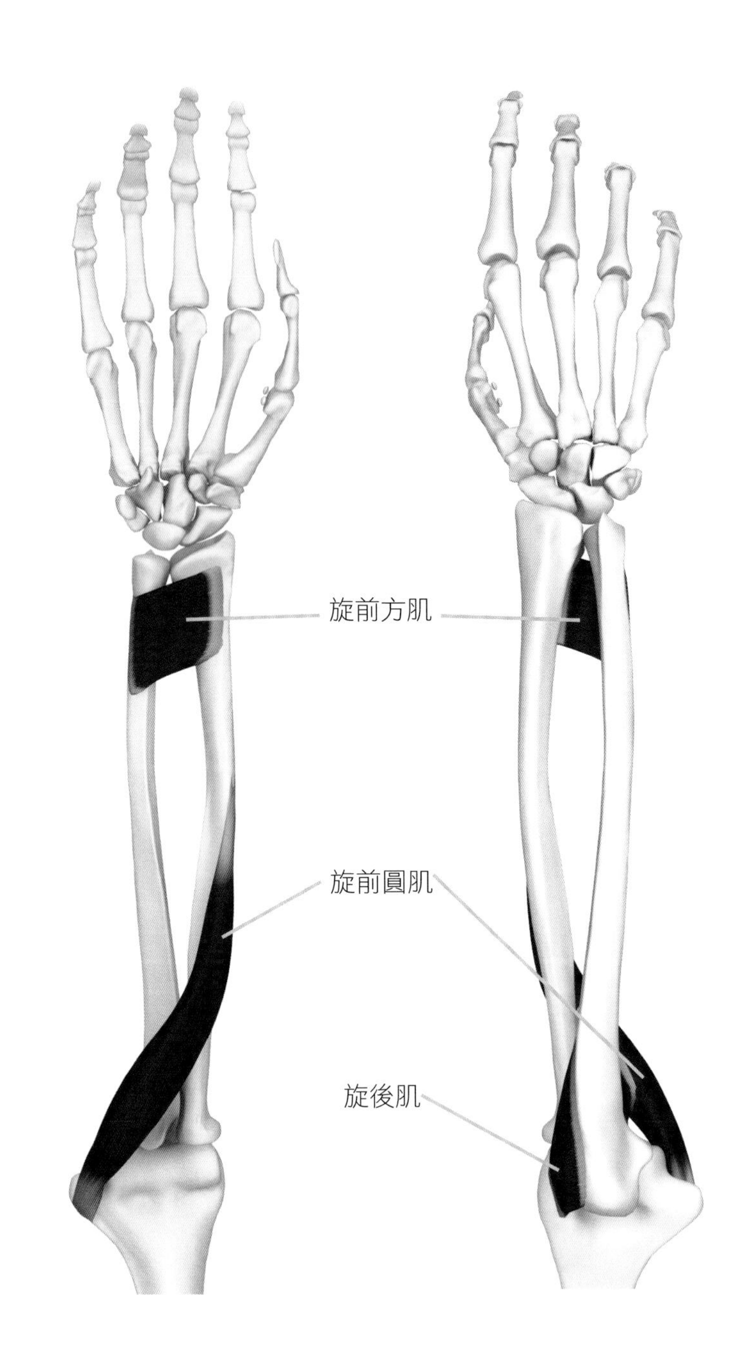

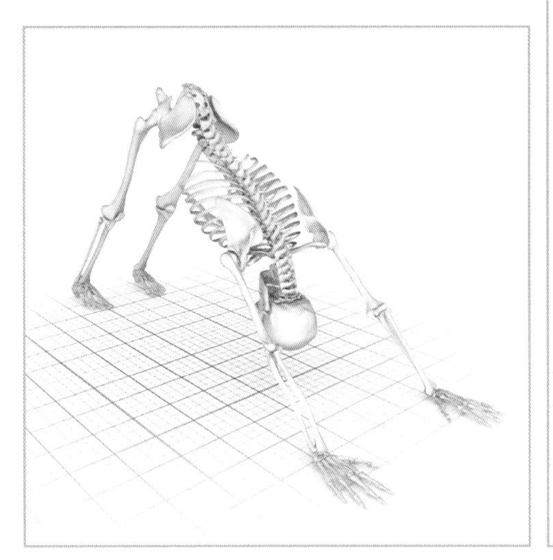

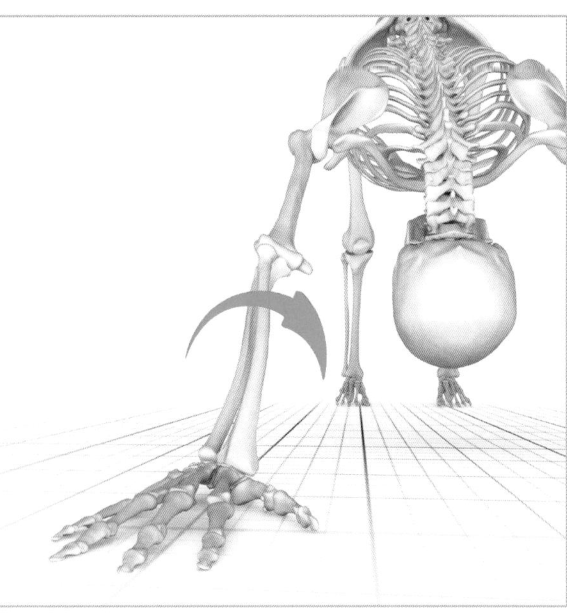

俯轉（手掌向下）

收縮前臂的旋前圓肌和旋前方肌，使掌心向下。

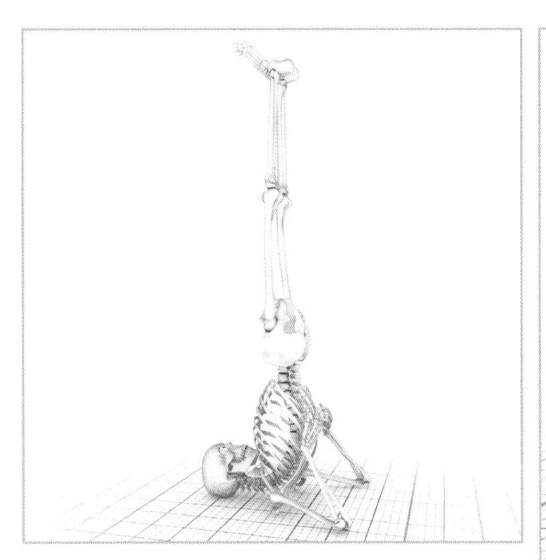

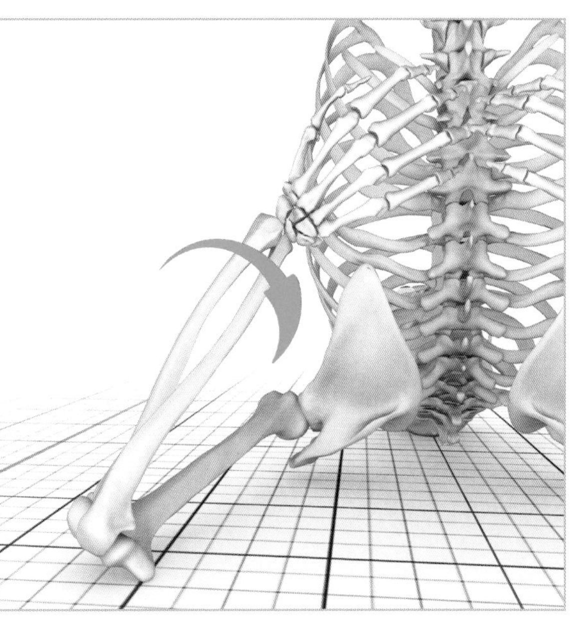

仰轉（手掌向上）

收縮肱二頭肌和旋後肌，使掌心向上翻轉。

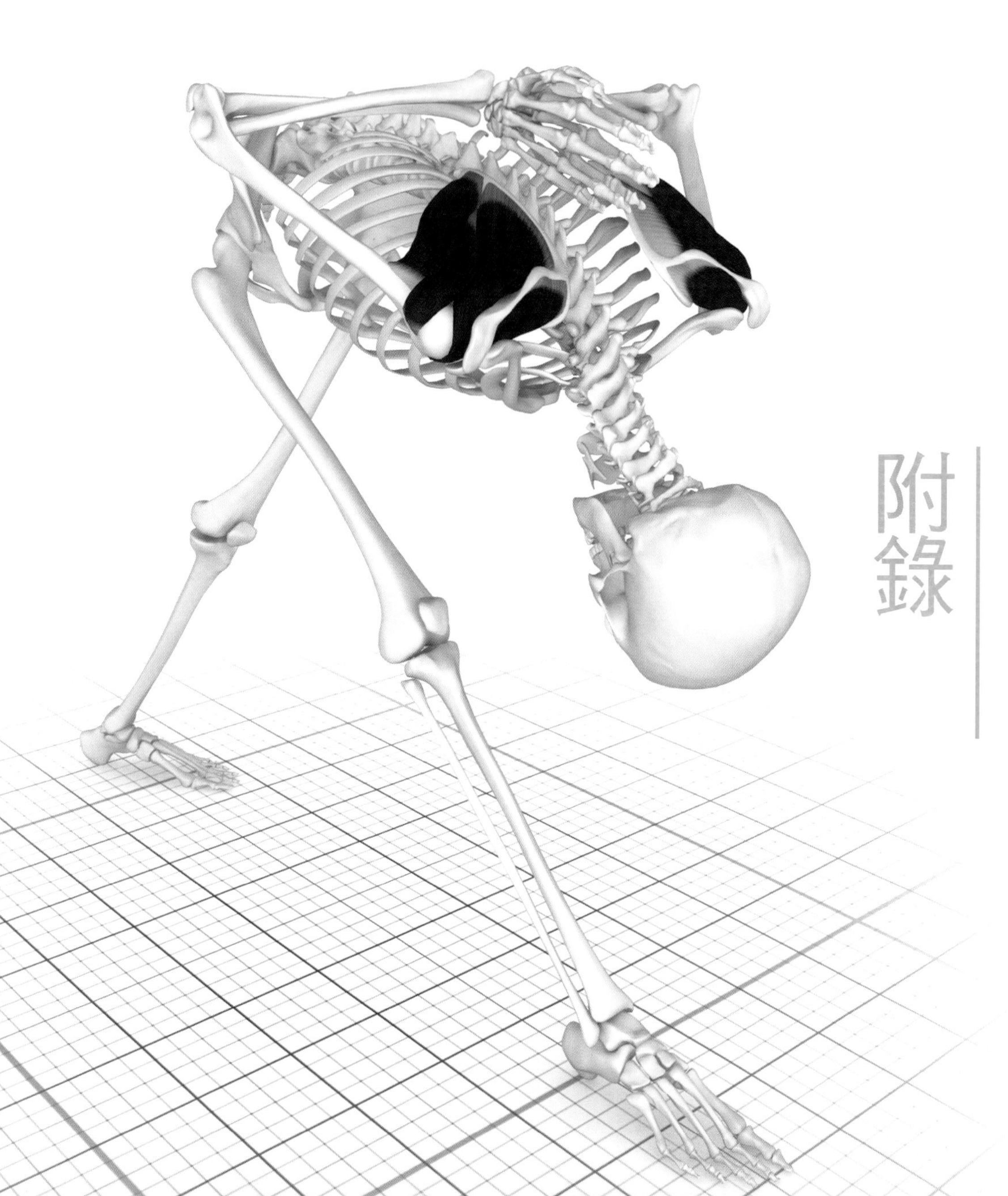

附錄

筋膜系統
呼吸連結
能量收束法：鎖印
身體的能量中心：脈輪
肌肉骨骼系統
瑜伽體位總整理

筋膜系統

筋膜是連絡關節、肌肉的結締組織，在肌肉與肌肉之間形成一個空間，可以移除身體的代謝物質。這樣的結締組織鞘包覆著各個不同肌肉和器官，將它們分隔開來。一層薄薄的體液覆蓋在結締組織鞘上面，幫助肌肉在鄰近的構造來回滑動。解剖時，可以看到肌肉和器官的這層體液泛著光澤。

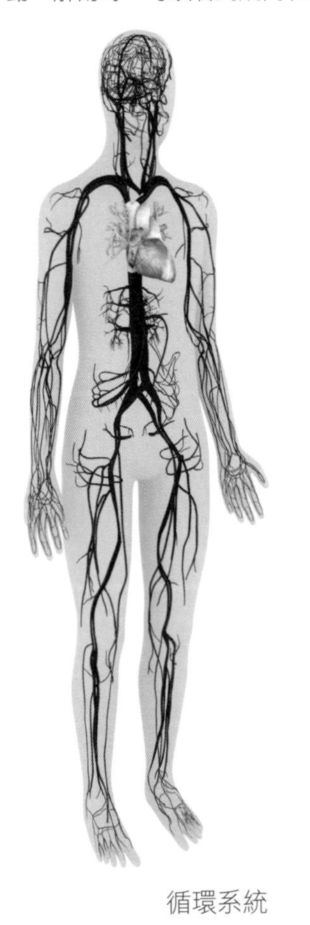

循環系統

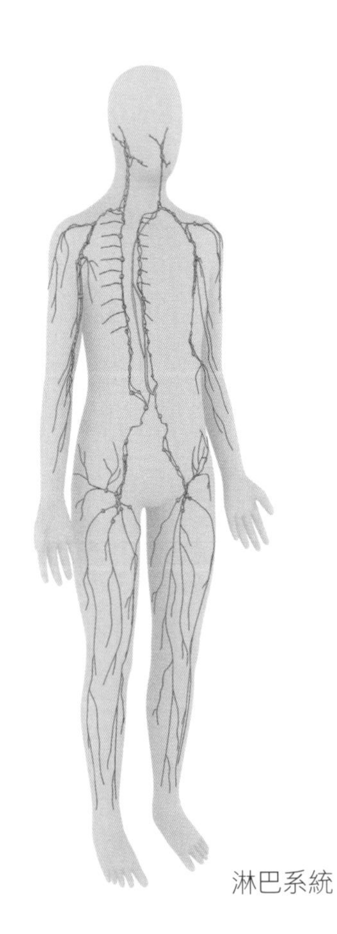

淋巴系統

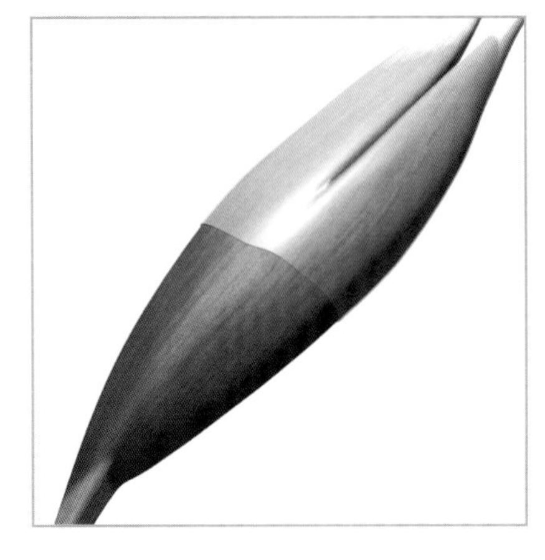

筋膜層

筋膜是貫穿身體的一層結締組織，人體的每一條肌肉都有肌筋膜包住，肌肉與肌肉之間形成的空間有血管、神經及淋巴分布，而且都在結締組織鞘裡面。

血管和淋巴管的瓣膜是單向瓣膜，讓體液流往中間較大的血管和淋巴管，防止體液倒流。血管和淋巴液中的毒素會被運送到淋巴結和肝臟等器官後，再排出體外。

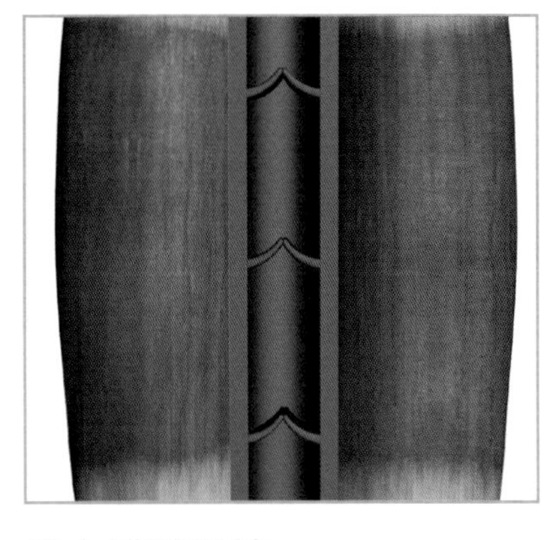

單向瓣膜系統

按摩能夠刺激神經，促進筋膜和內臟的體液流動。做瑜伽時，透過肌肉的收縮和放鬆，在神經傳導和體液運送上也可以達到與按摩相似的效果。肌肉的幫浦作用，能夠推動體液在單向瓣膜系統中流動。

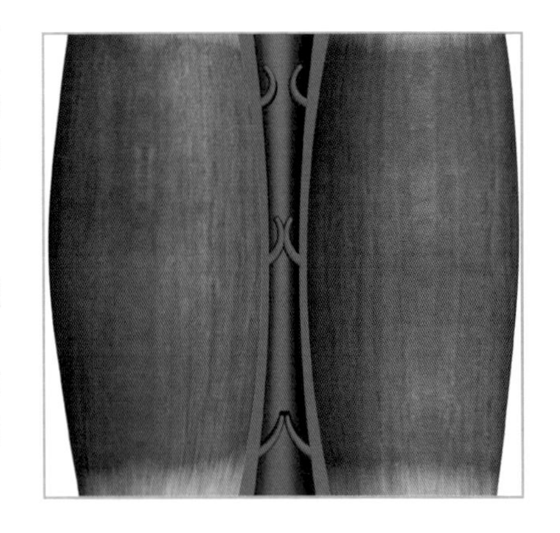

筋膜

筋膜層是一層薄網狀的結締組織，包覆器官及肌肉。感覺神經就位於各個筋膜層中，透過瑜伽體位，可以伸展筋膜以便刺激筋膜層中的感覺神經。做瑜伽時，可以藉由刺激神經的方式，釋放情感和能量。

右圖是「上犬式」體位，從圖中可以看到筋膜層的運作。

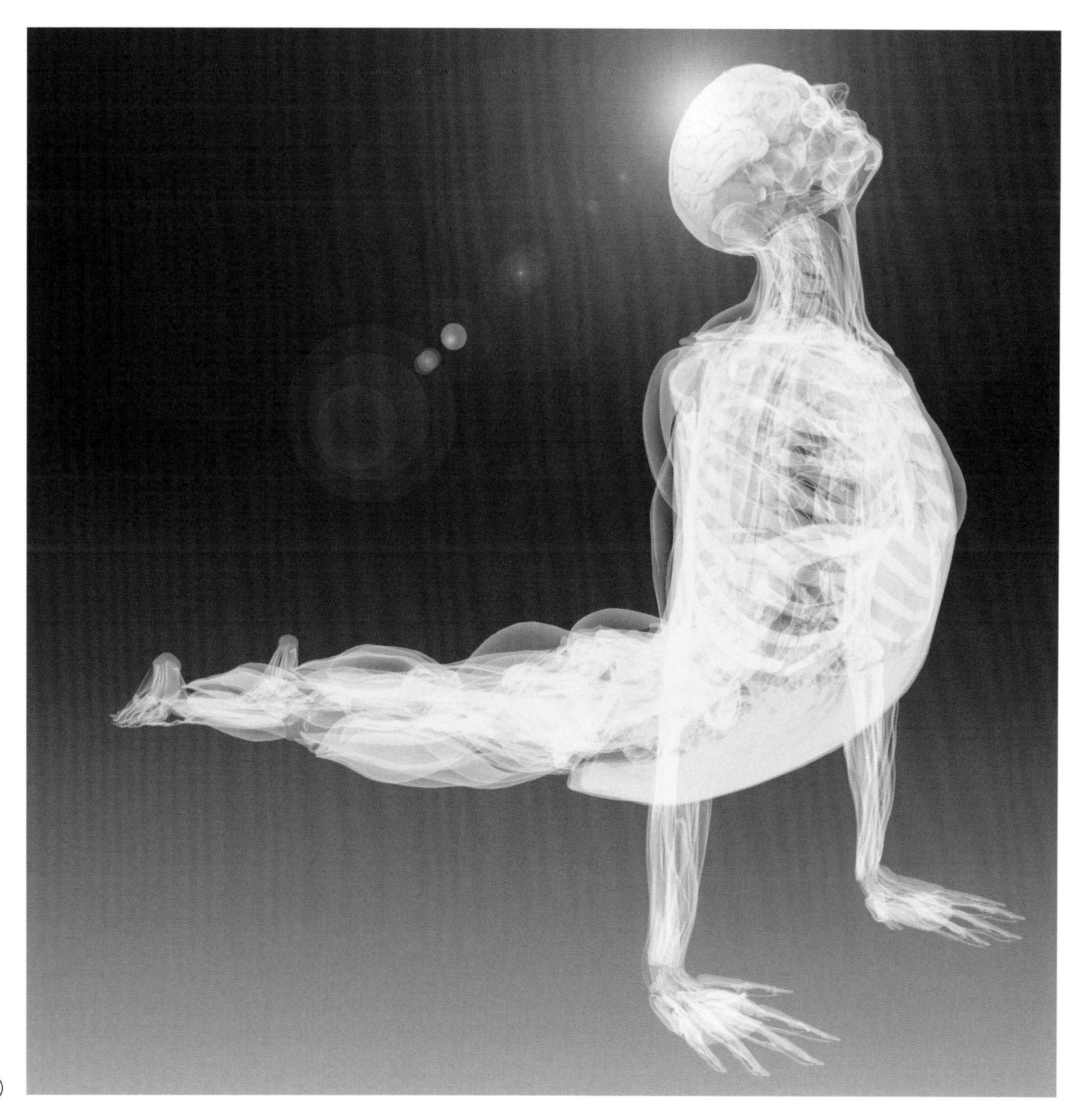

上犬式（Urdhva Mukha Svanasana）

呼吸連結

人類的大腦為了生存，已經演化得十分精密，比如控制呼吸速度及精準度等許多複雜功能的腦幹。大腦的運作是有意識的心智無法了解的區塊，同時也儲存著人類強大的本能力量。在哈達瑜伽中，則透過呼吸技巧來連結（yoke）①意識心智與本能力量。

呼吸方法很重要，運動員和武術家藉由計算用力呼氣的時間點，來利用呼吸的原始力量；而瑜伽修行者則協調呼吸的節奏與體位動作，配合腹式擴張的深呼吸，讓瑜伽藝術更完善。調息法（pranayama）是一種生命能量呼吸法，透過規律、深長的呼吸訓練來配合瑜伽體位，強化呼吸的連結功能。

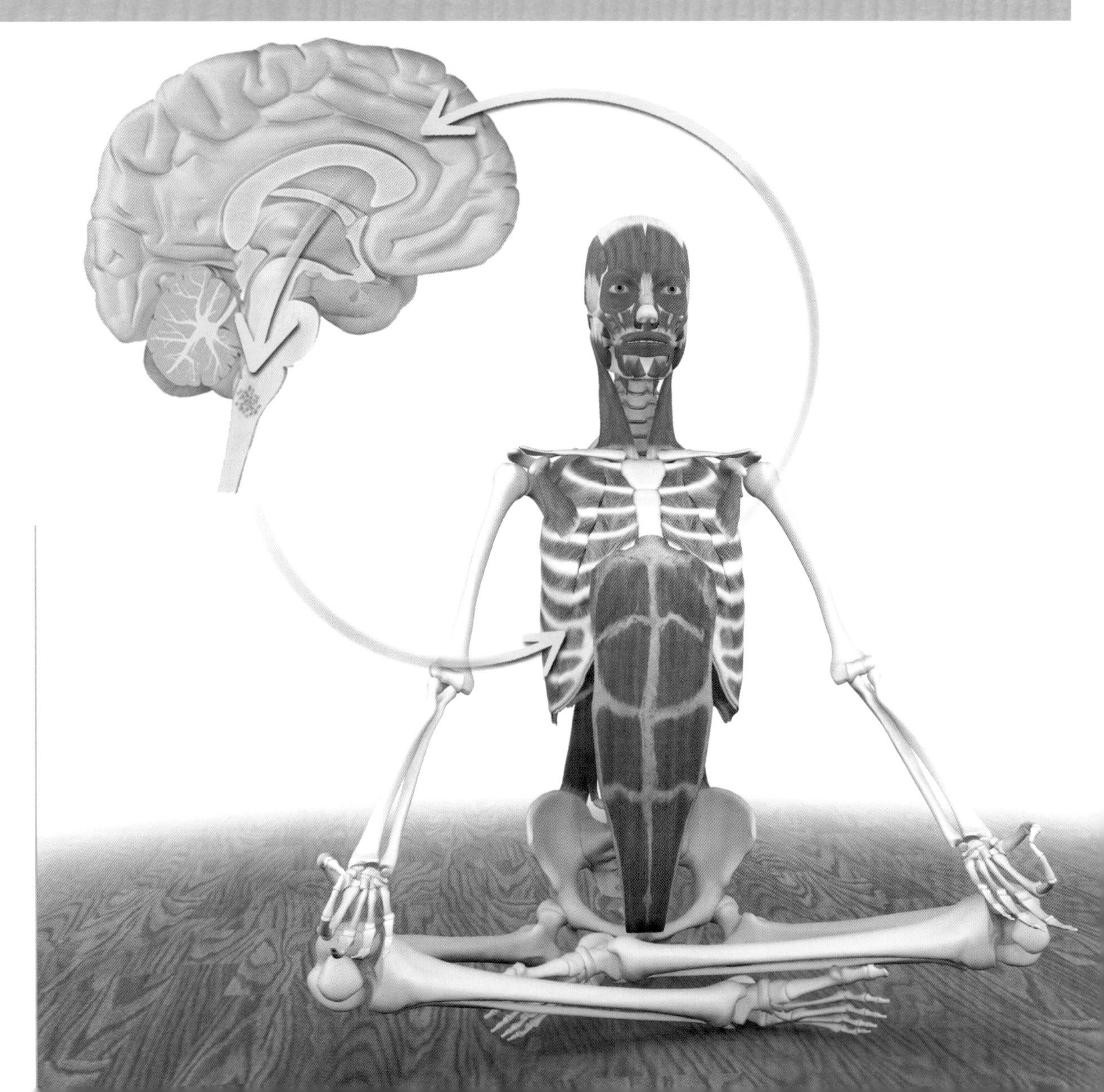

注1.Yoke是Yoga的衍生字，意思是連結、結合，傳統上瑜伽就是一種本我和永恆相結合的藝術。

吸氣與呼氣

橫膈膜是呼吸時主要移動的部位，這是一片半圓形的薄肌肉，分隔胸腔和腹腔。收縮橫膈膜可以擴大胸腔，並產生負壓，迫使外面的空氣經由氣管進入肺部。此外，收縮橫膈膜也能溫和地按摩腹部器官。

橫膈膜雖然是骨骼肌，但不同於其他骨骼肌，橫膈膜是由自律神經系統透過膈神經來支配控制，能夠規律的收縮和放鬆，所以我們平常不會留意到橫膈膜的運作與功能。

像調息法一類的瑜伽呼吸技巧，則是需要用意識去收縮橫膈膜、控制呼吸，藉此讓意識和潛意識能夠連結在一起。

下面這兩張圖顯示的就是橫膈膜的收縮和放鬆。我們的肺部就像氣球一樣具有彈性，當橫膈膜收縮時會跟著擴張吸氣；在橫膈膜放鬆時，氣體因肺部的彈性回縮而呼出，即為吐氣。

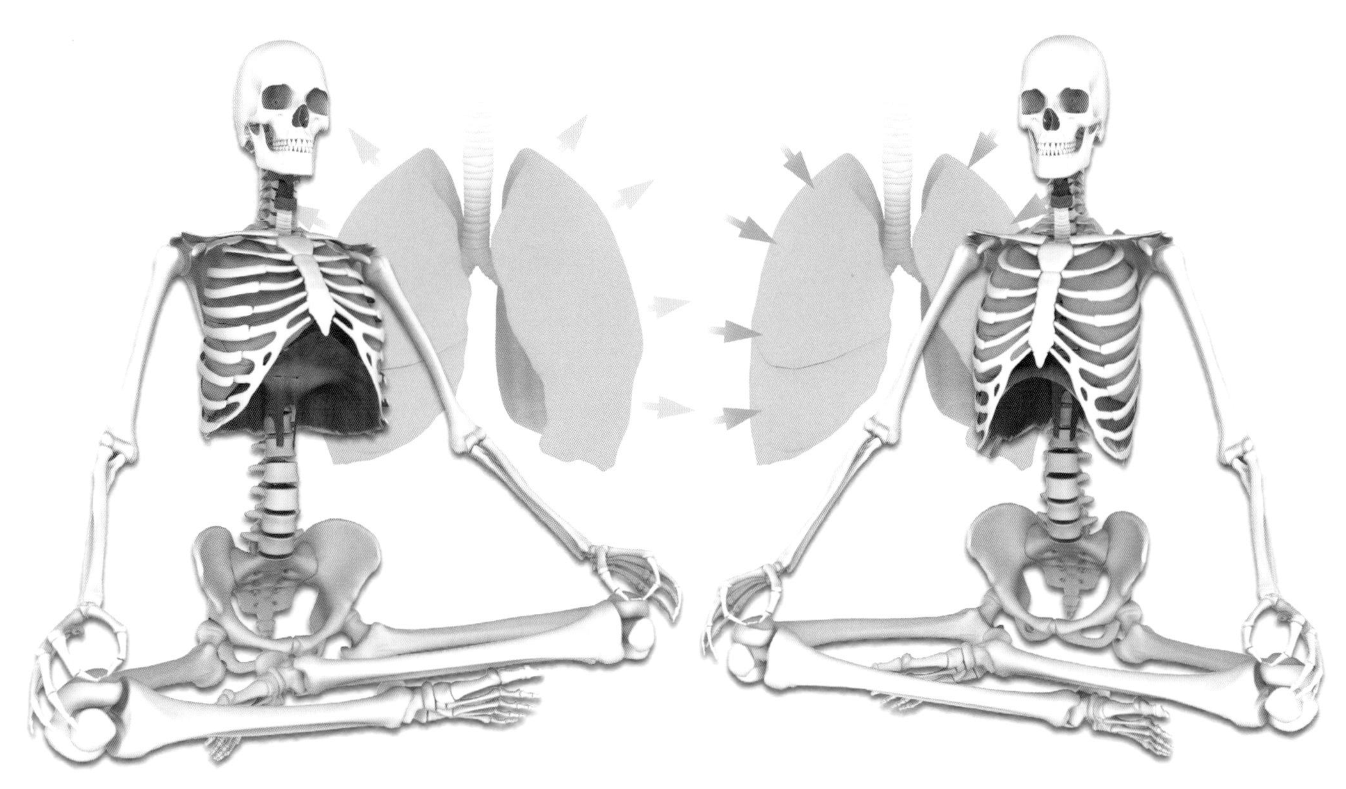

勝利呼吸法（Ujjayi）

當我們呼吸時，空氣中的氧氣會通過鼻腔、喉嚨、氣管而進入肺部，在與血液接觸後，血液會吸收氧氣而吐出二氧化碳。咽部及鼻腔是呼吸系統的重要組成部分，都有滿布微血管的黏膜；而鼻竇是個空腔，可以製造「亂流」，增加空氣與黏膜的接觸面積，以及溫暖、濕潤和過濾進入鼻腔的空氣。

聲門位於咽部和鼻腔下方，是兩條聲帶中間的空隙。聲門的開關可以調節空氣進入下呼吸道的流量，而聲門的開關通常是無意識的動作。

瑜伽呼吸技巧，就是要練習用意識去調節進入聲門的氣流。以滾胃（Nauli）這種腹部滾動按摩法為例，我們會關上聲門，收縮橫膈膜來製造負壓，帶動腹部器官向上，而不是單純透過氣管呼吸。

如果我們能用意識去操控聲門的大小，就可讓空氣在通過鼻腔及咽腔時增加氣流擾動，藉此讓鼻黏膜來提高空氣的溫度；這就是勝利呼吸法的主要目的。練習勝利呼吸法時，要先深深吸氣，讓肺部充滿氧氣後屏住呼吸一陣子再吐氣。吸氣和吐氣的過程中，都要讓空氣接觸到聲門。練習時，喉嚨位置會不斷發出聲音，聽起來很像是火焰跳動的聲音。勝利呼吸法是調息法或火呼吸法（Breath of Fire）的基礎。

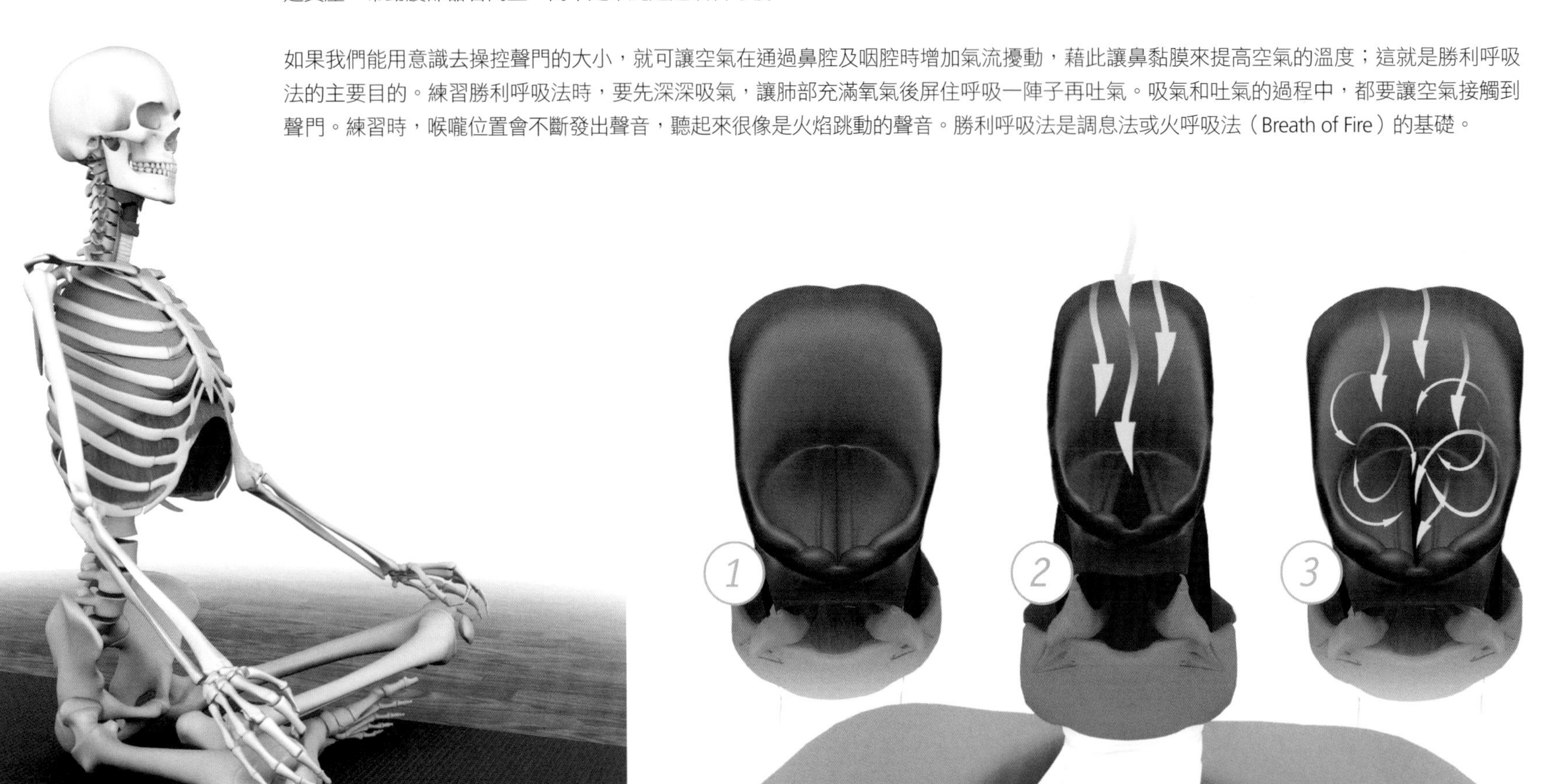

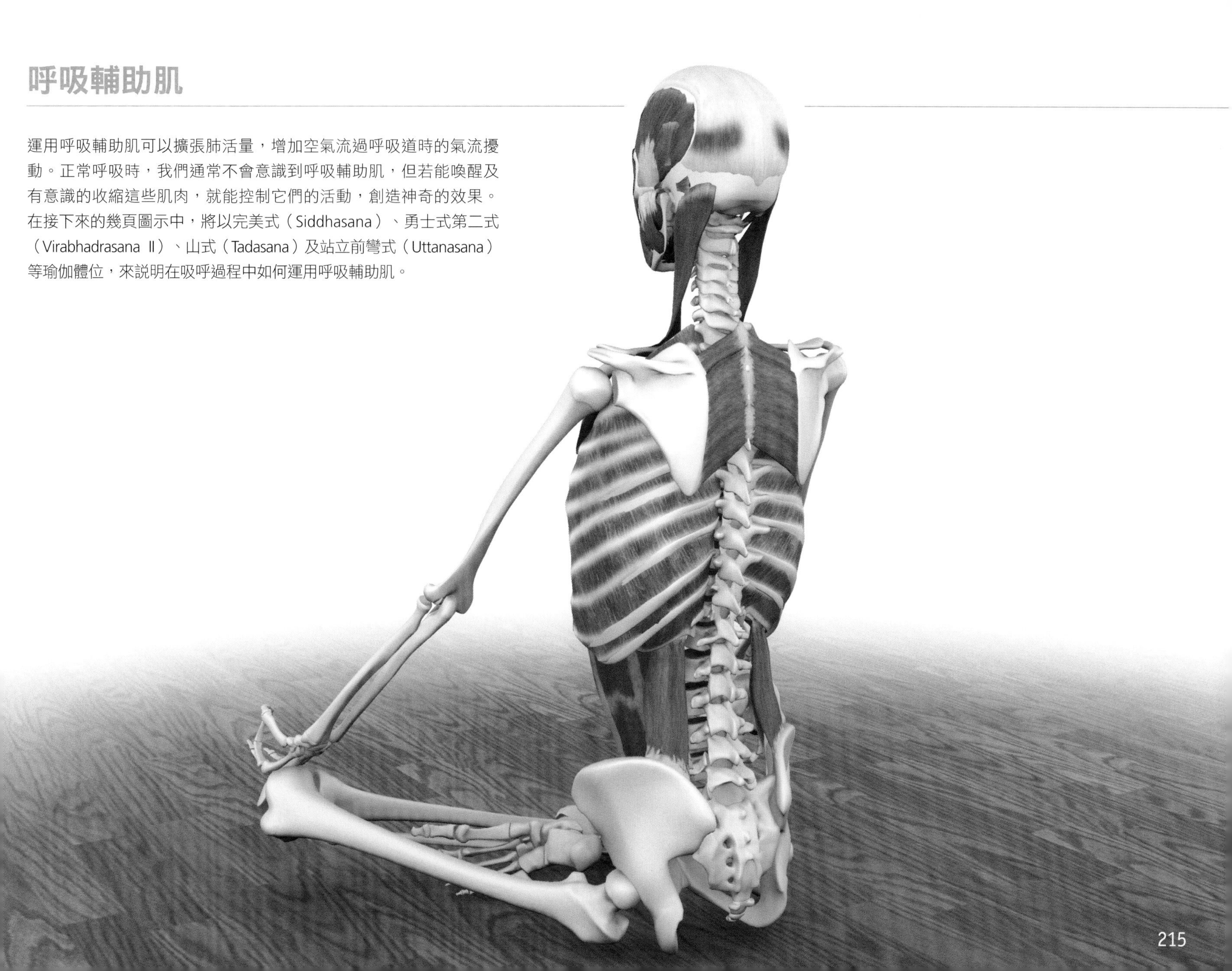

呼吸輔助肌

運用呼吸輔助肌可以擴張肺活量，增加空氣流過呼吸道時的氣流擾動。正常呼吸時，我們通常不會意識到呼吸輔助肌，但若能喚醒及有意識的收縮這些肌肉，就能控制它們的活動，創造神奇的效果。在接下來的幾頁圖示中，將以完美式（Siddhasana）、勇士式第二式（Virabhadrasana II）、山式（Tadasana）及站立前彎式（Uttanasana）等瑜伽體位，來說明在吸呼過程中如何運用呼吸輔助肌。

呼吸輔助肌的鍛鍊

肩胛骨向內往身體中線移動，可以鍛鍊呼吸輔助肌。維持這個姿勢，再收縮胸小肌（呼吸輔助肌之一）向前轉動肩膀。這個閉鎖鏈收縮可以提高和擴展下胸腔，以增加肺容積。

從完美式開始練習這個技巧，然後再將之運用在其他的瑜伽體位，例如可以壓縮胸腔容量的扭轉姿勢。

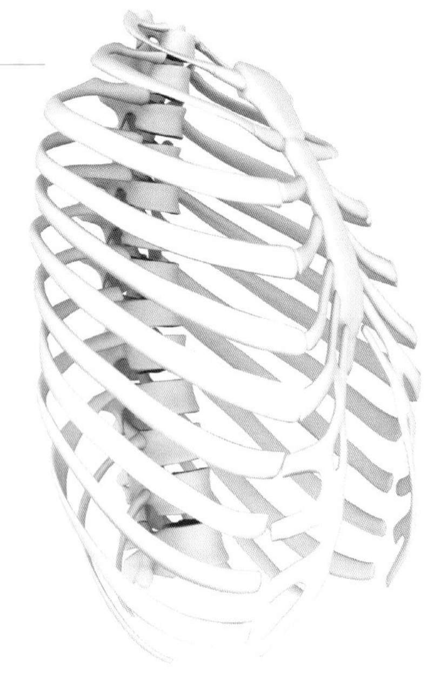

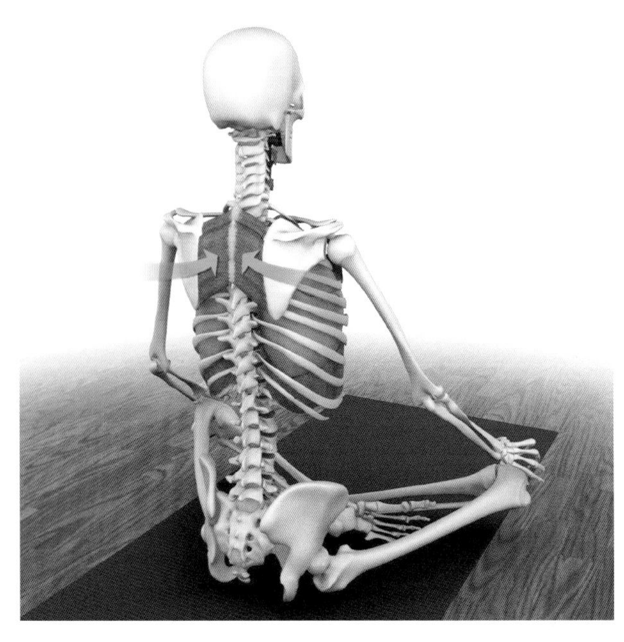

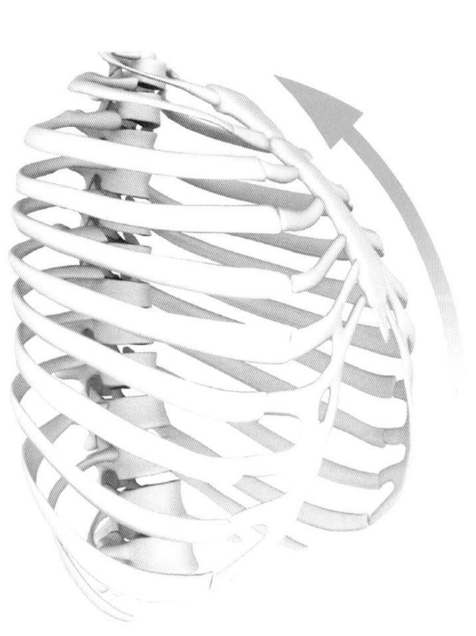

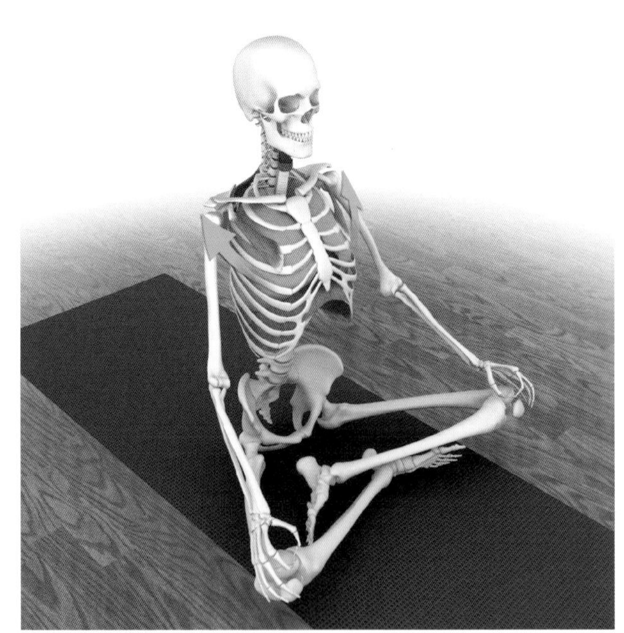

1. 收縮豎脊肌和腰方肌來拉直後背，這個姿勢可以讓下胸腔的後側往下移動。

2. 緩緩地收縮腹直肌來平衡這個動作，讓下胸腔的前側往下移動，壓縮橫膈膜下方的腹部器官，增加腹直肌的收縮及強化腹直肌。

3. 收縮菱形肌，使身體兩邊的肩胛骨往中間靠攏，這個動作可以擴展前胸腔。

4. 持續收縮菱形肌，同時收縮胸小肌和胸鎖乳突肌，多多練習可以讓胸腔像風箱一樣被提高和擴展。

最後是這整套呼吸輔助肌鍛鍊的收尾動作：用雙手下壓兩邊的膝蓋，透過收縮背闊肌讓胸腔完全開展。

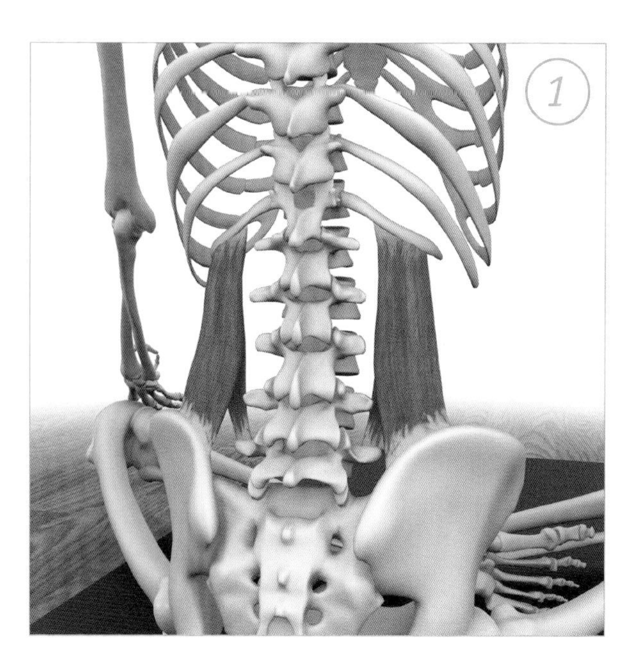

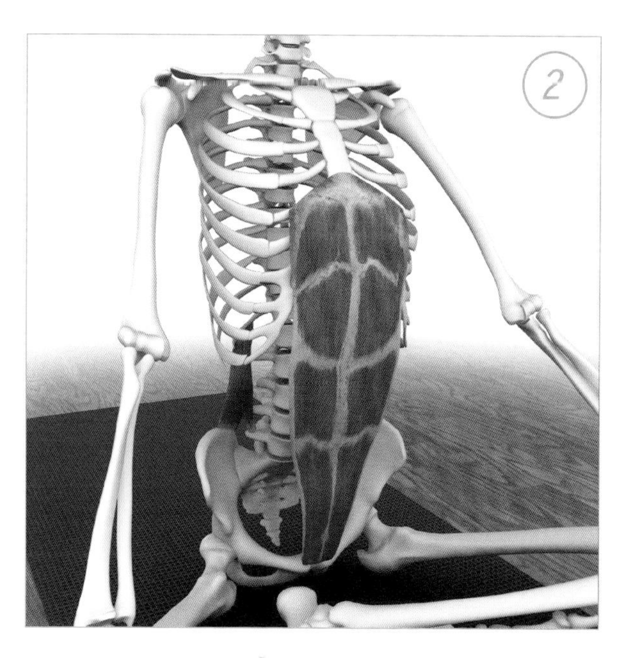

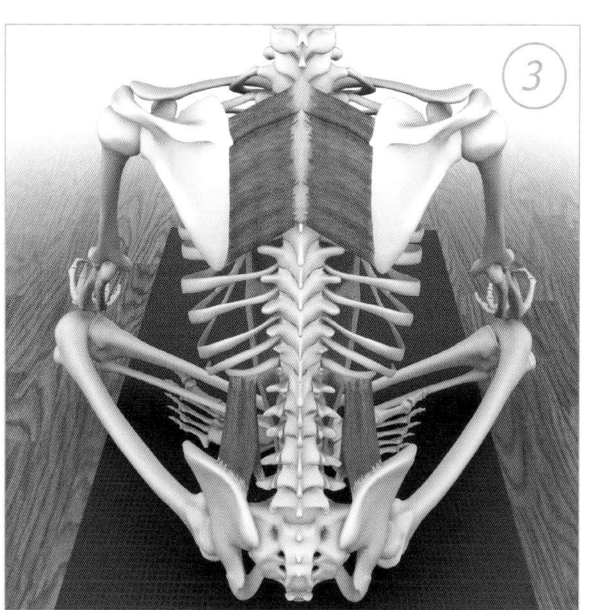

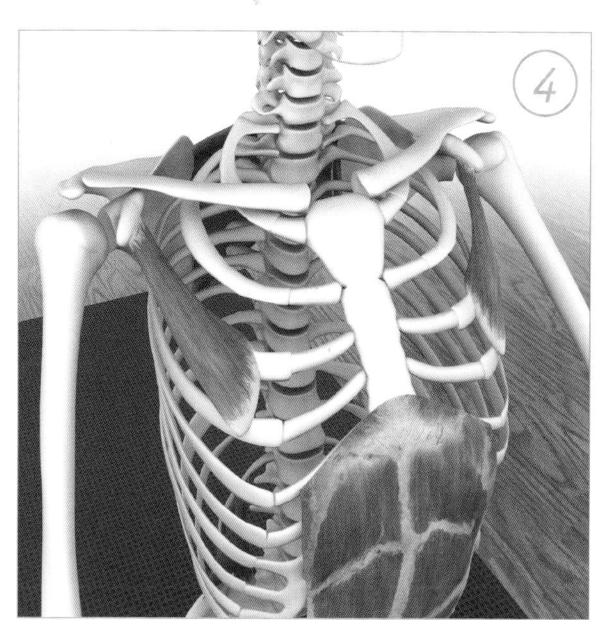

呼氣

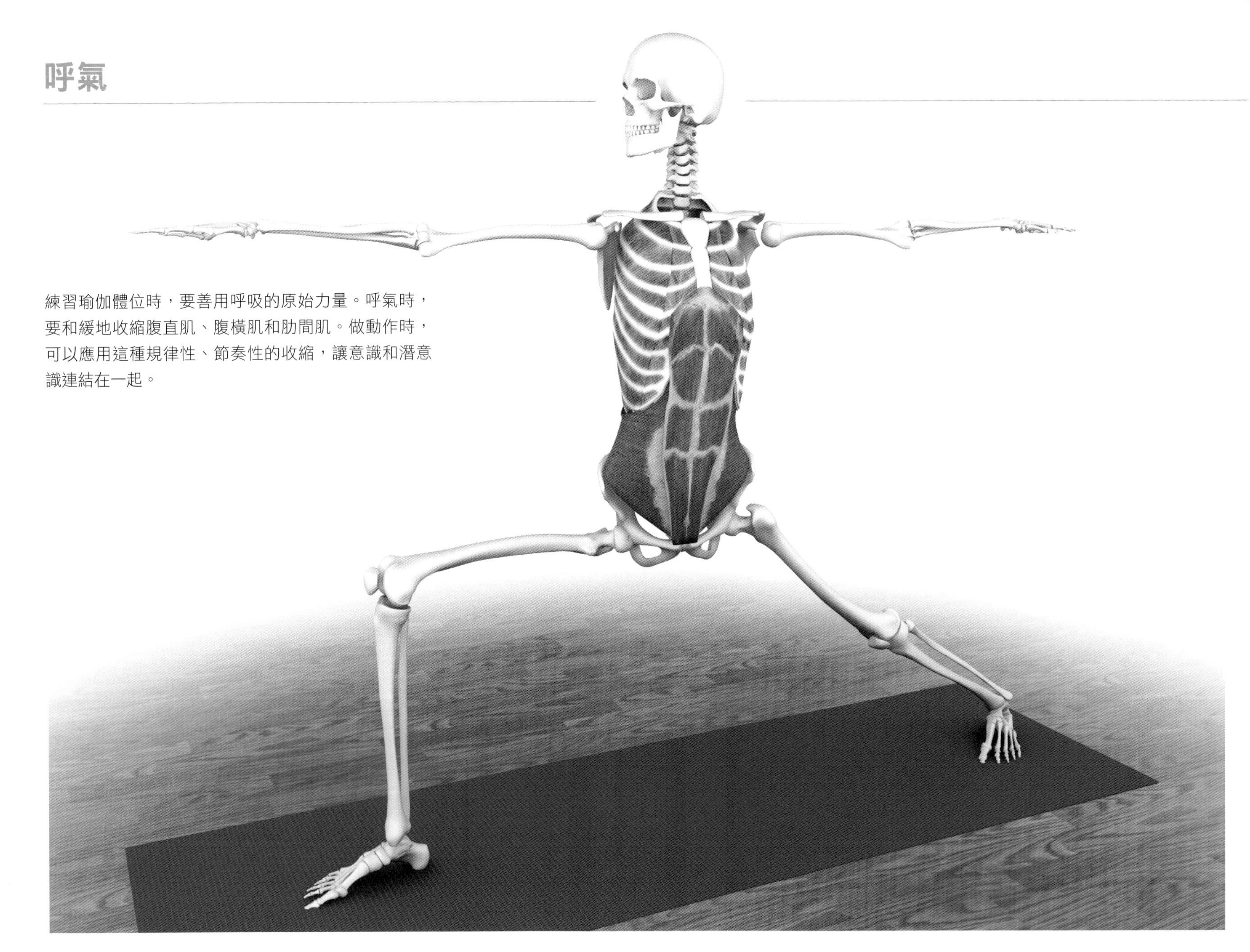

練習瑜伽體位時，要善用呼吸的原始力量。呼氣時，要和緩地收縮腹直肌、腹橫肌和肋間肌。做動作時，可以應用這種規律性、節奏性的收縮，讓意識和潛意識連結在一起。

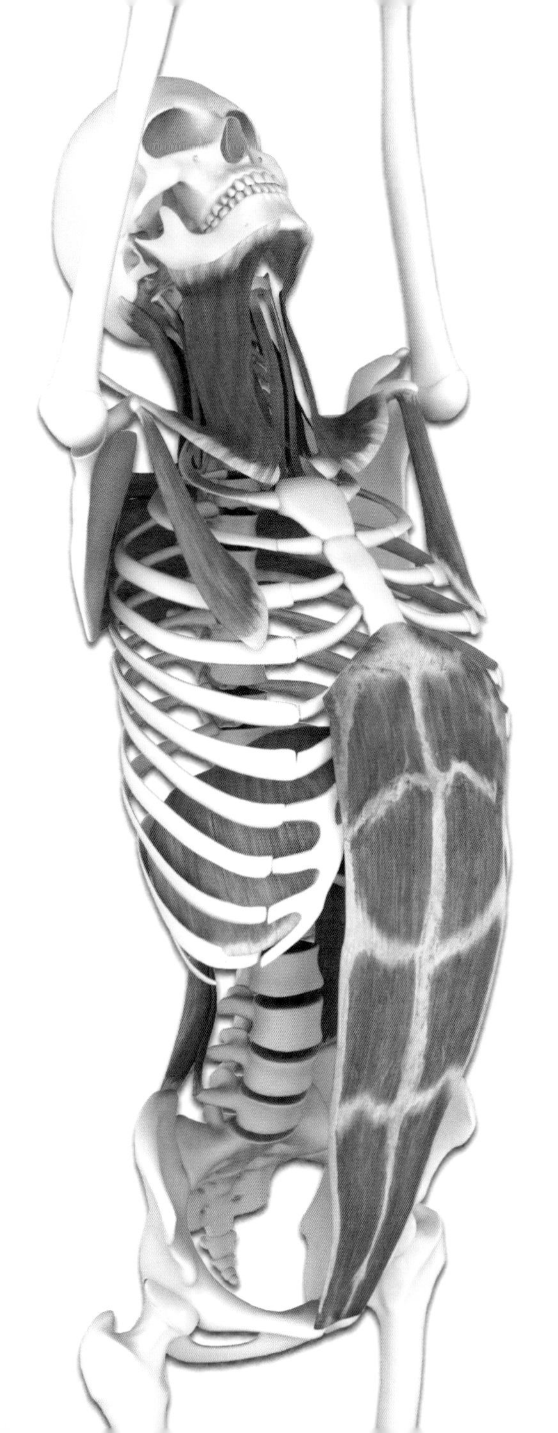

呼吸輔助肌的協同作用

經常訓練呼吸輔助肌，在做瑜伽時才能讓它們一起協同作用，以便擴張和收縮胸腔。

吸氣時，收縮不同組合的呼吸輔助肌可以增加肺活量，比如菱形肌加上胸小肌，或是腹直肌加上腰方肌（本頁圖示為「山式」）。呼氣時，收縮腹直肌、腹橫肌和肋間肌，則可將肺部殘留的空氣全部吐出。

鍛鍊呼吸輔助肌，對於做瑜伽是一個非常有用的方法。但是千萬不要操之過急，開始時收縮要和緩，再慢慢增加練習強度，過程中要非常小心。千萬不要勉強自己練習任何瑜伽技巧，尤其是呼吸法。練習時全程都要小心，最好有瑜伽老師或教練一旁協助。

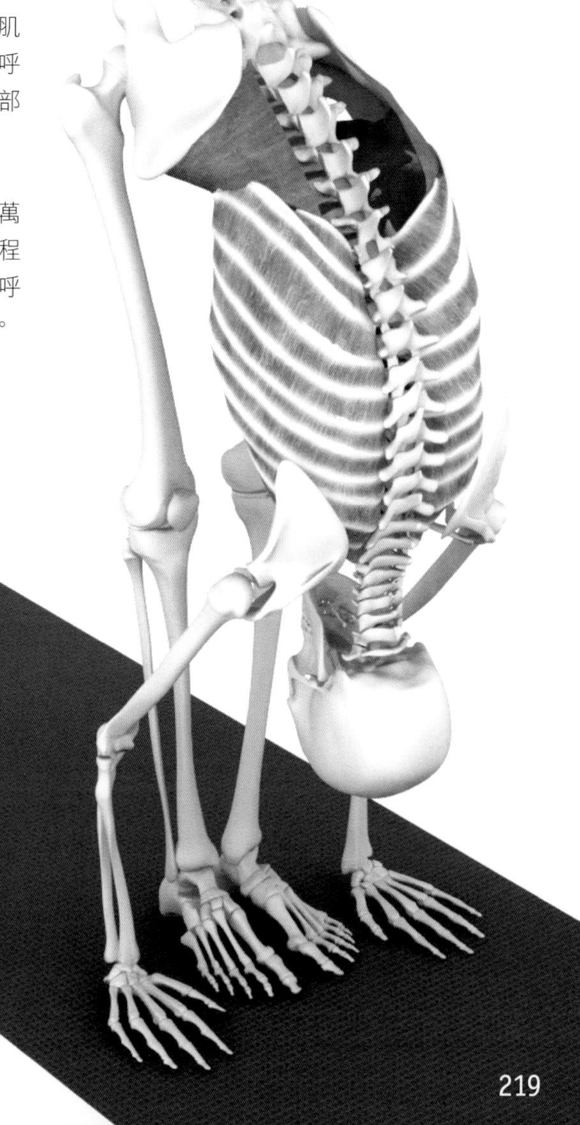

能量收束法：鎖印

鎖印（Bandhas）是梵文的中譯，原意是把持或鎖住，指的是一種能量收束法，透過一個特別的姿勢來保存生命能量，可以運用在整個身體部位。只要結合拮抗肌就能形成「封鎖」效果，刺激神經傳導及強化脈輪能量。

根部鎖印

根部鎖印(Mula Bandha)是一種會陰部的能量收束法，透過收縮骨盆底的肌肉，來提高及緊實膀胱和生殖器等骨盆器官。收縮相關的肌肉群，可以恢復和鍛鍊髂腰肌等骨盆底肌肉的活力。練習時，要將意識集中在第一脈輪。

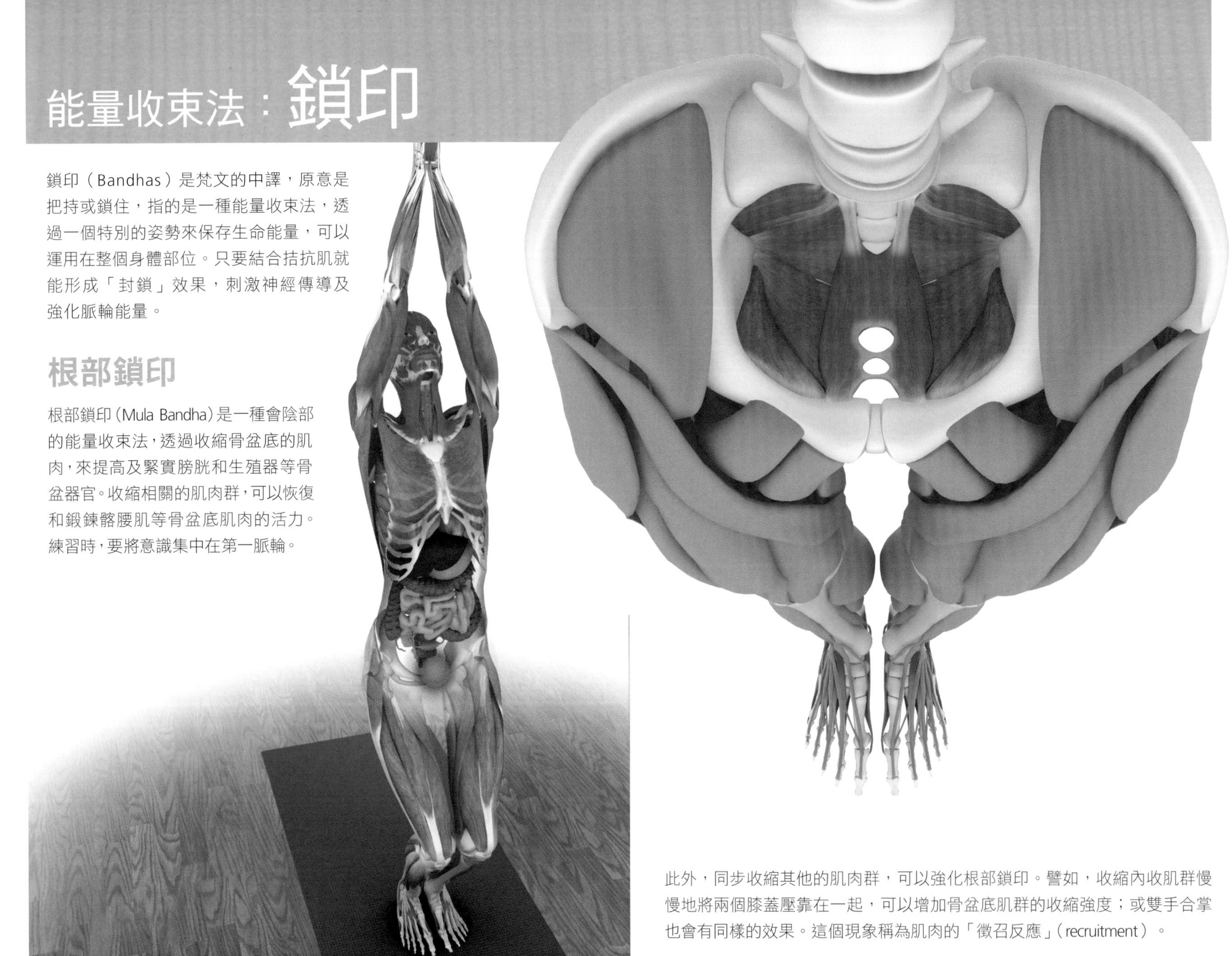

此外，同步收縮其他的肌肉群，可以強化根部鎖印。譬如，收縮內收肌群慢慢地將兩個膝蓋壓靠在一起，可以增加骨盆底肌群的收縮強度；或雙手合掌也會有同樣的效果。這個現象稱為肌肉的「徵召反應」(recruitment)。

臍鎖法（吊胃式）

臍鎖法（Udyana Bandha）又譯為吊胃式，是一種收縮上腹部肌群（大約位於胃部太陽神經叢的下方二吋，即橫膈膜下方、肚臍以上的部位）的鍛鍊法；練習時，意識要專注於第三脈輪。

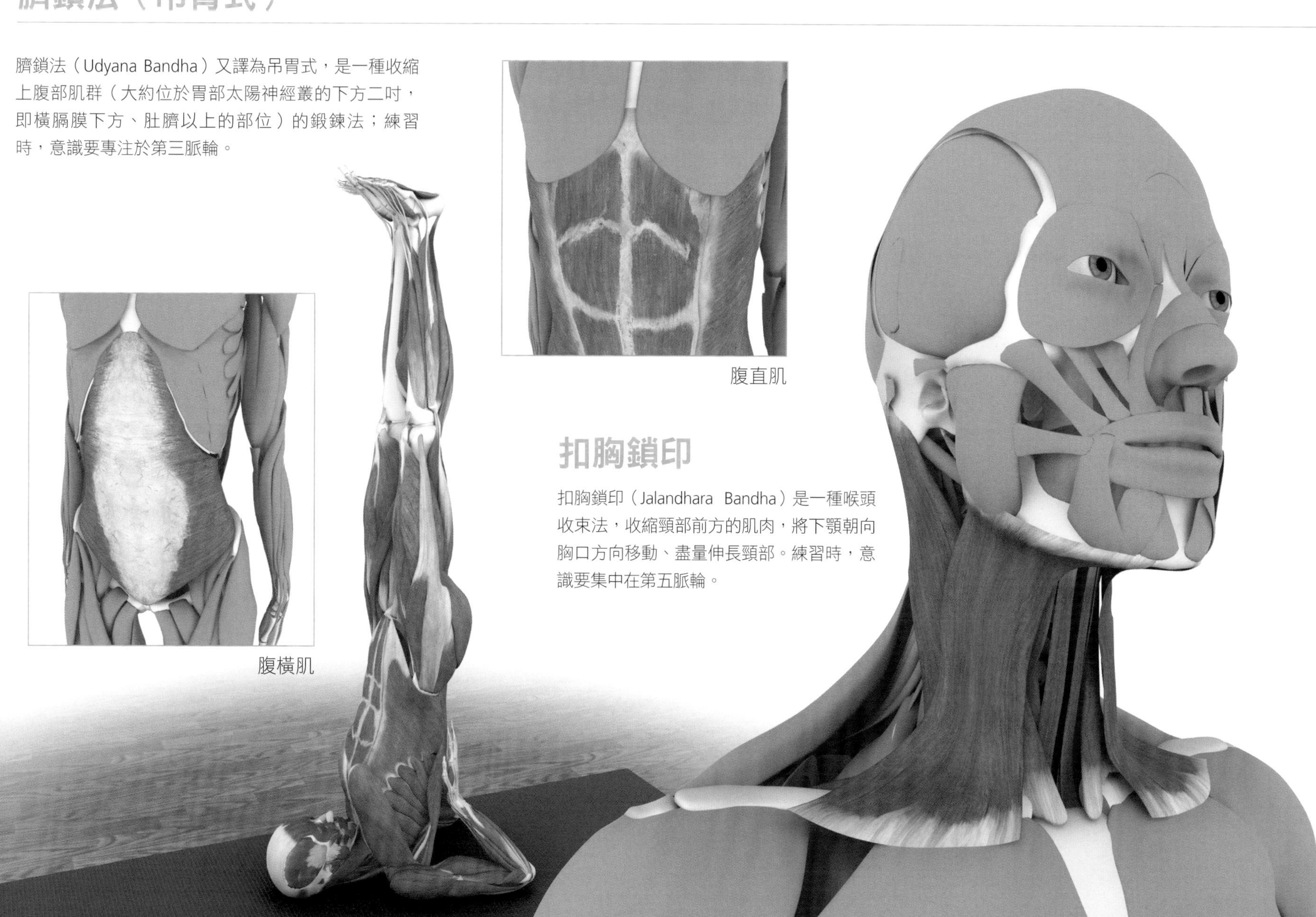

扣胸鎖印

扣胸鎖印（Jalandhara Bandha）是一種喉頭收束法，收縮頸部前方的肌肉，將下顎朝向胸口方向移動、盡量伸長頸部。練習時，意識要集中在第五脈輪。

身體的能量中心：脈輪

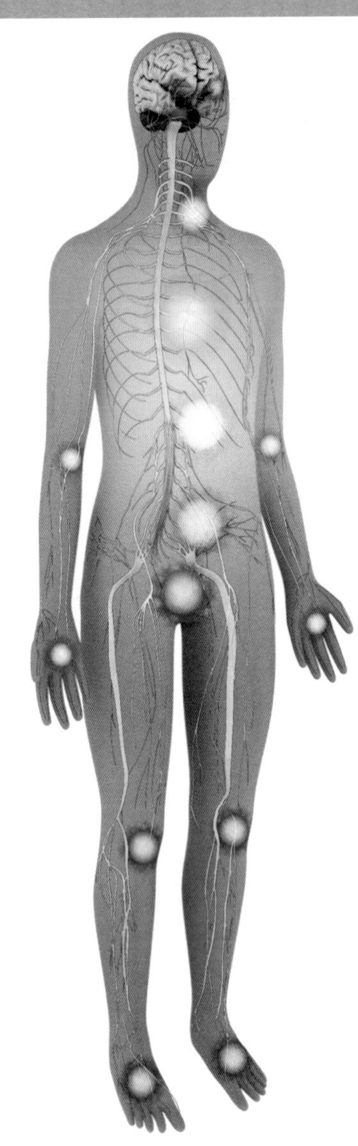

脈輪是身體微妙的能量中心，就像紙風車一樣轉動，發射著光譜的色彩，每個脈輪都有自己的振動頻率，發出的色光也不一樣。我們的身體被這些有顏色的光環包圍著，使人和人、人和宇宙之間可以彼此連結。

人體上一共有七到八個主要脈輪，還有許多的次要脈輪，分別位於身體神經匯集和電氣活動（electrical activity）高的地方，比如臂神經叢、薦神經叢（主要脈輪），以及手肘和膝蓋（次要脈輪）。

脈輪的能量流動會因為生活事件及自主神經系統的關係而受到阻塞，比如當負面事件發生時，我們總會習慣性地自我防衛，這時脈輪的能量就會受到堵塞。透過哈達瑜伽，可以清除脈輪阻塞，恢復脈輪的能量，刺激它們重新自由轉動。

靈量的覺醒（Kundalini awakening）意指「除去脈輪能量流動的障礙」，梵文Kundalini也譯為拙火。當內在或外在的精神導師喚醒學生對自己潛能的覺知時，靈量就會覺醒且提升。雖然要喚醒靈量通常需要透過肢體接觸，但只是眼睛對看或只是靈性導師的現身，也有可能喚醒學生潛藏在內的靈量。這個過程稱為「傳功」（Shaktipata），意指「靈性能量的傳遞」。當人類的意識由雙魚世紀到水瓶世紀，再到二十一世紀的寶瓶世紀，會有越來越多人經歷程度不同的靈量覺醒。

靈量覺醒的淨化過程有時非常激烈，就像是進入高壓電區一樣，事前做好準備非常重要。而透過哈達瑜伽的練習與修持，不僅有助於喚醒內心的靈量，身心狀況也能預先調整好。

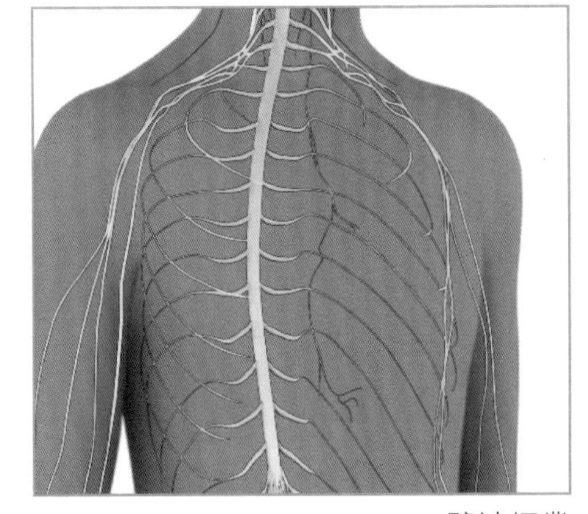

臂神經叢

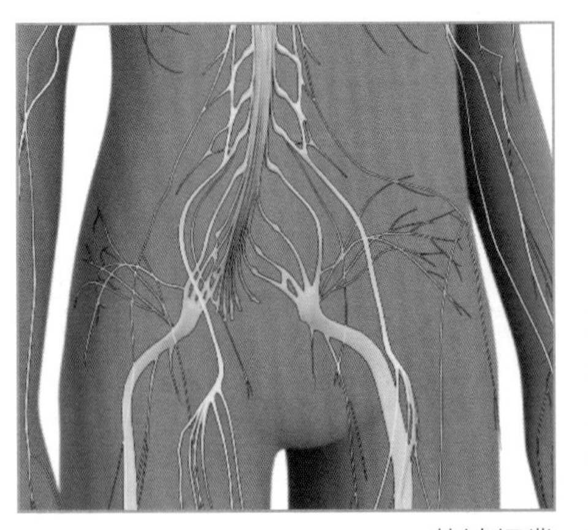

薦神經叢

脈輪冥想

瑜伽體位可連結身體和心靈；而呼吸技巧則能接通意識和潛意識。透過脈輪冥想可以讓我們與宇宙震動的能量連結，靜坐冥想前不妨花點時間凝視這幅脈輪圖像，靜坐時就可在腦海中觀想脈輪在你身上發出細微的閃爍光芒。

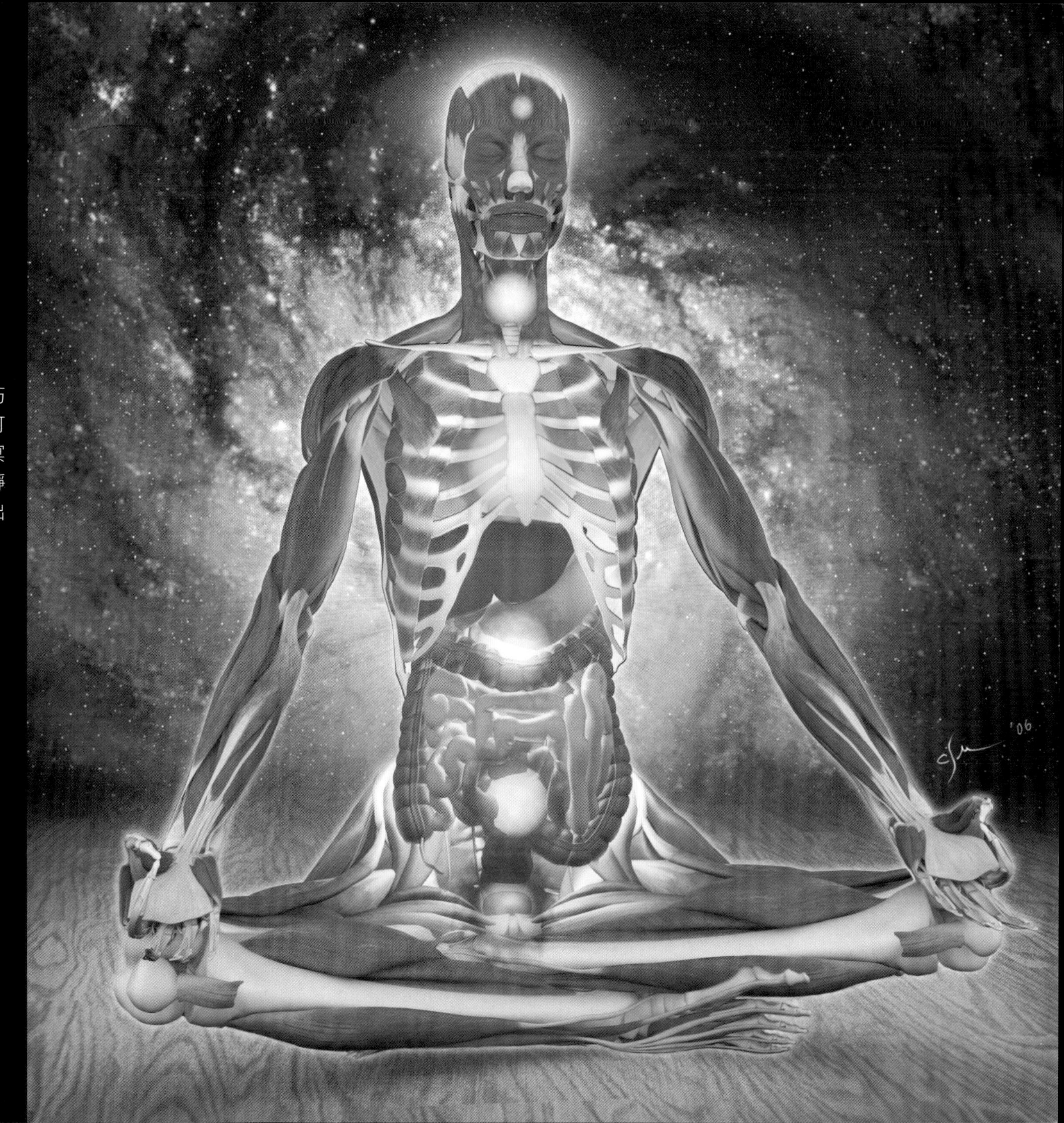

肌肉骨骼系統

人體的肌肉與骨骼系統會交互作用而產生動作，只要平衡整個肌肉骨骼系統的作用力，收縮、放鬆和伸展合適的肌群，骨頭便能自動校正。經常練習瑜伽體位，也有助於平衡整個肌肉骨骼系統。

下面圖示是「低弓箭式」（Lunge pose）的體位，可以看出肌群結合運作的順序。

1. 低弓箭式預備動作，準備伸展髂腰肌。

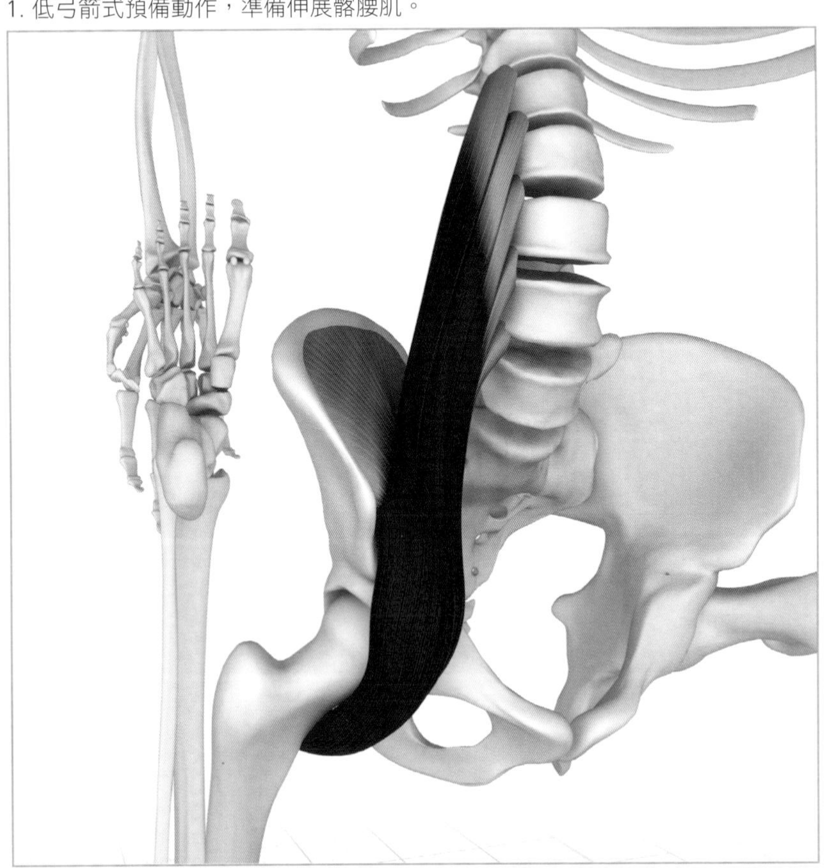

2. 收縮前腳大腿後側的膕旁肌，拉大弓步，強化髂腰肌的伸展。

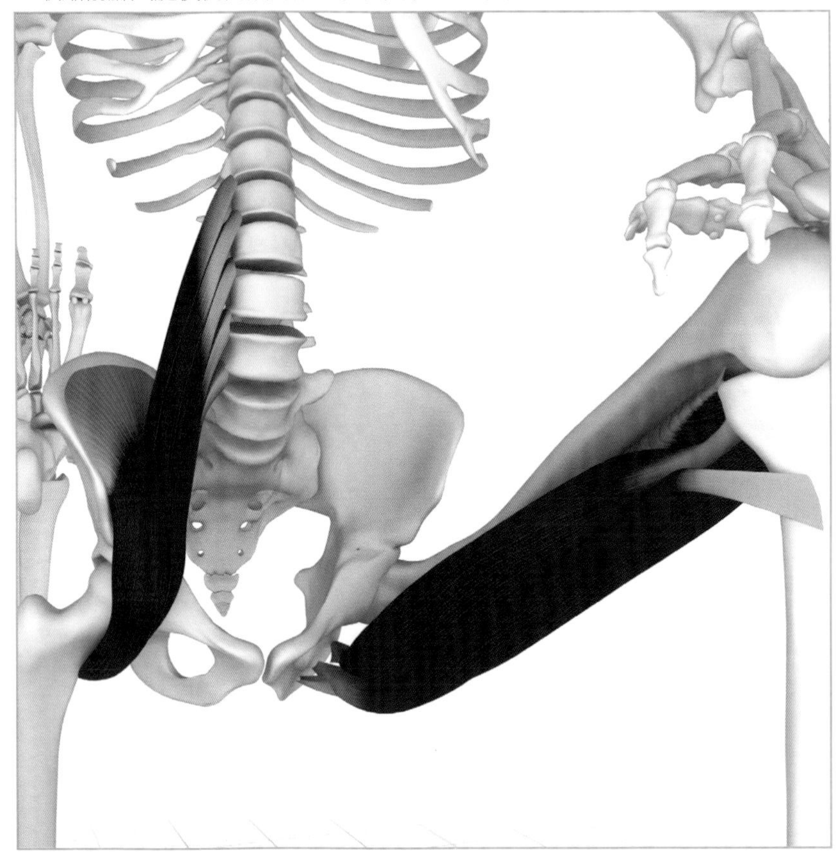

3. 收縮後面手臂的肱二頭肌以便彎曲後腳膝蓋，再度強化髂腰肌的伸展（也可以拉到股四頭肌）。

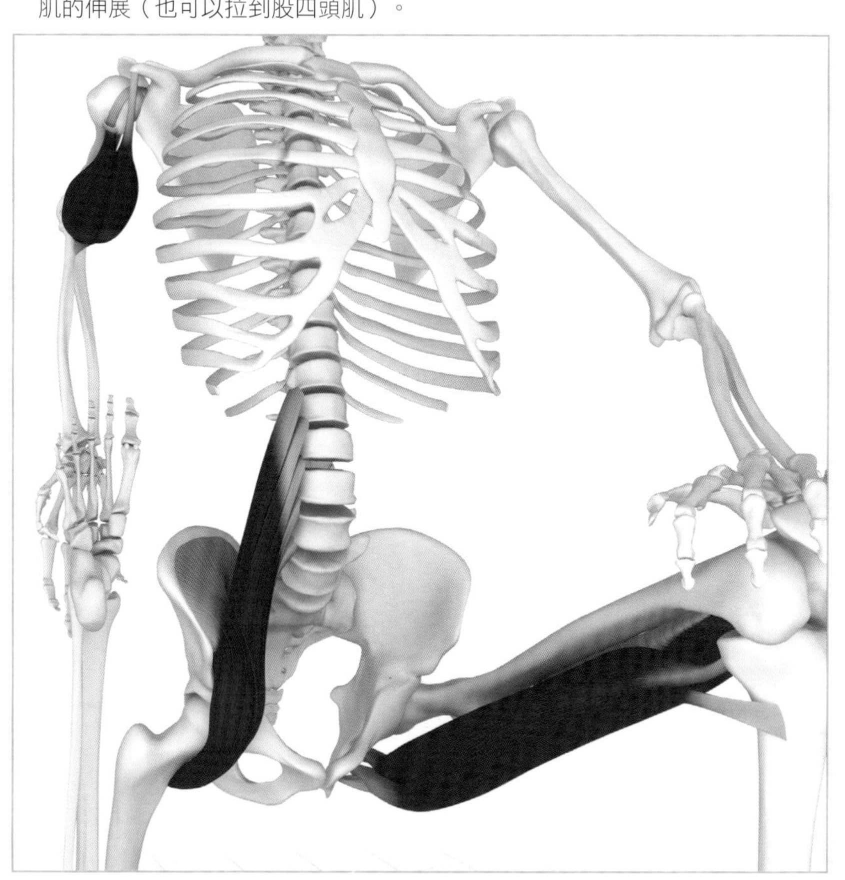

4. 收縮前面手臂的肱三頭肌，拉直手臂、抬高胸部。這個動作可以伸展腹直肌，牽引骨盆向後，完整的伸展髂腰肌。

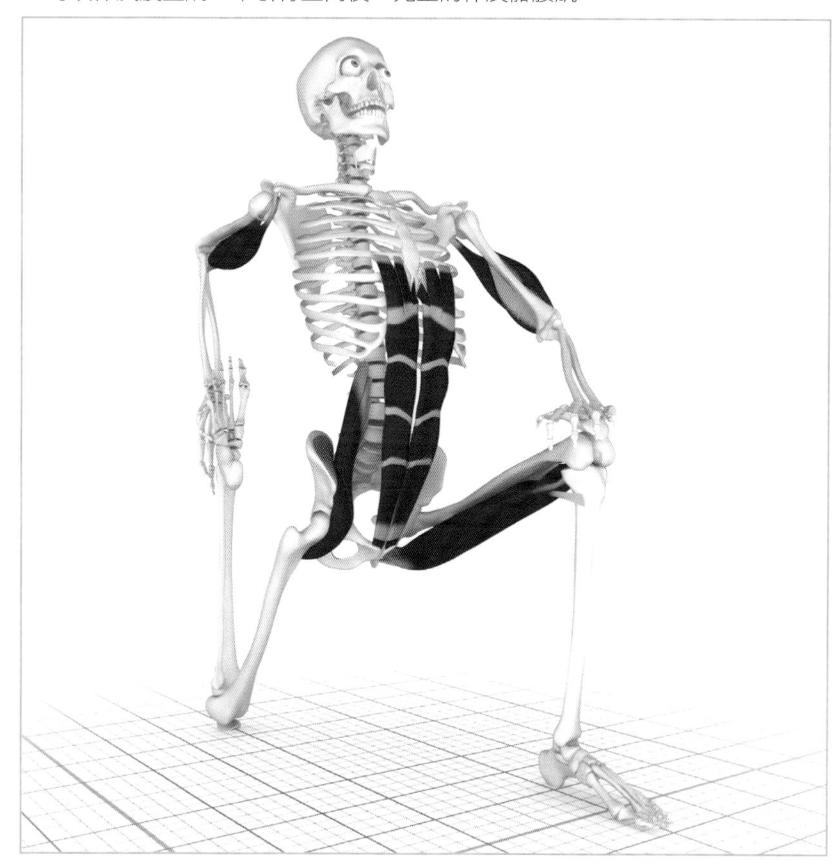

下犬式練習要領

1. 下圖是做下犬式（Adho Mukha Svanasana）的動作時，大腿後側的膕旁肌太過僵緊的情形。因為膕旁肌的拉扯，導致骨盆後傾，從而牽動腰骶部筋膜和背部肌肉，造成下背部失去原有的自然弧度。

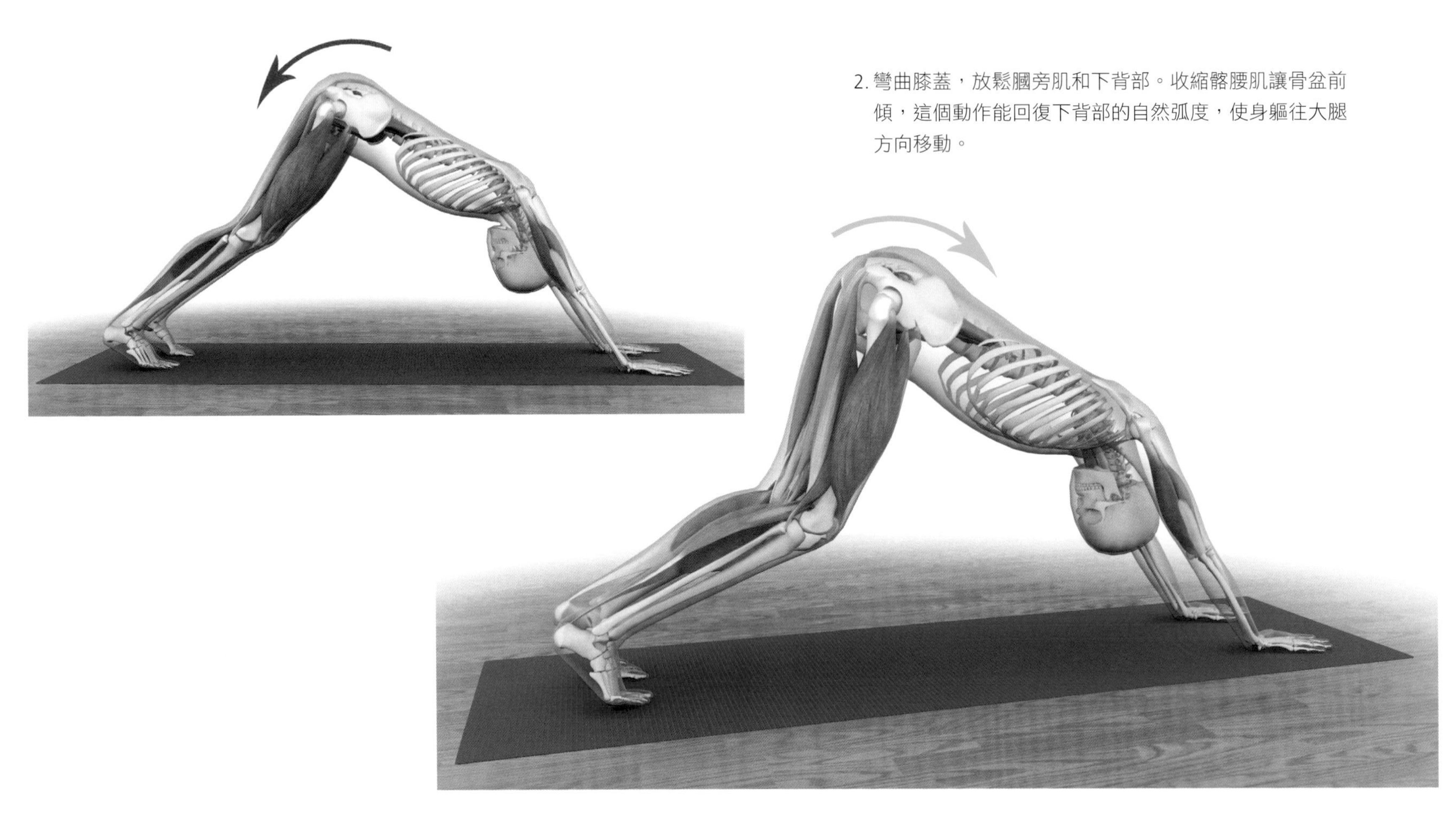

2. 彎曲膝蓋，放鬆膕旁肌和下背部。收縮髂腰肌讓骨盆前傾，這個動作能回復下背部的自然弧度，使身軀往大腿方向移動。

3. 收縮肱三頭肌，撐直手肘。

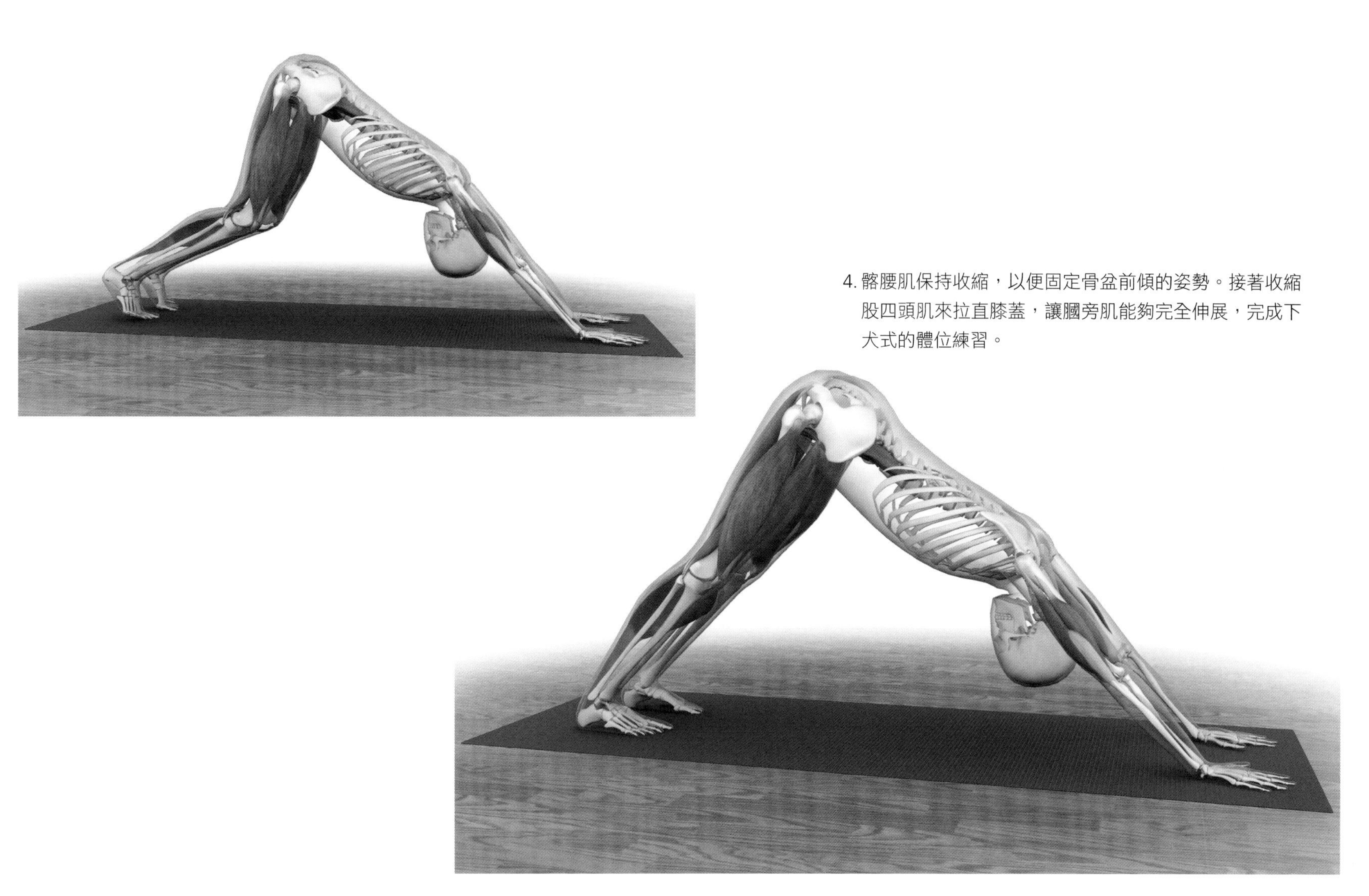

4. 髂腰肌保持收縮，以便固定骨盆前傾的姿勢。接著收縮股四頭肌來拉直膝蓋，讓膕旁肌能夠完全伸展，完成下犬式的體位練習。

圓滿的完美式

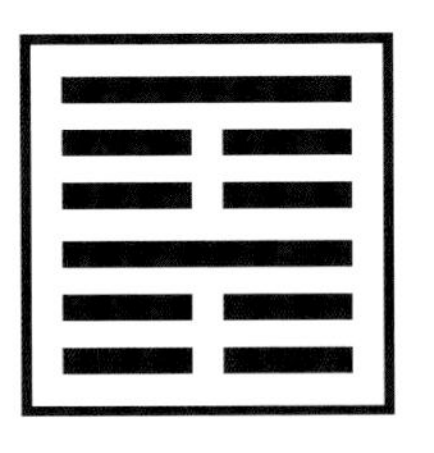

左圖是《易經》的第五十二卦艮卦，其卦意：「艮為山，二山相重，喻靜止。」對於瑜伽練習者來説，這是十分重要的教導。艮卦類似人體的脊柱，卦意説明如何透過靜止的習練來穩定薦骨（骶骨）到頭顱之間的脊椎。

下圖所示，可以看出正確地按順序運用不同肌肉，可以讓完美式（Siddhasana）的坐姿更接近圓滿：

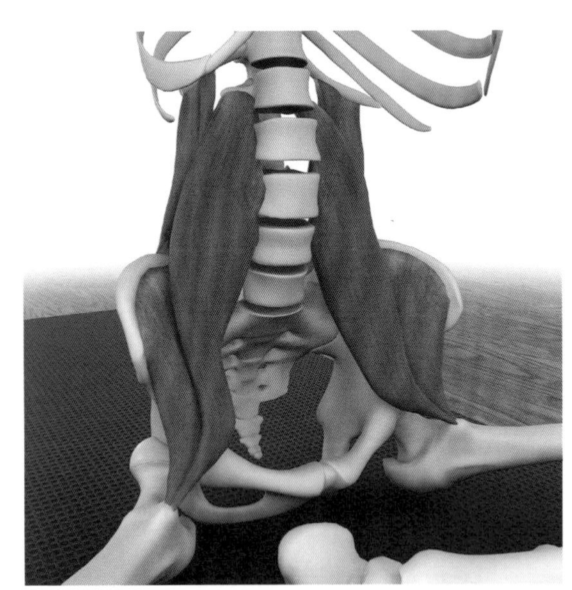

1. 收縮腰大肌和腰方肌以穩定腰薦椎，使骨盆觸地。

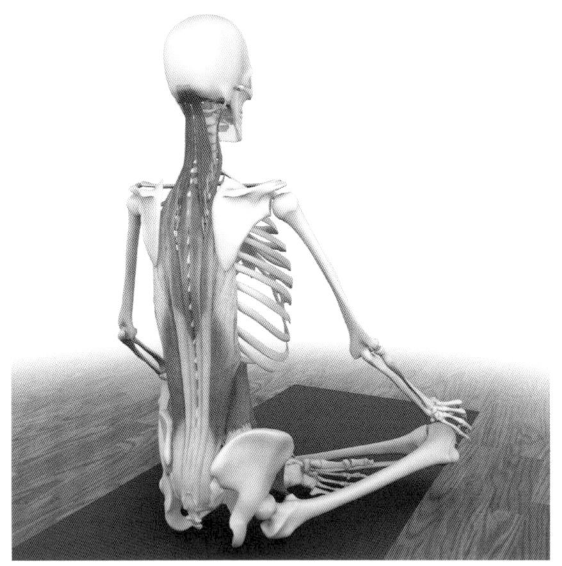

2. 收縮豎脊肌以拉直脊椎，讓能量向上流動。

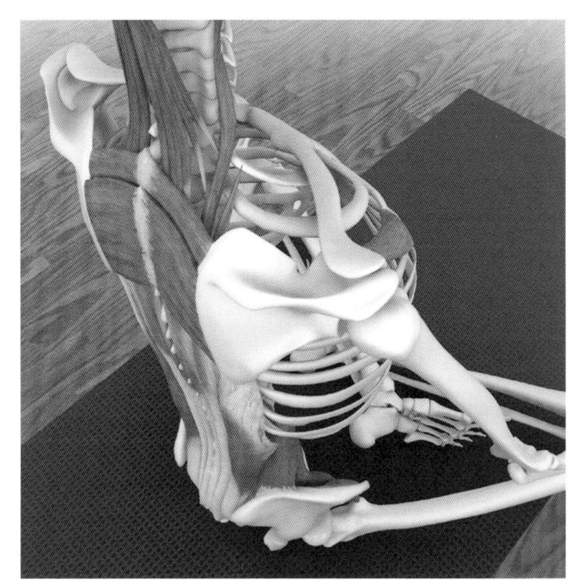

3. 收縮菱形肌，讓肩胛骨往身體中線靠攏，這個動作可以擴展胸部。胸小肌的閉鎖鏈收縮會提高胸腔，讓身體保持平衡穩定。

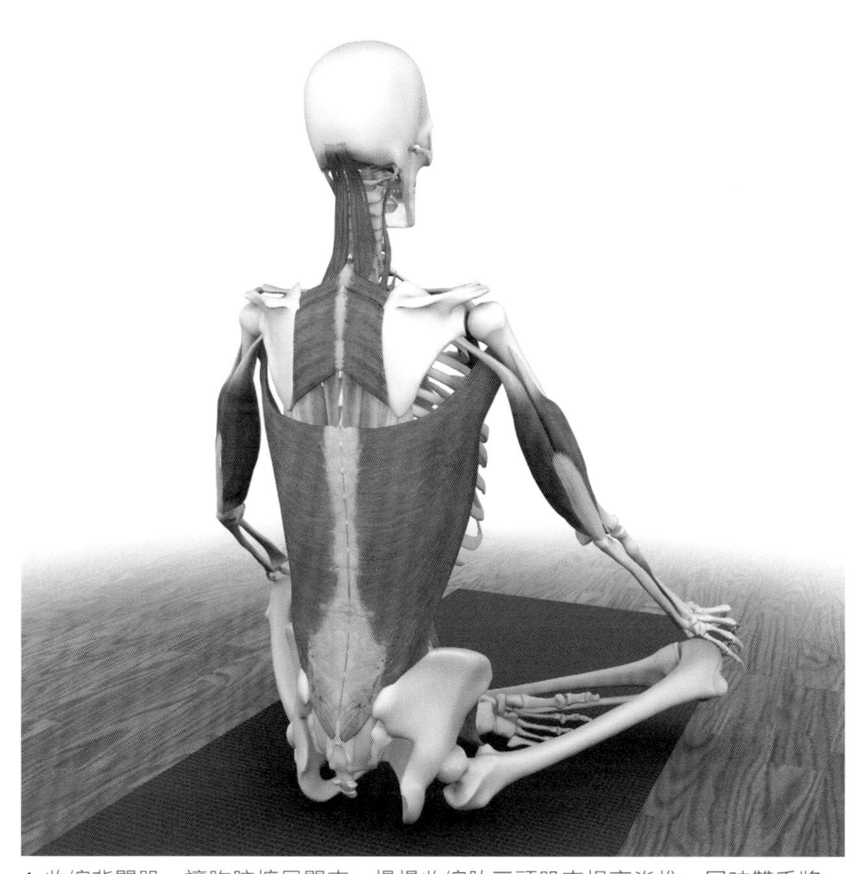

4. 收縮背闊肌，讓胸腔擴展開來。慢慢收縮肱三頭肌來提高脊椎，同時雙手將膝蓋往下壓。

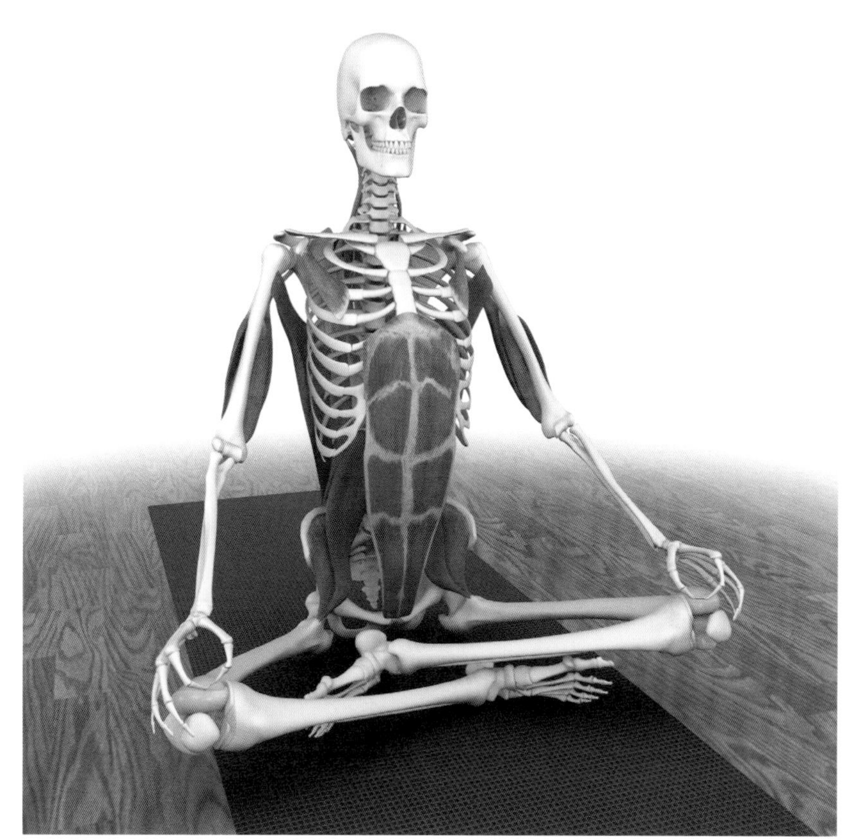

5. 最後再加上臍鎖法（Udyana Bandha）來收束腹部的腹直肌，完成及平衡「完美式」的圓滿坐姿。

瑜伽體位總整理

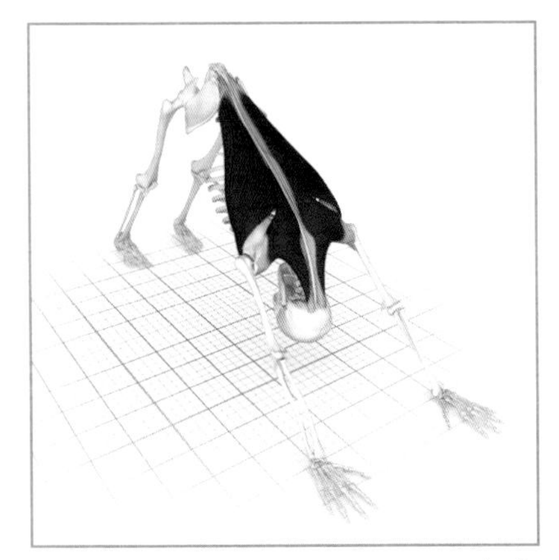

下犬式
（Adho Mukha Svanasana）

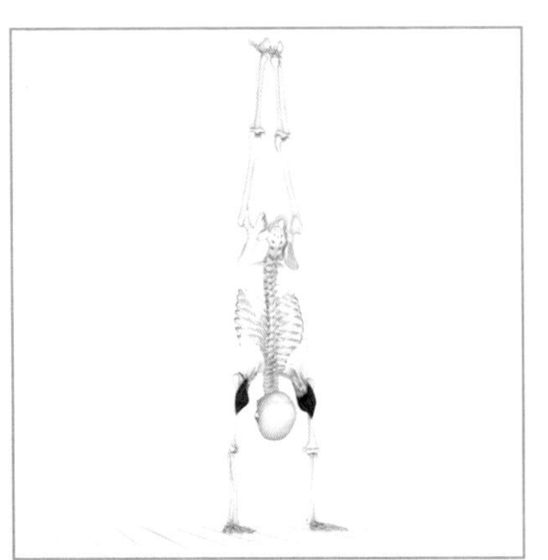

手倒立式
（Adho Mukha Vrksasana）

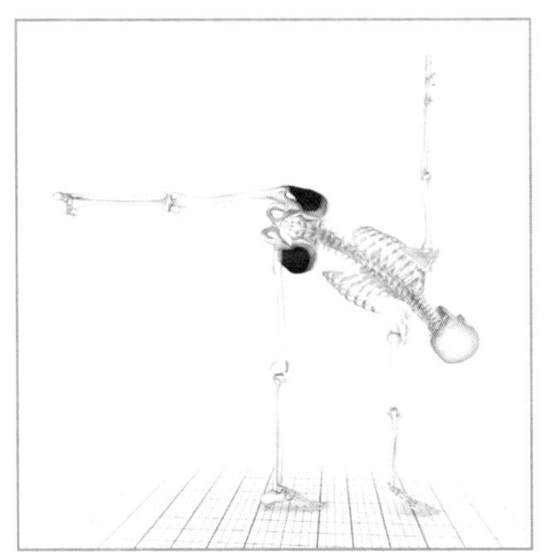

半月式
（Ardha Chandrasana）

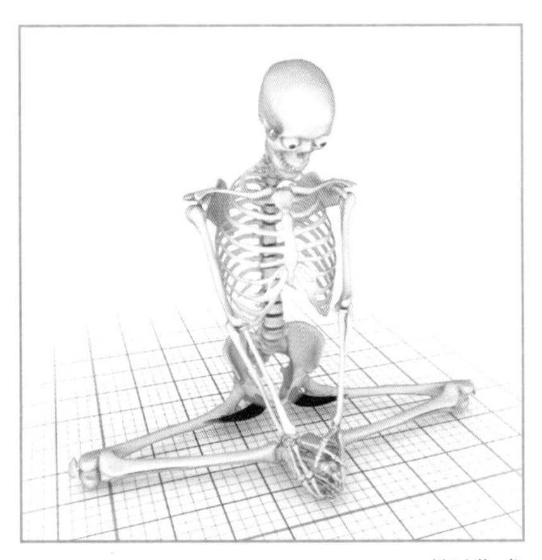

蝴蝶式
（Baddha Konasana）

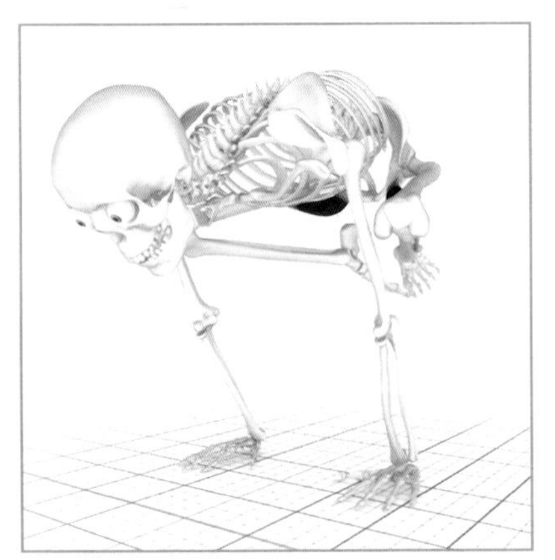

烏鴉式
（Bakasana）

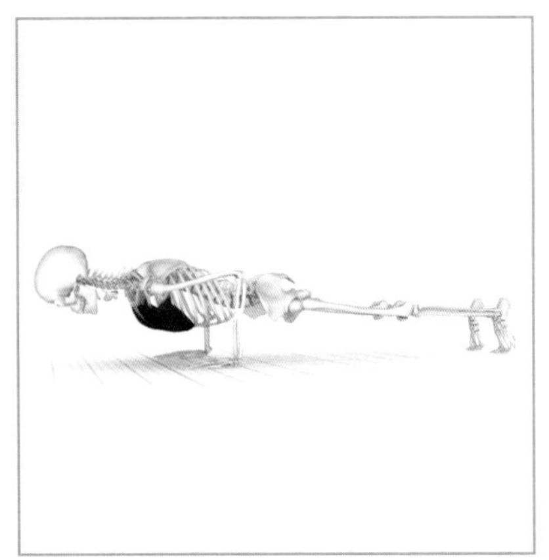

鱷魚式
（Chaturanga Dandasana）

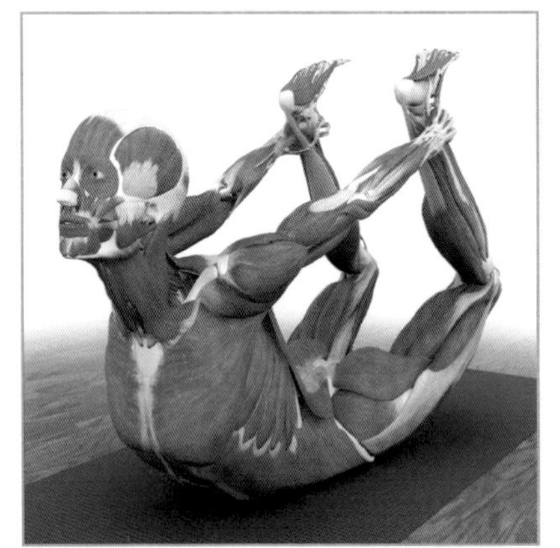

弓式
（Dhanurasana）

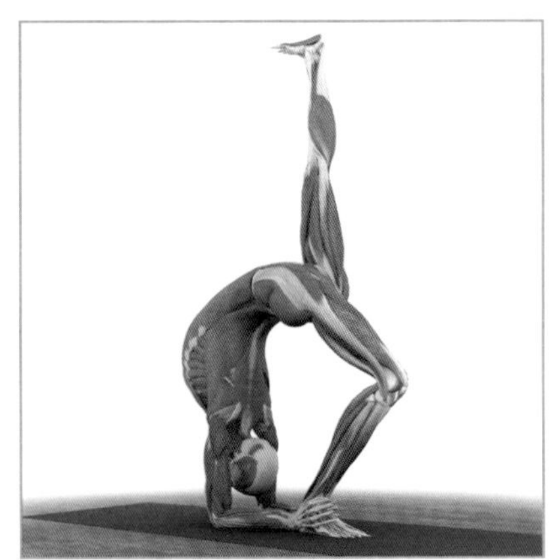

單腳橋式
（Eka Pada Viparita Dandasana）

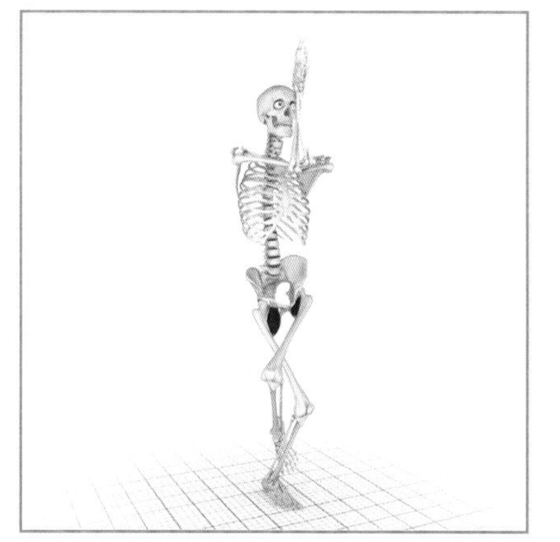
鷹式
（Garudasana）

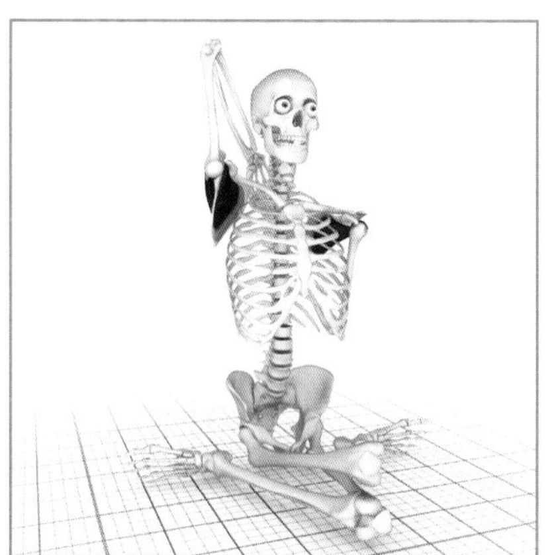
牛面式第二式
（Gomukhasana B）

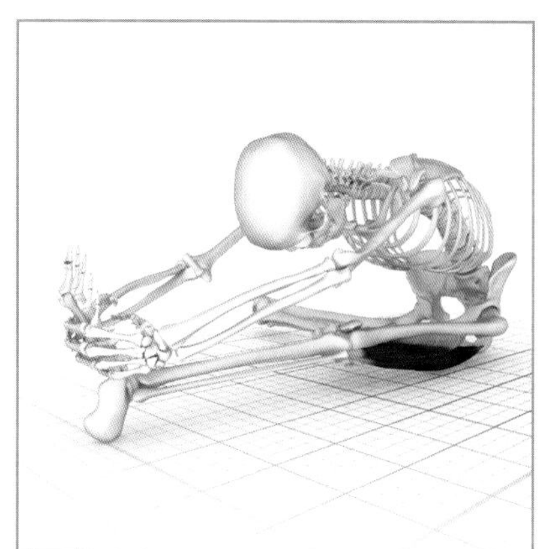
單腿伸展頭觸膝式
（Janu Sirsasana）

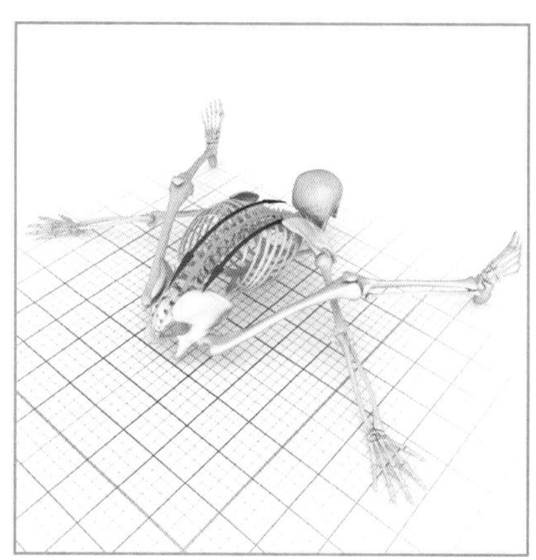
龜式
（Kurmasana）

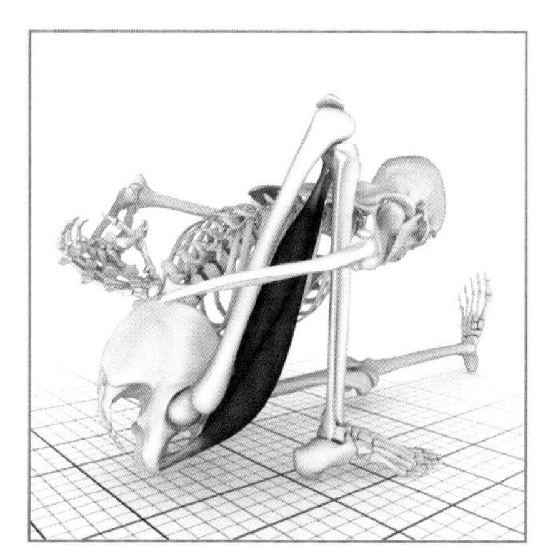
聖哲馬里奇第一式
（Marichyasana I）

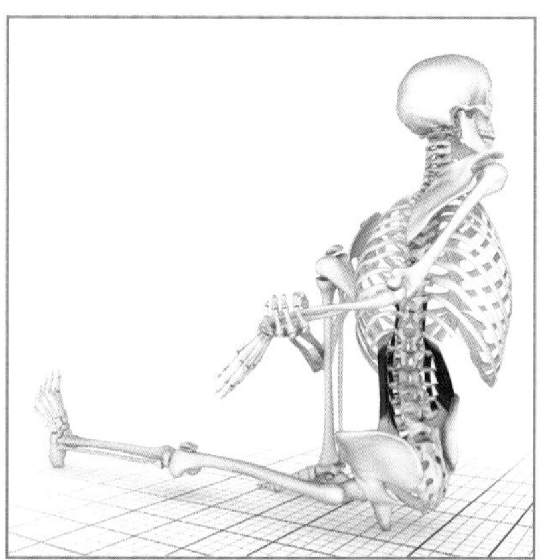
聖哲馬里奇第三式
（Marichyasana III）

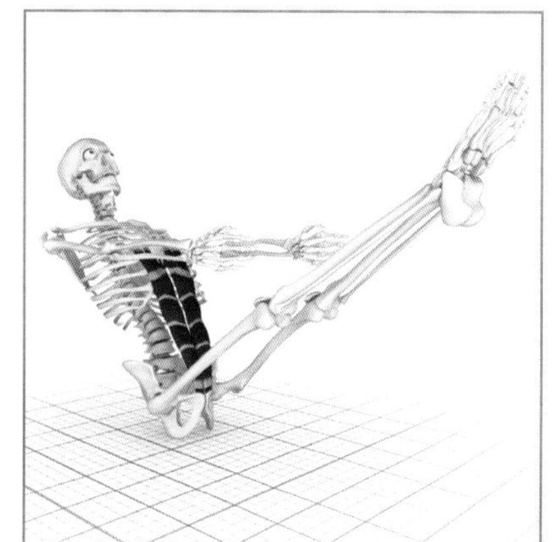
船式
（Navasana）

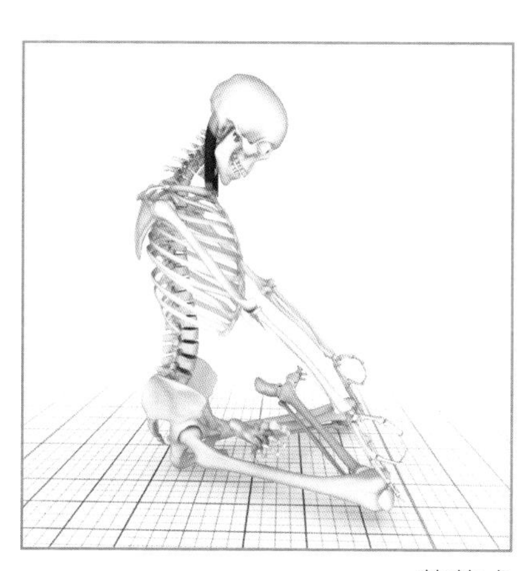
蓮花式
（Padmasana）

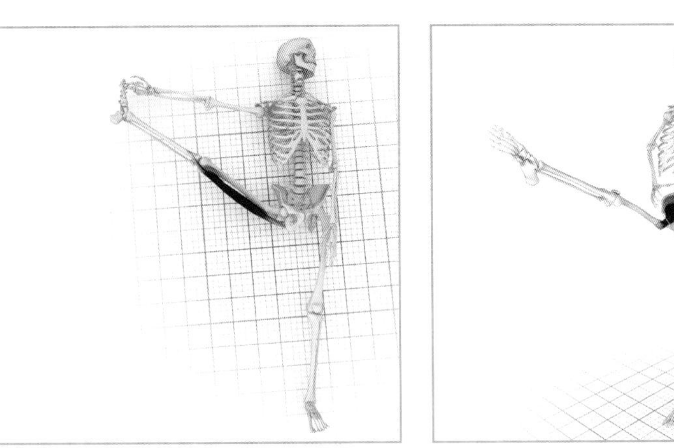

平躺提腿式第二式
（Supta Padangusthasana B）

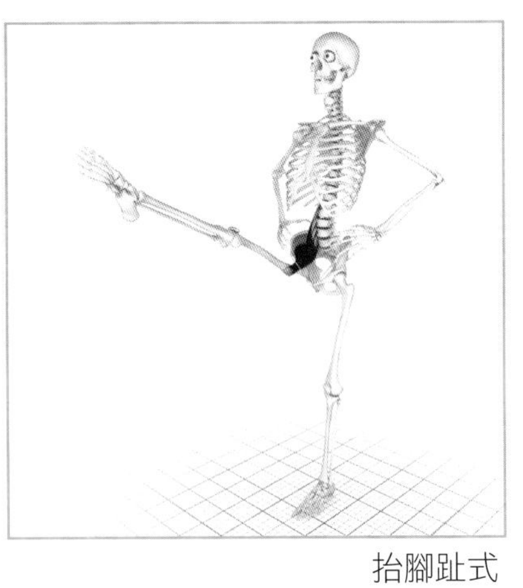

抬腳趾式
（Utthita Hasta Padangusthasana）

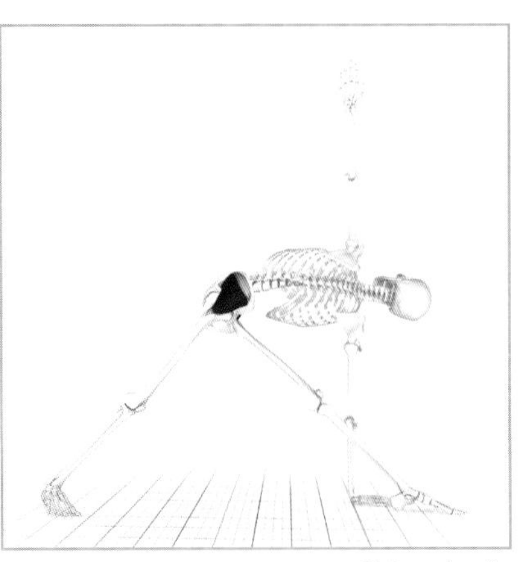

反轉三角式
（Parivrtta Trikonasana）

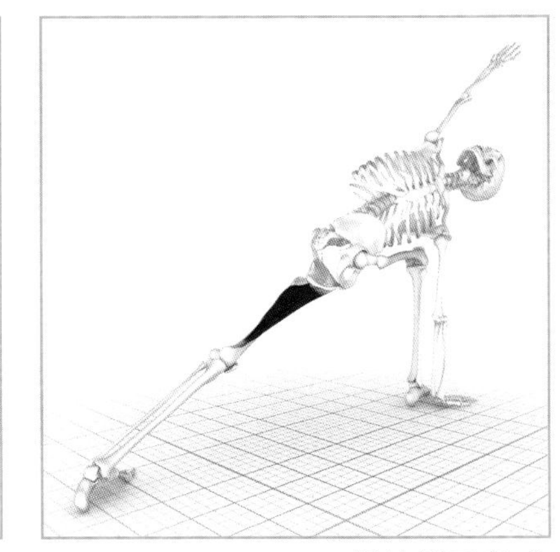

扭轉側三角式
（Parivrtta Parsvakonasana）

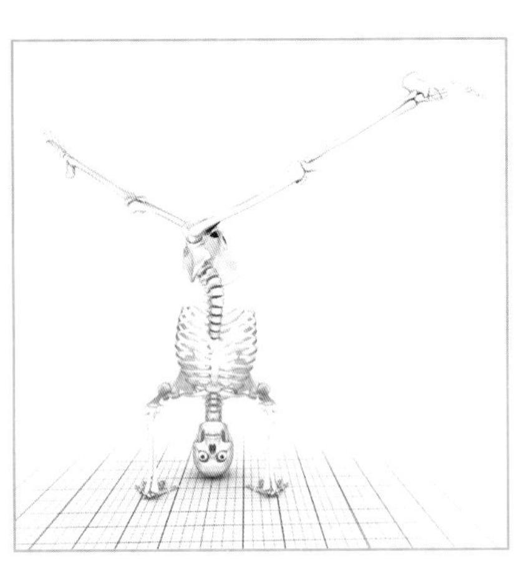

扭轉倒立式
（Parivrttaikapada Sirasana）

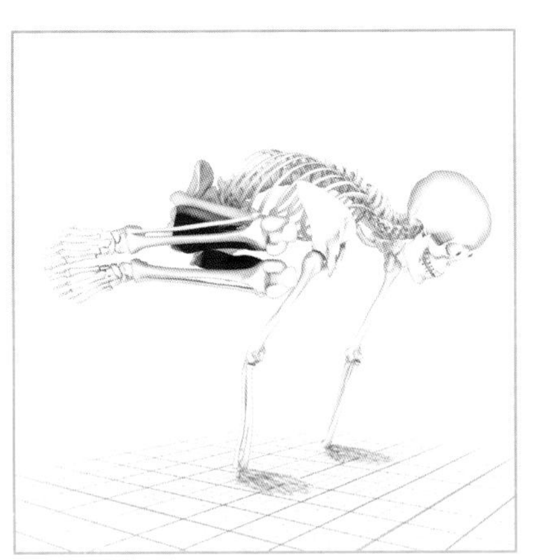

側邊烏鴉式
（Parsva Bakasana）

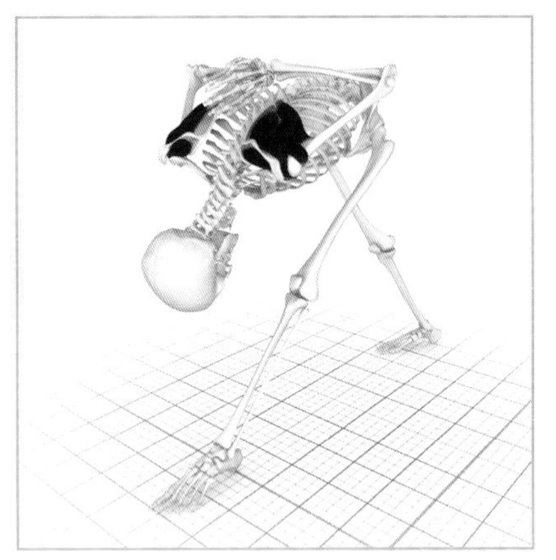

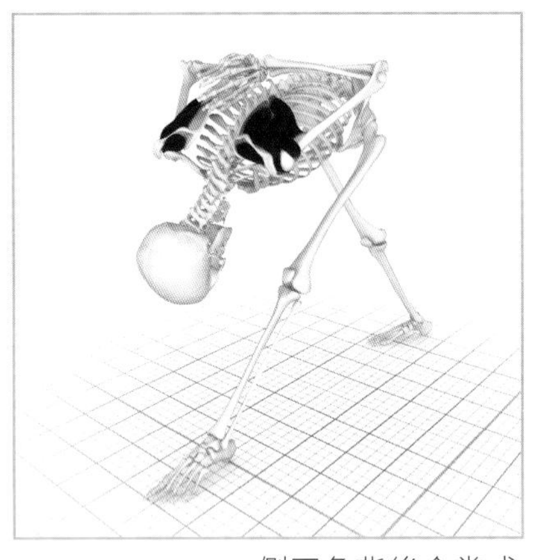

側三角背後合掌式
（Parsvottanasana）

坐姿前彎式
（Paschimottanasana）

分腿前彎式
(Prasarita Padottanasana)

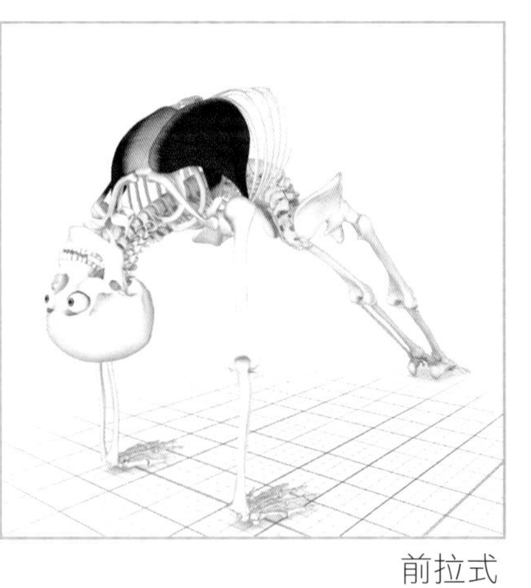

前拉式
(Purvottanasana)

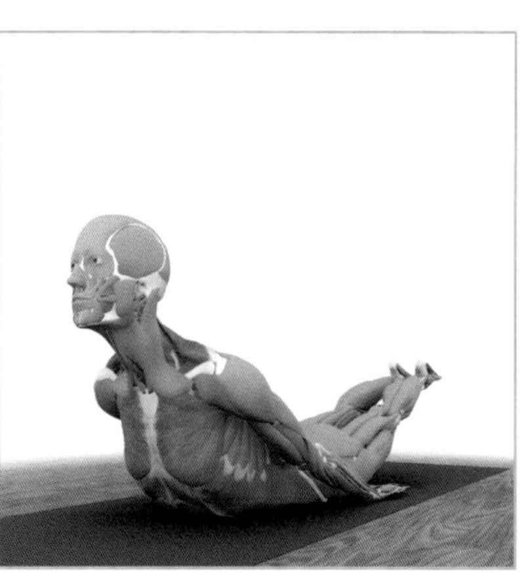

蝗蟲式
(Salabhasana)

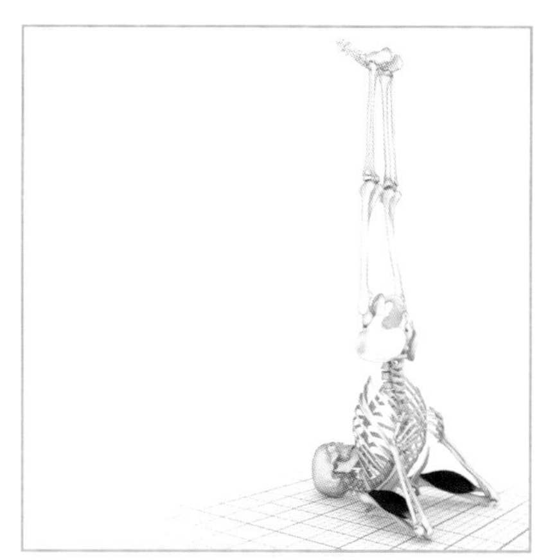

肩立式
(Sarvangasana)

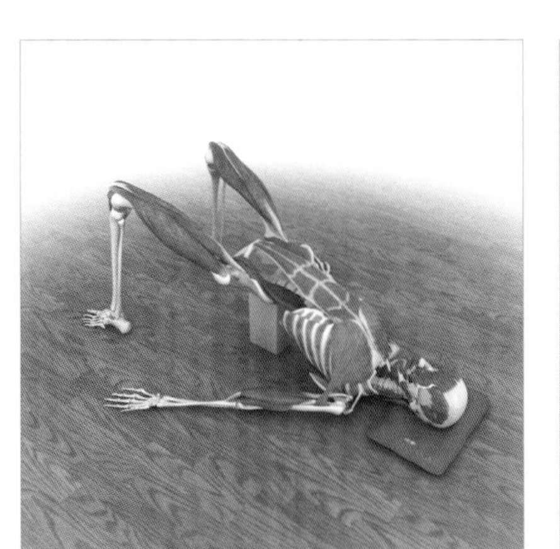

橋式
(Setu Bandha Sarvangasana)

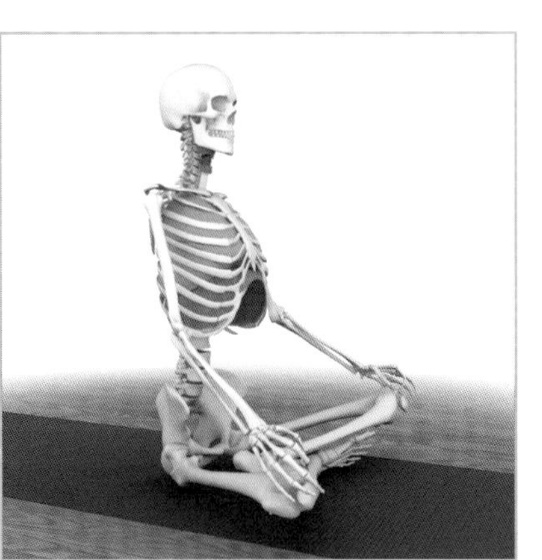
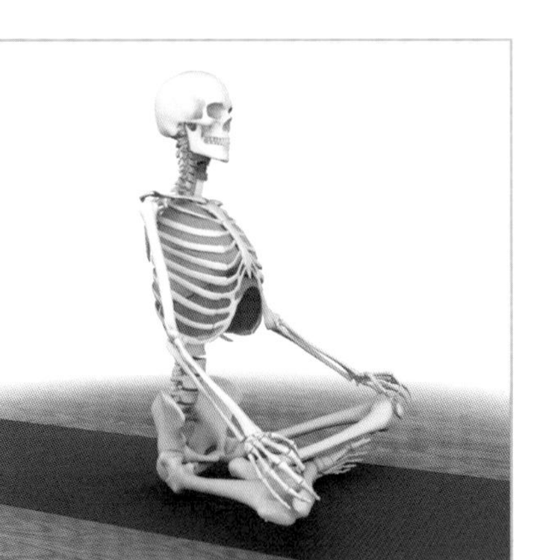

完美式
(Siddhasana)

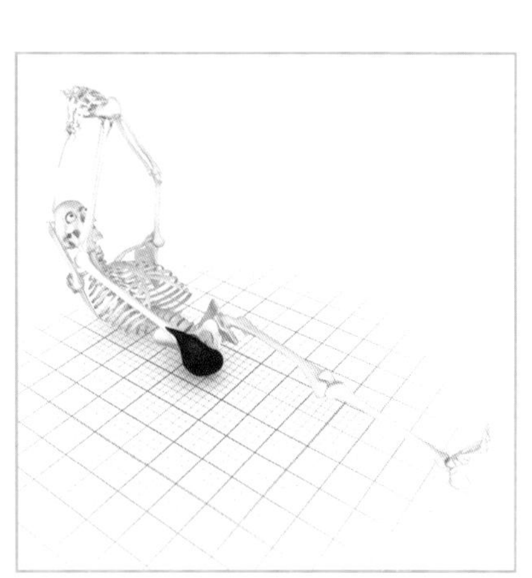

平躺提腿式
(Supta Padangusthasana)

伸展山式
(Urdhva Hastasana)

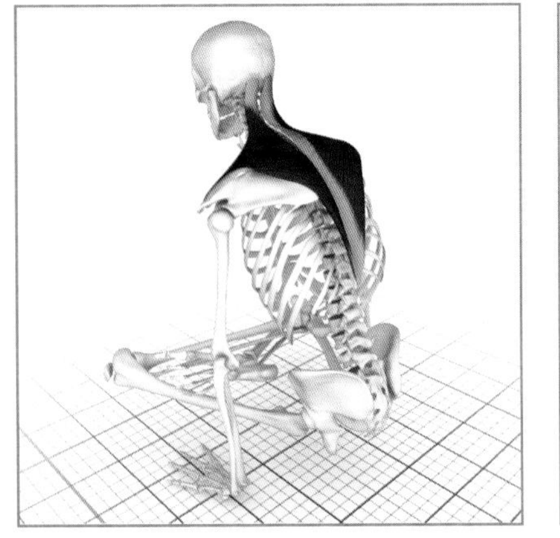

蓮花支撐式
（Tolasana）

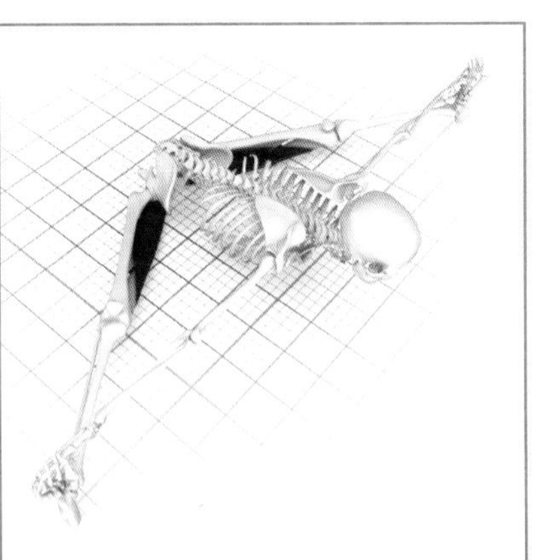

坐姿金字塔式
（Upavistha Konasana）

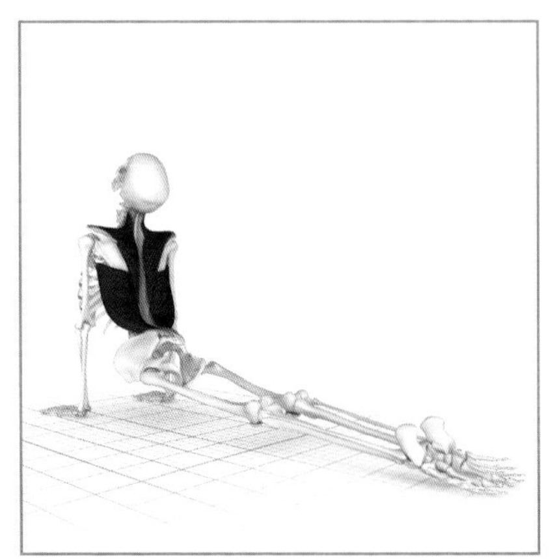

上犬式
（Urdhva Mukha Svanasana）

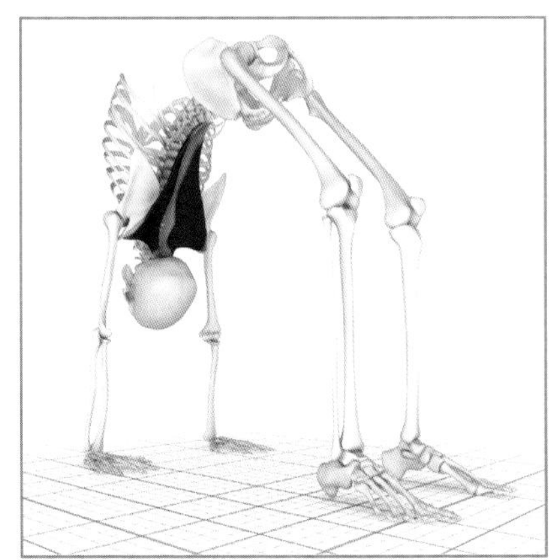

輪式
（Urdhva Dhanurasana）

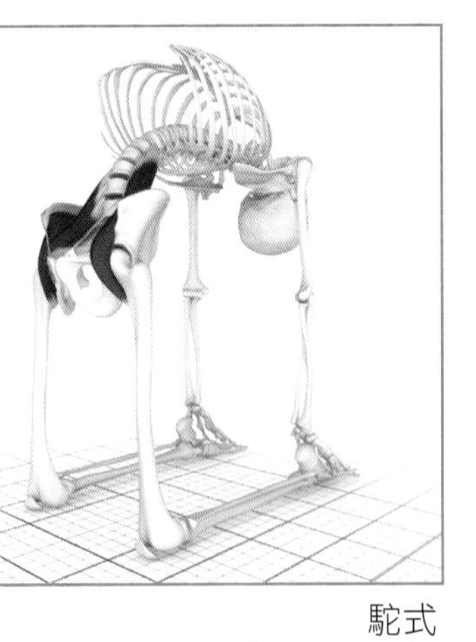

駝式
（Ustrasana）

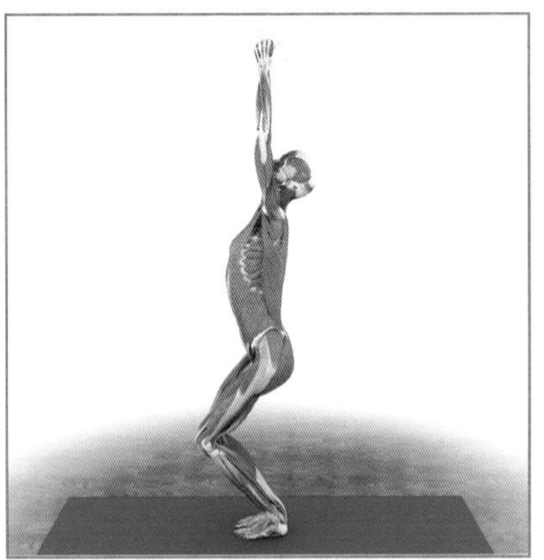

力量式
（Utkatasana）

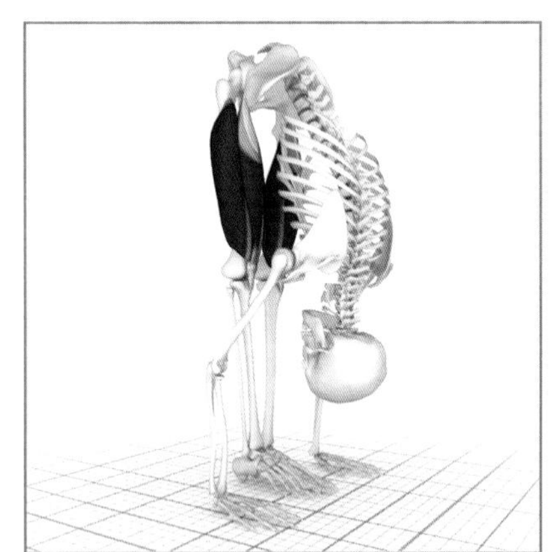

站立前彎式
（Uttanasana）

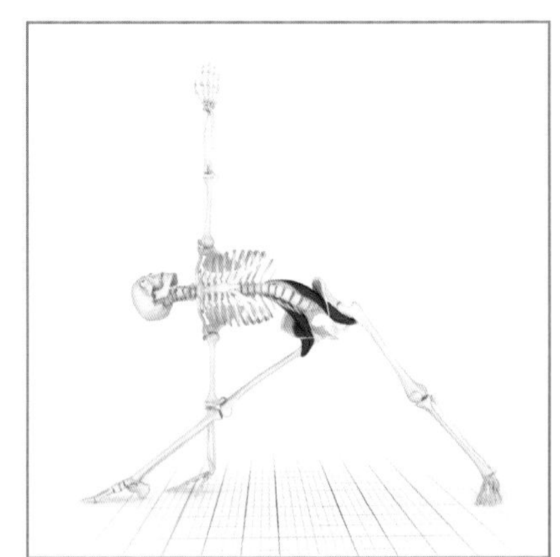

三角式
（Utthita Trikonasana）

馬面式
（Vatayanasana）

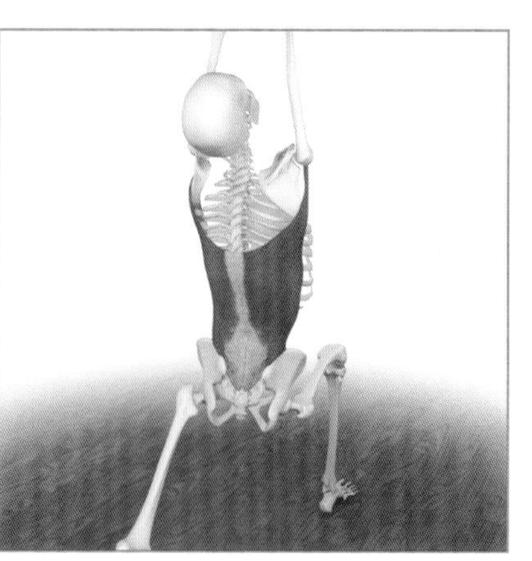

勇士式第一式
（Virabhadrasana I）

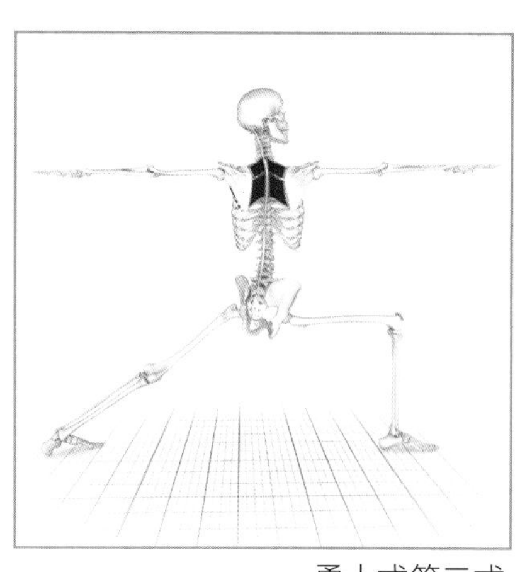

勇士式第二式
（Virabhadrasana II）

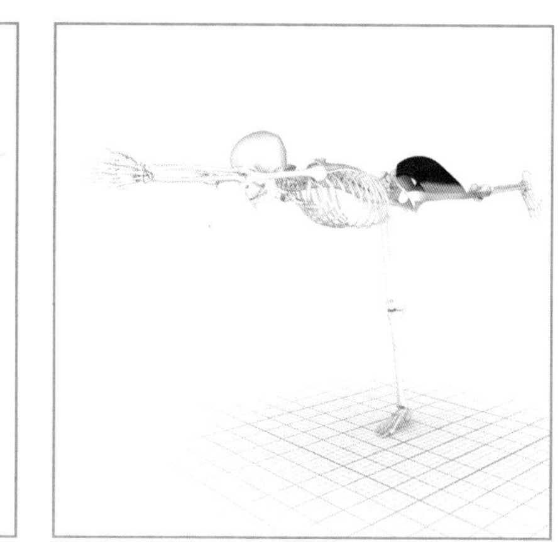

勇士式第三式
（Virabhadrasana III）

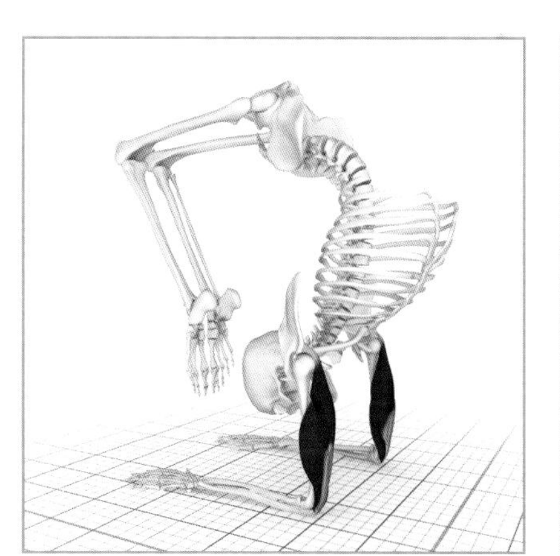

蠍子式
（Vrschikasana）

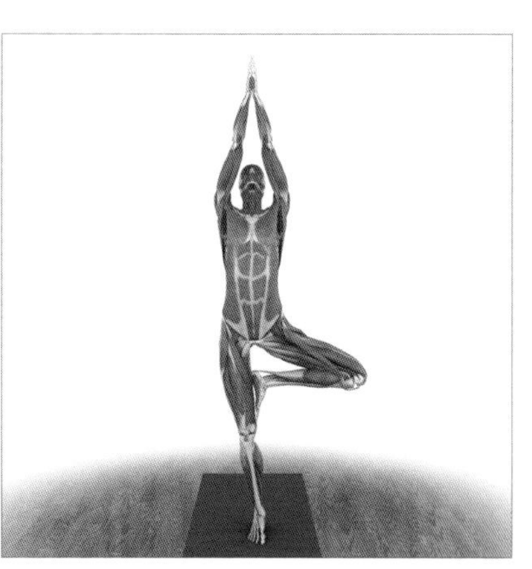

樹式
（Vrksasana）

人體解剖學中英名詞對照

二～三劃

十字韌帶 cruciate ligament
三角肌 deltoids
三角肌粗隆 deltoid tuberosity
下孖肌 inferior gemellus
下盂肱韌帶 inferior glenohumeral ligament
上孖肌　superior gemellus
大結節 greater tuberosity
大菱形肌 rhomboid major
大圓肌 teres major
小結節 lesser tubercle
小菱形肌 rhomboid minor
小圓肌 teres minor

四～五劃

中三角肌 middle deltoid
內上髁 medial epicondyle
內收大肌 adductor magnus
內收肌裂孔 adductor hiatus
內收長肌 adductor longus
內收短肌 adductor brevis
內髁 medial condyle
尺骨 ulna
尺側屈腕肌 flexor carpi ulnaris
支配掌長肌 Palmaris longus
比目魚肌 soleus
半月板 menisus
半腱肌 semitendinosus
半膜肌 semimembranosus
外上髁 lateral epicondyle
外展小趾肌 abductor digiti minimi
外髁 lateral condyle
白線 linea alba

六～七劃

肋軟骨 costal cartilages
肋間肌 intercostals
肌皮神經 musculocutaneous nerve
伸小指肌 extensor digiti minimi
伸拇長肌 extensor hallucis longus
伸指肌 ertensor digitorum
伸趾長肌 extensor digitorum longus
坐骨股韌帶 ischiofemoral ligament
坐骨恥骨支 ischiopubic rami
坐骨神經 sciatic nerve
坐骨結節 ischial tuberosity
尾骨 coccyx

八劃

屈指淺肌 flexor digitorum superficialis
屈指深肌 flexor digitorum profundus
屈拇長肌 flexor hallucis longus
屈拇短肌 flexor pollicis brevis
屈趾長肌 flexor digitorum longus
盂下結節 infraglenoid tubercle
盂上結節 supraglenoid tubercle
盂肱韌帶 glenohumeral ligament
盂肱關節 glenohumeral joint
肱二頭肌 biceps
肱二頭肌溝 bicipital groove
肱三頭肌 triceps
肱肌 brachialis
肱骨　humerus
肱骨頭 humeral head
股二頭肌 biceps femoris
股中間肌 vastus intermedius
股內側肌 astus medialis
股方肌 quadratus femoris
股四頭肌 quadriceps
股外側肌 astus lateralis
股直肌 rectus femoris
股神經 femoral nerve
股骨小轉子 lesser trochanter
股骨粗線 linea aspera
股骨頭 femoral head
股薄肌 gracilis
肩盂（肩臼窩）glenoid
肩胛下肌 subscapularis
肩胛下神經 subscapular nerve
肩胛胸廓關節 scapulothoracic joint
肩胛骨 scapula
肩胛骨喙突 coracoid process
肩胛帶 shoulder girdle
肩胛提肌 levator scapulae
肩胛棘 scapula spine

肩峰 acromion
肩峰下滑液囊 subacromial bursa
肩峰突 acromion process
肩峰鎖骨關節 acromioclavicular joint
肩帶 shoulder girdle
肩韌帶 shoulder ligament
肩鎖韌帶 acromioclavicular ligaments
肩鎖關節 acromioclavicular joint
肩關節（盂肱關節） glenohumeral joint
阿基里斯腱（跟腱） achilles tendon

九劃

前三角肌 anterior deltoid
前鋸肌 serratus anterior
前縱韌帶 anterior longitudinal ligament
前薦髂關節 anterior sacroiliac joint
後三角肌 posterior deltoid
後下鋸肌 serratus posterior inferior
指骨 phalanges
指腱鞘 digital sheaths
背肩胛神經 dorsal scapular nerve
背闊肌 latissimus dorsi

十劃

恥骨 pubis
恥骨肌 pectineus
恥骨肌線 pectineal line
恥骨聯合 pubic symphysis
恥骨嵴 pubic crest
胸大肌 pectoralis major
胸小肌 pectoralis minor
胸半棘肌 semispinalis thoracis
胸骨 sternum
胸骨甲狀肌 sterno-thyreoideus
胸腰筋膜 thoracolumbar fascia
胸鎖乳突肌 sternocleidomastoid
胸鎖關節 sternoclavicular join
脊髓副神經 spinal accessory nerve
骨盆帶 pelvic girdle
骨間膜 interosseous membrane

十一劃

側三角肌 lateral deltoid
斜方肌 trapezius
斜角肌 scaleni
旋前方肌 pronator quadratus
旋前圓肌 pronator teres
旋後肌 supinator
旋轉肌群／旋轉肌袖 rotate cuff
梨狀肌 piriformis
趾骨 phalanges
閉孔內肌 obturator internus
閉孔神經 obturator nerve
脛前肌 tibialis anterior
脛後肌 tibialis posterior
脛骨 tibia
脛骨平台 tibial plateau
腓骨頭 fibular head
脛骨粗隆 tibial tuberosity

十二劃

最長肌 longissimus
喙肱肌 coracobrachialis
喙肩韌帶 coracoacromial ligament
喙鎖韌帶 coracoclavicular ligament
掌骨 metacarpals
提肋肌 levatores costarum
提肩胛肌 levator scapulae
棘下肌 infraspinatus
棘下窩 infraspinous fossa
棘上肌 supraspinatus
棘上韌帶 supraspinous ligament
棘肌 spinalis
棘突 spinous process
棘間肌 interspinalis
腓骨 fibula
腓骨長肌 peroneus longus
腓骨短肌 peroneus brevis
腓腸肌 gastrocnemius
腕骨 carpals
腋神經 axillary nerve
菱形肌 rhomboids
韌帶 ligament
跗骨 tarsal bone

十三劃

滑車 trochlea
腰大肌 psoas major
腰方肌 quadratus lumborum
腰薦椎 lumbosacral spine
腰骶部筋膜 lumbosacral fascia
腸股韌帶 iliofemoral ligament
腸骨／髂骨 iliac bone
腸骨嵴 iliac crest
腹內斜肌 internal oblique
腹外斜肌 external oblique
腹直肌 rectus abdominis
腹股溝韌帶 inguinal ligament
腹橫肌 transversus abdominis

十四～十六劃

歌弟結節 Gerdy' s tubercle
劍突 xiphoid process
豎脊肌 erector spinae
膕旁肌 hamstrings
膕斜韌帶 oblique popliteal ligament
橫向二頭韌帶 transverse bicipital ligament
橫突 transverse process
橫突間肌 intertransversarii
橈神經 radial nerve
橈神經溝 radial groove
橈骨 radius
橈骨頭 radial head
橈側伸腕長肌extensor carpi radialis longus
橈側伸腕短肌 extensor carpi radialis brevis
橈側屈腕肌 flexor carpi radialis
頸半棘肌 semispinalis cervicis
頸最長肌 longissimus cervicis
頭半棘肌 semispinalis capitis
頭夾肌 splenius capitis

十七～十八劃

縫匠肌 sartorius
臀下神經 inferior gluteal nerve
臀大肌 gluteus maximus
臀中肌 gluteus medius
臀肌粗隆 gluteal tuberosity
闊筋膜張肌 tensor fascia latae
薦脊神經 sacral spinal nerve
薦骨／骶骨 sacrum
薦骨粗隆韌帶 sacrotuberous ligaments
薦結節韌帶 sacrotuberous ligament.
薦髂韌帶 sacroiliac ligament
薦髂關節 sacroiliac joint
鎖骨 clavicle
蹠骨 metatarsals
關節囊 joint capsule
鵝足肌腱 pes anserine tendon

十九劃以上

髂肋肌 iliocostalis
髂肌 iliacus
髂前下棘 anterior inferior iliac spine
髂前上棘 anterior superior iliac spine
髂骨／腸骨 ilium
髂骨前上棘 anterior superior iliac spine
髂脛束 iliotibial band
髂腰肌 iliopsoas
髂腹下神經 iliohypogastric nerve
髂腹股溝神經 ilioinguinal nerve
髂腹股溝韌帶 ilioinguinal ligament
鷹嘴 olecranon
鷹嘴突 olecranon process
髕骨 patella
髕腱／髕骨韌帶 patellar tendon
髖臼 acetabulum

哈達瑜伽體位名稱中英對照

二～四劃

力量式 Utkatasana
三角式 Utthita Trikonasana
下犬式 Adho Mukha Svanasana
上犬式 Urdhva Mukha Svanasana
山式 Tadasana
弓式 Dhanurasana
分腿前彎式 Prasarita Padottanasana
反轉三角式 Parivrtta Trikonasana
孔雀式 Pincha Mayurasana .
手倒立式 Adho Mukha Vrksasana
牛面式第二式 Gomukhasana B

五～八劃

半月式 Ardha Chandrasana
半蓮花式 Ardha Padmasana
平躺提腿式第二式 Supta Padangusthasana B
扣胸鎖印呼吸法　Jalandhara Bandha
收腹收束法 Udyana Bandha
伸展山式 Urdhva Hastasana
坐姿金字塔式 Upavistha Konasana
坐姿前彎式 Paschimottanasana
完美式 Siddhasana
扭轉倒立式 Parivrttaikapada Sirasana
扭轉側三角式 Parivrtta Parsvakonasana
抬腳趾式 Utthita Hasta Padangusthasana
肩立式 Sarvangasana

九～十二劃

前拉式 Purvottanasana
勇士式第一式 Virabhadrasana I
勇士式第二式 Virabhadrasana II
勇士式第三式 Virabhadrasana III
烏鴉式 Bakasana
站立前彎式 Uttanasana
馬面式 Vatayanasana
側三角背後合掌式 Parsvottanasana
側面舒展式 Parsvottanasana
側邊烏鴉式 Parsva Bakasana
船式 Navasana
單腳橋式 Eka Pada Viparita Dandasana
單跪伸展式 Trianga Mukhaikapada Paschimottanasana
單腿伸展頭觸膝式 Janu Sirsasana

十三劃以上

聖哲馬里奇第一式 Marichyasana I
聖哲馬里奇第三式 Marichyasana C
聖哲馬里奇第四式 Marichyasana D
蓮花支撐式 Tolasana
蓮花式 Padmasana
蝴蝶式 Baddha Konasana
蝗蟲式 Salabhasana
輪式 Urdhva Dhanurasana
駝式 Ustrasana
樹式 Vrksasana
橋式 Setu Bandha Sarvangasana
龜式 Kurmasana
蠍子式 Vrschikasana
鷹式 Garudasana
鷺式 Krounchasana
鱷魚式 Chaturanga Dandasana

BH0015
瑜伽3D解剖書
24組關鍵肌肉群＋46式正宗瑜伽體位

作　　者　瑞龍醫生（Ray Long）
繪　　者　克里斯・麥西爾（Chris Macivor）
譯　　者　賴孟怡
特約主編　莊雪珠
封面設計　黃聖文
內頁構成　舞陽美術・張淑珍／張祐誠
校　　對　莊雪珠・魏秋綢

發 行 人　蘇拾平
總 編 輯　周本驥
副總編輯　顏素慧
編　　輯　田哲榮
行　　銷　郭其彬、王綬晨、夏瑩芳、邱紹溢、呂依緻、陳詩婷、張瓊瑜
出　　版　橡實文化事業股份有限公司
　　　　　臺北市10544松山區復興北路333號11樓之4
　　　　　電話：02-2718-2001　傳真：02-2718-1258
　　　　　E-mail信箱：acorn@andbooks.com.tw
發　　行　大雁文化事業股份有限公司
　　　　　臺北市10544松山區復興北路333號11樓之4
　　　　　電話：02-2718-2001　傳真：02-2718-1258
　　　　　讀者傳真服務：02-2718-1258
　　　　　讀者服務信箱：andbooks@andbooks.com.tw
　　　　　劃撥帳號：19983379；戶名：大雁文化事業股份有限公司
香港發行　大雁（香港）出版基地・里人文化
　　　　　地址：香港荃灣橫龍街78號正好工業大廈25樓A室
　　　　　電話：852-2419-2288　傳真：852-2419-1887
　　　　　Email信箱：anyone@biznetvigator.com

印　　刷　中原造像股份有限公司
初版一刷　2012年10月
I S B N　978-986-6362-63-7
定　　價　460元

國家圖書館出版品預行編目資料

瑜伽3D解剖書：24組關鍵肌肉群+46式正宗瑜伽體位 / 瑞龍(Ray Long)著；賴孟怡譯. -- 初版. -- 臺北市：橡實文化出版：大雁文化發行, 2012.10
240面；26×19公分
譯自：The key muscles of Yoga
ISBN 978-986-6362-63-7（平裝）
1.瑜伽 2.人體解剖學
411.15　　　　101018897